wie funktioniert das?

Der menschliche Körper

wie funktioniert das?

Der menschliche Körper

7., völlig neu bearbeitete Auflage

MEYER

Redaktionelle Leitung Dr. Hildegard Hogen

Redaktion
Guido Huß, Katrin Schmelzle (red.sign GbR, Stuttgart)

Autoren
Simone Harland
Katja Hoffmann
Karin Pahl
Andreas Schieberle

Fachberatung
Dr. med. Harald Abele, Stuttgart
Dr. med. Jens Ahrend, Stuttgart
Dr. med. Mihovil Antonić, Dortmund
Dr. Dr. med. Steffen Bassus, Wiesbaden
Dr. med. Wolfgang Brückle, Bad Nenndorf
Dr. med. Rainer Disch, Davos
Dr. med. Ingrid Dobbertin, Stuttgart
Prof. Dr. med. Ulrich von Gaisberg, Stuttgart
Dr. med. Jan Greving, Stuttgart
Dr. med. Peter Hollos, Stuttgart
Dr. med. Georg Hook, Stuttgart
Prof. Dr. med. Lothar-Andreas Hotze, Mainz-Kastel
Prof. Dr. med. Walter Keller, Basel
Prof. Dr. med. Klaus F. Kopp, München
Dr. med. Arnt V. Kristen, Heidelberg
Prof. Dr. med. Klaus Dieter Parsch, Stuttgart
Dr. med. Birgit Roth, Freiburg im Breisgau
Dr. med. Brigitte Schleipen, Stuttgart
Dr. med. Klaus-Dieter Schmid, Gerlingen
Prof. Dr. med. Wolfgang Simon, Stuttgart
Annette Spreu, Brig
Prof. Dr. med. Horst Wiethölter, Stuttgart

Herstellung Eva Bordemann

Gestaltungskonzept und Typographie Künkellopka, Heidelberg
Umschlaggestaltung Bettina Bank, Heidelberg
Satz Gerhard Junker (red.sign GbR, Stuttgart)
Druck und Bindearbeiten Stalling GmbH, Oldenburg
Umschlagabbildungen Corbis, London und Düsseldorf: Körper

Bibliografische Information der Deutschen Bibliothek
Die Deutsche Bibliothek verzeichnet diese Publikation in der Deutschen Nationalbibliografie; detaillierte bibliografische Daten sind im Internet unter http://dnb.ddb.de abrufbar.

ISBN 3-411-07827-8

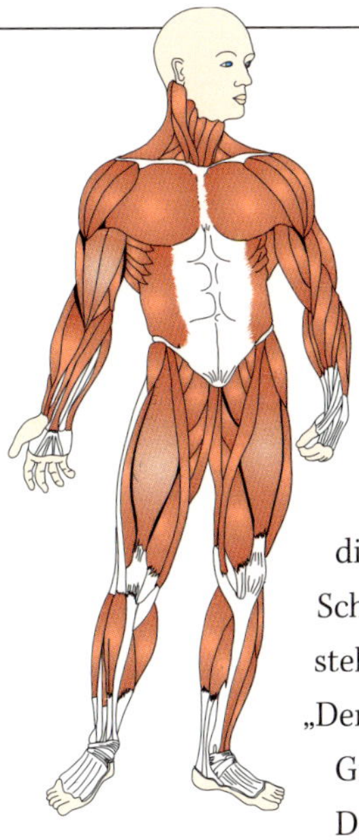

Der vorliegende Band „Der menschliche Körper“ vermittelt das elementare Wissen zum Thema so umfassend wie verständlich: Er erklärt die Funktionsweise von Zellen, Gewebe und Immunabwehr, beschreibt Skelett und Bewegungsapparat sowie Blutkreislauf und Atmung, die Ernährung und den Stoffwechsel, das Nervensystem und die Sinnesorgane sowie den Kreislauf von Fortpflanzung, Schwangerschaft und Altern. Und über allen Darstellungen steht die Frage: Wie funktioniert das?

„Der menschliche Körper“ ist insofern ein medizinischer Grundlehrgang.

Der Aufbau des Bandes kommt dem Bedürfnis nach gezielter und schnell auffindbarer Information entgegen: Die inhaltliche Einteilung in sechs Kapitel wird verdeutlicht durch ein Farbleitsystem. Das ausführliche Inhaltsverzeichnis führt über die Kapitel hinaus auch die Einzelthemen vollständig auf. Das umfangreiche Register im Anhang listet die mehr als 2600 Begriffe, die im Korpus erklärt werden.

Die 133 Einzelthemen werden auf je einer Doppelseite dargestellt. Die linke Seite enthält den Text mit typographisch hervorgehobenen zentralen Begriffen und vor allem mit seinem ausgeklügelten System von Verweisen [„(▸ S. xx)“] auf weiterführende Informationen. Ihr steht rechts jeweils eine Bildseite mit aufwendigen Infografiken, Schnittzeichnungen und Fotos gegenüber, die das im Text Beschriebene konkret und anschaulich werden lassen.

Mit seiner Vollständigkeit einerseits und seiner Anschaulichkeit andererseits richtet sich der Band an alle, die sich einen umfassenden Einblick in die Funktionsweise des menschlichen Körpers verschaffen wollen: sei es, weil sie sich in der Ausbildung zu einem medizinischen Beruf befinden, oder sei es, weil sie den eigenen Körper besser verstehen und sich aktiv um seine Gesundheit bemühen wollen.

Meyers Lexikonredaktion

Zellen, Gewebe und Immunabwehr

ZELLEN UND GEWEBE

HAUT

INFEKTION UND ABWEHR

Skelett und Bewegungsapparat

KNOCHEN, GELENKE UND MUSKELN

BEWEGUNGSAPPARAT

Fortpflanzung, Schwangerschaft, Altern

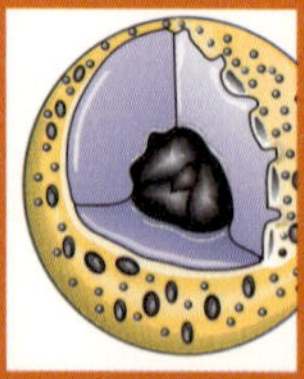 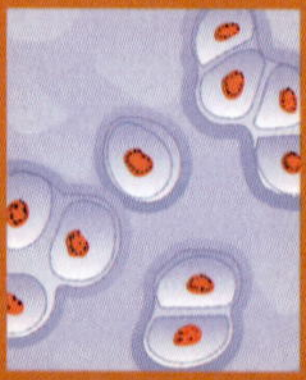 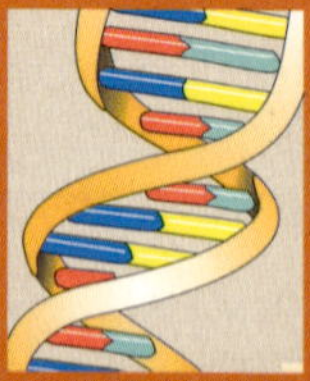 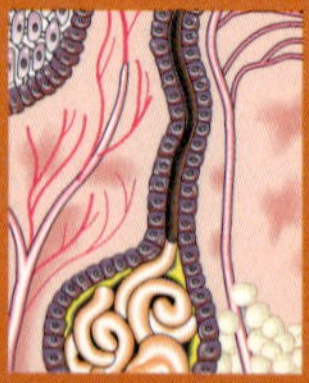

Zellen, Gewebe und Immunabwehr

Zellen sind die kleinsten lebens- und vermehrungsfähigen Einheiten – der Mensch besteht aus mehreren Milliarden Zellen. Manche Zellverbindungen bilden Gewebe , die sich ihrerseits wiederum zu höheren Funktionseinheiten (Organen, Muskeln, Nerven) zusammensetzen können. Unsere Zellen und damit unser Körper wird durch das Immunsystem geschützt, das die Aufgabe hat, schädliche Mikroorganismen abzuwehren.

Inhalt

ZELLEN UND GEWEBE

HAUT

INFEKTION UND ABWEHR

Gliederung des Körpers

Der menschliche Körper setzt sich aus einer großen Anzahl winziger Bauelemente, den Atomen, zusammen. Die Atome gehen mit anderen Atomen Verbindungen ein, die als Moleküle bezeichnet werden.

So entstehen beispielsweise die Eiweißmoleküle des Organismus. Die **Zelle** ist die kleinste Funktionseinheit von lebenden Organismen. Zellmembran, Zytoplasma und Zellorganellen sind Bestandteile der Zelle. Zellorganellen sind meist von Membranen umgebene Kompartimente, die Organfunktion haben. Schließen sich gleichartige Zellen zusammen, wird der Zusammenschluss als **Gewebe** bezeichnet. Die **Organe** wiederum bestehen aus verschiedenen Gewebearten. Verschiedene Organe, die gemeinsam eine bestimmte Funktion wahrnehmen, werden als **Organsystem** bezeichnet. Gesteuert wird all das, was ein Mensch tut, aber auch das, was er fühlt, durch seine Psyche – also vor allem durch sein Gehirn und sein Nervensystem.

Die Psyche wird zudem durch die Organe beeinflusst. So kann sich die Gefühlslage durch die Ausschüttung bestimmter Hormone (z. B. der Schilddrüse) ändern.

Organsysteme

Der Mensch steht – wie jedes andere Lebewesen – mit seiner Umwelt in enger Beziehung. Er benötigt die Umwelt zur Versorgung mit allem Lebensnotwendigen (Nahrung, Sauerstoff, Wasser usw.), er nimmt sie wahr und beeinflusst sie. Dafür besitzt er spezielle Organsysteme – das Sinnes- und das Bewegungssystem, die beide mehr oder weniger willentlich gesteuert werden und zu einem Großteil aus Nervengewebe bestehen. Aus diesem Grund können das Sinnes- und das Bewegungssystem auch als der Abschnitt des Körpers bezeichnet werden, der die Persönlichkeit ausmacht (Abb. 1).

Andere Organsysteme (z. B. das Atmungs- oder das Herz-Kreislauf-System) sind dafür zuständig, den Organismus mit lebensnotwendigen Stoffen zu versorgen und die Abfallprodukte aus dem Körper auszuleiten. Sie können übergreifend als Versorgungssystem bezeichnet werden. Damit dieses Versorgungssystem reibungslos funktioniert, laufen im Körper ständig Prozesse ab, die dem Einzelnen nicht bewusst sind. Die Funktion der Organe des Versorgungssystems wird durch das vegetative (nicht willentlich beeinflussbare) Nervensystem sowie durch die Hormone produzierenden und ins Blut ausschüttenden Drüsen (das endokrine System) gesteuert. Endokrines System und vegetatives Nervensystem werden allerdings zum Großteil auch durch das Gehirn gesteuert, ohne dass der Einzelne etwas davon merkt.

Körperabschnitte und Körperhöhlen

Der menschliche Körper setzt sich aus drei Abschnitten zusammen: aus dem Kopf mit dem Hals, dem Rumpf sowie den Gliedmaßen oder Extremitäten, bei denen noch die oberen (Arme) und die unteren Extremitäten (Beine) unterschieden werden.

Als Körperhöhlen werden verschiedene Hohlräume im Körper bezeichnet, die in sich geschlossen sind oder mit anderen Räumen bzw. der Außenwelt in Verbindung stehen. Die größten Körperhöhlen sind die **Schädelhöhle** (Abb. 2), die **Brusthöhle** und die **Bauchhöhle.**

Die Schädelhöhle besteht aus den Schädelknochen und den Hirnhäuten. In ihrem Inneren liegt das Gehirn. Die Brusthöhle umfasst den Raum zwischen Hals und Zwerchfell und wird vom Brustbein und den davon abgehenden Rippen und der Brustwirbelsäule gebildet. Unterteilt wird die Brusthöhle in die zwei **Pleurahöhlen,** die die Lungenflügel beherbergen, und den **Mittelfellraum,** in dem u. a. das Herz und die Thymusdrüse liegen. Vom Herzen weg führt die größte Körperschlagader **(Aorta),** zum Herzen hin führen die größten Venen des Körpers, die **obere** und **untere Hohlvene** (Abb. 3).

Der Bauch-Beckenraum, der nach oben durch das Zwerchfell von der Brusthöhle abgetrennt wird, wird durch die Lendenwirbelsäule, die Beckenknochen und die Bauchmuskeln gebildet. Das Bauchfell **(Peritoneum),** eine dünne Gewebsschicht, unterteilt diese Körperhöhle in die **Peritonealhöhle**, den Raum hinter der Peritonealhöhle und den Raum, der unterhalb des Bauchfells liegt. In der Peritonealhöhle liegen u. a. der Magen, die Leber, der Dünn- und der Dickdarm, hinter der Peritonealhöhle sind u. a. die Nieren zu finden und unterhalb des Bauchfells liegen u. a. die Geschlechtsorgane.

Proportionen

Während der Entwicklung vom Fetus zum Erwachsenen verändern sich die Proportionen der verschiedenen Körperabschnitte. Ist der Kopf beim Fetus in bestimmten Entwicklungsstadien im Verhältnis zum Körper sehr groß, so ist er beim Neugeborenen wesentlich kleiner – ungefähr ein Viertel des Körpers. Bei einem Erwachsenen liegt die Kopfgröße bei etwa einem Achtel der Körperlänge.

▸1 Der menschliche Organismus

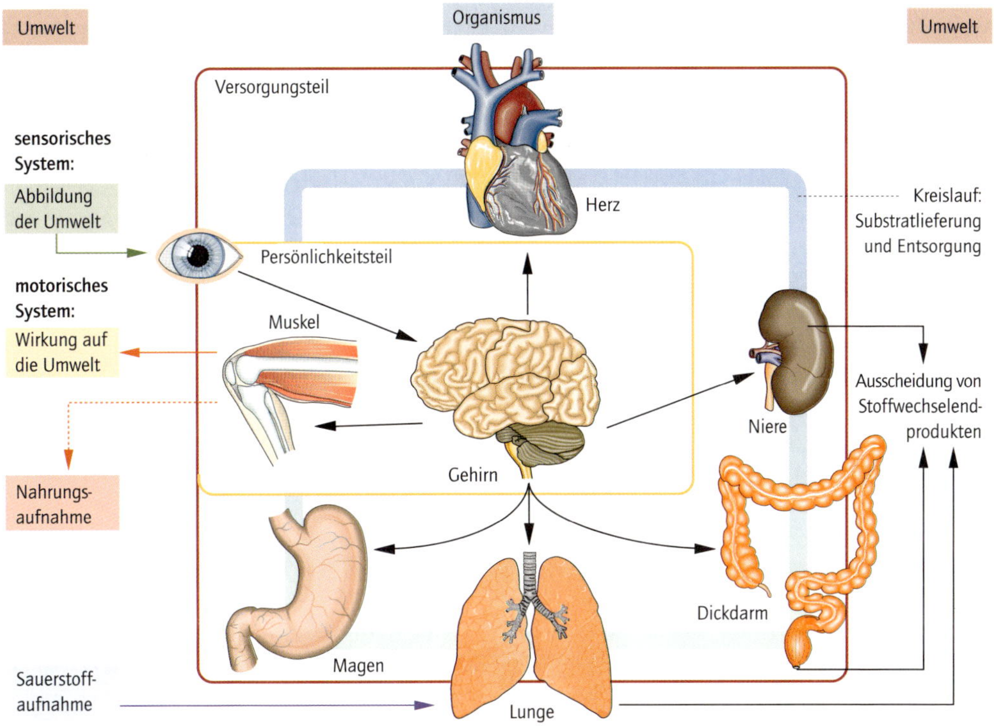

▸2 Der Schädel

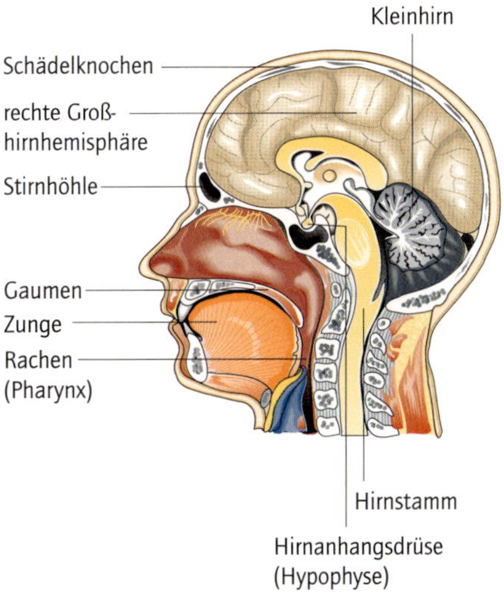

▸3 Körperabschnitte

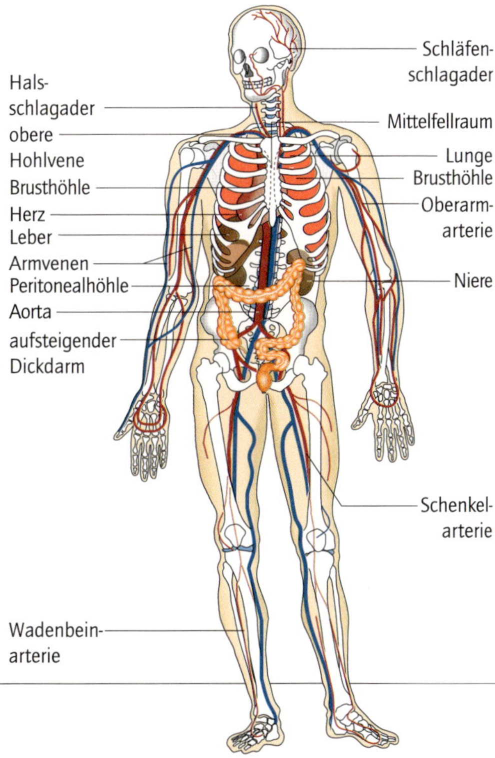

Zellen

Zellen sind die kleinsten Bauelemente lebender Organismen – es gibt Lebewesen, die nur aus einer Zelle bestehen (Einzeller), und andere, die sich aus unzähligen einzelnen Zellen (beim Menschen ca. 10 000 Milliarden) zusammensetzen (Vielzeller).

Die Zellen des Körpers sind jedoch nicht alle gleich – sie unterscheiden sich bezüglich ihrer Aufgabe voneinander. So gibt es z. B. Nerven-, Muskel-, Bindegewebs- oder Blutzellen. Sind viele gleichartige Zellen zu einem größeren Verband zusammengeschlossen, wird dieser Verband als Gewebe bezeichnet (z. B. bilden Muskelzellen Muskelgewebe). Die Organe wiederum setzen sich aus verschiedenen Gewebearten zusammen (z. B. aus Muskel-, Binde- und Nervengewebe).

Funktionen

Die einzelnen Zelltypen unterscheiden sich hinsichtlich Aufbau, Größe, Form und Funktion voneinander. Diese Spezialisierung der Zellen (**funktionelle Differenzierung**) ist notwendig, damit der Organismus als Ganzes funktionieren kann. Dennoch haben die verschiedenen Zellen auch Gemeinsamkeiten, wie einen identischen Grundaufbau und die Fähigkeit, Stoffe aus der die Zellen umgebenden Flüssigkeit aufzunehmen, diese zu verarbeiten und die umgebauten Substanzen wieder an die Flüssigkeit außerhalb der Zelle abzugeben (Abb. 1). Die Zellen sind somit maßgeblich am Stoffwechsel beteiligt. Hinzu kommt, dass die meisten Zellen sich teilen und auf äußere Reize (z. B. hormonelle Reize) bestimmte Zellreaktionen erfolgen. Die Zellen des menschlichen Körpers sind unterschiedlich groß – die größte menschliche Zelle ist die weibliche Eizelle mit etwa einem Millimeter Durchmesser.

Jede Zelle besteht aus einer sie umgebenden Wand, der Zellmembran. Im Inneren jeder Zelle ist das so genannte **Zytoplasma** zu finden. Jede Zelle besitzt einen **Zellkern** (Nukleus), der mit den Chromosomen die vollständigen Erbanlagen der betreffenden Person enthält. Umhüllt wird der Zellkern von der Kernmembran. Im Zytoplasma befinden sich neben dem Zellkern weitere winzige Organe der Zellen, die **Zellorganellen.** Die sie umgebende Flüssigkeit (Wasser mit aufgelösten Nährstoffmolekülen) wird **Zytosol** genannt.

Zu den wichtigsten Zellorganellen zählen der **Golgi-Apparat,** der u. a. für die Ausschleusung von Abfallprodukten aus der Zelle zuständig ist, die **Mitochondrien,** die „Kraftwerke" der Zelle, die für die Energiegewinnung verantwortlich sind, und das **endoplasmatische Retikulum,** das neben anderem für den Transport von Stoffen innerhalb der Zelle sorgt.

Zellmembran

Die Zellmembran, die die Zellen umgibt, erfüllt verschiedene Zwecke: Durch sie kann im Inneren der Zelle – im **intrazellulären Raum** – eine andere Konzentration von Stoffen herrschen als außerhalb, was für den Stoffaustausch zwischen der Zelle und ihrer Umgebung wichtig ist. Sie schützt zudem die Zellorganellen und sorgt dafür, dass die Zelle ihre Funktionen erfüllen kann.

Die Zellmembran besteht aus einer Doppelschicht aus Phospholipiden. Dies sind Fettstoffe, die Phosphorsäure enthalten. Außerdem befinden sich zwischen den einzelnen Phospholipiden Eiweißmoleküle (so genannte **Tunnelproteine**) mit einer kleinen Öffnung im Inneren, die die beiden Schichten der Membran verbindet. Eingelagert in die Zellmembran sind weiterhin Bindungsstellen für Moleküle, **Rezeptoren,** die dafür sorgen, dass bestimmte Stoffe (z. B. spezielle Hormone) dort andocken und Einfluss auf die Zelle und ihre Aktivitäten nehmen können. Außerdem sorgen Eiweißstoffe in der Zellmembran dafür, dass das Immunsystem die Zellen als zum Organismus gehörig erkennt.

Die Zellmembran übt Kontrolle darüber aus, welche Stoffe in die Zelle hinein und aus ihr hinaus gelangen. Sie sortiert sozusagen, welche Substanzen „passieren" dürfen und welche nicht. Dieses Merkmal der Zellmembran nennt sich **Semipermeabilität** bzw. selektive Permeabilität. Wasser und einige andere in Flüssigkeit gelöste Stoffe wie Sauerstoff und Kohlendioxid können aufgrund ihrer geringen Molekülgröße die Zellmembran problemlos passieren. Sie gelangen infolge der Konzentrationsunterschiede der verschiedenen Stoffe vom extra- in den intrazellulären Raum und umgekehrt. Bei anderen Substanzen gestaltet sich der Transport in die Zelle hinein bzw. aus ihr heraus schwieriger. Ein Kriterium, um die Zellmembran zu überwinden, ist die Fettlöslichkeit eines Stoffs – je besser er fettlöslich ist, umso einfacher gestaltet sich auch sein Transport in die Zelle. Aus diesem Grund sind manche Stoffe auf so genannte **Carriermoleküle** angewiesen, die auf die Fettlöslichkeit der bestimmten Substanz Einfluss nehmen und den Durchtritt der Substanz durch die Zellmembran ermöglichen.

▸ 1 Zelle

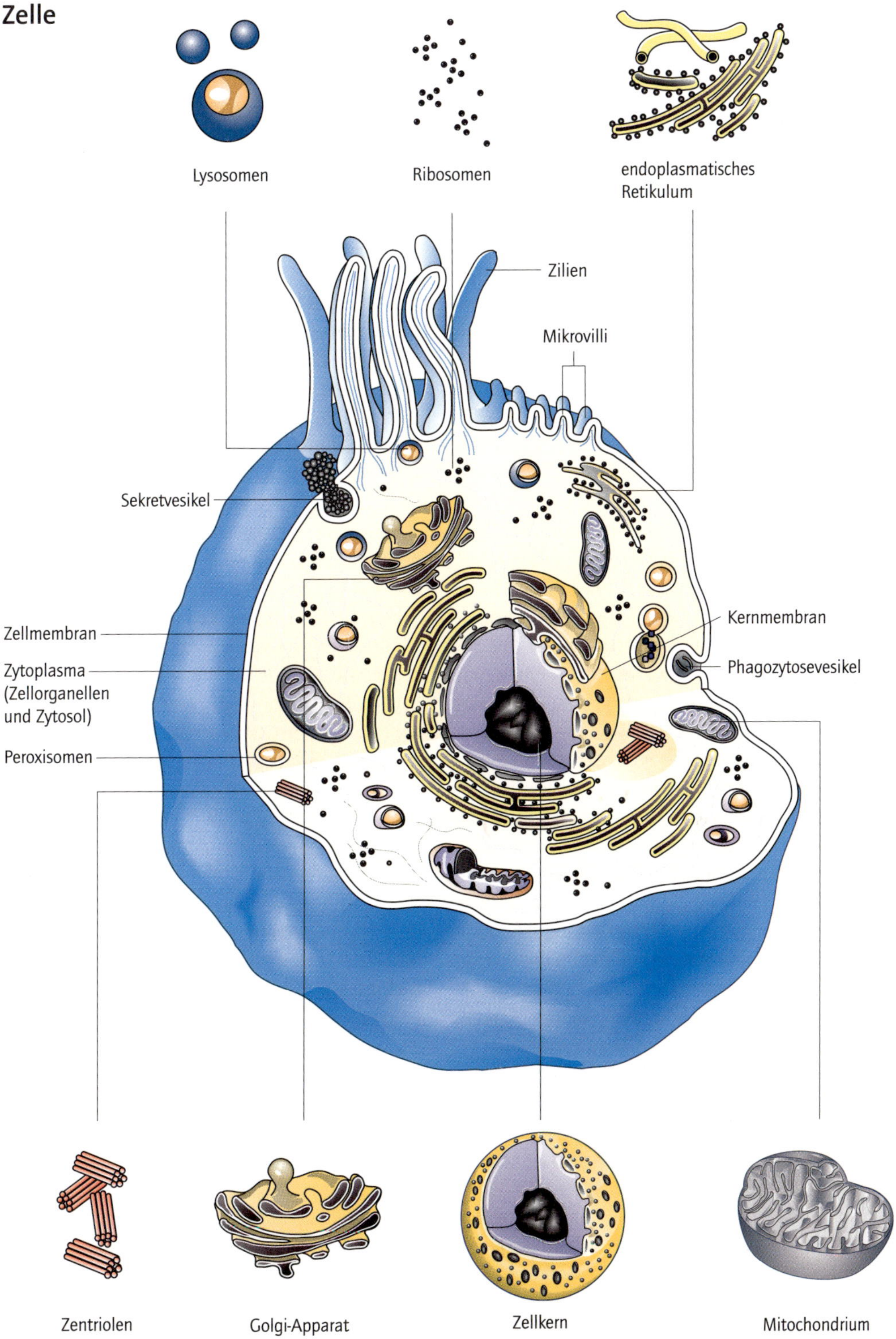
Lysosomen
Ribosomen
endoplasmatisches Retikulum
Zilien
Mikrovilli
Sekretvesikel
Zellmembran
Zytoplasma (Zellorganellen und Zytosol)
Peroxisomen
Kernmembran
Phagozytosevesikel
Zentriolen
Golgi-Apparat
Zellkern
Mitochondrium

Zellorganellen

Die Zellorganellen sind die „Organe“ der Zelle. Zu ihnen zählen u. a. der Zellkern, die Mitochondrien, der Golgi-Apparat, die Lysosomen und das endoplasmatische Retikulum.

Zellkern

Der Zellkern ist das Herzstück der Zelle, denn er enthält die Erbanlagen eines Menschen, die durch Zellteilung an neue Zellen weitergegeben werden. Außerdem ist er dadurch dafür zuständig, dass die Zelle all ihren Funktionen nachkommen kann.

Der Zellkern ist ummantelt von zwei Membranen, deren Aufbau dem der Zellmembran ähnelt (Abb. 1). Zwischen diesen Membranen liegt ein schmaler Hohlraum. In den beiden Membranen finden sich so genannte **Kernporen,** durch die selektiv große Moleküle wie Proteine und RNA in den Kern hinein oder aus dem Kern heraus transportiert werden.

Im Inneren des Zellkerns befinden sich die Erbanlagen, die nur während der Zellteilung unter dem Mikroskop gut zu erkennen sind. Träger der Erbsubstanz sind die **Chromosomen,** von denen jede Zelle 46 besitzt (Abb. 2). 23 Chromosomen sind mütterlichen Ursprungs, die anderen 23 stammen vom Vater. Die Chromosomen bestehen aus der so genannten Desoxyribonukleinsäure **(DNA),** deren Aufbau einer doppelsträngigen, um die eigene Achse gewundenen Spirale entspricht, deren Stränge wie bei einer Leiter durch Sprossen (stickstoffhaltige Basen) miteinander verbunden sind. Die beiden Stränge bestehen aus aneinander gehängten Zuckermolekülen (Desoxyribose) und Phosphorsäure. Die Basen, die stets an Zuckermoleküle angehängt sind, tragen die Namen **Adenin** und **Thymin** sowie **Guanin** und **Cytosin.** Befindet sich an dem einen Strang der DNA die Base Adenin, kann sich nur die Base Thymin anlagern und umgekehrt. Guanin kann nur mit Cytosin gepaart werden. Die Kombination aus einer Base, einem Zuckermolekül und einer Phosphorsäure wird als **Nukleotid** bezeichnet. Viele aufeinander folgende Nukleotidpaare (ein Nukleotid ist immer durch die Basen an ein anderes gekoppelt) bilden ein **Gen.** Dieses Gen enthält die Informationen für den Aufbau je eines körpereigenen Eiweißes (Proteins). Aus diesen Proteinen, die wiederum aus verschiedenen Aminosäuren bestehen, setzt sich der menschliche Organismus zusammen. Die Gene bestimmen also den Aufbau des menschlichen Organismus.

Neben der DNA gibt es noch eine weitere Form der Nukleinsäure: die Ribonukleinsäure **(RNA).** Diese kann ebenfalls Erbinformationen tragen, allerdings besteht sie nur aus einem Strang, enthält den Zucker Ribose statt Desoxyribose und die Base **Uracil** anstelle von Thymin. Die Ribonukleinsäuren, die unterschiedliche Rollen bei der Herstellung von Proteinen **(Proteinsynthese)** im menschlichen Körper spielen, finden sich u. a. in den **Kernkörperchen** (Nukleoli).

Weitere Zellorganellen

Die **Ribosomen,** die in jeder Zelle zu finden sind, spielen eine große Rolle bei der Proteinsynthese (▸ S. 24).

Das **endoplasmatische Retikulum** ist ein Netz von Hohlräumen, die durch Membranen vom Zytoplasma abgegrenzt sind. Wichtig ist es für die Lipid- und Proteinsynthese und dient als intrazellulärer Kalziumspeicher.

Der **Golgi-Apparat** ist vor allem dafür zuständig, Stoffe vom endoplasmatischen Retikulum aus der Zelle herauszutransportieren (Abb. 4). Er besteht aus kleinen, aufeinander gepackten, von Membranen umgebenen Schläuchen, von denen sich kleine Bläschen **(Golgi-Vesikel)** mit Stoffen abschnüren, die aus der Zelle abtransportiert werden sollen. Die **Lysosomen,** vom Golgi-Apparat hergestellte Bläschen, sind die Verdauungsorgane der Zelle. Sie umschließen funktionsloses zelleigenes sowie zellfremdes Material und sorgen durch die in ihnen enthaltenen Enzyme für die Auflösung der aufgenommenen Stoffe.

Die **Mitochondrien** (Abb. 5) sind für die Energiegewinnung der Zelle zuständig. Sie haben eine äußere und eine innere Membran mit vielen Auffaltungen **(Cristae).** Unter Zufügung von bestimmten Enzymen und Sauerstoff gewinnen sie Energie für alle in der Zelle ablaufenden Vorgänge. Sie speichern die Energie in Form von Adenosintriphosphat (ATP), sodass der Zelle stets genug Energie zur Verfügung steht.

Das **Zellskelett** (Zytoskelett) ermöglicht der Zelle, verschiedene Formen anzunehmen und sich gezielt zu bewegen. Es besteht aus **Mikrotubuli** und **Mikrofilamenten.** Mikrotubuli, feine Röhrchen aus Eiweißstoffen (Abb. 6), bilden die **Zentriolen,** die für die Zellteilung wichtig sind. Mikrofilamente bestehen auch aus Eiweißstoffen, haben aber Fadenform.

Zelleinschlüsse sind keine Zellorganellen, sondern Stoffe, die von der Zelle gespeichert oder produziert werden und in der Zelle in größerer Menge vorkommen (z. B. Fetttropfen in Fettzellen).

▸ 1 Zellkern

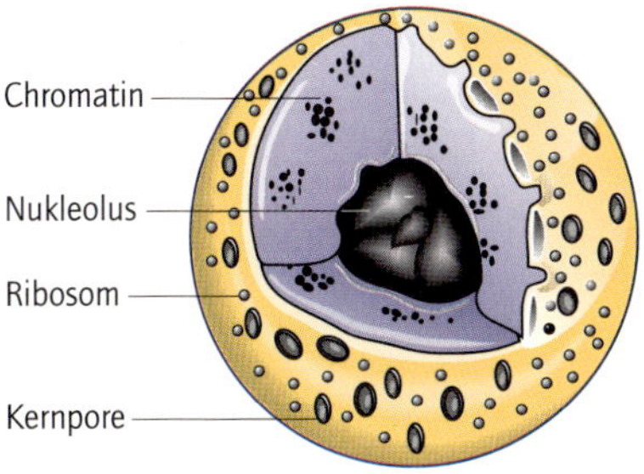

▸ 2 Chromosom

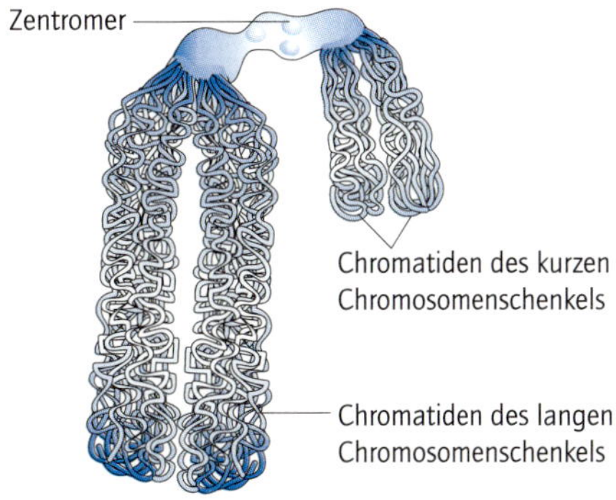

▸ 3 Endoplasmatisches Retikulum

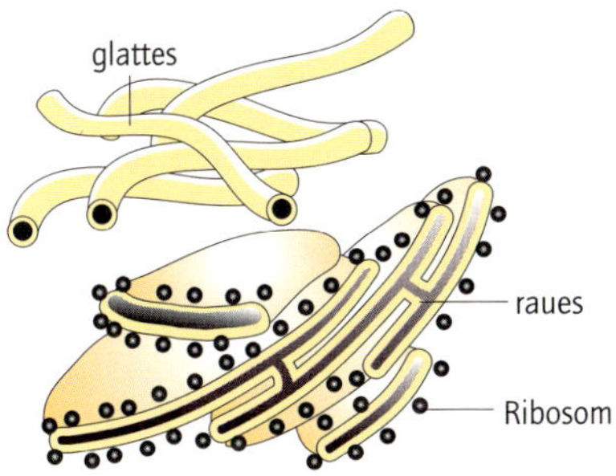

▸ 4 Golgi-Apparat

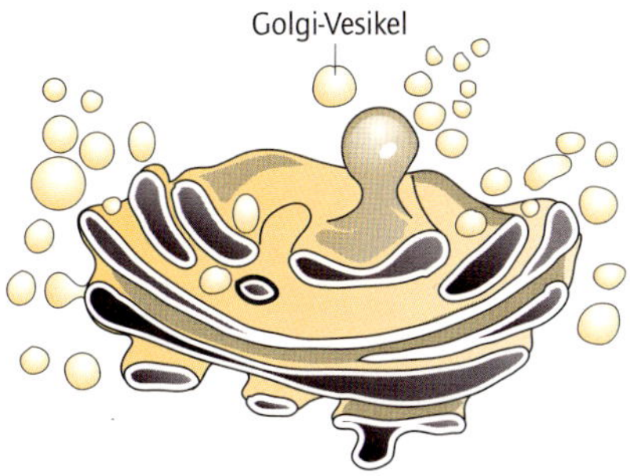

▸ 5 Mitochondrium

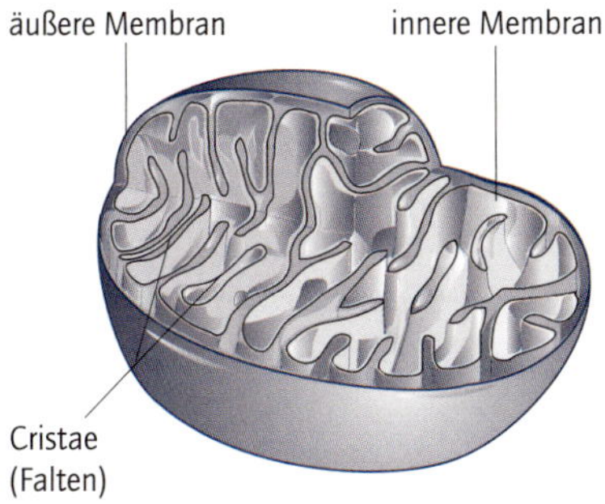

▸ 6 Mikrotubuli

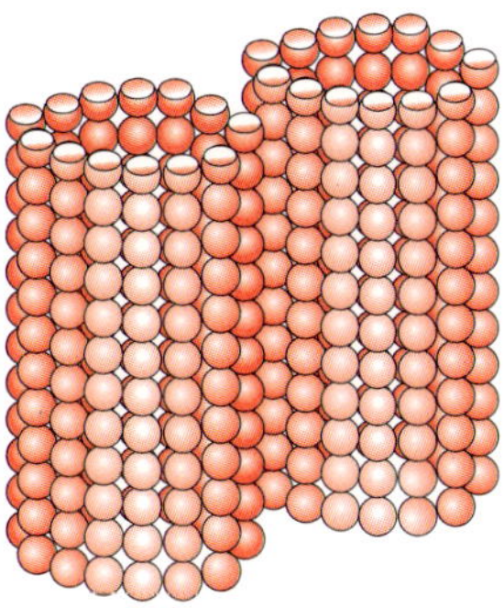

Energie- und Wasserhaushalt

Damit eine Zelle ihre Funktionen erfüllen kann, benötigt sie vor allem Energie und Sauerstoff, zugleich aber auch viel Wasser.

Energie wird den Zellen durch Nahrung, Sauerstoff durch Atmung zugeführt. Auch einen Teil des Wasserbedarfs zieht der Körper aus der Nahrung, der Großteil wird jedoch über die Flüssigkeitsaufnahme gedeckt.

Energiegewinnung und -speicherung

Für die Energiegewinnung benötigen die Zellen vor allem das Kohlenhydrat **Glukose** (Traubenzucker), das unter Zufuhr von Sauerstoff verbrannt (oxidiert) wird. Bei dieser Oxidation entstehen als Endprodukte Kohlendioxid, Wasser und Energie. Der Prozess der Oxidation von Glukose wird auch als **Zellatmung** bezeichnet.

Wird dem Organismus mehr Glukose zugeführt, als er zu diesem Zeitpunkt verwerten kann, wird ein Teil der Glukose in Glykogen umgewandelt, das vom Körper gespeichert und bei Bedarf verbraucht werden kann.

Von den Zellen wird die durch Zellatmung gewonnene Energie in Form von Adenosintriphosphat **(ATP)** gespeichert. ATP besteht aus einem Ribosemolekül (Zuckermolekül), aus der stickstoffhaltigen Base **Adenin**, die auch Teil der DNA ist, und aus drei Phosphatgruppen (Abb. 1). Wird eine dieser Phosphatgruppen des ATP durch eine chemische Reaktion unter Mitwirkung von Wasser abgespalten, wird Energie freigesetzt, die von der Zelle für aufbauende **(anabole)** Reaktionen, z. B. für den Aufbau von Eiweißmolekülen, verwendet wird (Abb. 2). Aus dem ATP entsteht dadurch Adenosindiphosphat **(ADP)**, eine Verbindung aus Adenin, Ribose und zwei Phosphatgruppen. Das ADP wird anschließend durch den Prozess der Zellatmung wieder mit Energie „aufgeladen" – es erhält erneut eine Phosphatgruppe und wandelt sich wieder in energiereiches ATP um. Die chemischen Reaktionen, bei denen Bindungen zwischen Molekülen (in der Regel Bindungen zwischen Nährstoffmolekülen, z. B. Glukose) zerbrochen werden, um Energie freizusetzen, die die Zelle wieder verwerten kann, werden als **katabole Reaktionen** bezeichnet.

Wassergehalt und Wasserhaushalt

Der menschliche Körper besteht zu etwa 60 % aus Wasser – z. B. enthalten alle Zellen Wasser (mit darin gelösten Substanzen), das die Bezeichnung **intrazelluläre Flüssigkeit** trägt. Allerdings ist der Wassergehalt der verschiedenen Gewebe sehr unterschiedlich. So enthalten die Muskeln bis zu 75 %, die Knochen nur bis zu 35 % Wasser. Mit fortgeschrittenem Alter verringert sich der Wassergehalt des Körpers.

Die Wasserzufuhr findet über Trinken, Nahrungsaufnahme und durch das im Stoffwechsel entstehende Oxidationswasser statt. Dem steht eine gleich hohe Wasserabgabe gegenüber – durch Urin, Wasser, das über Atemluft und Haut abgegeben wird, und das im Stuhl enthaltene Wasser. Zwei Drittel des im Körper enthaltenen Wassers entfallen auf die intrazelluläre Flüssigkeit, ein Drittel auf die Flüssigkeit, die sich außerhalb der Zellen **(extrazelluläre Flüssigkeit)** befindet (Abb. 3). Zu den extrazellulären Flüssigkeiten zählt das **Blutplasma,** das den Großteil des Blutes ausmacht (bis zu 60 %). Die Blutgefäße, die das Blutplasma enthalten, werden auch **Plasmaraum** oder **Intravasalraum** genannt.

Hinzu kommt die Flüssigkeit, die sich außerhalb der Zellen im so genannten **Interstitium** befindet. Alle Zellen des Körpers werden von der **interstitiellen Flüssigkeit** umspült. Nährstoffe für die Zellen müssen erst ins Interstitium gelangen, bevor sie von den Zellen aufgenommen werden können. Ebenso müssen alle Abbauprodukte der Zellen zunächst ins Interstitium geleitet werden, bevor sie aus dem Körper transportiert werden können. Auch die Flüssigkeit in den Lymphgefäßen **(Lymphe)** ist Teil der interstitiellen Flüssigkeit.

Schließlich gibt es im Körper noch die **transzellulären Flüssigkeiten**, zu denen u. a. die Gehirn-Rückenmarks-Flüssigkeit **(Liquor cerebrospinalis)** sowie die im Gelenk befindliche „Schmierflüssigkeit" zählen. Sie haben jedoch mit knapp einem Liter nur einen geringen Anteil am gesamten Wassergehalt des Körpers.

Der tägliche Wasserbedarf liegt bei etwa zwei bis drei Litern, auch Kinder sollten möglichst viel Flüssigkeit zu sich nehmen – insbesondere, wenn sie einen starken Bewegungsdrang haben. Bei hohen Außentemperaturen oder bei anstrengenden Tätigkeiten (z. B. Sport) steigt nämlich der Flüssigkeitsbedarf noch weiter an, denn durch den Vorgang des Schwitzens geht dem Organismus Wasser verloren.

Nach mehreren Tagen ohne Wasser kommt es zu Austrocknungserscheinungen des Körpers – u. a. wirkt die Haut faltig und eingefallen. Die Zellen können ihre Funktionen nicht mehr erfüllen, sodass der Tod eintritt, falls dem Körper nicht innerhalb kurzer Zeit wieder Wasser zugeführt wird.

▸ 1 Aufbau des ATP

▸ Adenosintriphosphat (ATP) ist die von den Zellen gespeicherte Energie, die sie aus der Zellatmung gewonnen haben. Das ATP setzt sich zusammen aus einem Ribosemolekül, aus der stickstoffhaltigen Base Adenin sowie aus drei Phosphatgruppen.

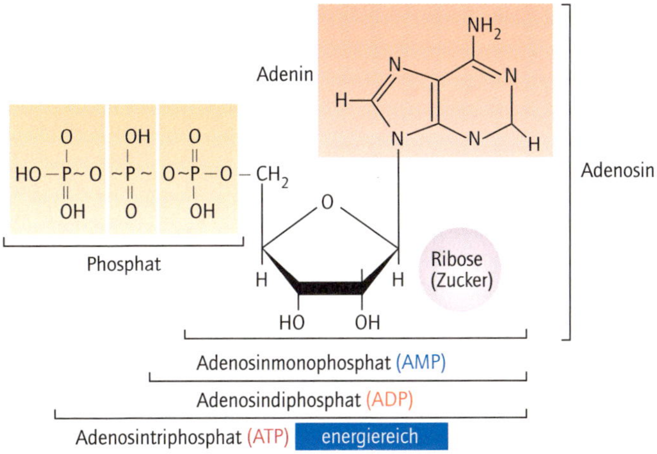

▸ 2 Katabolismus, Anabolismus und ATP

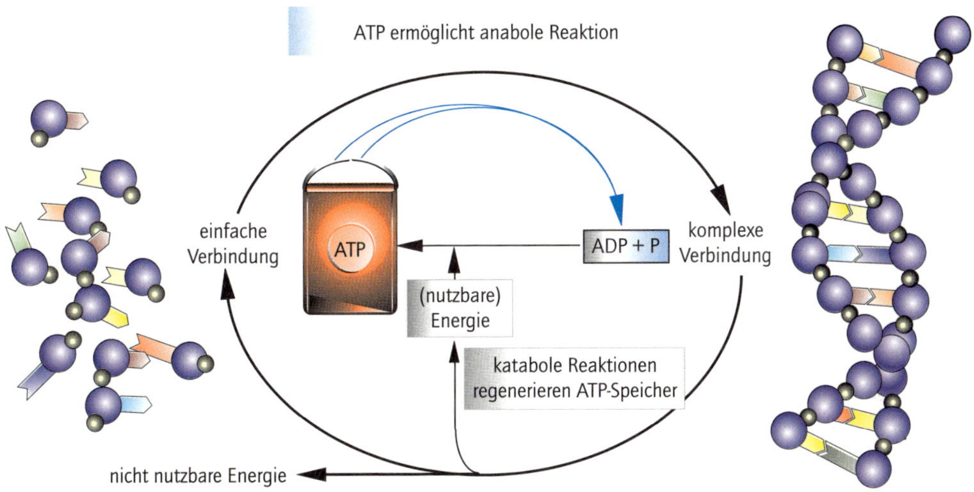

▸ 3 Flüssigkeitsräume des Menschen

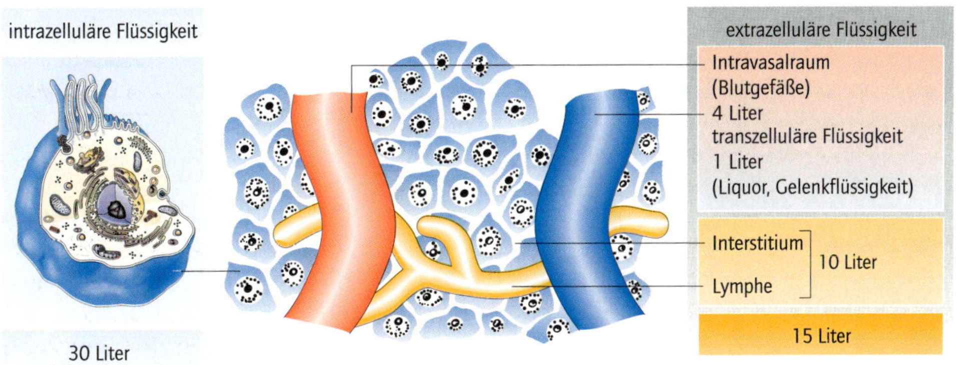

Inneres Milieu

Damit die Zellen des Körpers ihre Funktionen optimal wahrnehmen können, benötigen sie (zumindest in etwa) gleich bleibende äußere Bedingungen.

So müssen z. B. die Stoffe (wie Natrium, Kalium), die in der extrazellulären Flüssigkeit (z. B. im Blutplasma) vorkommen, stets in einer bestimmten Konzentration vorliegen. Diese Bedingungen, die für die Funktionsfähigkeit der Zellen notwendig sind, werden insgesamt als **inneres Milieu** des Körpers bezeichnet. Sie werden durch verschiedene Regelkreise innerhalb des Körpers im Gleichgewicht (**Homöostase**) gehalten.

Regelkreise

Unterschiedliche Regelkreise sorgen u. a. dafür, dass der Druck, mit dem das Blut durch die Arterien gepresst wird, oder die Temperatur im Körperinneren (im **Körperkern**) konstant bleiben. Genauso ist es für die Zellen wichtig, dass der pH-Wert des Bluts innerhalb enger Grenzen gehalten wird, sie mit einer ausreichenden Menge Sauerstoff versorgt werden und das von ihnen hergestellte Kohlendioxid abtransportiert wird.

Kommt es infolge von Krankheiten oder äußeren Einflüssen (z. B. bei der Körpertemperatur) zu Störungen des inneren Milieus, stehen dem Körper – je nach Art der Beeinträchtigung – verschiedene Mechanismen zur Verfügung, um das Gleichgewicht wieder herzustellen. Reichen diese nicht mehr aus, ist eine medizinische Behandlung notwendig.

Am Beispiel des **Blutdrucks** wird deutlich, wie ein Regelkreis funktioniert (Abb. 1). Durch die Mechanismen des Regelkreises wird der Blutdruck immer an veränderte Bedingungen angepasst, sodass alle Körperzellen mit Blut und so auch mit Sauerstoff und Nährstoffen versorgt werden. Bei körperlichen Belastungen beispielsweise muss der Blutdruck erhöht werden, denn die Zellen benötigen mehr Sauerstoff, um die Mehrarbeit bewältigen zu können.

Reguliert wird der Blutdruck vom Gehirn, das einen Sollwert für die Höhe des Blutdrucks vorgibt. Daraufhin werden diese Informationen über das vegetative Nervensystem an das Herz, das das Blut in den Körperkreislauf presst, sowie an die Arterien weitergeleitet. Soll der Blutdruck erhöht werden, reagiert das Herz, indem es schneller schlägt und dadurch das Auswurfvolumen erhöht. Zudem verengen sich die Blutgefäße, sodass das Blut mit stärkerem Druck durch die Gefäße strömt. Druckmessfühler in den Blutgefäßen senden daraufhin Impulse an das Gehirn, um ihm die Blutdruckwerte mitzuteilen. Das Gehirn vergleicht nun Ist- und Sollwert miteinander und leitet gegebenenfalls weitere Maßnahmen ein, um die beiden Werte einander anzugleichen. Soll der Blutdruck wieder sinken, wird der Herzschlag verlangsamt oder die Blutgefäße erweitern sich. Längerfristig kann der Blutdruck durch eine erhöhte Urinausscheidung gesenkt werden.

Die Blutdruckwerte sollen jedoch weder zu stark steigen noch zu sehr sinken. Zu hoher Blutdruck führt zu Schäden an den Blutgefäßen und in der Folge zu Schäden an Organen. Bei zu niedrigem Blutdruck werden die Organe nicht mehr ausreichend mit Blut versorgt. Deshalb hält das Zentrum im Gehirn, das für die Blutdruckregulation verantwortlich ist, den Blutdruck normalerweise in engen Grenzen. Allerdings kann es z. B. infolge von Schäden an den Blutgefäßen (wie durch Arteriosklerose, ‣ S. 120) zu einer – kontinuierlichen – Erhöhung des Blutdrucks auch in Ruhe kommen.

Bei dauerhaftem Bluthochdruck ändert sich der Sollwert für die Höhe des Blutdrucks im Gehirn – er steigt an. Um Folgeschäden zu vermeiden ist es das Ziel der Medizin, Bluthochdruck frühzeitig zu behandeln.

Durch einen ähnlichen Regelkreis wird auch die Temperatur im Körperkern (‣ S. 128) weitgehend konstant gehalten (Abb. 2). Genau wie beim Blutdruck wird auch der Sollwert der **Körpertemperatur** durch das Gehirn vorgegeben (optimaler Wert: ca. 37 °C). Ist die Körpertemperatur zu niedrig (z. B. aufgrund niedriger Außentemperaturen), verengen sich die Blutgefäße in der Haut, damit möglichst wenig Wärme nach außen abgegeben wird. Zudem ziehen sich die Muskeln unwillkürlich zusammen – die betroffene Person fängt an zu zittern. Umgekehrt werden die Gefäße erweitert, wenn die Körpertemperatur zu sehr ansteigt. Dadurch gibt der Körper Wärme nach außen ab. Auch die Schweißproduktion ist ein Kühlungsmechanismus des Körpers – der Schweiß legt sich wie ein Film auf die Haut und verdunstet. Dabei entsteht Verdunstungskälte und die Körpertemperatur wird gesenkt.

Ein weiterer Regelkreis sorgt z. B. dafür, dass der Mineralstoff Kalzium ständig im Blut verfügbar ist, auch wenn zu wenig Kalzium mit der Nahrung aufgenommen wird. Der Mineralstoff wird in diesem Fall aus den Knochen gelöst, damit die auf Kalzium angewiesenen Körperzellen keinen Mangel leiden müssen.

▸ 1 Regulation des Blutdrucks

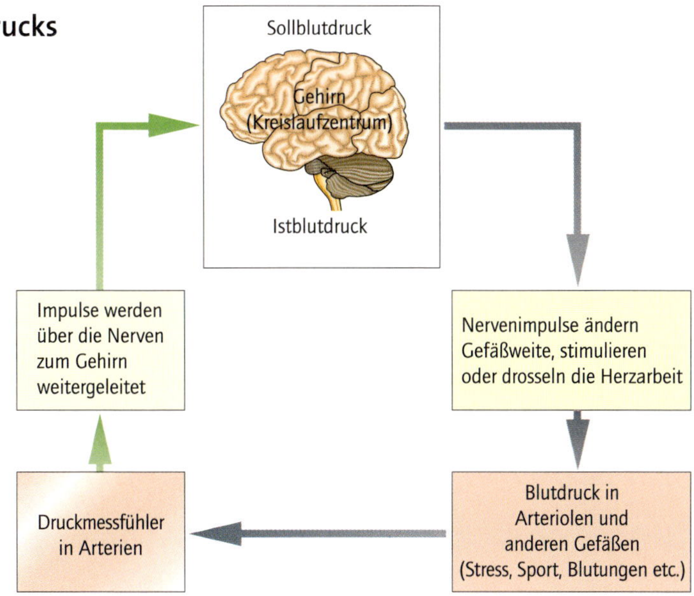

▸ 2 Regulation der Körpertemperatur

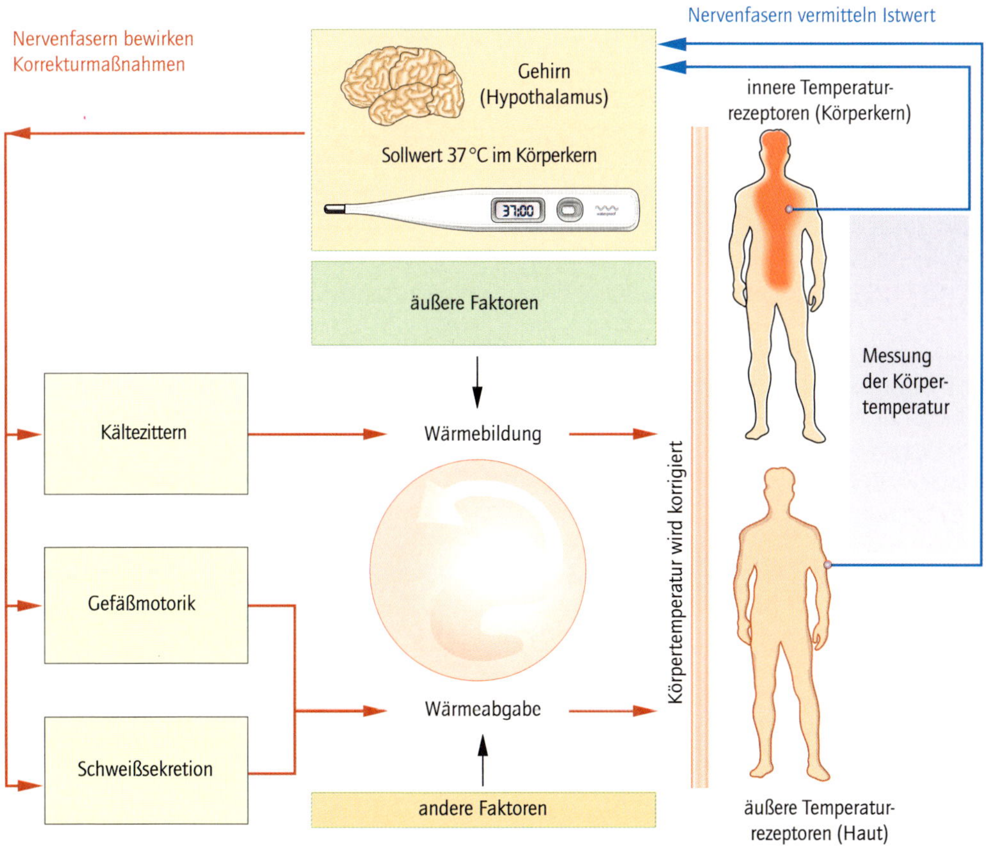

Stofftransport

Damit die Körperzellen ihre Funktion wahrnehmen können, sind sie darauf angewiesen, dass ihnen Stoffe von außen (z. B. Nährstoffe, Sauerstoff) zugeführt werden.

Gleichzeitig müssen Abfallprodukte der Zellen (z. B. Kohlendioxid) wieder abgegeben werden. Dazu bedarf es eines ständigen Austauschs zwischen den Zellen und den sie umgebenden Flüssigkeiten (Blutplasma, Lymphe, interstitielle Flüssigkeit).

Stoffaustausch zwischen Systemen

Damit Nährstoffe und Sauerstoff an die Zellen herangeführt werden können, müssen diese Stoffe aus dem Blut zunächst in die interstitielle Flüssigkeit gelangen. Den Stoffaustausch zwischen Blutgefäßen und Interstitium besorgen die Kapillargefäße. Ihre Wände sind durchlässig für Flüssigkeit und kleine Moleküle. So gelangen Nährstoffe und Sauerstoff durch die Kapillarwände in die interstitielle Flüssigkeit und zurück in die **Kapillargefäße.** Die Kapillarwand ist für Blutzellen und Plasmaeiweiße weitgehend undurchlässig (Abb. 1).

Auch kleinste Lymphgefäße, die **Lymphkapillaren,** sind am Stoffaustausch beteiligt. Im Gegensatz zu den Blutkapillaren geben sie keine Stoffe ans Interstitium ab, sie nehmen nur Stoffe auf.

Damit die „richtigen" Stoffe in die Zelle gelangen, haben die Zellen eine halb durchlässige **(semipermeable)** Membran, die nur Moleküle bestimmter Größe ins Zellinnere lässt. Diese Stoffe gelangen über die interstitielle Flüssigkeit zu den Zellen. Beim Stoffaustausch zwischen Zellen und Interstitium gibt es **passive** und **aktive Transportvorgänge** (Abb. 2). Bei den passiven Transportvorgängen gelangen Stoffe ins Zellinnere oder hinaus, ohne dass die Zelle dafür Energie aufwenden muss. Für die Durchführung aktiver Transportvorgänge dagegen ist die Zufuhr von Energie nötig. Aktive Transportvorgänge werden vor allem für Stoffe eingesetzt, die zu groß sind, um die Zellmembran zu passieren.

Passive Transportvorgänge

Viele Stoffe gelangen über Diffusion in die Zellen (Abb. 3). Darunter versteht man die Verteilung von Molekülen oder Ionen in einem Medium (z. B. Wasser, Luft) entlang einem Konzentrationsgefälle, das heißt, die Teilchen wandern vom Ort der höchsten Konzentration hin zu den Orten der geringsten Konzentration, bis eine gleichmäßige Konzentration vorliegt. Sauerstoff gelangt z. B. durch Diffusion von den Kapillargefäßen ins Interstitium und dann in die Zellen. Bei der **erleichterten Diffusion** stehen für größere Moleküle **Carrierproteine** in der Zellmembran zur Verfügung, die mit ihnen eine Verbindung eingehen und sie in die Zelle transportieren.

Bei der **Osmose** (Abb. 4) können nur die Flüssigkeitsmoleküle, nicht aber die darin gelösten Teilchen eine semipermeable Membran wie die Zellwand überwinden. Die Osmose findet nur statt, wenn zwischen den beiden Flüssigkeiten, die durch eine semipermeable Membran getrennt sind, ein Konzentrationsunterschied aufgrund des jeweiligen Gehalts an Teilchen besteht, die die Membran nicht passieren können. Entlang dem Konzentrationsgefälle wandern nun die Flüssigkeitsmoleküle durch die Membran, bis auf der Seite mit der bislang geringeren Konzentration der gleiche Druck entsteht wie auf der Seite mit der bislang höheren Konzentration. Die am Anfang bestehende Druckdifferenz zwischen den beiden Seiten wird **osmotischer Druck** genannt.

Bei der **Filtration** passieren Flüssigkeiten eine semipermeable Membran infolge von Druckunterschieden zwischen den beiden Seiten der Membran.

Aktive Transportvorgänge

Zu den aktiven Transportvorgängen gehört der Mechanismus der **Natrium-Kalium-Pumpe.** Damit eine Zelle funktionieren kann, muss die Kaliumkonzentration in der Zelle höher und die Natriumkonzentration niedriger sein als außerhalb. Um die Ionenkonzentration aufrechtzuerhalten, werden unter Energieverbrauch (Umwandlung von ATP in ADP) durch die Tunnelproteine in der Zellmembran Kaliumionen in die Zelle hinein- und Natriumionen aus der Zelle herausgebracht.

Auch größere Substanzen, die die Zellmembran nicht passieren können, werden von den Zellen aufgenommen oder ausgestoßen (**Bläschentransport,** Abb. 5). Ein Teil der Zellmembran umschließt die aufzunehmende Substanz und verschmilzt mit ihr, sodass ein Bläschen entsteht, in dem die Substanz eingeschlossen in die Zelle gelangt. Dann werden die Lysosomen aktiv, die den Stoff mithilfe von Enzymen abbauen. Dieses Einschleusen in die Zelle wird **Endozytose** genannt. Werden Krankheitserreger oder Fremdkörper von Abwehrzellen durch Endozytose aufgenommen und anschließend abgebaut, heißt der Vorgang **Phagozytose.** Schleust eine Zelle durch Bläschenbildung Stoffe durch die Zellmembran hinaus, nennt man dies **Exozytose.**

▸ 1 Stoffaustausch im Kapillargebiet

- Die Kapillarwand ist für Blutzellen und große Eiweißkörper nur schwer passierbar. Prinzipiell ist es Leukozyten aber möglich, die Wand zu durchwandern. Je nach Gewebetyp oder Gefäßschädigung, bzw. bei Verletzungen oder Entzündungen, verändert sich die Durchlässigkeit der Kapillaren für weiße Blutkörperchen, sodass sie die Kapillarwände dann leichter passieren können.

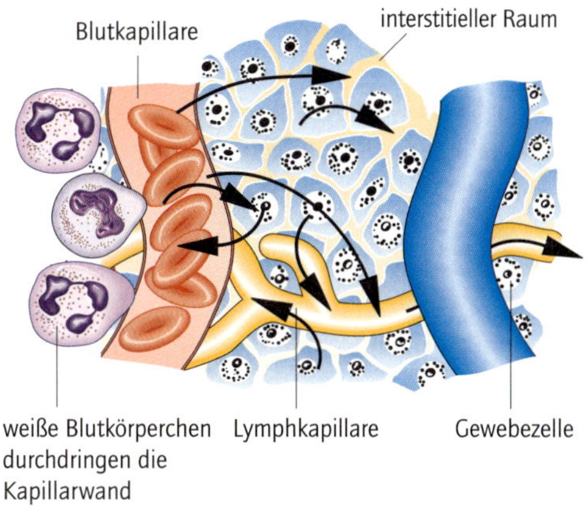

▸ 2 Aktiver und passiver Transport

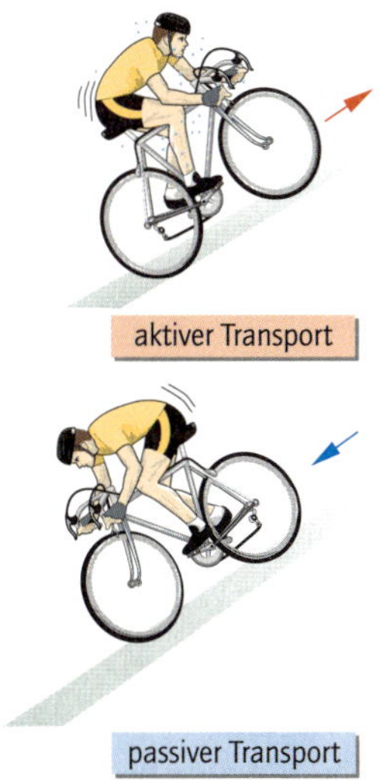

▸ 3 Diffusion

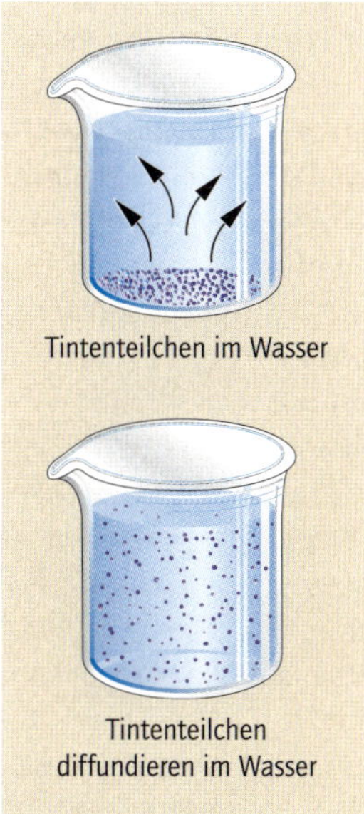

▸ 4 Osmose

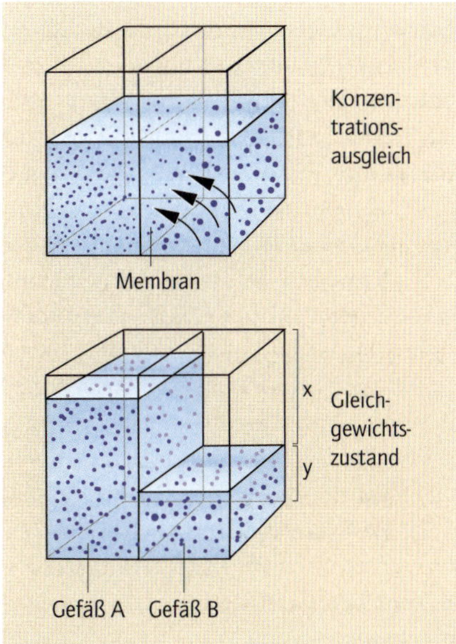

▸ 5 Bläschentransport

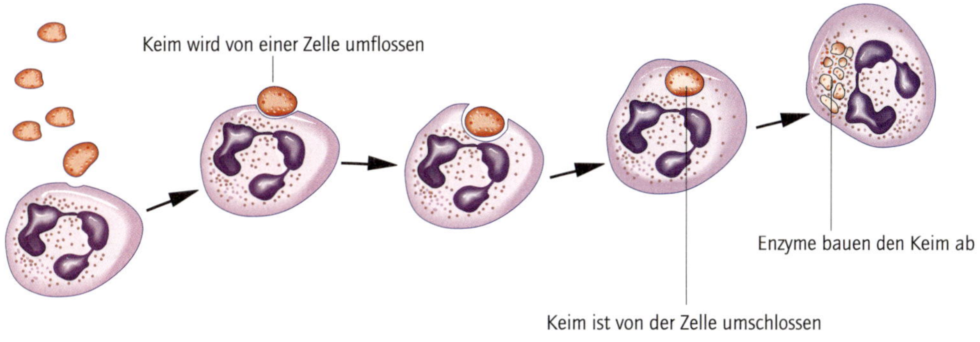

Proteinsynthese

Proteine (Eiweiße) sind sozusagen die Grundbausteine des menschlichen Körpers – ein Großteil der in den Zellen enthaltenen Strukturen sowie die Enzyme (Biokatalysatoren, die chemische Reaktionen beschleunigen) bestehen aus ihnen.

Die Proteine werden von den Zellen des Körpers hergestellt – dieser komplexe Vorgang wird als Proteinsynthese bezeichnet.

Genetischer Code

Jedes Protein besteht aus kleinen aneinander gereihten Bausteinen, den **Aminosäuren**. Aus welchen Aminosäuren sich die einzelnen Proteine im menschlichen Körper zusammensetzen, ist in der DNA im Zellkern jeder Zelle gespeichert. Für die Herstellung von Proteinen muss die Zelle auf die in der DNA gespeicherte Information zurückgreifen. Ein Abschnitt der DNA, in dem die Information für die Bildung eines Proteins gespeichert ist, wird als Gen bezeichnet. Diese Information liegt in codierter Form, dem so genannten genetischen Code, vor.

Die Grundlage des genetischen Codes bilden die vier Basen **Adenin, Thymin, Guanin** und **Cytosin.** Je drei aufeinander folgende Basen in der DNA bilden ein **Basentriplett.** Jedes dieser Basentripletts steht für eine Aminosäure. Die Abfolge der Basentripletts in der DNA zeigt, in welcher Reihenfolge die Aminosäuren aneinander gereiht werden, damit das gewünschte Protein entsteht.

Einige Basentripletts stehen nicht für eine Aminosäure, sondern zeigen an, dass der Bau eines Proteins beendet ist bzw. dass nun die Herstellung eines neuen Proteins beginnt.

Transkription

Die genetische Information zum Bau von Proteinen befindet sich im Zellkern, die Proteine jedoch werden von der Zelle außerhalb des Zellkerns hergestellt. Da nicht einfach Abschnitte der DNA, die die Informationen über die Herstellung eines Proteins enthalten, in das Zytoplasma wandern können, müssen sie kopiert werden. Diese Anfertigung einer Kopie von einem DNA-Abschnitt wird als Transkription bezeichnet.

Damit eine Kopie des benötigten DNA-Abschnitts angefertigt werden kann, muss sich dieser Abschnitt zunächst entspiralisieren. Auch die Bindungen zwischen den Basen der DNA müssen vorübergehend gelöst werden. An den entspiralisierten Abschnitt lagern sich komplementäre Basen an, die zusammen mit Ribosemolekülen und Phosphorsäure die so genannte Messenger-(Botschafter-)RNA, besser bekannt als **mRNA**, bilden (Abb. 1). Die mRNA ist damit das Negativ des betreffenden DNA-Abschnitts. Ein Basentriplett auf der mRNA wird als **Codon** bezeichnet.

Translation

Damit ein Protein hergestellt werden kann, müssen die Informationen, die die mRNA aus dem Zellkern übermittelt, „übersetzt" werden – schließlich entspricht ein Codon der mRNA einer Aminosäure. Für diesen Vorgang, der als Translation bezeichnet wird, bedarf es eines Übersetzers. Diese Funktion übernehmen die Transfer-RNA **(tRNA)**, die die mRNA, die inzwischen aus dem Zellkern ins Zytoplasma gewandert ist, an den Ribosomen – dem Ort des Proteinzusammenbaus – erwarten.

Die tRNA haben eine kleebattähnliche Form und besitzen an ihrem oberen Ende ein bestimmtes Basentriplett **(Anticodon)**; mit ihrem unteren Ende befördern sie eine Aminosäure, die sie im Zytoplasma „aufgegriffen" haben (Abb. 2). Welche Aminosäure das ist, wird von dem Basentriplett am oberen Ende bestimmt. An die Basentripletts bzw. Codons der mRNA hängen sich nun die komplementären tRNA mit ihren Anticodons an. Die jeweiligen Anticodons entsprechen wiederum den Basentripletts des DNA-Abschnitts, die je eine Aminosäure kodieren und übersetzt wurden. Die vorübergehend an den tRNA hängenden Aminosäuren werden während der Phase des Proteinzusammenbaus an die so genannte ribosomale RNA **(rRNA)** geheftet, die Teil des Ribosoms ist. Später wird das entstandene Protein dann abgekoppelt (Abb. 3) und steht der Zelle und damit dem Organismus zur Verfügung.

Ende der Proteinsynthese

Das Ende des Zusammenbaus eines Proteins wird den tRNA, die ständig neue Aminosäuren aus dem Zytoplasma bringen, durch ein **Stop-Codon** vermittelt. Dies ist ein Basentriplett, das nicht für eine Aminosäure steht. So kann sich auch keine tRNA an dem betreffenden Codon der mRNA mehr anlagern. Der Eiweißzusammenbau wird abgebrochen – das Protein ist nun fertig gestellt. Jetzt kann das Protein vom Körper verwendet werden, entweder zum Aufbau von Zellstrukturen oder es kann auch als Enzym bzw. Hormon tätig werden.

▸ 1 Transkription

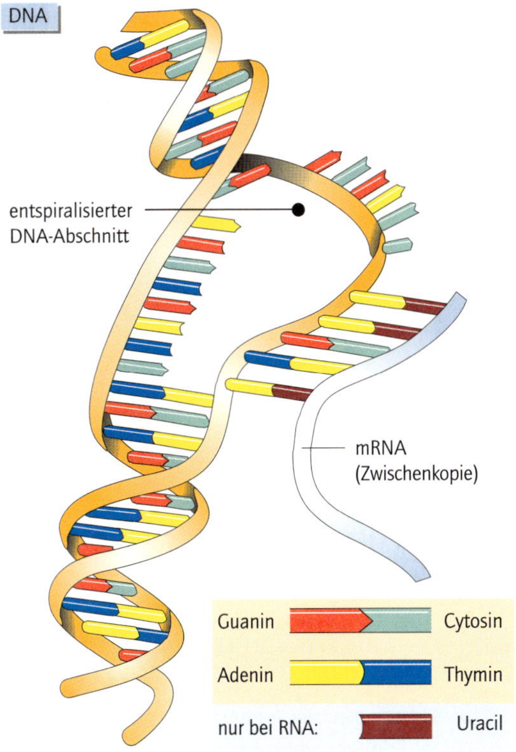

▸ 2 Struktur der tRNA

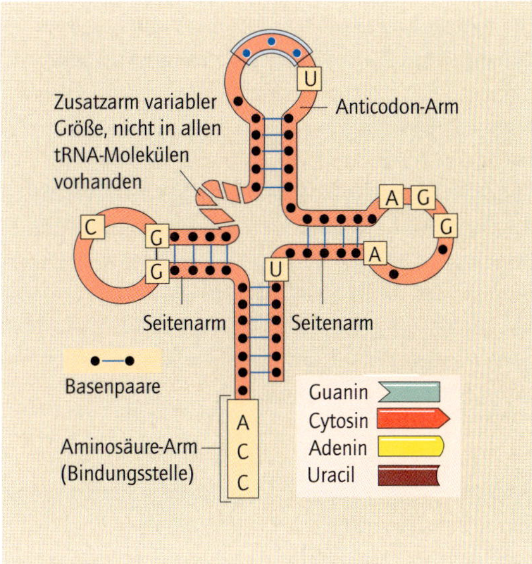

▸ 3 Translation

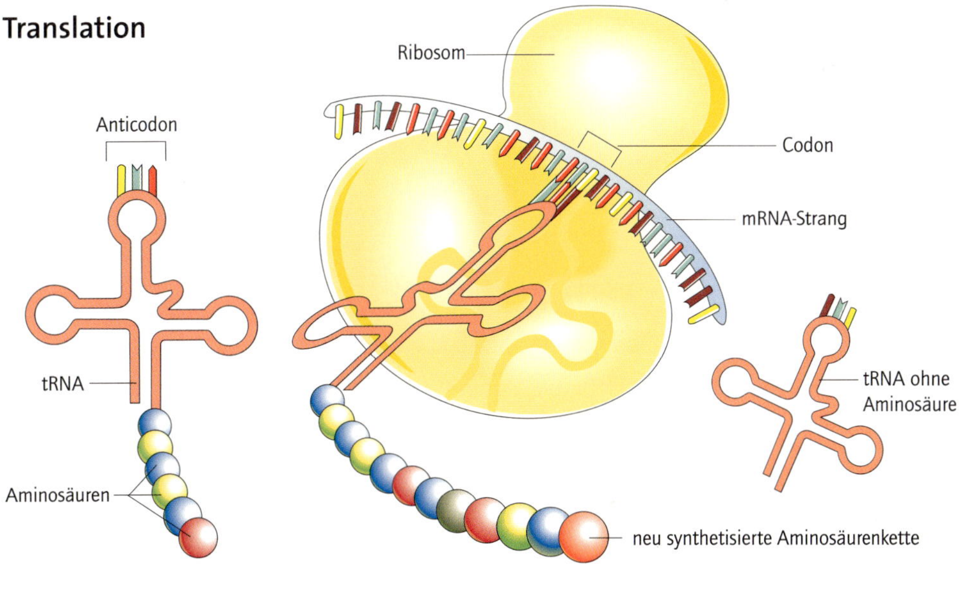

Zellteilung: Mitose

Die Zellen des menschlichen Körpers sind einem ständigen Erneuerungsprozess unterworfen. Während manche Zellen absterben, teilen sich andere, sodass neue Zellen entstehen.

Die Zellteilung ist u. a. Voraussetzung für das Wachstum des Organismus und für die Regeneration von Gewebe (z. B. nach einer Verletzung). Es gibt zwei verschiedene Formen der Zellteilung, die Mitose und die Meiose (▸ S. 28). Bei der Mitose teilt sich eine Zelle in zwei identische Tochterzellen mit jeweils vollständigem Chromosomensatz (46 Chromosomen).

DNA-Replikation

Die Zellteilung ist ein sehr komplizierter Vorgang, denn zunächst müssen die in den Chromosomen der Mutterzelle enthaltenen Erbinformationen verdoppelt werden (DNA-Replikation), damit zwei erbgleiche Tochterzellen entstehen. Die DNA besteht aus zwei Strängen, die durch Basen (Adenin, Thymin, Guanin und Cytosin) miteinander verbunden sind. Adenin ist immer mit Thymin und Guanin mit Cytosin gepaart. Diese zwei Stränge müssen für die Replikation zunächst voneinander gelöst werden. Dafür ist ein Enzym namens **DNA-Helikase** zuständig; es bricht die Bindung zwischen den Basen auf, sodass zwei DNA-Stränge mit ungepaarten Basen entstehen. Danach lagern sich unter Einwirkung eines Enzyms namens **DNA-Polymerase** an die verbleibenden Basen die jeweils dazugehörigen Basen an, sodass zwei DNA-Doppelstränge entstehen. Dies alles geschieht noch vor der eigentlichen Mitose, in der so genannten **Interphase**. Die beiden Zentralkörperchen der Zelle **(Zentriolen)**, die aus je neun Röhrchen (Mikrotubuli) bestehen – gebildet aus dem Eiweiß Tubulin –, werden ebenfalls in dieser Phase verdoppelt.

Phasen

Die eigentliche Mitose, die Teilung der Zelle, gliedert sich in vier Stadien, die als **Prophase**, **Metaphase**, **Anaphase** und **Telophase** bezeichnet werden.

In der Prophase (Abb. 1a) ziehen sich die DNA-Stränge spiralförmig zusammen **(Kondensierung)**. Die jeweils identischen Stränge sind miteinander verbunden, sie bilden ein doppeltes Chromosom. Die Stelle, an der die Stränge aneinander geheftet sind und die unter dem Mikroskop als Einschnürung zu erkennen ist, heißt **Zentromer**. Die einzelnen Schenkel des Chromosoms, die das vollständige Erbgut tragen, werden als **Chromatiden** bezeichnet. Durch die Kondensierung können die DNA-„Fäden" mikroskopisch untersucht werden. Außerdem kommt es während der Prophase zur Auflösung der Nukleoli, der Kernkörperchen, und die Proteinsynthese wird fast vollständig gestoppt. Je zwei Zentriolen wandern zu gegenüberliegenden Polen der Zelle, wobei zwischen ihnen der aus Mikrotubuli bestehende **Spindelapparat** wächst, der für die Teilung der Zelle wichtig ist.

In der Metaphase (Abb. 1b) löst sich die den Zellkern umgebende Membran auf und setzt die Chromosomen ins Zytoplasma frei. Anstatt sich nun aber über die Zelle zu verteilen, ordnen sich diese in der so genannten Äquatorialebene in der Mitte der Zelle zwischen den zu den Zellpolen gewanderten Zentriolen an. Der Spindelapparat ist nun vollständig ausgebildet; seine Mikrotubuli ziehen sowohl zu den Zentromeren der Chromosomen als auch von Zentriol zu Zentriol.

In der folgenden Anaphase (Abb. 1c) teilen sich die Zentromere der Chromosomen, sodass es zur Trennung der bislang zusammengehefteten Chromatiden kommt. Die Mikrotubuli des Spindelapparats, die an das Zentromer angeheftet waren, ziehen nun die Chromatiden zu den Zellpolen; die Chromatiden eines (Doppel-)Chromosoms wandern jeweils zu entgegengesetzten Polen der Zelle. Die Mikrotubuli des Spindelapparats, die sich von einem Zentriolenpaar zum anderen ziehen, stützen die Zentriolen, damit sie nicht in die Zelle hineingezogen werden. Die Zellorganellen wandern zu den Polen der Zelle – in der Äquatorialebene befindet sich jetzt fast nur noch Zellflüssigkeit (Zytoplasma).

Im letzten Stadium der Mitose (Telophase, Abb. 1d), bilden sich um die Chromatiden, die auf die einzelnen Zellpole verteilt sind, neue Kernmembranen. Auch die Kernkörperchen, die Nukleoli, erscheinen wieder. Der Spindelapparat bildet sich ebenfalls zurück. In der Äquatorialebene schnürt sich die Mutterzelle ein, sodass zwei Zellen entstehen. Die Chromatiden der neu entstandenen Zellen entspiralisieren sich, sodass sie wieder als feine Chromosomenfäden im Kern vorliegen, die unter dem Lichtmikroskop nicht mehr zu erkennen sind.

Damit ist die Zellteilung beendet; zwei Zellen mit identischen Erbanlagen sind aus der Mutterzelle entstanden. Die Zellen gehen wieder ihren Aufgaben nach, die Proteinsynthese startet erneut. Lange dauert die Mitose nicht – sie ist in wenigen Stunden beendet.

▸1 Mitose

▸ **a) Prophase:**
Die Chromosomen verdichten sich, die Nukleoli lösen sich auf und die Zentriolen beginnen, zu den gegenüberliegenden Polen der Zelle zu wandern.

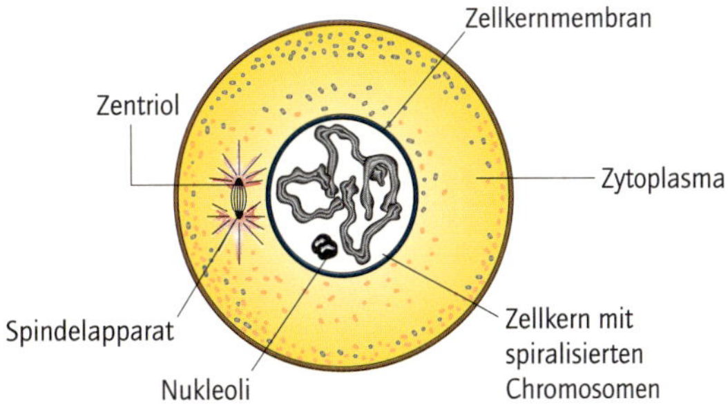

▸ **b) Metaphase:**
Die Membran des Zellkerns löst sich auf und die Chromosomen ordnen sich in der Äquatorialebene an. Der Spindelapparat ist vollständig ausgebildet.

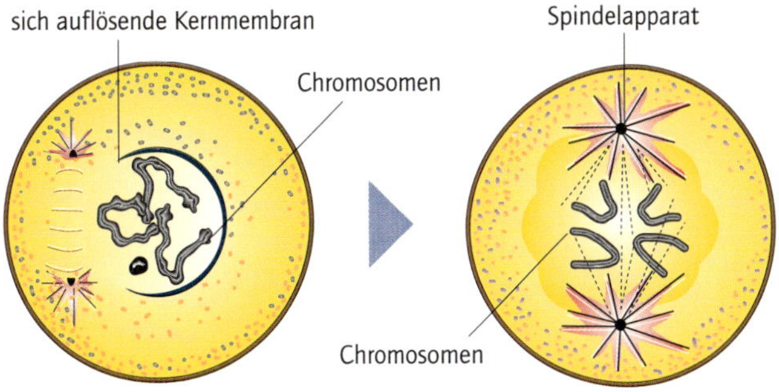

▸ **c) Anaphase:**
Die Chromatiden werden durch den Spindelapparat getrennt und zu den Zellpolen gezogen.

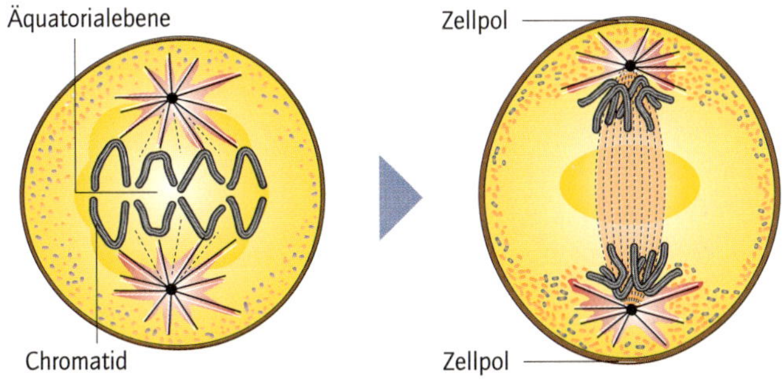

▸ **d) Telophase:**
Um die getrennten Chromatiden bilden sich neue Kernmembranen. Schließlich teilt sich die Mutterzelle durch Einschnürung in der Äquatorialebene.

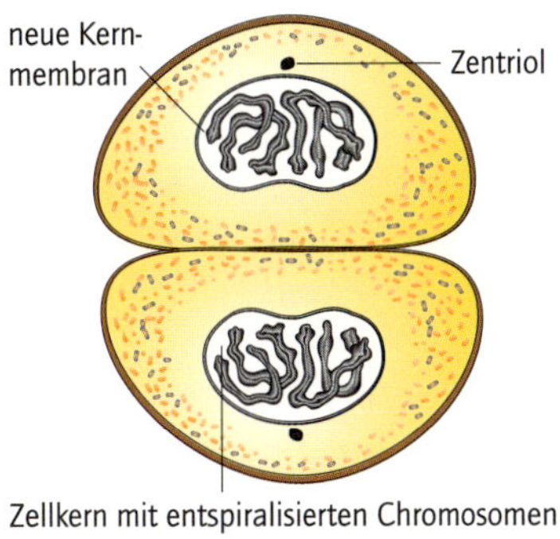

Zellteilung: Meiose

So groß die Bedeutung der Mitose für den gesamten Organismus ist, sie stellt für die meisten Zellen nur eine kurze Phase dar im Vergleich zu der Zeit, während der eine Zelle ihren Aufgaben nachkommt.

Nach der Mitose folgen weitere Phasen, in denen sich die neue Zelle entwickelt, ihre Funktionen erfüllt und sich erneut auf die Mitose vorbereitet. Diese verschiedenen Phasen werden als Zellzyklus bezeichnet.

Zellzyklus

Bei der Zellteilung verdoppelt die Zelle zunächst ihren Inhalt, um sich danach in zwei identische Tochterzellen zu teilen. Wie oft sich Zellen teilen hängt vom Zelltyp ab. Es gibt Zellen, die sich beim erwachsenen Menschen überhaupt nicht mehr teilen, wie Nervenzellen, andere (z. B. Leberzellen) teilen sich einmal pro Jahr, wieder andere (z. B. Darmepithelzellen) teilen sich häufiger als einmal pro Tag. Der Zeitpunkt, wann die Zelle von einer Zellzyklusphase in die nächste übergeht, wird genau kontrolliert.

Im zeitlichen Ablauf folgt auf die Zellteilung (Mitose) die so genannte **G_1-Phase** (Abb. 1). In dieser Zeit wächst die Zelle zunächst und bildet (vor allem durch die Herstellung von Proteinen) all die Merkmale aus, die eine Zelle des entsprechenden Typs kennzeichnen. Danach geht sie ihren Aufgaben nach, bevor sie sich erneut zur Teilung vorbereitet.

Auf die G_1-Phase folgt die **S-Phase**. Das ist die Zeit, während der die DNA-Replikation (▸ S. 26) erfolgt. Danach beginnt die **G_2-Phase**, in der die Zelle sich noch einmal für kurze Zeit „ausruht" bzw. vorbereitet, bevor die Mitose gestartet wird. Diese drei Phasen zusammen werden auch als **Interphase** bezeichnet.

Phasen

Die Meiose ist die zweite Form der Zellteilung, die sich nur in den Geschlechtszellen (Eizelle und Samenzelle) abspielt (Abb. 2). Bei dieser Form der Zellteilung wird der ursprüngliche (diploide) Chromosomensatz der Zelle (46 Chromosomen = 23 vom Vater, 23 von der Mutter ererbt) auf einen halben (haploiden) Chromosomensatz (23 Chromosomen) reduziert (so genannte **Reduktionsteilung**). Das geschieht deshalb, weil bei der Verschmelzung von Samen- und Eizelle die neue Zelle, aus der sich schließlich ein Kind entwickelt, wieder 46 Chromosomen enthalten muss. Die reifen Geschlechtszellen, die durch die Reduktionsteilung entstehen, werden als **Gameten** bezeichnet.

Vor der eigentlichen Meiose verdoppelt sich sowohl das Erbgut der Eizelle als auch das der Samenzelle, sodass in jeder dieser unreifen Keimzellen 46 Chromosomen mit je vier Chromatiden vorliegen. Die Teilung des Erbguts bis zum haploiden Chromosomensatz erfolgt bei der Meiose in zwei Phasen, der 1. und 2. Reifeteilung. In der ersten Phase der 1. Reifeteilung, der Prophase, spiralisieren sich die Chromosomen und wandern in die Äquatorialebene der Zelle. Die Besonderheit: Die einander entsprechenden Chromosomen mütterlichen und väterlichen Ursprungs **(homologe Chromosomen)** ordnen sich parallel zueinander an, wobei sich die Chromatiden überlagern können. Durch Auseinanderziehen der Chromosomen durch die Mikrotubuli des Spindelapparats kann es passieren, dass an solchen Überlagerungsstellen die Chromatiden „zerbrechen" und diese Bruchstücke, die wieder „anwachsen", zwischen den Chromatiden homologer Chromosomen ausgetauscht werden **(Crossing-over)**. So vermischt sich das Erbgut mütterlichen und väterlichen Ursprungs **(Rekombination von Genen)**. In den folgenden Phasen der Meiose verteilt der Spindelapparat der Zelle die homologen Chromosomen auf zwei Zellkerne, die dann je 23 Chromosomen mit je zwei Chromatiden enthalten.

Nun folgt die 2. Reifeteilung. Wie bei der Mitose werden durch den Spindelapparat die Chromatiden getrennt und erneut auf zwei Zellkerne verteilt. Jetzt hat jeder dieser Zellkerne nur den haploiden Chromosomensatz aus 23 einfachen Chromosomen.

Die Meiose der männlichen Keimzelle unterscheidet sich von der der weiblichen Keimzelle ein wenig. Aus einer unreifen männlichen Keimzelle entstehen durch die Meiose vier Spermien mit einem haploiden Chromosomensatz **(Spermatogenese)**. Aus der unreifen Eizelle der Frau entsteht jedoch nur eine reife Eizelle **(Oogenese)**. Die „überschüssigen" Chromosomen werden auf drei an die Eizelle angehängte Polkörperchen verteilt. Die eigentliche Eizelle behält den Großteil des Zytoplasmas und einen haploiden Chromosomensatz. Bei der Verschmelzung mit einer Samenzelle gehen die Polkörperchen zugrunde. Im Anschluss an die Befruchtung, durch die die Eizelle wieder einen diploiden Chromosomensatz erhalten hat, beginnt sich die befruchtete Eizelle nach den Regeln der Mitose zu teilen, sodass sich aus dieser befruchteten Zelle der Fetus entwickelt.

▸ 1 Zellzyklus

- Der Mitose folgen mehrere Phasen, in denen sich die neue Zelle entwickelt. Zunächst setzt die G_1-Phase ein, in der die Zelle wächst und die für ihren Zelltyp charakteristischen Merkmale ausbildet. In der anschließenden S-Phase findet die DNA-Replikation statt. Darauf folgt schließlich die G_2-Phase, in der sich die Zelle auf die nächste Teilung vorbereitet. Diese drei Phasen, die zwischen zwei Zellteilungen ablaufen, werden als Interphase bezeichnet.

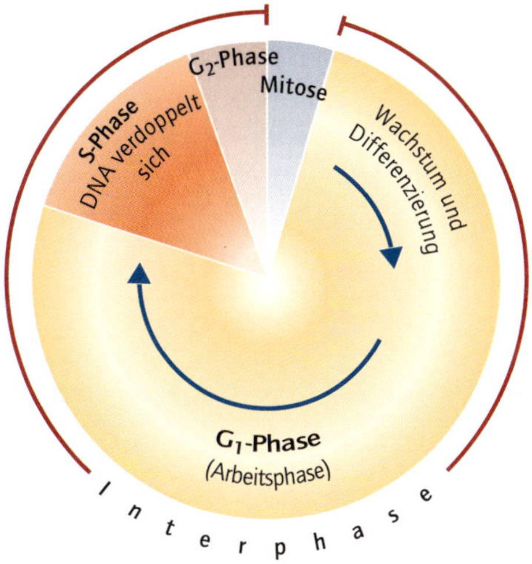

▸ 2 Meiose

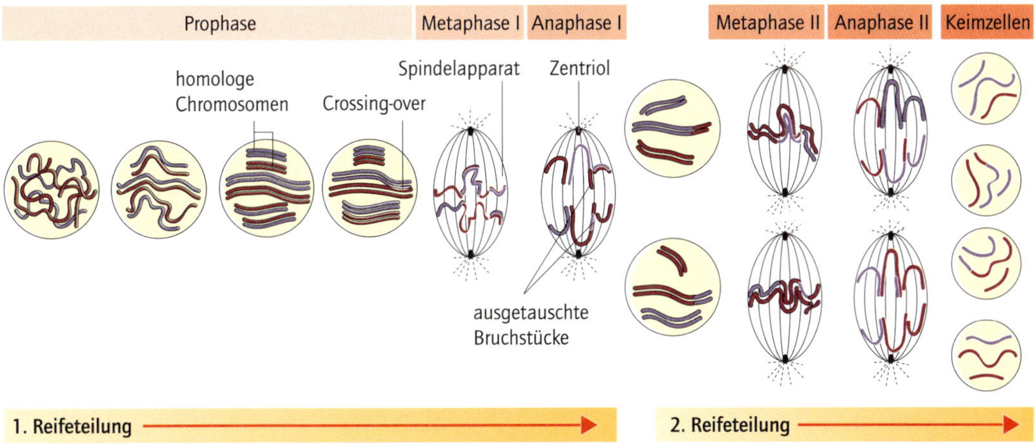

Chromosomen

Chromosomen sind die Träger der genetischen Information. Jedes Chromosom besteht aus zwei Armen (Chromatiden), welche durch einen eng geschnürten Mittelteil miteinander in Verbindung stehen (Zentromer). Die DNA liegt in den Chromosomen nicht nackt vor, sondern ist mit den Histonen verpackt. Histone sind basische Proteine mit einem hohen Anteil der basischen Aminosäuren Arginin und Lysin, die sich dadurch besonders gut an die negativ geladenen Phosphorsäuren in der DNA anlagern können. Der Histon-DNA-Komplex wird als Chromatin bezeichnet. Die DNA ist um ein Histonoktamer herumgewickelt. Diese kugelige Struktur wird als Core-Partikel bezeichnet; ein ca. 20 bis 80 Basenpaare langes DNA-Stück dient als Linker zum nächsten Core-Partikel (Perlschnur). Die Funktion der Histone ist zum einen in der engeren Verpackung der DNA zu sehen, zum anderen spielen die Histone möglicherweise eine Rolle bei der Regulation der Genaktivität. Eine weitere Gruppe von Proteinen, die mit der DNA verbunden sind, fasst man unter dem Überbegriff der Nicht-Histon-Proteine zusammen. Zu dieser inhomogenen Gruppe zählen u. a. Regulationsfaktoren, Gerüstproteine, DNA- und RNA-Polymerasen.

Vererbung

Die Nachkommen eines Elternpaars erhalten durch die Verschmelzung von Ei- und Samenzelle eine Hälfte der Erbanlagen von der Mutter, die andere vom Vater.

Daher lassen sich Ähnlichkeiten zwischen dem Äußeren der Nachkommen und dem der Eltern feststellen. Oft ähnelt ein Kind einem Elternteil mehr als dem anderen. Warum das so ist und warum manche Krankheiten vererbt werden, erklärt die Vererbungslehre (**Genetik**).

Gene und Chromosomen

Alle Zellen, außer den Keimzellen, besitzen 46 Chromosomen, von denen 23 väterlichen und 23 mütterlichen Ursprungs sind. Unterschieden werden die 44 **Autosomen** und die zwei **Geschlechtschromosomen** X und Y (Abb. 1). Eine Frau besitzt immer zwei X-Chromosomen, ein Mann je ein X- und ein Y-Chromosom. Auf den Chromosomen liegen die Gene, von denen jeweils eines der Bauplan für ein bestimmtes im Körper vorkommendes Protein ist. Viele verschiedene Gene sind für die Ausprägung einzelner körperlicher Merkmale zuständig.

Die einander entsprechenden Gene auf den von Mutter und Vater stammenden (homologen) Chromosomen werden **Allele** genannt. Diese Allele können absolut gleich sein – dann ist der Träger homozygot (reinerbig) bezüglich dieses Gens –, sie können sich aber auch voneinander unterscheiden. In diesem Fall ist der Träger heterozygot (mischerbig) bezüglich des Gens.

Die Gesamtheit der genetischen Information eines menschlichen Chromosomensatzes wird als **Genotyp** bezeichnet. Das äußere Erscheinungsbild eines Menschen, das durch Gene bedingt wird, wird **Phänotyp** genannt.

Vererbungsregeln

Gregor Mendel stellte im 19. Jahrhundert drei Vererbungsregeln auf, die zeigen, wie sich ein Merkmal, das nur durch einen einzigen Erbfaktor (zwei Allele) weitergegeben wird, verändern kann. Er kreuzte dazu Erbsenpflanzen, die sich nur in der Blütenfarbe (rot/weiß) unterschieden. Diese Versuche lassen sich wiederholen: Wenn der haploide Chromosomensatz der reifen Geschlechtszellen (Gameten) bei der einen Pflanze das Allel für rote Farbe (R), bei der anderen Pflanze das Allel für weiße Farbe (w) enthält, sind in der nachfolgenden Generation im diploiden Chromosomensatz die Allele R und w stets miteinander gekoppelt. Manche Allele haben eine stärkere Durchsetzungskraft als andere – sie bestimmen die Ausprägung des Merkmals, weshalb man sie als **dominant** bezeichnet. Die „schwächeren" Allele werden **rezessiv** genannt. Bei den Erbsenpflanzen ist das Allel für rot dominant, deshalb haben alle Pflanzen der ersten Tochtergeneration rote Blüten, obwohl sie heterozygot und damit so genannte **Hybride** sind. Man bezeichnet die **1. mendelsche Regel** daher auch als **Uniformitätsregel**, weil alle Pflanzen sich gleichen.

Die Gameten dieser Tochtergeneration enthalten entweder das Allel R oder das Allel w. Entsteht durch Befruchtung wieder ein diploider Chromosomensatz, können R und R, aber auch R und w oder aber w und w miteinander gekoppelt sein. Mendel fand heraus, dass die Kombination der Allele stets im gleichen Verhältnis steht: Je eine der neuen Pflanzen besitzt die Allele RR bzw. ww, zwei enthalten die Allele Rw. Diese **2. mendelsche Regel** wird daher auch **Aufspaltungsregel** genannt.

Bei mehreren Merkmalsunterschieden ist die Vererbung nicht so einfach, denn die Allele für die verschiedenen Merkmale können auf unterschiedlichen Chromosomen liegen. Bei der Meiose kommt es zu einer zufälligen Neuverteilung der Chromosomen, wodurch viele verschiedene Allelkombinationen entstehen. Diese **3. mendelsche Regel** heißt daher **Unabhängigkeitsregel**.

Vererbung von Krankheiten

Die Vererbungsregeln sind bei der Entstehung von Erbkrankheiten wichtig. Man unterscheidet mehrere Erbgänge, abhängig u. a. davon, ob das krank machende Gen dominant ist und bereits im heterozygoten Zustand die Erbkrankheit auslöst. Einige Erbkrankheiten werden **autosomal dominant** vererbt (Abb. 2). Dabei ist der Träger des krank machenden Gens meist heterozygot, das heißt, er besitzt neben dem krank machenden ein gesundes, aber rezessives Gen. Ist der Partner gesund, ist es für die Kinder daher zu 50 % wahrscheinlich, das krank machende Gen zu erben. Bei der **autosomal rezessiven Vererbung** (Abb. 3) tragen beide Partner das krank machende, rezessive Gen, sind aber selbst nicht erkrankt, da sie jeder noch ein gesundes Gen aufweisen. 25 % ihrer Nachkommen werden unter der Erbkrankheit leiden. Liegt das krank machende rezessive Gen auf dem X-Chromosom, spricht man von einem **X-chromosomal rezessiven Erbgang** (Abb. 4). Von solchen Erbkrankheiten sind fast nur Männer betroffen. Sie können das schadhafte rezessive Gen nicht durch ein gesundes Allel ausgleichen, da sie nur ein X-Chromosom haben.

▸1 Menschlicher Chromosomensatz (Autosomen und Geschlechtschromosomen)

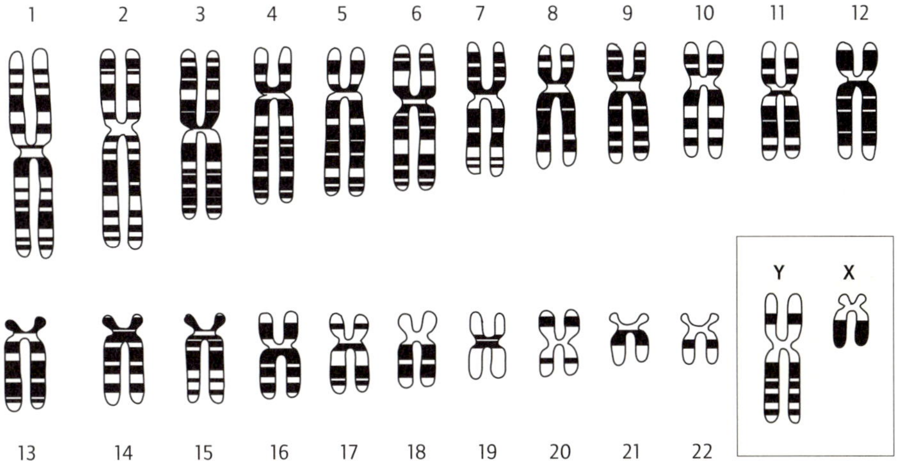

▸2 Autosomal dominanter Erbgang

- Bei einem autosomal dominanten Erbgang sind die Kinder einer heterozygoten Merkmalsträgerin (Dd) und eines gesunden Mannes (dd) zu 50 % Merkmalsträger und erkrankt (Dd) und zu 50 % keine Merkmalsträger (dd).

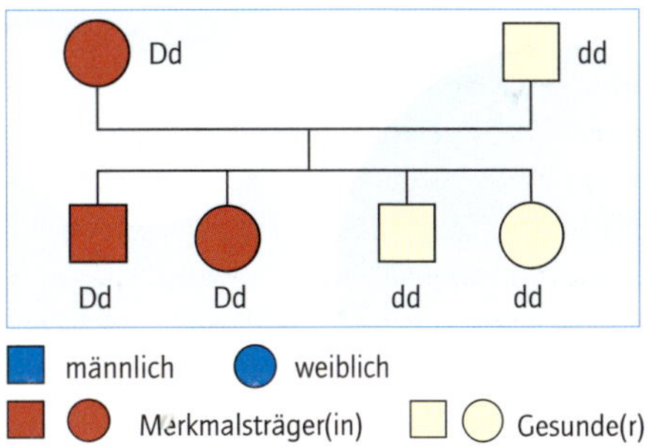

▸3 Autosomal rezessiver Erbgang

- Die Kinder zweier heterozygoter, gesunder Partner (Rr) eines autosomal rezessiven Erbgangs sind zu 25 % erkrankt (rr), zu 50 % Merkmalsträger und gesund (Rr) und zu 25 % keine Merkmalsträger (RR).

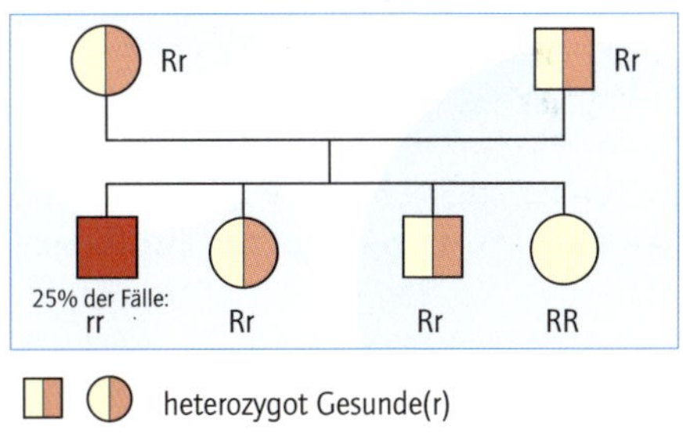

▸4 X-chromosomal rezessiver Erbgang

- Das krank machende Gen befindet sich auf einem Geschlechtschromosom, dem X-Chromosom. Männer haben nur ein X-Chromosom, deshalb erkranken 50 % der männlichen Nachkommen eines X-chromosomalen rezessiven Erbgangs, wenn die Mutter heterozygot für das betreffende Gen ist.

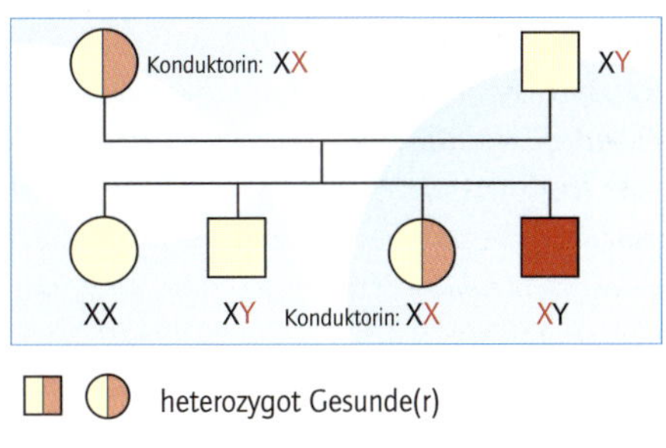

Schadhaftes Erbgut

Erbkrankheiten können sowohl durch schadhafte Gene als auch durch überzählige oder fehlerhafte Chromosomen (Chromosomenaberrationen) entstehen.

Chromosomenaberrationen

Die Meiose – die Entstehung reifer Geschlechtszellen (Gameten) – ist ein so komplizierter Vorgang, dass Fehler nicht auszuschließen sind. Normalerweise werden die homologen Chromosomen mütterlichen und väterlichen Ursprungs während der Meiose voneinander getrennt und auf zwei Geschlechtszellen verteilt, doch manchmal passiert es, dass die Chromosomen z. B. verkleben und gemeinsam in eine Geschlechtszelle wandern, die dann ein überzähliges Chromosom aufweist. Eine andere Geschlechtszelle dagegen hat deshalb ein Chromosom zu wenig **(numerische Chromosomenaberrationen)**. Beim Crossing-over, dem Austausch von Chromatidenabschnitten zwischen homologen Chromosomen (▸ S. 28), werden die Gene zwar neu kombiniert, was das Erbgut durchaus positiv verändern kann (wie eine bessere Anpassungsfähigkeit an Umweltbedingungen), dabei können aber auch fehlerhafte Chromosomen entstehen. So können nichthomologe Chromosomen unter Umständen Stücke miteinander austauschen **(Chromosomentranslokation)**, Chromosomenstücke können verloren gehen **(Chromosomendeletion)** oder aber es entsteht eine **Chromosomenlücke** (Abb. 1). All diese strukturellen Chromosomenaberrationen ziehen schwere Behinderungen nach sich.

Liegt bei einer befruchteten Eizelle eine numerische Chromosomenaberration vor, kommt es meistens zu einer Fehlgeburt. Bei einem fehlenden Chromosom (zumindest bei einem fehlenden Autosom) ist der Embryo nie lebensfähig, bei einem zusätzlichen Chromosom unter Umständen schon. Allerdings ist ein Kind, das mit einem überzähligen Chromosom geboren wird, geistig und oft auch körperlich behindert. Die häufigste numerische Chromosomenaberration ist die **Trisomie 21**, auch bekannt als **Down-Syndrom** oder **Mongolismus** (Abb. 2). Dabei ist das Chromosom 21 in der befruchteten Eizelle drei- statt zweimal enthalten. Typische Merkmale von Kindern mit Down-Syndrom sind u. a. eine charakteristische Augenstellung, eine große Zunge, kurze Finger und eine herabgesetzte Muskelspannung. Die Kinder sind immer geistig behindert, wobei der Grad der Behinderung von einer leichten bis hin zu einer schweren geistigen Behinderung variieren kann. Nicht selten treten beim Down-Syndrom auch Herz- und Darmfehlbildungen auf.

Liegt das Chromosom 13 oder das Chromosom 18 in dreifacher Ausführung vor, werden die Kinder zwar manchmal lebend geboren, sterben jedoch meist schon nach kurzer Zeit, da mit diesen Chromosomenaberrationen schwere körperliche Fehlbildungen einhergehen.

Bei numerischen Aberrationen der **Geschlechtschromosomen** (sowohl beim Fehlen als auch beim Vorliegen eines überzähligen Chromosoms) sind die betroffenen Kinder meist lebensfähig. Auch eine geistige Behinderung geht nicht zwingend mit einer numerischen Aberration der Geschlechtschromosomen einher. Die Betroffenen sind jedoch häufig unfruchtbar, z. B. beim **Turner-Syndrom**, bei dem einem Mädchen ein X-Chromosom fehlt, oder beim **Klinefelter-Syndrom**, bei dem ein Junge ein zusätzliches X-Chromosom besitzt.

Je älter eine Mutter bei der Geburt ist, umso häufiger kommen Chromosomenaberrationen vor. So liegt die Wahrscheinlichkeit, ein Kind mit Down-Syndrom zu bekommen, im Alter von 40 Jahren bei 1:20, im Alter von 20 Jahren jedoch nur bei 1:1500 (Abb. 2). Ob bei einem ungeborenen Kind eine Chromosomenaberration vorliegt, kann durch die Gewinnung von kindlichen Zellen während der Schwangerschaft mithilfe einer Fruchtwasseruntersuchung und der Anfertigung eines Karyogramms ermittelt werden.

Einzelgenmutationen

Viele Erbkrankheiten werden jedoch nicht durch Chromosomenaberrationen, sondern durch Einzelgenmutationen hervorgerufen. Dabei ist ein Gen auf einem Chromosom verändert – die Abfolge der Basen stimmt also nicht mehr mit dem Original überein. Solche Mutationen können durchaus positiv sein, wenn ein Organismus sich dadurch besser an seine Umwelt anpasst (wenn etwa ein Bakterium gegen Antibiotika resistent wird). Viele Genmutationen führen vor allem beim Menschen zu Krankheiten, da ein bestimmtes Protein nicht mehr hergestellt werden kann, das für den Körper wichtig ist. Nicht selten sind es **Erkrankungen des Stoffwechsels**, die durch Genmutationen verursacht werden, so z. B. die **Mukoviszidose**, die autosomal rezessiv vererbt wird. Bei dieser Krankheit bilden die Drüsen des Körpers einen zähflüssigen Schleim, der die Drüsenausgänge verstopft. Auch in den Bronchien bildet sich Schleim, was zu schweren Atemproblemen führt.

▸1 Chromosomenaberrationen

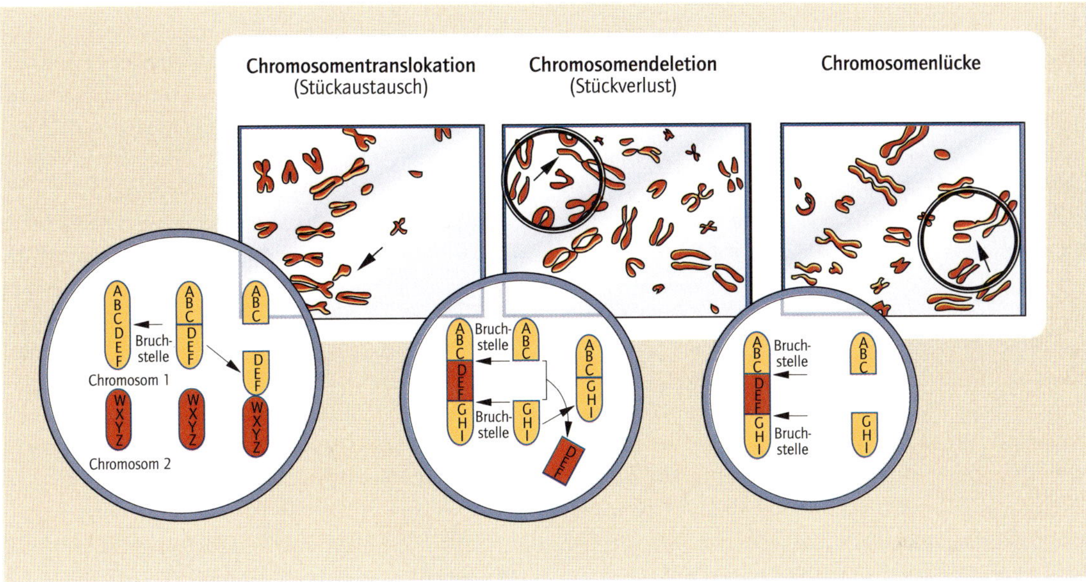

▸2 Alter der Mutter und Down-Syndrom-Risiko

▸ Die Häufigkeit des Down-Syndroms bei Neugeborenen nimmt mit dem Alter der Mütter deutlich zu. Während die Wahrscheinlichkeit, ein Kind mit Down-Syndrom zur Welt zu bringen, bei Frauen bis Mitte dreißig noch relativ gering ist (0,5–2 %), liegt sie dagegen ab einem Alter von vierzig Jahren bei 5–10 %.

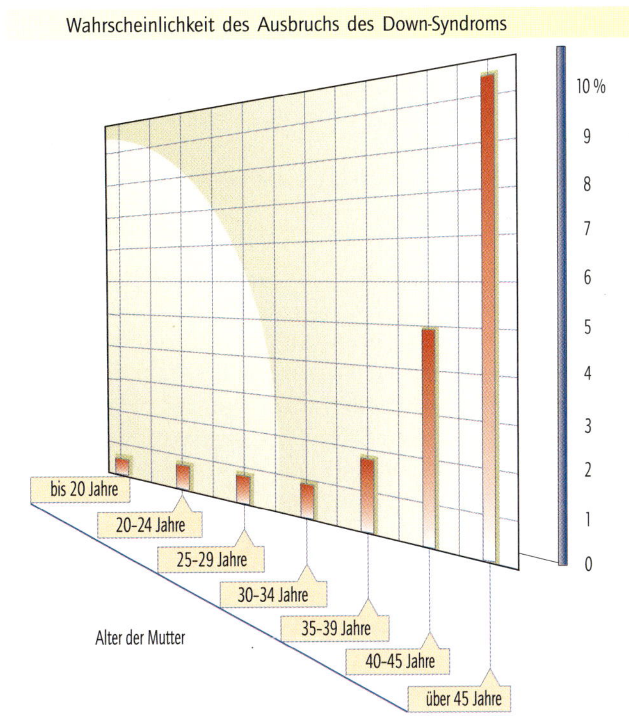

Epithelgewebe, Binde- und Stützgewebe

Zellverbände von gleichartigen Zellen bilden das Gewebe des Organismus. Es gibt vier Gewebsarten: Epithelgewebe, das den Körper von innen auskleidet und nach außen abgrenzt, Binde- und Stützgewebe, das dazu beiträgt, den Körper zu formen und zu stützen, Muskelgewebe, das zu Kontraktionen fähig ist, und Nervengewebe, das Reize empfängt und weiterleitet.

Die Organe des Körpers setzen sich aus verschiedenen Gewebsarten zusammen. Unterschieden wird dabei zwischen den Zellen, die für die Funktionsfähigkeit eines Organs sorgen und unter dem Begriff **Parenchym** zusammengefasst werden, dem Bindegewebe, das dem Organ seine Form verleiht und von Blutgefäßen und Nervenfasern durchzogen wird (so genanntes **Stroma**), und den Zellzwischenräumen, dem **Interstitium**, das die **Interzellularsubstanz** (z. B. Fasern) beinhaltet.

Funktionen und Aufbau von Epithelgewebe

Die Oberflächen des Körpers sind sowohl innen als auch außen von Epithelgewebe bedeckt, das je nach Position im Organismus unterschiedliche Funktionen erfüllen kann. Unterschieden wird zwischen den **Schutzepithelen** wie der Haut und den Schleimhäuten, die Fremdkörper (z. B. Krankheitserreger) abwehren, den **Resorptionsepithelen**, die Stoffe ins Gewebe leiten (z. B. die Darmschleimhaut, die Nährstoffe an das Blut weitergibt), den **Sekretionsepithelen**, die Substanzen (z. B. Magensäure) absondern, und den **transportierenden Epithelen**, die Stoffe innerhalb der Hohlräume bestimmter Organsysteme transportieren (z. B. Staub aus den Atemwegen).

Die Epithelzellen und -schichten unterscheiden sich je nach Funktion in Aufbau und Form: So gibt es das **Plattenepithel** (Abb. 1a), dessen Zellen flach sind, das **isoprismatische Epithel** (Abb. 1b) mit höheren Zellen und das **Zylinderepithel** (Abb. 1c) mit sehr hohen Zellen. Das Epithelgewebe kann ein- oder mehrschichtig aufgebaut, das Plattenepithel verhornt (Hautoberfläche, Abb. 1d) oder unverhornt (Schleimhaut, Abb. 1e) sein. Zylinderepithelzellen tragen manchmal kleine Härchen (z. B. in der Nase); man spricht dann vom **Flimmerepithel** (Abb. 1f). Gemeinsam haben alle Epithelschichten, dass sie auf einem Häutchen, der so genannten **Basalmembran**, sitzen.

Die Sekretionsepithelzellen (**Drüsenepithele**) bilden verschiedene Formen von Drüsen. Die **exokrinen Drüsen** sondern ihre Sekrete nach außen an die Haut oder die Schleimhäute ab. **Endokrine Drüsen** geben ihre ausgeschütteten Stoffe an das Blut ab, vor allem Hormone, weshalb sie auch Hormondrüsen genannt werden.

Formen von Binde- und Stützgewebe

Das Binde- und Stützgewebe des Körpers setzt sich aus den verschiedenen Bindegewebsformen, aus Fettgewebe, Knorpel und Knochen, zusammen. Das Bindegewebe besteht aus einer vergleichsweise geringen Anzahl von Zellen, die relativ weit auseinander liegen. Zwischen den Zellen befindet sich die Interzellularsubstanz, bestehend aus einer gallertartigen, teilweise flüssigen Masse (**Grundsubstanz**) und Fasern. Dieser Aufbau ermöglicht es dem Bindegewebe, den Körper in Form zu halten und ihn zu stützen. Das **straffe Bindegewebe** (Abb. 2a) besteht aus Bindegewebszellen und aus geflechtartigen oder parallel liegenden kollagenen (sehr reißfesten) Fasern. Diese Bindegewebsart bildet z. B. die Sehnen. Das **lockere Bindegewebe** dient u. a. dazu, Organe zu stützen und Wasser zu speichern. Zudem enthält es auch Zellen des Immunsystems. Es besteht aus wenig Fasern und einer großen Menge Grundsubstanz. Das **retikuläre Bindegewebe** (Abb. 2b) ist Bestandteil des Knochenmarks sowie verschiedener Organe. Es besteht u. a. aus gitternetzähnlichen (retikulären) Fasern und enthält verschiedene Abwehrzellen. Neben kollagenen und retikulären Fasern enthält Bindegewebe auch **elastische Fasern**, die für die Elastizität des Gewebes sorgen.

Knorpelgewebe ist Teil des Stützgerüsts des Körpers. Knorpel ist sehr druckfest und elastisch zugleich. Unterschieden werden drei Knorpelarten (**hyaliner Knorpel**, Abb. 2c; **Faserknorpel**, Abb. 2d; **elastischer Knorpel**, Abb. 2e), die sich bezüglich ihrer Zusammensetzung aus fester Grundsubstanz, Knorpelzellen (Chondrozyten) und kollagenen Fasern voneinander abgrenzen – Faserknorpel bildet die Bandscheiben, hyaliner Knorpel ist auf den Gelenkflächen zu finden. Das **Fettgewebe** (Abb. 2f) entsteht aus retikulärem Bindegewebe, in dessen Zellen sich Fetttropfen eingelagert haben. Es ist zugleich Energiespeicher (**Speicherfett**) und Schutz vor Kälte (**Baufett**). **Knochengewebe** (Abb. 2g) bildet das Skelett, das Grundgerüst des Körpers. Es setzt sich aus den Knochenzellen (Osteozyten), kollagenen Fasern und Mineralsalzen (Kalzium, Magnesium, Phosphat) zusammen, wodurch es seine Festigkeit erhält.

▸ 1 Epithelgewebe

▸ a) einschichtiges Plattenepithel

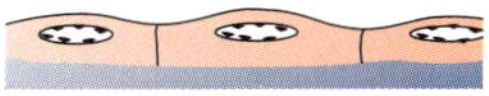

▸ b) einschichtiges isoprismatisches Epithel

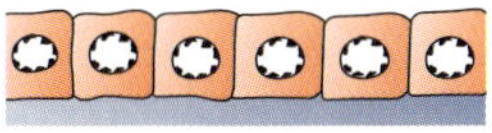

▸ c) einschichtiges Zylinderepithel

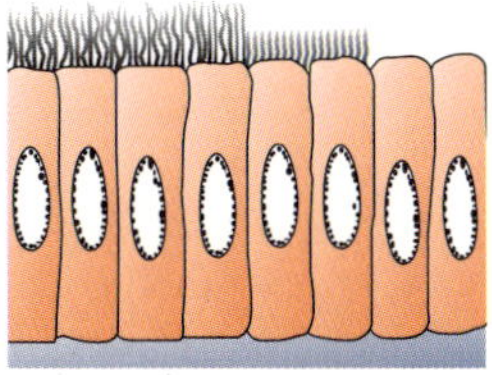

▸ d) einschichtiges Plattenepithel

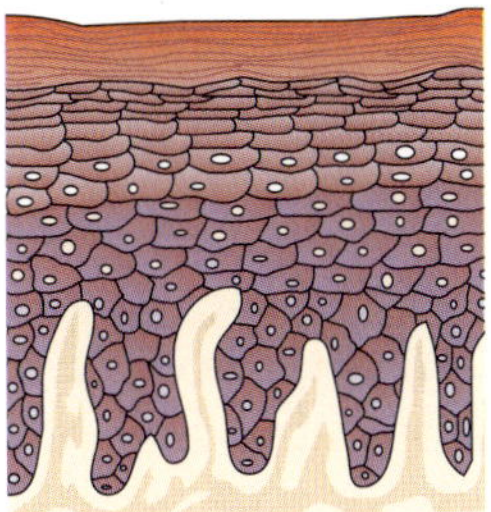

▸ e) einschichtiges isoprismatisches Epithel

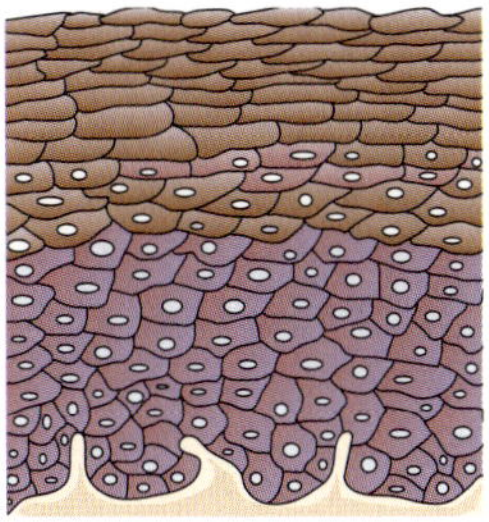

▸ f) mehrreihiges Flimmerepithel und Schleim produzierende Drüsenzellen

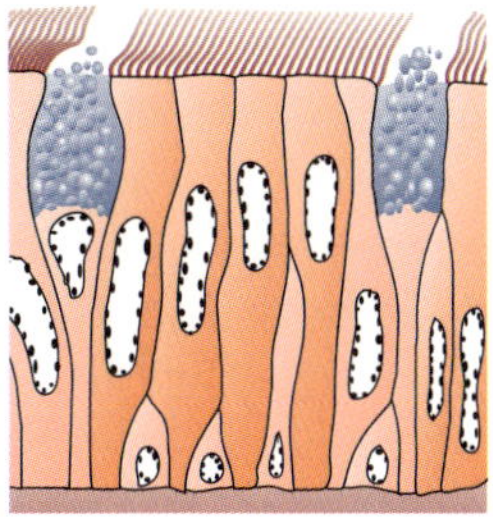

▸ 2 Binde- und Stützgewebe

▸ a) straffes Bindegewebe

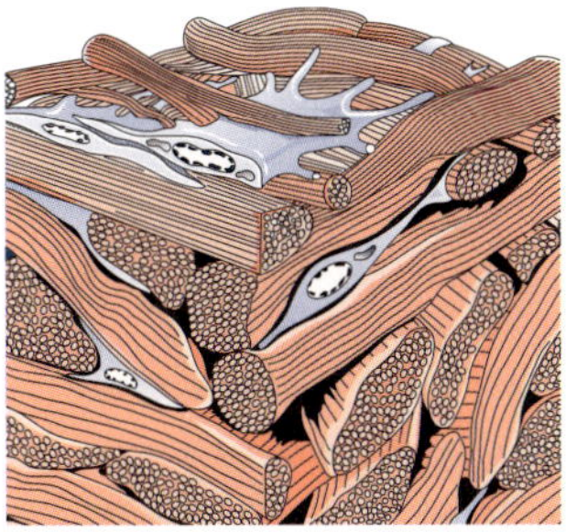

▸ b) retikuläres Bindegewebe

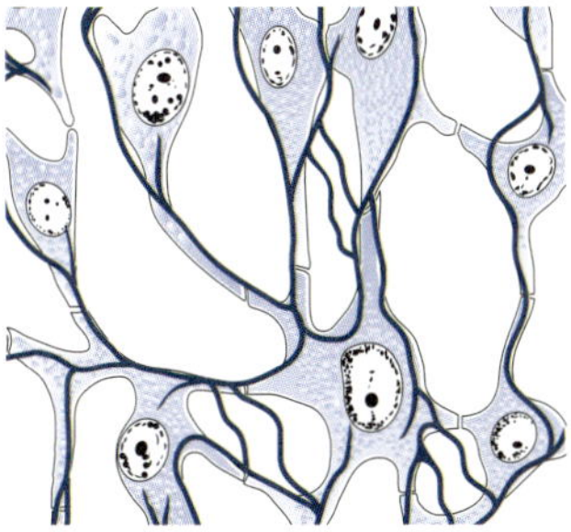

▸ c) hyaliner Knorpel

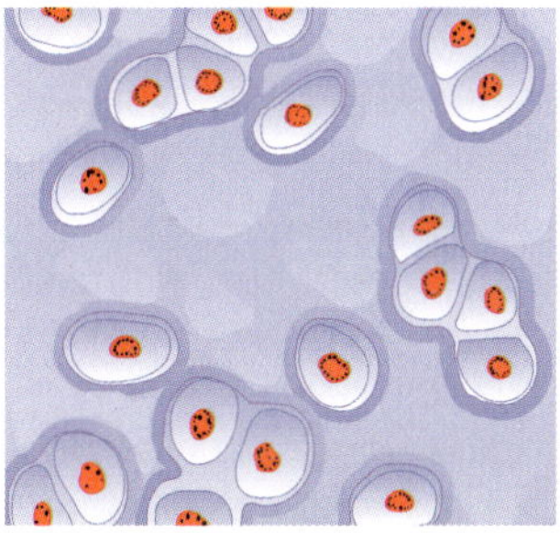

▸ d) Faserknorpel

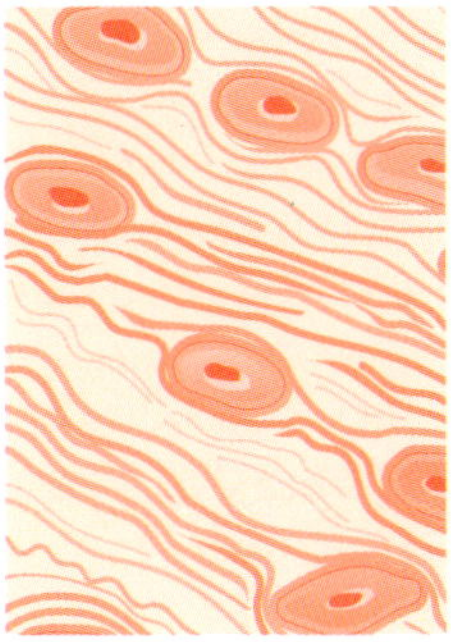

▸ e) elastischer Knorpel

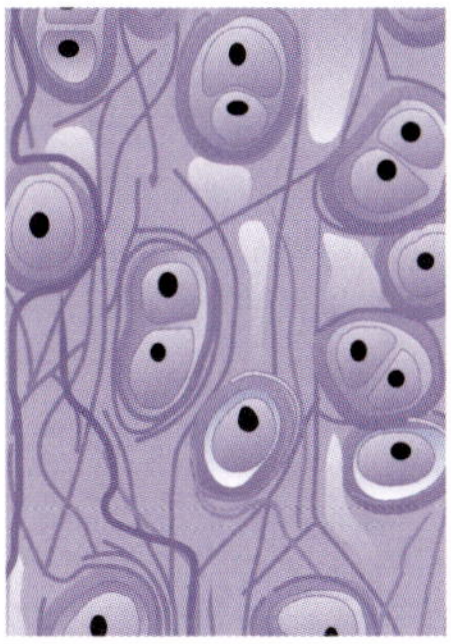

▸ f) Fettgewebe

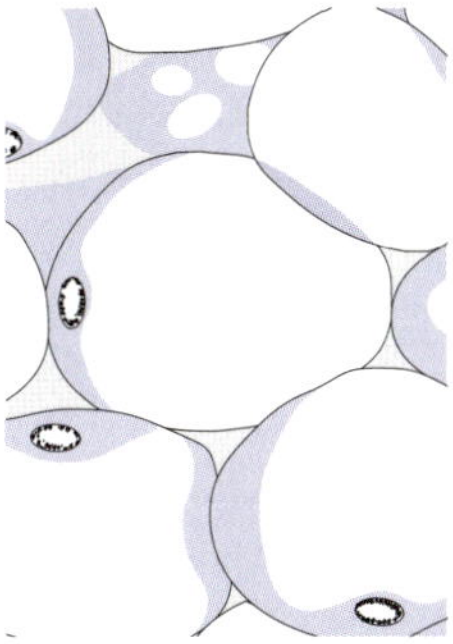

▸ g) Knochengewebe

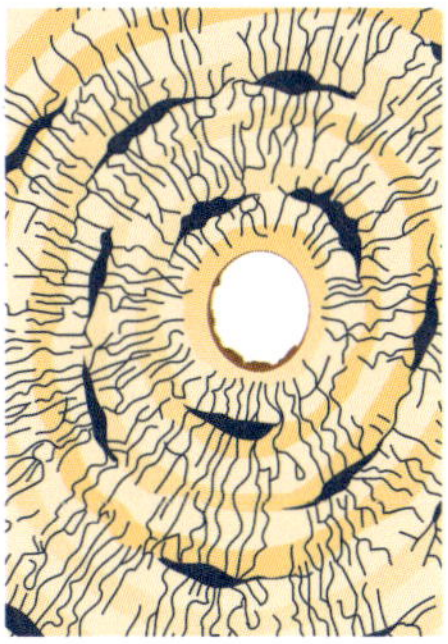

Muskelgewebe und Nervengewebe

Das Muskelgewebe ist an jeder Bewegung des menschlichen Körpers beteiligt, z. B. an der Fortbewegung, am Transport von Stoffen innerhalb des Körpers oder an der Tätigkeit des Herzens.

Muskelgewebe

Der spezielle Aufbau der Muskelzellen ermöglicht die Grundlage jeder Bewegung: die Kontraktion der Zellen. Muskelzellen sehen aus wie lang gestreckte Fasern. In ihrem Inneren beherbergen sie die so genannten **Myofibrillen**. Das sind Fasern aus Eiweißmolekülen, die sich verkürzen können, wodurch die Muskelkontraktion zustande kommt. Gesteuert wird die Kontraktion der Muskelzellen durch Reize, die vom Nervensystem ausgehen. Unterschieden werden verschiedene Arten von Muskelgewebe, dessen Zellen auch als Muskelfasern bezeichnet werden. Diese drei Arten von Muskelgewebe sind die **glatte Muskulatur**, die **quer gestreifte Muskulatur** und die **Herzmuskulatur** (Abb. 1).

Kennzeichnend für die glatte Muskulatur (Abb. 1a) sind die länglichen, spindelförmigen Zellen, die in ihrer Mitte einen Zellkern haben. Die Myofibrillen sind kaum zu erkennen. Die glatte Muskulatur kann nicht willentlich bewegt werden; sie kommt im Verdauungstrakt, in der Gebärmutter und in den Blutgefäßen vor.

Aus der quer gestreiften Muskulatur (**Skelettmuskulatur**, Abb. 1b) setzen sich vor allem die Muskeln zusammen, die der willentlichen Steuerung unterworfen sind. Dazu gehören z. B. die Arm- und die Beinmuskeln sowie die Muskeln des Mundbereichs. Die einzelnen Muskelzellen der quer gestreiften Muskulatur können mit bis zu 15 cm sehr lang werden. In ihrem Inneren – im Randbereich – finden sich mehrere Zellkerne. Die Bezeichnung quer gestreifte Muskulatur rührt daher, dass unter dem Mikroskop in Längsrichtung abwechselnd hell- und dunkelrote Myofibrillen zu erkennen sind. Muskeln sind deshalb rot gefärbt, weil sie sehr gut durchblutet werden; zudem sorgt der Muskelfarbstoff **Myoglobin** für eine Rotfärbung. Die einzelnen Muskelfasern sind von einer Bindegewebshülle umgeben. Auch der aus vielen Muskelfasern zusammengesetzte Muskel ist von Bindegewebe, der **Muskelfaszie**, ummantelt.

Die Herzmuskelfasern (Abb. 1c) bestehen zwar ebenfalls aus hellen und dunklen Myofibrillen – sie sind also auch quer gestreift –, aber die Zellkerne liegen im Gegensatz zur quer gestreiften Muskulatur in der Zellmitte. Außerdem bilden die Herzmuskelzellen einen Verband, der durch die so genannten **Glanzstreifen** zusammengehalten wird.

Nervengewebe

Die Nervenzellen (Neurone), der Hauptbestandteil des Nervengewebes, sind die am komplexesten aufgebauten Zellen des Körpers. Sie haben die Aufgabe, Botschaften aufzunehmen und an andere Zellen des Körpers weiterzugeben sowie Reize zu verarbeiten, zu speichern und auf sie zu reagieren.

Für die Weiterleitung von Informationen sind die vom Zellleib ausgehenden, zum Teil meterlangen Fortsätze der Zellen, die **Neuriten** oder **Axone** (auch Nervenfasern genannt), zuständig. Meist schließen sich mehrere Axone, die parallel zueinander verlaufen, zusammen und bilden die Nerven. Kürzere Fortsätze am Zellleib werden als **Dendriten** bezeichnet. Sie dienen der Aufnahme von Informationen, die andere Zellen an die Nervenzellen weitergeben. Ein weiteres wichtiges Merkmal der Neuronen sind die **Synapsen**, die sich an den Axonen und an den Dendriten befinden. Über sie nehmen die Neuronen Kontakt zu anderen Zellen auf; sie dienen der Informationsaufnahme und -übermittlung.

Nervenzellen sind nicht nur im Gehirn, sondern im gesamten Körper zu finden, z. B. in den Nervenknoten nahe dem Rückenmark oder in der Haut (Abb. 2). Zwar ist der grundlegende Aufbau der Nervenzelle immer gleich, doch unterscheidet sich das Äußere der verschiedenen Nervenzellen zum Teil erheblich. So sehen z. B. Sinneszellen der Riechschleimhaut anders aus als die Neuronen des Gehirns. Das hat auch seinen Grund, denn die Zellen spezialisieren sich abhängig von ihrer Aufgabe. Bei einer Sinneszelle der Riechschleimhaut gehen z. B. viele feine Sinneshärchen vom Zellleib ab. Eine der Ursachen, warum ausgereifte Nervenzellen nicht mehr zur Zellteilung in der Lage sind, liegt in ihrer starken Spezialisierung.

Um ihre Aufgaben erfüllen zu können, sind die Neuronen untereinander vernetzt. Große Zusammenballungen von Neuronen finden sich im Gehirn und im Rückenmark, kleinere Vernetzungen (Nervenknoten oder **Ganglien**) finden sich an weiteren Stellen des Körpers. Neben den Neuronen setzt sich das Nervengewebe noch aus Gliazellen zusammen. Sie bilden beispielsweise die **Markscheiden**, die die Axone umhüllen und schützen. Auch für die Versorgung der Nervenzellen mit Nährstoffen spielen die Gliazellen eine bedeutende Rolle.

▸ 1 Muskelgewebe

▸ a) glatte Muskelfasern

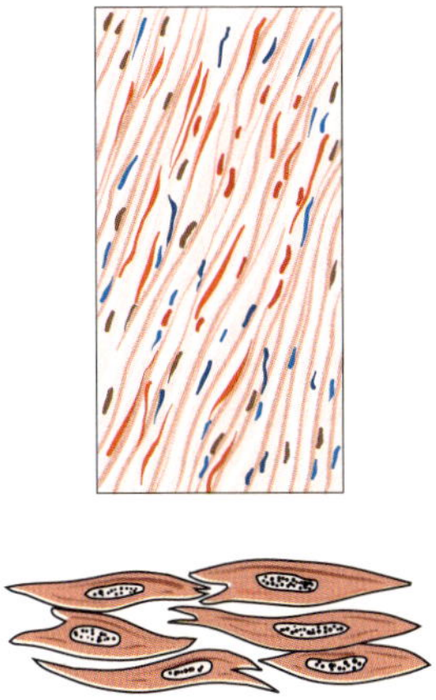

▸ b) quer gestreifte Skelettmuskelfasern

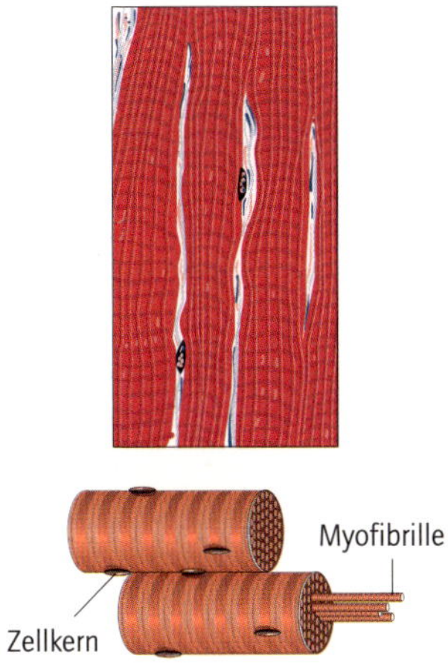

▸ c) quer gestreifte Herzmuskelfasern

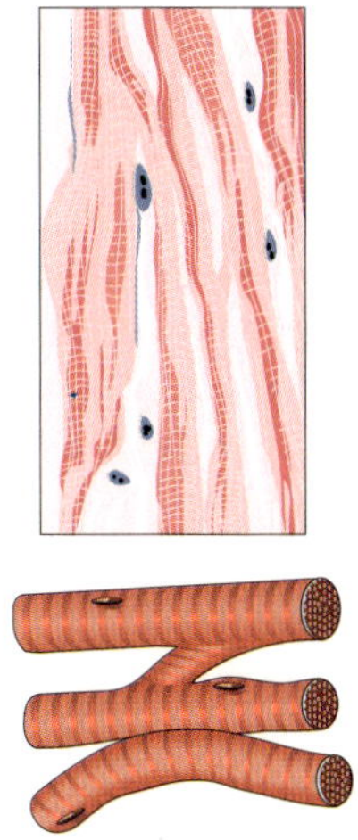

▸ 2 Nervengewebe

▸ a) Nervenzelle der Großhirnrinde

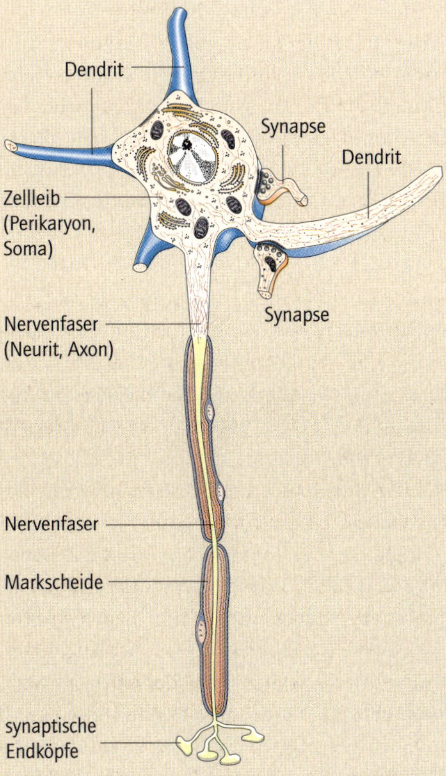

▸ b) Nervenzelle des Spinalganglions mit Rezeptor in der Haut

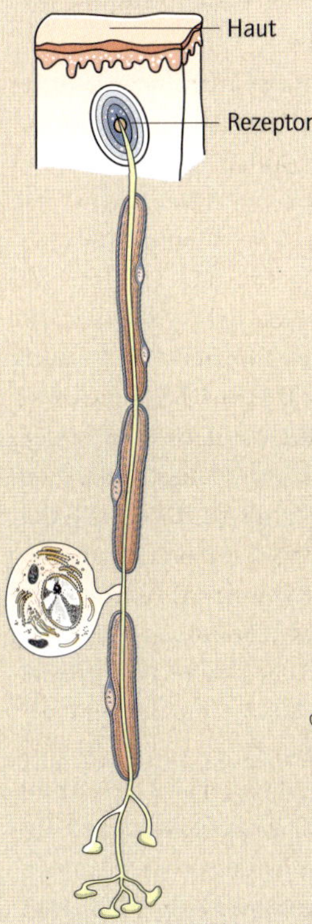

▸ c) Sinneszelle der Riechschleimhaut

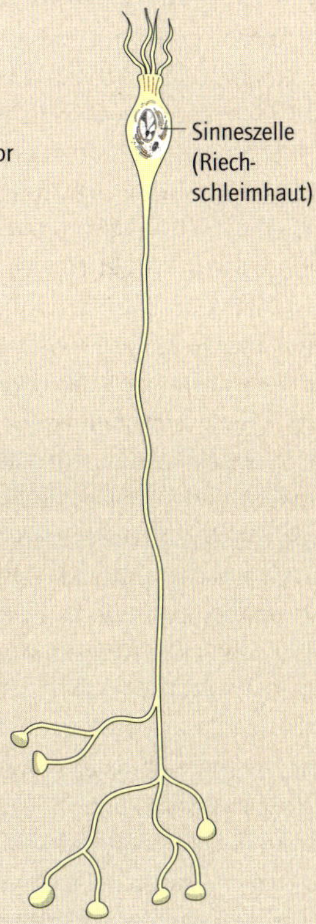

Haut: Funktion und Aufbau

Der gesamte menschliche Körper ist von Haut bedeckt; mit 1,5 bis 2 m² Fläche und einem Gewicht zwischen 3 und 5 kg ist die Haut daher das größte Organ.

Die Haut hat gleich mehrere wichtige Funktionen inne: Sie bildet die Schutzbarriere des Körpers gegen Einflüsse von außen (z. B. gegen Mikroorganismen), ist darüber hinaus an der Regulation der Körpertemperatur und des Wasserhaushalts beteiligt, sie ist das größte Sinnesorgan des Körpers (Fühlen und Tasten) und sie zeigt außerdem in gewissem Maße (beispielsweise durch Erröten) an, was wir fühlen.

Schichten der Haut

Die Haut besteht aus drei Schichten (Abb. 1): Die äußere Schicht bildet die **Oberhaut (Epidermis)**, die mittlere Schicht ist die **Lederhaut** (Corium, **Dermis**) und die innere Schicht wird **Unterhaut (Subcutis)** genannt. Die Epidermis und die Lederhaut bilden zusammen die Kutis. Die Haut wird zudem in **Felder-** und **Leistenhaut** unterteilt. Die Felderhaut, die fast den gesamten Körper überzieht, ist an den kleinen, rautenförmigen Mustern zu erkennen, die Leistenhaut ist in den Handflächen und an den Fußsohlen zu finden.

Bei der Oberhaut handelt es sich um Deckepithelgewebe (Plattenepithel, ▸ S. 34), das sich in erster Linie aus bestimmten Hornzellen **(Keratinozyten)** zusammensetzt. Die maximal 4 mm dicke Oberhaut besteht aus vier Schichten. Die untere Schicht wird **Basalzellschicht** genannt. Hier entstehen ständig neue Hautzellen, die die alten Zellen nach oben verdrängen, sodass sich die Haut von innen nach außen erneuert. Dieser Vorgang dauert etwa 4 Wochen, dann sind die Zellen in der oberen Hautschicht angekommen, verhornt und werden abgestoßen. Vorrangig in der Basalzellschicht sind die so genannten **Melanozyten** zu finden. Dabei handelt es sich um Zellen, die das Hautpigment **Melanin** bilden, welches der Haut die Farbe verleiht. Dunkelhäutige Menschen haben ebenso viele Melanozyten wie hellhäutige, der Unterschied ist jedoch, dass die einzelnen Zellen unterschiedlich viel Melanin enthalten. Außerdem sind an der Hautfarbe noch das Pigment Karotin sowie die Blutgefäße der Lederhaut beteiligt. An die Basalzellschicht schließt sich die **Stachelzellschicht** an, deren Zellen stachelige Fortsätze besitzen, durch die die Zellen „aneinander gekettet" werden und die Haut zusammengehalten wird. In der danach folgenden **Körnerschicht** kommt es zur Bildung von **Keratohyalinkörperchen** im Inneren der Zellen – diese sorgen dafür, dass die Oberhautzellen verhornen. Die obere Schicht, die **Hornschicht**, besteht aus gänzlich verhornten, abgestorbenen Zellen, den so genannten **Korneozyten.** Diese Schicht erneuert sich ständig durch das Abstoßen alter Zellen – außerdem schützt sie die Haut und weist Wasser ab. Die gesamte Oberhaut besitzt keine eigenen Blutgefäße, sondern wird durch die Blutgefäße der Lederhaut mit Sauerstoff und Nährstoffen versorgt.

Unterhalb der Basalzellschicht der Oberhaut schließt sich die Lederhaut an, die bis zu 2,5 mm dick wird. Sie sorgt vor allem für die Festigkeit der Haut. Die Lederhaut besteht aus Bindegewebe. Sie setzt sich von oben nach unten aus der **Papillarschicht** und der **Geflechtschicht** zusammen. Die Papillarschicht besteht aus stark gefaltetem, lockerem Bindegewebe **(dermalen Papillen)**, durch das zahlreiche Blutgefäße verlaufen, da diese auch die Oberhaut mitversorgen müssen. In manchen der dermalen Papillen liegen die **Meissner-Körperchen**, bei denen es sich um Berührungsrezeptoren handelt. In der Geflechtschicht, die aus festem Bindegewebe besteht, finden sich u. a. Talgdrüsen, Nerven und Haarfollikel.

Die Unterhaut beginnt unterhalb der Lederhaut; hier finden sich die Schweißdrüsen und die tiefen Tastkörperchen (das sind Druckrezeptoren). Die Unterhaut setzt sich in erster Linie aus Fettgewebe zusammen. Dieses Fett dient als Schutz vor Kälte, es ist Energiespeicher und es schützt darüber hinaus die inneren Organe vor Stößen.

Wundheilung

Unter der primären Wundheilung versteht man die Heilung einer Verletzung, ohne dass es dabei zur Narbenbildung kommt. Bei der sekundären Wundheilung hingegen entstehen **Narben** (Abb. 2). Bei Wunden, deren Wundränder nicht weit auseinander klaffen bzw. die chirurgisch durch eine Naht versorgt werden, gerinnt das in der Wunde befindliche Blut, anschließend wachsen Bindegewebszellen und kleinste Blutgefäße in die Wunde ein **(Granulationsgewebe)**. Dann werden neue kollagene Fasern gebildet, die die Wunde langsam vollständig schließen. Eine Narbe bildet sich meistens, wenn die Verletzung weit auseinander klafft. Dadurch entsteht mehr Granulationsgewebe und die Wunde schließt sich langsam wieder.

▸ 1 Die Haut

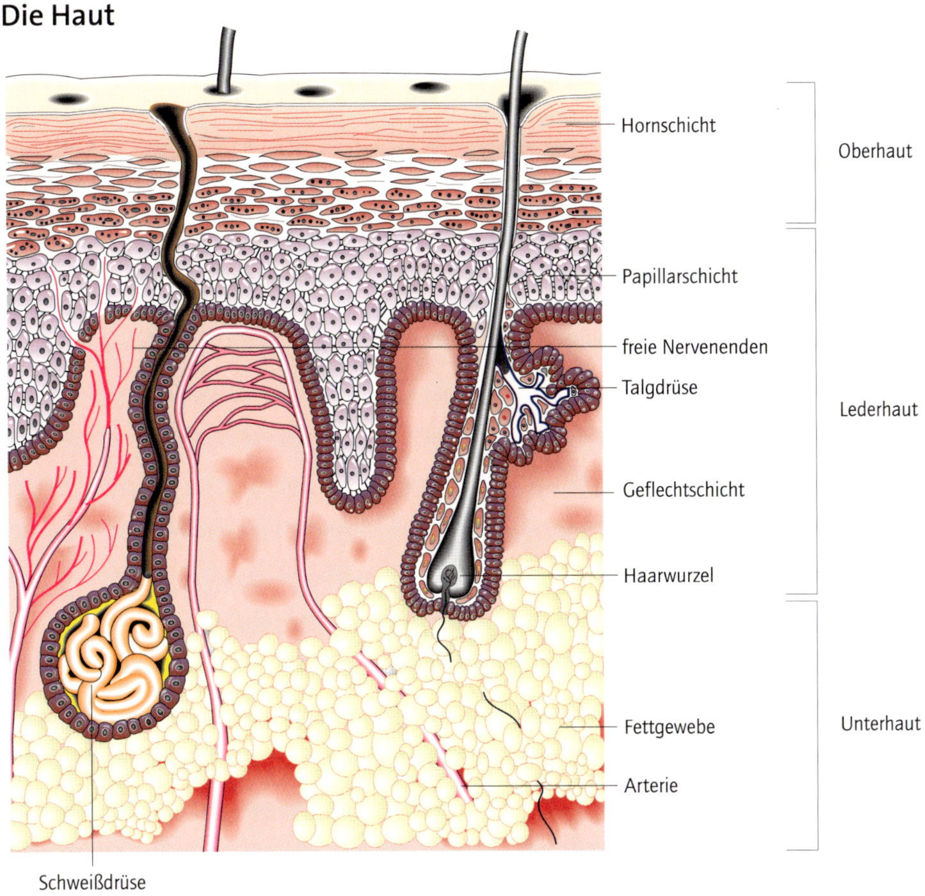

▸ 2 Wundheilung

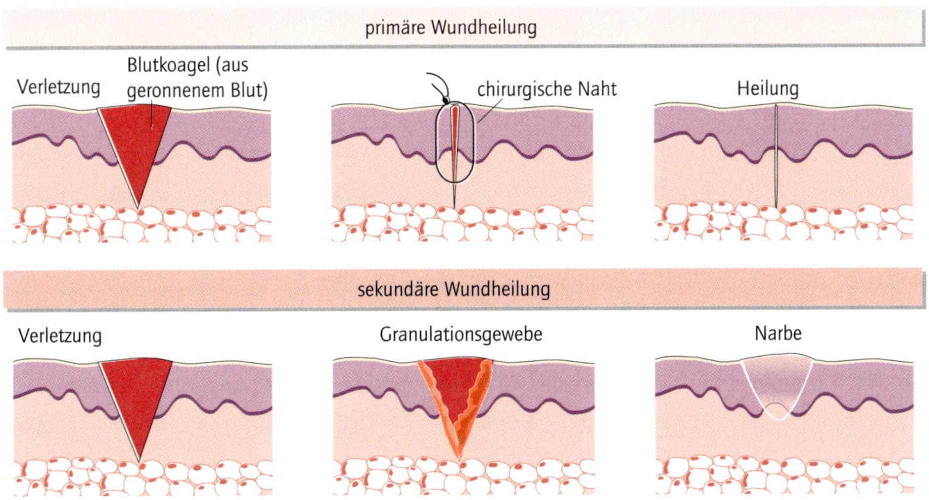

Hautdrüsen

In der Haut befinden sich Drüsen, die unterschiedliche Stoffe nach außen absondern – es handelt sich dabei um die Schweißdrüsen, die Duftdrüsen und die Talgdrüsen.

Schweißdrüsen

Die Schweißdrüsen (**merokrine Schweißdrüsen**) sind maßgeblich an der Regulierung der **Körpertemperatur** beteiligt. Bei hohen Außentemperaturen sondern sie mehr Schweiß ab, um über die Verdunstungskälte dem Körper Kühlung zu verschaffen. Schweißdrüsen sind in der gesamten Haut – mit Ausnahme weniger Bereiche (z. B. Nagelbett, Eichel, Klitoris) – zu finden. Pro Quadratzentimeter Haut finden sich manchmal bis zu 350 dieser Drüsen. Am stärksten vertreten sind sie in den Handflächen. Der in der Regel in der Lederhaut liegende Hauptabschnitt der Schweißdrüsen ist aufgeknäuelt, die Ausführungsgänge winden sich schlauchförmig zu den Hautporen, über die der Schweiß an die Körperoberfläche abgegeben wird (Abb. 1).

Der Schweiß, der von den aufgeknäuelten Bereichen der Drüsen produziert wird, besteht hauptsächlich aus Wasser und Salz, er enthält darüber hinaus aber auch Stoffwechselendprodukte wie Harnstoff, die über den Schweiß nach außen abgegeben werden. Mit seinem sauren pH-Wert zwischen vier und fünf überzieht der Schweiß die Haut mit einem leicht sauren Film, der Mikroorganismen abtötet und somit wesentlich dazu beiträgt, Krankheitserreger abzuwehren. Im Regelfall sondert ein Mensch unter milden klimatischen Bedingungen in Ruhe pro Tag ca. 0,5 l Schweiß ab, an heißen Tagen, bei starker körperlicher Betätigung sowie bei Fieber können es unter Umständen 5 l, in manchen Fällen sogar noch mehr sein. Diese Flüssigkeit und die darin enthaltenen Mineralsalze müssen dem Körper dringend wieder zugeführt werden, damit er nicht austrocknet und der Mineralhaushalt, z. B. in den Muskeln, wieder hergestellt wird.

Die Schweißbildung unterliegt unter gewissen Umständen aber auch dem vegetativen Nervensystem. Dies äußert sich vor allem bei Aufregung („feuchte Hände") oder bei Angst (so genannter Angstschweiß) und wird subjektiv meist als unangenehm und störend empfunden. Zur Behandlung von übermäßiger Schweißbildung kann ein muskellähmendes Gift (Botulinumtoxin) direkt in die Haut gespritzt werden, beispielsweise an den Handflächen oder in den Achselhöhlen. Auf diese Weise kann die Schweißabsonderung weitgehend eingedämmt werden.

Duftdrüsen

Bei den Duftdrüsen handelt es sich auch um eine Art von Schweißdrüsen, daher werden sie auch als **apokrine Schweißdrüsen** bezeichnet. Sie sind ähnlich aufgebaut wie die merokrinen Schweißdrüsen, allerdings liegen ihre Anfangsknäuel in der Regel im Unterhautfettgewebe und ihre Ausführungsgänge enden an Haarfollikeln. Duftdrüsen finden sich vor allem im Bereich der Achseln und der Schamgegend – sie sondern ein Sekret ab, dessen Duft sich von Mensch zu Mensch unterscheidet. Dieser Duft hatte in erster Linie die Funktion, potenzielle Geschlechtspartner anzulocken. Dabei ist es von der Natur so eingerichtet, dass sich genetisch unterschiedliche Menschen gut riechen können. Dies soll zur genetischen Vermischung führen und Inzucht vermeiden. Aber nicht nur in Bezug auf den Geschlechtspartner spiel der Körpergeruch eine wichtige Rolle, auch bei anderen mitmenschlichen Kontakten. Nicht umsonst heißt es, dass man jemanden „nicht riechen" kann, wenn man ihn nicht leiden kann. Heute wird durch künstliche Duftstoffe, wie Parfums oder Deodorants, häufig versucht, den eigenen Körpergeruch zu überdecken.

Talgdrüsen

Die Ausführungsgänge von Talgdrüsen münden in der Regel in einen Haarfollikel. Einige Talgdrüsen befinden sich jedoch u. a. auch auf der unbehaarten Eichel und den Schamlippen. Auf den Handflächen und den Fußsohlen sind hingegen keine Talgdrüsen zu finden. Talgdrüsen stellen Talg (**Sebum**) her, der aus unterschiedlichen Fetten sowie anderen Substanzen (u. a. Salzen) besteht. Dieser Talg hat die Funktion, die Austrocknung der Haut zu verhindern, sie geschmeidig und elastisch zu erhalten, den Körper vor dem Eindringen von Krankheitserregern sowie vor zu hohem Feuchtigkeitsverlust zu schützen. Während die Talgdrüsen im Kindesalter nur geringe Mengen an Talg herstellen, steigt die Talgproduktion in der Pubertät stark an und sinkt dann langsam wieder ab. In der Pubertät leiden viele Jugendliche an einer Erkrankung der Talgdrüsen, der so genannten **Akne**, die infolge der erhöhten Talgproduktion und einer Verhornungsstörung im Bereich der Ausführungsgänge der Talgdrüsen auftritt. Im Alter stellen die Talgdrüsen immer weniger Talg her (Abb. 2).

▸ 1 Talg-, Schweiß- und Duftdrüsen

▸ Die Haut beherbergt drei Arten von Drüsen, die verschiedene Stoffe an die Hautoberfläche leiten und in unterschiedlichen Körperregionen verteilt sind. Schweißdrüsen sind fast überall in der Haut zu finden, Duftdrüsen liegen vor allem im Achsel- und Schambereich, Talgdrüsen wiederum befinden sich vorwiegend an behaarten Körperstellen.

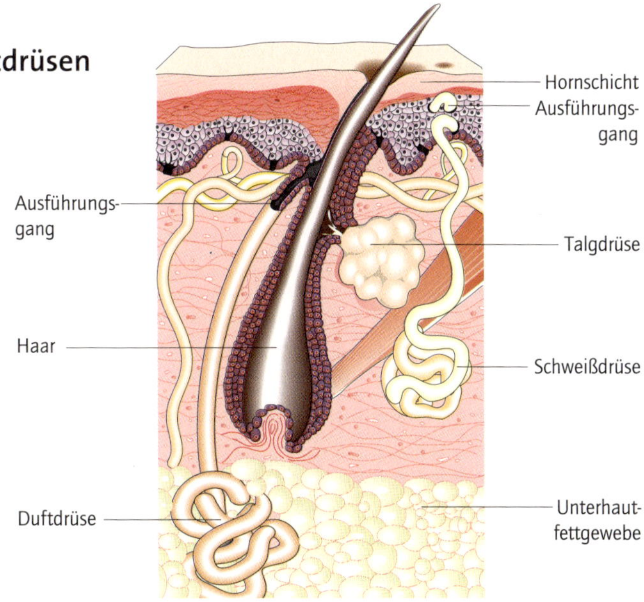

▸ 2 Talgbildung der Haut

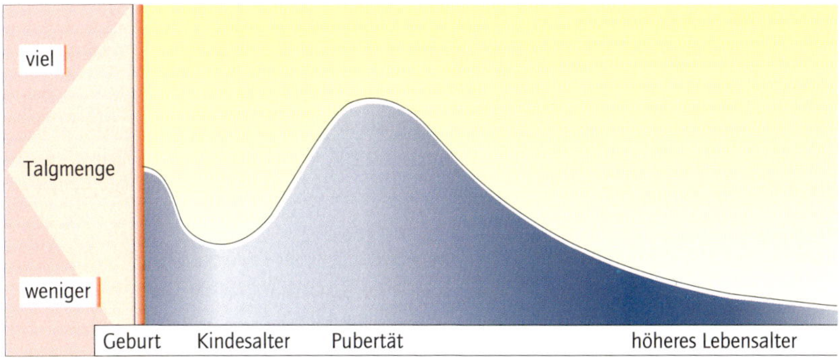

Hautveränderungen bei Akne

Akne äußert sich in erster Linie durch vier charakteristische Hauterscheinungen: Mitesser (Komedonen), Knötchen (Pickel), Knoten und Eiterbläschen (Pusteln). Diese Hautveränderungen, die vor allem in der Pubertät auftreten, können sich nacheinander oder gleichzeitig zeigen – Folgeerscheinungen sind häufig Abszesse, Fisteln oder Narben. Ursachen für Akne können Mitesserbildung und die Verhornung des Haarfollikels sein, das Eindringen von Mikroben und eine dadurch entstehende Entzündung oder auch durch männliche Sexualhormone (die so genannten Androgene).

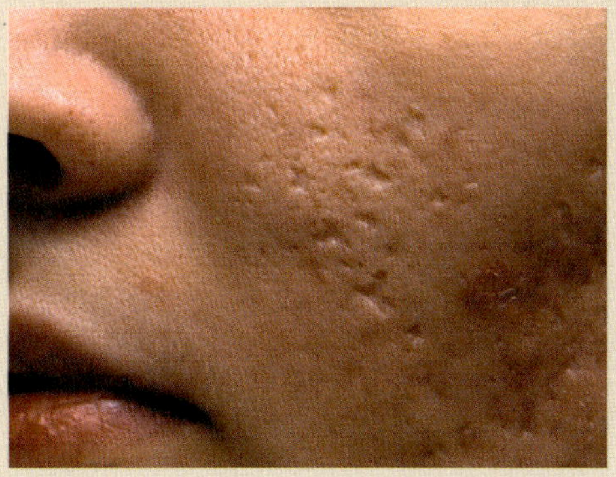

Haare und Nägel

Zur Haut werden im Allgemeinen auch die Haare, ebenso wie die Fingernägel, die Zehennägel und die Hautdrüsen (▸ S. 40) gezählt.

Haare

Haare gibt es nicht nur auf dem Kopf – die gesamte Haut (mit Ausnahme der Handflächen und Fußsohlen) ist von Haaren bedeckt. Bereits im Mutterleib ist ein Fetus fast vollständig behaart. Bei dieser Art von Behaarung handelt es sich um die so genannte **Lanugobehaarung** – das sind dünne, pigmentlose Flaumhaare, die sich bis zur Geburt wieder verlieren. Danach kommen an unterschiedlichen Stellen des menschlichen Körpers verschiedene Haartypen vor – es gibt Körperhaare, Barthaare, Schamhaare sowie Wimpern. Diese unterscheiden sich in Bezug auf ihren Aufbau, ihre Lebensdauer und auch ihre Hormonabhängigkeit. Die Funktion der Haare beschränkt sich in erster Linie auf den Schutz des Kopfes vor Kälte und Sonne, die Körperhaare haben diese Funktion weitgehend verloren. Haare haben eine große soziale und kulturelle Bedeutung und der Haarverlust kann erhebliche psychische Folgen haben.

Ein Haar (Abb. 1) besteht aus dem aus der Haut hervorragenden **Haarschaft** und dem in der Haut befindlichen Teil, der **Haarwurzel**. Das untere, verdickte Ende der Haarwurzel ist die **Haarzwiebel**. Im Inneren der Haarzwiebel sind die mit Blutgefäßen durchzogene **Haarpapille** sowie eine Zellschicht zu finden, aus der neue Haarzellen wachsen. Ummantelt wird jede Haarwurzel durch den aus zwei Zellschichten bestehenden **Haarfollikel**. Jedes Haar ist zudem mit einer **Talgdrüse** kombiniert, deren Drüsengang dort an die Hautoberfläche tritt, wo auch der Haarschaft beginnt. Aufgerichtet werden Haare bei Gänsehaut durch die in der Lederhaut zu findenden **Haarmuskeln**.

Jedes Haar besteht im Inneren aus dem **Haarmark**, das von der **Haarrinde** umschlossen wird. Dabei handelt es sich um eine Hornschicht. Nach außen wird das Haar durch die **Cuticula** begrenzt, die aus verhornten, wie Schuppen aufeinander liegenden Epithelzellen besteht. Die **Haarfarbe** kommt durch das Pigment zustande – je mehr davon in den Haaren vorhanden ist, umso dunkler ist die Haarfarbe.

Tag für Tag verliert jeder Mensch schätzungsweise bis zu 100 Haare – das gehört zum normalen Haarzyklus dazu. Denn nach bis zu fünf Jahren wird im Normalfall jedes Kopfhaar erneuert. Ein altes Haar splittet sich an seiner Wurzel schließlich auf (**Kolbenhaar**) und wird dann ganz allmählich durch die Haarpapille nach oben geschoben. Bevor es ausgefallen ist, bildet die Haarpapille eine Haarzwiebel für das neue, nachwachsende Haar (Abb. 2). Das Wachstum der Haare beträgt ungefähr 1 cm pro Monat.

Haarausfall

Haarausfall kann ganz unterschiedliche Ursachen haben. So kommt es durch den Einfluss des Sexualhormons Testosteron beim Mann häufiger zum Haarausfall, denn die Haare reagieren auf dieses männliche Sexualhormon überempfindlich. Auch bei Frauen kann es durch eine übermäßige Produktion männlicher Sexualhormone zu Haarausfall kommen. Haarausfall kann aber auch durch Medikamente, Störungen der Schilddrüsenfunktion, Eisenmangel oder Giftstoffe ausgelöst werden. Auch Krankheiten wie die Autoimmunkrankheit Lupus erythematodes können Haarausfall nach sich ziehen. Bei Krankheiten, die zu Haarausfall führen, muss die Grunderkrankung behandelt werden; Giftstoffe müssen gemieden werden. Nach Absetzen bestimmter Medikamente beginnen die Haare wieder zu wachsen. Haarausfall bei der Frau, der durch männliche Sexualhormone hervorgerufen wird, behandelt man durch Hormone (so genannte **Antiandrogene**). Gegen den natürlichen Haarausfall beim Mann gibt es bislang noch kein sicher wirkendes Mittel.

Nägel

Finger- und **Zehennägel** schützen die empfindlichen Fingerkuppen und die Zehen. Zugleich erleichtern die Fingernägel das Greifen von Gegenständen und geben der Fingerkuppe Stabilität.

Nägel bestehen aus Hautzellen, die stark zusammengepresst und verhornt sind. Sie setzen sich aus dem eigentlichen Nagel, der **Nagelplatte**, aus dem darunter liegenden **Nagelbett** sowie aus der zu beiden Seiten des Nagels befindlichen Vertiefung, dem **Nagelfalz**, zusammen (Abb. 3). Der Nagel entsteht aus der Nagelmatrix, einer Hautschicht, deren oberste Zellschicht verhornt und sich dann über das Nagelbett nach außen vorschiebt. Der Übergang von der Nagelmatrix zum Nagelbett ist durch den kleinen weißen Mond am hinteren Nagelwall, die so genannte Lunula, gekennzeichnet. Die Zehen- und die Fingernägel wachsen in der Regel bis zu 1 mm wöchentlich.

▸ 1 Struktur des Haars

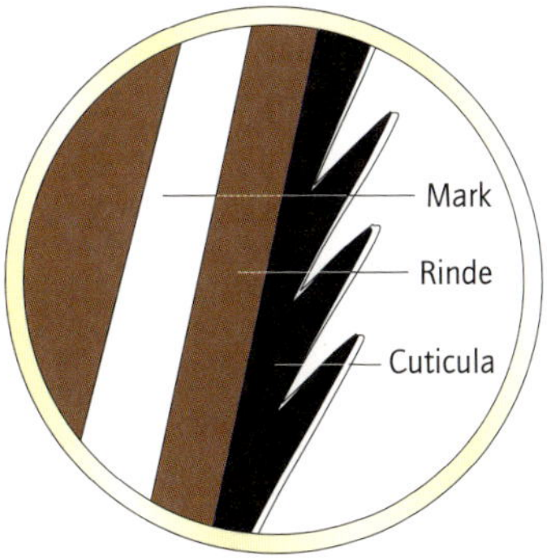

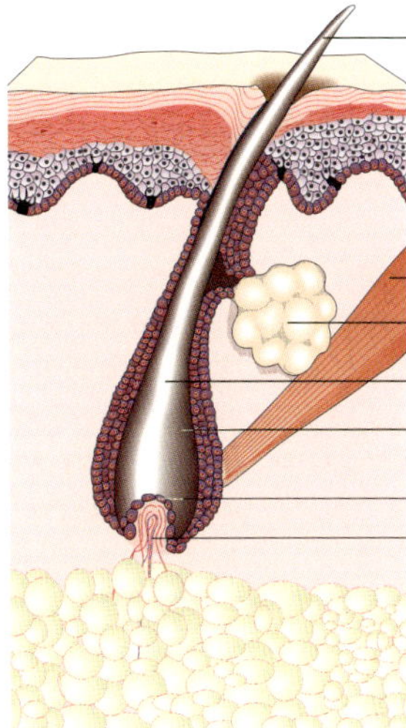

▸ 2 Haarausfall

▸ Ein altes Haar splittet sich unten auf (a) und wird durch die Haarpapille nach oben geschoben (b). Noch ehe es ausfällt, bildet die Haarpapille schon wieder eine neue Haarzwiebel für das nachwachsende Haar (c).

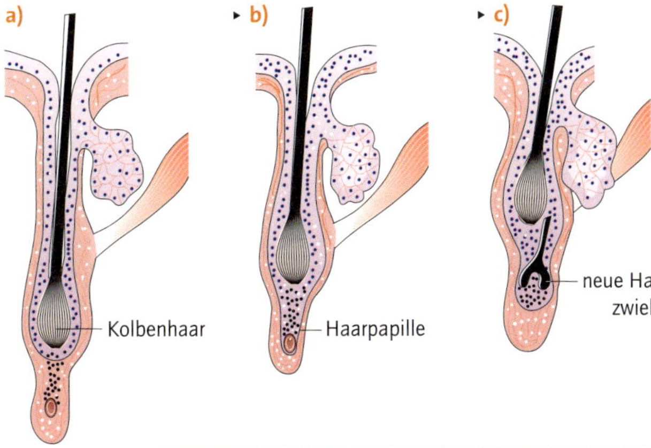

▸ 3 Nagel

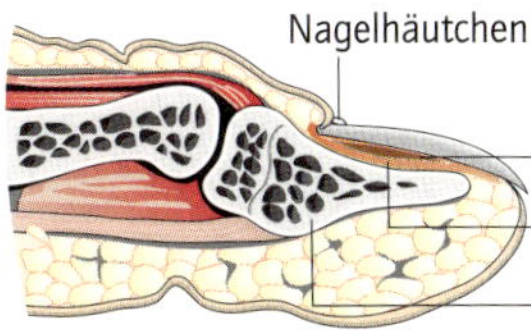

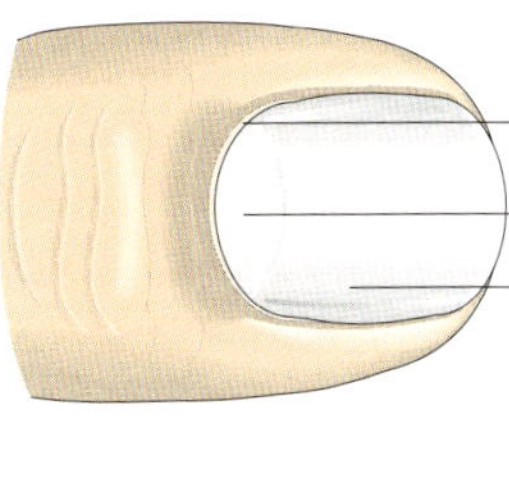

Wachstumszyklus der Haare

▸ **Anagenphase** (Wachstumsphase):
Die Wachstumsgeschwindigkeit des Haars beträgt im Durchschnitt 0,34 mm pro Tag. Ca. 90 % aller Haarfollikel befinden sich in dieser Phase.

▸ **Katagenphase** (Übergangsphase):
Diese Phase dauert ca. 14 Tage. Hier laufen Umwandlungsvorgänge bis zur nachfolgenden Ruhephase ab.

▸ **Telogenphase** (Ruhephase):
Es findet kein Wachstum mehr statt. Diese Phase ist für verschiedene Haartypen unterschiedlich lang (Kopfhaar ca. 3 Monate, Augenbrauen 6–8 Monate). Anschließend fallen die Haare aus.

Bestandteile des Abwehrsystems

Das Abwehrsystem hat die Aufgabe, die zahlreichen Mikroorganismen abzuwehren, die ununterbrochen versuchen, in unseren Körper einzudringen.

Falls ein Krankheitserreger in den Organismus gelangt ist, muss das Abwehrsystem ihn unschädlich machen. Außerdem hat es dafür zu sorgen, dass z. B. Reste abgestorbener Zellen oder Fremdkörper aus dem Körper entfernt bzw. absorbiert werden. Ebenso ist es dafür zuständig, Tumorzellen und von Mikroorganismen befallene Zellen aufzuspüren und zu zerstören. Diese vielfältigen Aufgaben, die alle dem Schutz und der Erhaltung des Organismus dienen, werden von einer Reihe von Organen und einer Vielzahl verschiedener Zellen erfüllt.

Unterschieden wird zwischen der **humoralen** und der **zellulären Abwehr**. An der zellulären Abwehr sind die Immunzellen des Körpers beteiligt, als humorale Abwehr werden vom Körper hergestellte Abwehrsubstanzen bezeichnet, die von Zellen des Abwehrsystems freigesetzt werden.

Organe des Abwehrsystems

Einen großen Schutz vor dem Eindringen von Krankheitserregern in den Organismus bieten bereits Haut und Schleimhäute (so genannte **äußere Barrieren** des Körpers), die für Mikroorganismen nicht so leicht zu durchdringen sind (Abb. 1). Haut und Schleimhäute produzieren Stoffe (z. B. das Enzym **Lysozym**, das u. a. im Speichel vorkommt), die Mikroorganismen unschädlich machen. Auch unschädliche Bakterien, die auf der Haut leben, tragen dazu bei, Krankheitserreger abzuwehren.

Zu den Organen des Abwehrsystems gehören Thymusdrüse, Milz, Knochenmark, Lymphknoten, Mandeln sowie lymphatische Gewebe im Darm, im Harntrakt und in den Atemwegen (Abb. 2). Thymus und Knochenmark werden **primäre lymphatische Organe** genannt, da in ihnen aus undifferenzierten Immunzellen spezialisierte Abwehrzellen heranreifen. Die anderen Bestandteile des Abwehrsystems werden als **sekundäre lymphatische Organe** bezeichnet, denn hier werden die Immunzellen gegen Fremdstoffe **(Antigene)** aktiv.

Zellen des Abwehrsystems

Alle Zellen des Immunsystems entstehen aus Stammzellen im Knochenmark. Aus den pluripotenten Stammzellen entstehen drei Hauptarten von Immunzellen, die **Myeloblasten**, die **Monoblasten** und die **Lymphoblasten**. Aus den Myeloblasten entwickeln sich die **Granulozyten** und die **Mastzellen**, aus den Monoblasten die **Monozyten** und **Makrophagen** (Riesenfresszellen). Aus den Lymphoblasten entstehen die **Lymphozyten**, die sich schließlich in **B-Zellen**, **T-Zellen** und **natürliche Killerzellen** unterteilen. All diese Abwehrzellen sind Untergruppen der weißen Blutzellen **(Leukozyten)**.

Damit die Abwehrzellen rasch zur Stelle sind, wenn es gilt, ein Antigen aus dem Körper zu entfernen, sind sie vor allem in den sekundären lymphatischen Organen stationiert und können von dort jederzeit abgerufen werden. Zusätzlich finden sich noch Immunzellen in der Lymphflüssigkeit, aber auch in der Flüssigkeit, die zwischen allen Zellen des Körpers vorkommt. Bestimmte Botenstoffe, die u. a. von Immunzellen ausgeschüttet werden (z. B. Histamin von den Mastzellen), sorgen beim Eindringen von Antigenen in den Körper für eine Entzündungsreaktion, die die anderen Abwehrzellen auf den Plan ruft.

Kommunikation über Zytokine

Die Arbeit der Abwehrzellen muss selbstverständlich koordiniert werden. Daher kommunizieren die verschiedenen Abwehrzellen über Botenstoffe (Zytokine) miteinander und senden über sie auch Botschaften zu anderen Zellen (z. B. um sie zur Teilung anzuregen). Auch die Teilung der Abwehrzellen und damit ihre Vermehrung wird durch Zytokine aktiviert.

Bestimmte Zytokine (z. B. Interleukin 1) werden als **chemotaktische Faktoren** bezeichnet – sie bilden sozusagen eine Spur, anhand deren sich spezielle Immunzellen in die Körperregion bewegen, in der sie gebraucht werden, um gegen Antigene vorzugehen. Dieser Vorgang wird **Chemotaxis** genannt.

Zu den Zytokinen zählen u. a. die **Interleukine**, die **Interferone** und der **Tumor-Nekrose-Faktor**. Die Interferone etwa, die vor allem bei Befall des Körpers mit Viren und Bakterien aktiv werden, haben eine Reihe von Wirkungen: Sie tragen dazu bei, die Vermehrung von Viren zu hemmen, sie aktivieren verschiedene Immunzellen und hemmen die Entstehung von Tumorzellen. Unter den bekannten Interleukinen gibt es solche, die die Vermehrung von Abwehrzellen stimulieren und Immunzellen aktivieren. Der Tumor-Nekrose-Faktor, der von verschiedenen Immunzellen (u. a. Makrophagen) gebildet wird, beeinflusst z. B. die Wundheilung und trägt vermutlich dazu bei, Tumorzellen zu vernichten.

▸1 Äußere Schutzbarrieren des Körpers

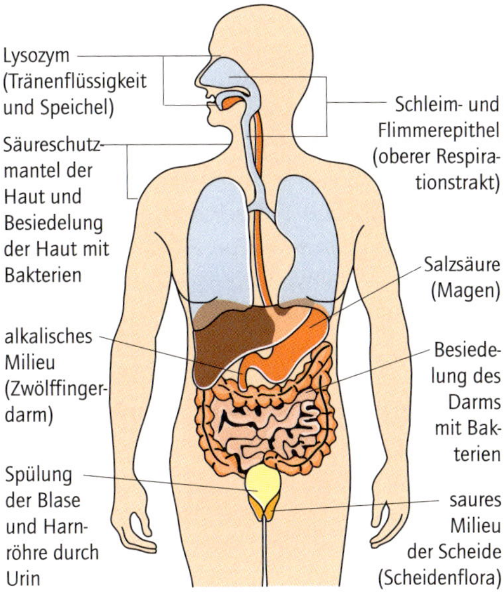

▸2 Lymphatische Organe

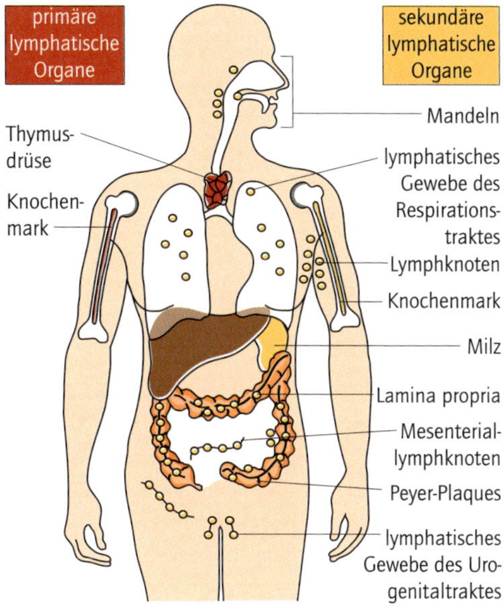

▸3 Stammbaum der Abwehrzellen

- Aus den Stammzellen des Knochenmarks entwickeln sich alle Zellen des Immunsystems, auch die drei Hauptarten von Immunzellen: die Myeloblasten, die Monoblasten und die Lymphoblasten. Aus den Myeloblasten entstehen die Granulozyten und die Mastzellen, aus den Monoblasten entstehen die Monozyten und die Makrophagen und aus den Lymphoblasten entstehen die Lymphozyten, die sich in B-Zellen, T-Zellen und natürliche Killerzellen aufteilen. Gemeinsam haben alle Abwehrzellen, dass sie Untergruppen der Leukozyten sind.

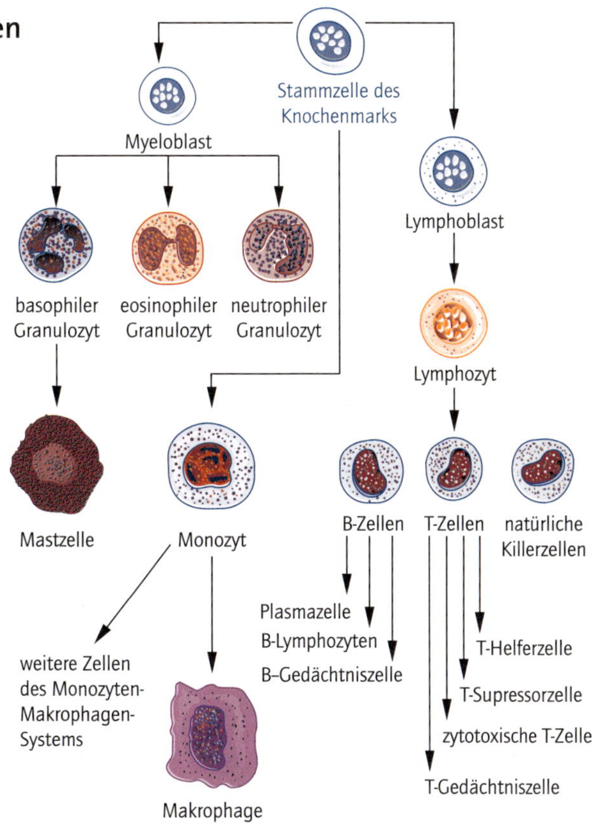

Unspezifisches Abwehrsystem

Das Abwehrsystem des Körpers hat verschiedene Mechanismen, um gegen Fremdstoffe vorzugehen: das unspezifische und das spezifische Abwehrsystem .

Während einige Immunzellen gegen jede Art von Fremdstoff vorgehen (unspezifische Abwehr), spezialisieren sich andere Abwehrzellen auf bestimmte Fremdsubstanzen (spezifische Abwehr), z. B. indem sie sich nach dem ersten Kontakt mit dem Stoff dessen besondere Oberflächenmerkmale einprägen (**Antigengedächtnis**).

Zellen des unspezifischen Abwehrsystems

Zu den Zellen des unspezifischen Abwehrsystems zählen die aus den Monozyten entstandenen Riesenfresszellen oder **Makrophagen**, die neutrophilen Granulozyten oder **Mikrophagen** (kleine Fresszellen) und die **natürlichen Killerzellen**.

Die Makro- und die Mikrophagen können Fremdstoffe aller Art (Viren, Bakterien, Stoffe wie Rußpartikel, aber auch Zellreste oder abgestorbene Zellen) erkennen, denn sie besitzen auf ihrer Oberfläche Rezeptoren für Moleküle (z. B. Eiweißmoleküle), die sich wiederum auf der Oberfläche von Fremdsubstanzen befinden.

Passt ein Molekül eines Fremdstoffs in einen Rezeptor der Mikro- oder Makrophagen, docken diese an den körperfremden Stoff an. Sie umschließen den Fremdkörper, indem sie ihn umfließen, nehmen ihn auf (**Phagozytose**, ▸ S. 22) und „verdauen" ihn (**Lyse**). Reste des Fremdkörpers werden von den Fresszellen (**Phagozyten**) oft wieder aus der Zelle ausgeschleust (durch **Exozytose**, ▸ S. 22) und u. a. von weiteren Stoffen abgebaut.

Manche Substanzen können von den Makrophagen nicht verdaut werden, obwohl sie es versuchen. Einige dieser Stoffe machen die Makrophagen schließlich unbeweglich.

Die natürlichen Killerzellen (**NK-Zellen**) haben die Aufgabe, funktionsunfähige bzw. von Mikroorganismen (z. B. von Viren) befallene Zellen sowie Krebszellen zu zerstören. Sie erkennen diese Zellen an bestimmten Stoffen, die sich auf der Oberfläche der Zellen befinden. Haben sie eine kranke Zelle entdeckt, docken die NK-Zellen an die Zelle an und „injizieren" ihr einen Stoff, der die Zellmembran löchrig macht. Außerdem leiten sie Enzyme in die Zelle, die den Zellkern, genauer die DNA, auflösen. Die Zelle stirbt ab und mit ihr z. B. das in ihr enthaltene Virus.

Leider „übersehen" die NK-Zellen häufiger mal kranke Körperzellen. Doch diese werden meistens von anderen Immunzellen, die zum spezifischen Abwehrsystem gehören, entdeckt und unschädlich gemacht.

Komplementsystem

Das Komplementsystem ist eine weitere Komponente der unspezifischen Abwehr. Es handelt sich dabei um unterschiedliche Stoffe – große Moleküle (**Makromoleküle**) –, die im Blut vorkommen und darauf spezialisiert sind, körperfremde Stoffe unschädlich zu machen. Diese Bestandteile des Komplementsystems werden Faktor C1 bis C11 genannt und werden genau in der Reihenfolge ihrer Nummerierung aktiv (**Komplementkaskade**).

In Gang gesetzt wird die Komplementreaktion auf zweierlei Weise: durch die **klassische** oder die **alternative Aktivierung**. Bei der klassischen Aktivierung (Abb. 1a) dringt ein Stoff in den Organismus ein, der aufgrund seiner Oberflächenmerkmale (**Antigene**) von Antikörpern (zum Immunsystem gehörende Proteinmoleküle) als körperfremd erkannt und markiert wird. Daraufhin lagert sich der Faktor C3 an dem Fremdkörper ab. Bei der alternativen Aktivierung (Abb. 1b) wird die Komplementreaktion durch Moleküle, die auf der Oberfläche des körperfremden Stoffs liegen, in Gang gesetzt. Die Moleküle bewirken auch, dass sich der Faktor C3 auf der Oberfläche der körperfremden Substanz ablagert.

Der Faktor C3 des Komplementsystems sorgt dafür, dass die Mastzellen die entzündungsfördernde Substanz Histamin ausschütten. Histamin hat die Wirkung, dass Mikrophagen aus dem Blut ins Gewebe gelangen (**Migration**) und an den Ort des Geschehens gelockt werden (**Chemotaxis**), wodurch die Phagozytose erleichtert wird. Außerdem ist C3 dafür zuständig, die nächstfolgenden Faktoren des Komplementsystems „herbeizurufen", die ihrerseits an dem Fremdstoff andocken. Durch die Anordnung der Komplementfaktoren auf dem Fremdstoff wird der Faktor C9 aktiviert. Dieser Faktor ist dafür zuständig, die Membran der Fremdzelle zu durchdringen, sodass als Folge Flüssigkeit in die Zelle gelangt und diese schließlich platzt (**Zytolyse**).

Hilfe für die unspezifische Abwehr bieten die Zytokine (z. B. Interleukine und Interferone), die u. a. dazu beitragen, die Vermehrung von Viren zu hemmen. Auch das Enzym Lysozym, das beispielsweise in der Tränenflüssigkeit und im Speichel vorkommt, unterstützt die unspezifische Abwehr, indem es Bakterien unschädlich macht, bevor sie in den Körper eindringen.

▸ 1 Unspezifisches Abwehrsystem (Komplementreaktion)

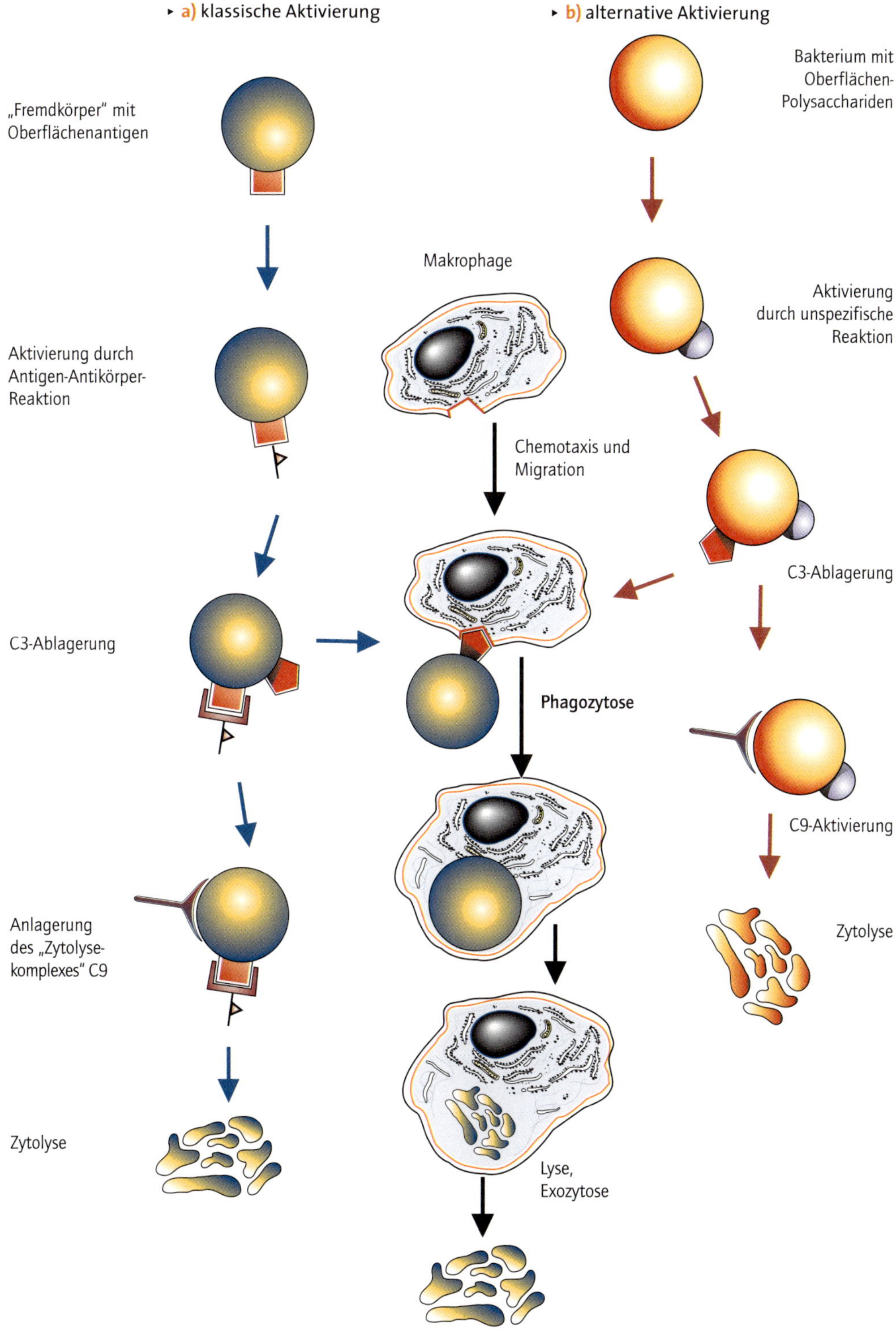

Spezifisches Abwehrsystem

Das spezifische Abwehrsystem ist darauf programmiert, gegen spezielle körperfremde Stoffe vorzugehen. Bevor das spezifische Abwehrsystem tätig werden kann, muss der körperfremde Stoff erst einmal von den Zellen des spezifischen Immunsystems erkannt werden.

Sie brauchen dann noch eine gewisse Zeit, um den körperfremden Stoff zu bekämpfen. Allerdings behalten sie die spezifischen Merkmale eines Erregers nach erstmaligem Kontakt im „Gedächtnis“, sodass sie bei erneutem Kontakt mit demselben Erreger sofort wirksame Abwehrmechanismen entwickeln. So wird verhindert, dass der Erreger erneut eine Krankheit hervorruft – der Organismus ist immun gegen Krankheitserreger geworden. Die spezifische Abwehr wird von den **Lymphozyten** und den von ihnen hergestellten **Antikörpern** getragen.

B-Zellen und Antikörper

Die **B-Lymphozyten** sind dafür zuständig, körperfremde **Antigene** (Mikroorganismen oder Makromoleküle) zu erkennen und Moleküle (Antikörper) zu produzieren, die gegen Antigene vorgehen. Die freigesetzten Antikörper besitzen Rezeptoren, mit denen sie sich an Antigene heften können – vorausgesetzt, das Antigen passt wie ein Schlüssel in das Schloss (den Rezeptor) des Antikörpers. Die passenden Antikörper bilden mit dem in den Körper eingedrungenen Antigen einen so genannten **Antigen-Antikörper-Komplex.** Damit markieren die Antikörper das Antigen für andere Immunzellen, die es zerstören, bzw. sie machen es selbst unschädlich.

Die Antikörperproduktion beginnt erst, wenn die B-Lymphozyten, die ebenfalls Antikörper auf ihrer Membran tragen, sich mithilfe dieses Antikörpers mit einem passenden Antigen verbinden (Abb. 1). Durch das Antigen wird der B-Lymphozyt animiert, sich in eine **Plasmazelle** umzuwandeln, die spezifische Antikörper gegen den in den Körper eingedrungenen Mikroorganismus herstellt. Zugleich bilden sich aus einigen B-Lymphozyten die **B-Gedächtniszellen**, die die Merkmale des Antigens im Falle eines erneuten Kontakts in Erinnerung behalten. Dringt der gleiche Mikroorganismus noch einmal in den Körper ein, gehen diese B-Gedächtniszellen mit ihren Antikörpern eine Bindung mit dem Antigen ein, woraufhin ein Teil dieser Zellen sich sofort in Plasmazellen umwandelt, die rascher als bei der ersten Immunantwort mit der Antikörperproduktion beginnen können.

Antikörper sind Moleküle aus Zucker- und Eiweißmolekülen – sie werden nach ihren jeweiligen Aufgaben in fünf Klassen unterteilt. Die Antikörperklassen werden als **Immunglobuline** (abgekürzt Ig) G, A, M, D und E bezeichnet. IgG werden vor allem bei einem zweiten Antigenkontakt hergestellt und sind maßgeblich an der Immunität des Körpers gegen dieses Antigen beteiligt. IgA verhindern oft das Eindringen von Mikroorganismen in den Körper, da sie vor allem in den Schleimhautsekreten (z. B. der Nase) vorkommen. IgM werden beim ersten Kontakt mit einem Erreger eingesetzt, da sie viele Antigene auf einmal „fangen“ können. Die genaue Aufgabe der IgD ist unklar, sie sind aber oft mit B-Lymphozyten gekoppelt. IgE werden gegen Würmer eingesetzt und sind an der Entstehung von Allergien beteiligt. Viele Krankheiten können durch Ermittlung der im Körper vorhandenen Antikörper diagnostiziert werden.

T-Zellen

Die **T-Lymphozyten** sind die zweite Waffe des spezifischen Abwehrsystems. Sie werden T-Zellen genannt, weil sie in der Thymusdrüse heranreifen und dort lernen, zwischen körpereigen und körperfremd zu unterscheiden. Jede Körperzelle besitzt nämlich spezifische Merkmale **(Autoantigene)**, die auch als **MHC-Moleküle** (Abk. für major histocompatibility complex, Hauptgewebeverträglichkeitskomplex) bezeichnet werden. Zellen mit den körpereigenen MHC-Molekülen werden vom Immunsystem nicht angegriffen.

Dringt ein körperfremdes Antigen in den Organismus ein, wird es von den T-Zellen noch nicht gleich wahrgenommen. Erst müssen körpereigene Zellen (z. B. Makrophagen) den T-Zellen das Antigen zeigen, weshalb diese Zellen auch als **antigenpräsentierende Zellen** bezeichnet werden. An dieses Antigen dockt der T-Lymphozyt mit seinem speziellen **T-Zell-Rezeptor** an und wird aktiv (Abb. 2). Unterschieden werden verschiedene T-Zellen: Die **T-Helferzellen** sind dafür zuständig, B-Lymphozyten zur Umwandlung in Plasmazellen anzuregen. Die zytotoxischen T-Zellen **(T-Killerzellen)** zerstören kranke (z. B. virusinfizierte) Zellen sowie in den Körper eingedrungene Mikroorganismen. Die **T-Gedächtniszellen** prägen sich die Merkmale der in den Körper eingedrungenen Antigene ein, sodass bei erneutem Kontakt die Immunreaktion sofort gestartet wird. Die **T-Supressorzellen** hemmen die Aktivität der zytotoxischen T-Zellen, damit diese nicht beginnen, gesunde Zellen zu vernichten.

▸1 Spezifische Abwehr mit B-Lymphozyten (humorale Abwehr)

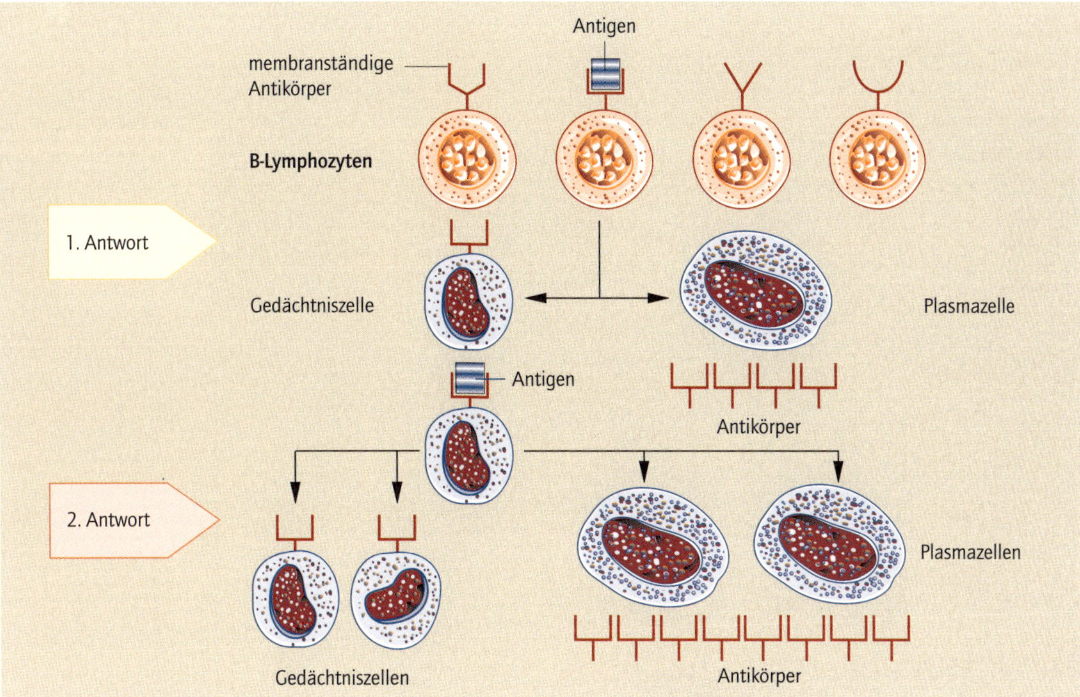

▸2 Spezifische Abwehr mit T-Lymphozyten (zelluläre Abwehr)

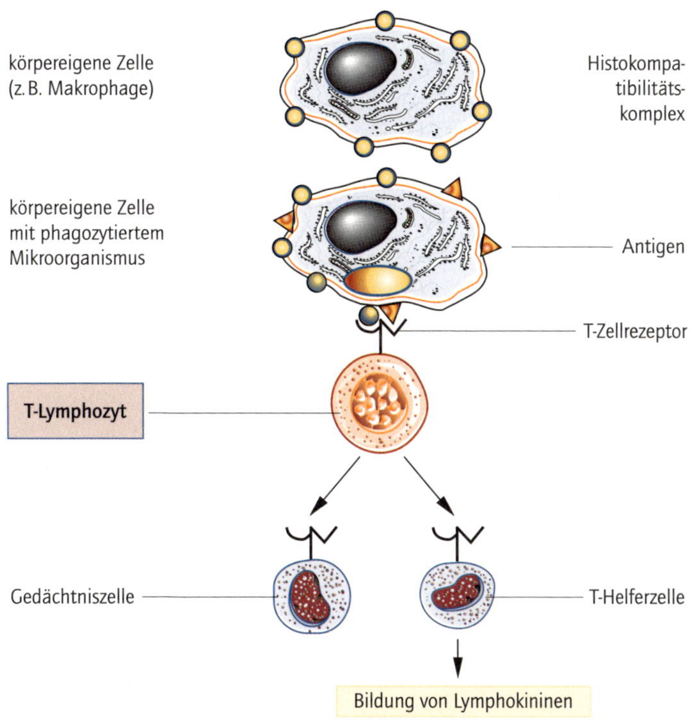

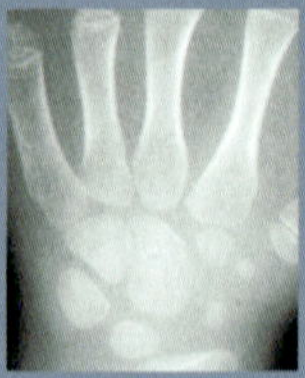 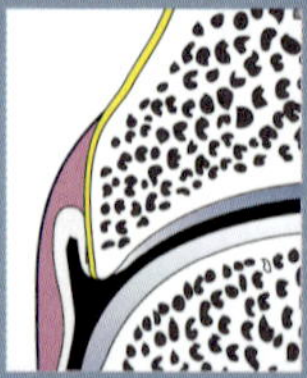 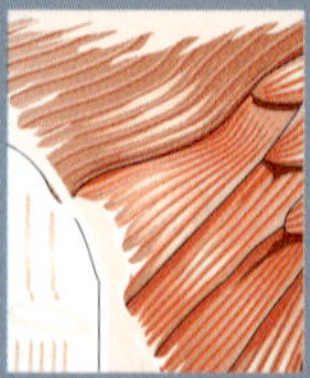 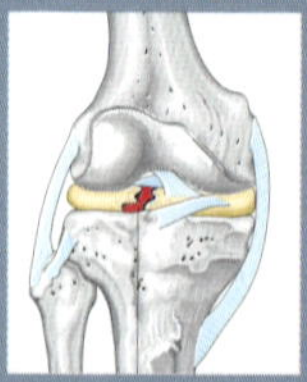

Skelett und Bewegungsapparat

Das Skelett bildet das Gerüst des Körpers. Es dient als Schutz und zugleich als Stütze für die inneren Organe. Die einzelnen Knochen des Skeletts sind über die Gelenke miteinander verbunden und werden von widerstandsfähigen Fasern (Bändern) zusammengehalten. Seine Beweglichkeit erhält das Skelett u. a. durch kontraktionsfähige Muskeln, die über Sehnen mit den Knochen verbunden sind.

Inhalt

KNOCHEN, GELENKE UND MUSKELN

BEWEGUNGSAPPARAT

Knochentypen und Knochenaufbau

Das Stützgerüst des menschlichen Körpers besteht aus Knochen und Knorpeln, zusammen als Skelett bezeichnet. Verbunden sind die Knochen durch Gelenke. Gemeinsam mit Sehnen, Bändern und Muskeln bildet das Skelett den Bewegungsapparat.

Die Knochen haben jedoch noch weitere Funktionen. Sie sind Speicher für Kalzium, da sie größtenteils aus diesem Mineralstoff bestehen, der u. a. bei der Blutgerinnung und der Muskelkontraktion eine große Rolle spielt. Sinkt der Kalziumgehalt des Blutes ab, lösen Hormone Kalzium aus den Knochen. Zugleich befindet sich im Inneren vieler Knochen rotes Knochenmark, in dem die Bildung von Blutzellen stattfindet.

Röhrenknochen

Bei den Knochen werden einzelne Knochentypen unterschieden. So gibt es Röhrenknochen (Abb. 1) mit zwei verdickten Enden **(Epiphysen)** und einem dazwischen liegenden, längeren Knochenschaft **(Diaphyse)**. In der Kindheit existiert noch ein weiterer Knochenanteil zwischen Epiphyse und Diaphyse – die **Metaphyse** oder Längenwachstumszone (▸ S. 54). Die beiden Enden (Gelenkköpfe) sind mit Knorpel überzogen, damit sich zwei Knochen leichter gegeneinander bewegen können. Im Inneren befindet sich die Knochenmarkhöhle; außen ist der Knochen (mit Ausnahme der Gelenke) von der **Knochenhaut** (Periost) umhüllt, die aus zwei Schichten besteht: der inneren Schicht, die von Blutgefäßen und Nerven durchzogen ist, und der äußeren Schicht aus elastischen Fasern. Außen bestehen alle Knochen aus einer kompakten Schicht, die allgemein **Kortikalis**, bei den Röhrenknochen aber wegen ihrer Stärke **Kompakta** genannt wird. Im Inneren sind die Knochen weniger kompakt – die innere Knochensubstanz setzt sich aus zarten Knochenbälkchen mit einem Hohlraumsystem zusammen, die wie ein Schwamm aussehen. Deshalb nennt sich dieses Knochengewebe auch **Spongiosa** (vom lateinischen spongia = Schwamm). Im Inneren des Hohlraumsystems **(Knochenmarkhöhle)** liegt das Knochenmark. Zahl und Aufbau der Knochenbälkchen sind den jeweiligen statischen Anforderungen, die an den Knochen gestellt werden, genau angepasst. So erscheint z. B. die Spongiosa des Hüftkopfs des Oberschenkelknochens verwirrend aufgebaut (Abb. 2), ist jedoch genau auf die einwirkenden Belastungen abgestimmt.

Weitere Knochentypen

Auch die anderen Knochen bestehen aus Kortikalis und Spongiosa – allerdings unterscheiden sie sich vor allem in der Form. So gibt es die **platten Knochen** (z. B. Schädelknochen, Rippen), die aus zwei kompakten Außenschichten und einer dünnen Spongiosa bestehen. Die **kurzen Knochen** haben meist die Form eines Quaders; ihre äußere Schicht ist dünner, die Spongiosa geht in die äußere Schicht über. **Sesambeine** sind in Sehnen, Bänder oder Gelenkkapseln eingefügte Knochen, z. B. die Kniescheiben; dann gibt es noch **irreguläre Knochen**, deren Form stark variiert.

Lamellen- und Geflechtknochen

Das Knochengewebe besteht aus Knochenzellen und Interzellularsubstanz **(Knochenmatrix)**. Die Knochenmatrix setzt sich zusammen aus kollagenen Bindegewebsfasern, Mineralstoffen und Wasser. Diese Stoffe bilden eine feste Substanz, zwischen der die Knochenzellen **(Osteozyten)** liegen. Unterteilt werden die Knochen je nach Knochengewebe in Lamellenknochen und Geflechtknochen. Bei den Lamellenknochen (Abb. 3) bilden die kollagenen Bindegewebsfasern in der Kortikalis dünne Lamellen. Diese bilden wiederum eine Art Röhre (Havers-Säule oder **Osteon**), in der die **Havers-Kanäle** liegen. Hier befindet sich das Blutgefäß, das diesen Abschnitt mit Nährstoffen versorgt. Durch kleine quer verlaufende Gänge **(Volkmann-Kanäle)** ziehen sich von der Knochenhaut Blutgefäße zu den Havers-Kanälen. Die äußeren Lamellen des Knochens bilden stabile Platten und werden **Generallamellen** genannt. An die so aufgebaute Kortikalis schließt sich die Spongiosa an. Die Geflechtknochen sind längst nicht so stabil wie die Lamellenknochen. Sie setzen sich aus zarten Knochenbälkchen **(Trabecula)** zusammen. Erwachsene verfügen kaum noch über Geflechtknochen, nur noch dort, wo Sehnen und Bänder ansetzen.

Gebildet wird das Knochengewebe von den **Osteoblasten** – das sind Knochenzellen im teilungsfähigen Zustand. Sie bilden die Knochenmatrix, indem sie Mineralstoffe um sich herum abscheiden und sich selbst einmauern. Die eingemauerten Osteoblasten heißen Osteozyten. Außerdem gibt es noch die **Osteoklasten**, die Knochengewebe abbauen können, indem sie das Kalzium herauslösen. Sie spielen u. a. bei der Heilung von Knochenbrüchen und in der Wachstumsphase eine wichtige Rolle. Außerdem wird ständig Knochensubstanz auf- und abgebaut.

▸ 1 Aufbau eines Röhrenknochens

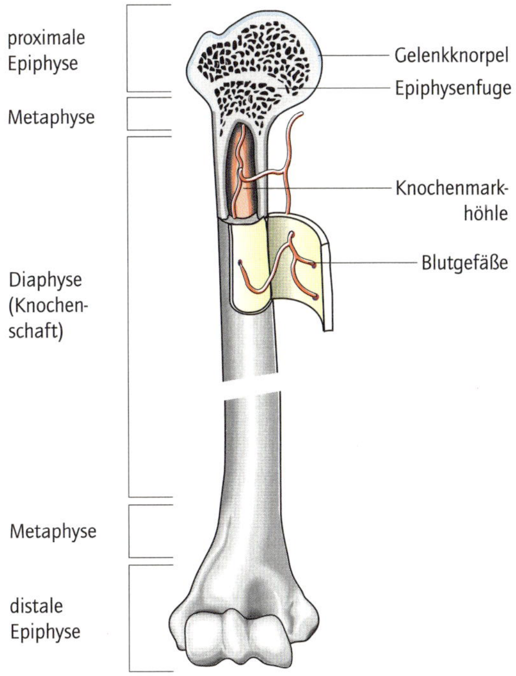

▸ 2 Hüftkopf des Oberschenkelknochens

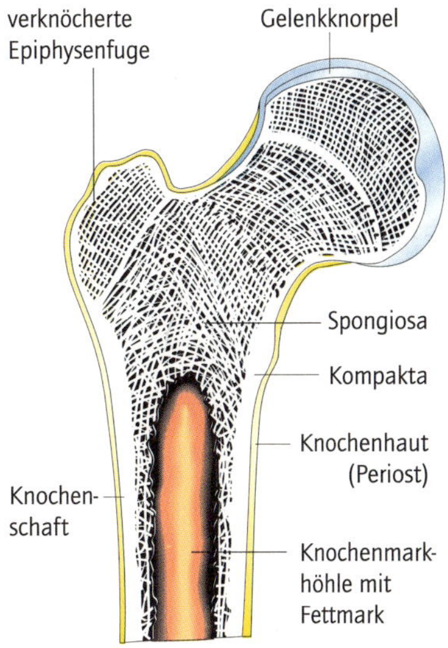

▸ 3 Struktur eines Lamellenknochens

▸ In der äußeren Schicht der Lamellenknochen, der so genannten Kortikalis, bilden die kollagenen Bindegewebsfasern dünne Lamellen, die eine Art Röhre (Osteon) formen, in der die Havers-Kanäle liegen – an dieser Stelle befindet sich das Blutgefäß, das diesen Bereich mit Nährstoffen versorgt.
Durch die Volkmann-Kanäle ziehen Blutgefäße von der Knochenhaut zu den Havers-Kanälen. Die Generallamellen sind die äußeren Lamellen des Knochens, die stabile Platten bilden.

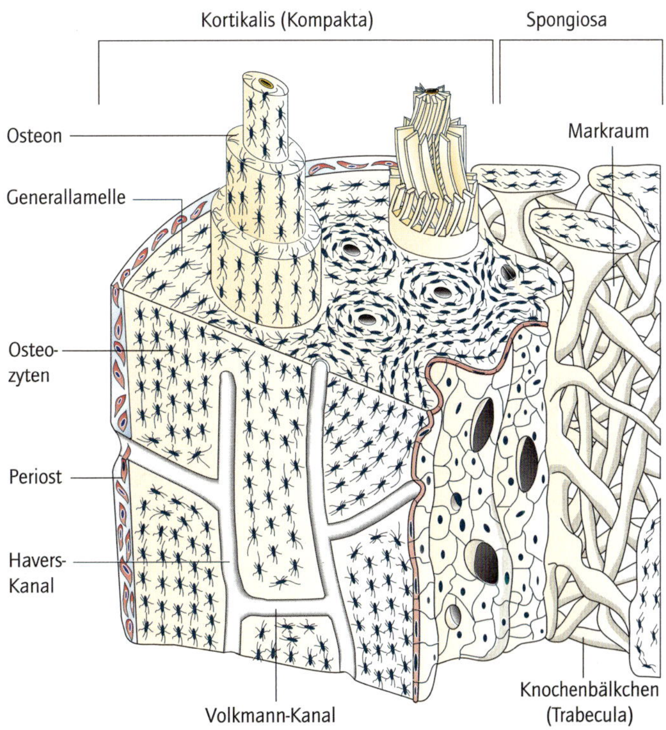

Knochenentwicklung und Mineralhaushalt

Beim Säugling und beim Kleinkind sind noch nicht alle Knochen so fest und steif wie beim Erwachsenen. Bei der so genannten Verknöcherung oder Knochenentwicklung (Ossifikation) handelt es sich um einen langsamen Prozess, der schon beim Embryo im Mutterleib beginnt.

Ossifikation

Die Knochen entwickeln sich beim Embryo aus Bindegewebe. Bei den meisten Knochen verläuft die Entwicklung zunächst über die Bildung von Knorpeln (**chondrale Ossifikation**), nur wenige Knochen (z. B. der Großteil der Gesichtsknochen) verknöchern sofort (direkte Verknöcherung oder **desmale Ossifikation**).

Bei der desmalen Ossifikation entstehen die Knochen direkt aus dem embryonalen Bindegewebe. Bei der chondralen Ossifikation bilden sich recht früh in der Embryonalzeit dort, wo später die Knochen sein werden, Vorformen aus **hyalinem Knorpel** (glasartig zähem Knorpelgewebe). Kurze Zeit später beginnt die Verknöcherung des Knorpelgewebes – es wird durch Geflechtknochen (▸ S. 52) ersetzt. Die Verknöcherung findet einerseits innen im Knorpel statt (**enchondrale Ossifikation**), andererseits geht sie von der Knorpelhaut aus (**perichondrale Ossifikation**). Im Inneren des Knorpels entstehen **primäre Knochenkerne**, die sich allmählich nach außen hin ausdehnen. In den Epiphysen kommt es nach einiger Zeit zur Einsprießung von Blutgefäßen – dort werden nun sekundäre Knochenkerne gebildet, sodass sich langsam auch die knorpeligen Epiphysen in Knochen umwandeln. Außen um den Knorpel bildet sich eine Knochenmanschette, die um den Knorpel herum wächst und sich bis zu den Enden der Knochen hin ausdehnt. Nur an der Außenseite der Epiphysen (den Gelenkflächen) und in einem kleinen Bereich des Knochens, der **Epiphysenfuge** (Wachstumsfuge), bleibt Knorpel zurück. Die Epiphysenfuge ist der Bereich des Röhrenknochens, der für das Längenwachstum wichtig ist. Am Ende des Wachstums verknöchert auch die Epiphysenfuge (Abb. 1).

Knochenwachstum

Das Knochenwachstum geht von den Wachstumsfugen aus – bei den Röhrenknochen bilden sich auf der Seite der Wachstumsfuge, die zur Epiphyse hin zeigt, neue Knorpelzellen, die zur Diaphysenseite hin verknöchern. Gesteuert wird das Knochenwachstum durch das **Wachstumshormon** (▸ S. 264) sowie durch die Sexualhormone Östrogen und Testosteron während der Pubertät. Im Anschluss an die Pubertät produziert der Organismus weniger Wachstumshormon, was zur Folge hat, dass die Epiphysenfugen allmählich ebenfalls verknöchern. Im Erwachsenenalter sind statt Epiphysenfugen nur noch **Epiphysenlinien** auf dem Röntgenbild zu erkennen (Abb. 2 und 3).

Mineralhaushalt

Auch wenn das Knochenwachstum abgeschlossen ist, entsteht ständig neues Knochengewebe und altes wird abgebaut. Zwischen Auf- und Abbau der Knochensubstanz besteht normalerweise ein Gleichgewicht, sodass die Knochen stabil bleiben. Allerdings müssen bestimmte Stoffe in ausreichendem Maß zur Verfügung stehen, damit das so bleibt.

In erster Linie müssen die Mineralstoffe **Kalzium** und **Phosphat** in ausreichenden Mengen mit der Nahrung aufgenommen werden, denn diese Substanzen verleihen den Knochen ihre Festigkeit. Sobald der Kalziumspiegel im Blut zu stark sinkt, wird Kalzium aus den Knochen herausgelöst. Reguliert wird der Kalziumgehalt des Blutes über das Nebenschilddrüsenhormon **Parathormon** und das von bestimmten Zellen der Schilddrüse gebildete **Kalzitonin**. Sinkt der Kalzium-Blutspiegel ab, wird Parathormon ausgeschüttet, das den Knochen Kalzium entzieht; steigt er zu stark an, wird Kalzitonin freigesetzt, das u. a. dafür sorgt, dass Kalzium vermehrt in die Knochen eingebaut wird.

Wichtig ist zudem **Vitamin D** (auch Vitamin-D-Hormon genannt), das der Körper benötigt, damit das Kalzium aus der Nahrung überhaupt aufgenommen werden kann. Vitamin D produziert der Körper unter Einwirkung des Sonnenlichts selbst, es kann aber zum Teil auch mit der Nahrung aufgenommen werden. Auch die Vitamine A, B_{12} und C werden von den Knochenzellen benötigt.

Sehnen und Bänder

Sehnen aus Bindegewebe befestigen die Muskeln am Knochen und sorgen so für deren Beweglichkeit. Bänder sind stärkere Bindegewebsverstrebungen, die Knochen miteinander verbinden. Um ihnen festen Halt zu bieten, besitzen die Knochen Ansatzstellen für Bänder und Sehnen, z. B. Knochenvorsprünge oder Knochenleisten. ❙

▸ 1 Wachstum und Verknöcherung von Röhrenknochen
(Schienbein, zentrale Frontalschnitte)

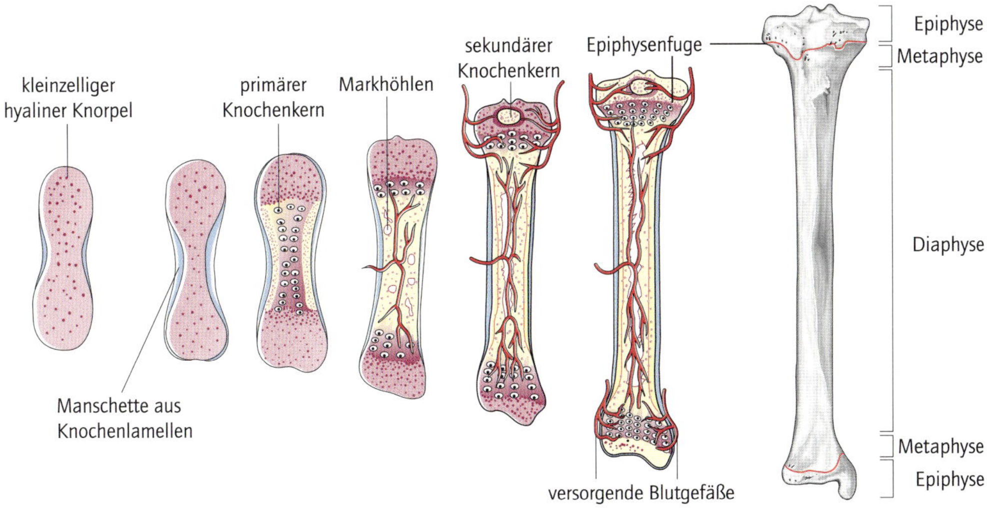

▸ 2 Hand eines dreijährigen Kindes
(Röntgenaufnahme)

- Bei der Hand eines Kindes ist die Epiphysenfuge noch deutlich sichtbar.

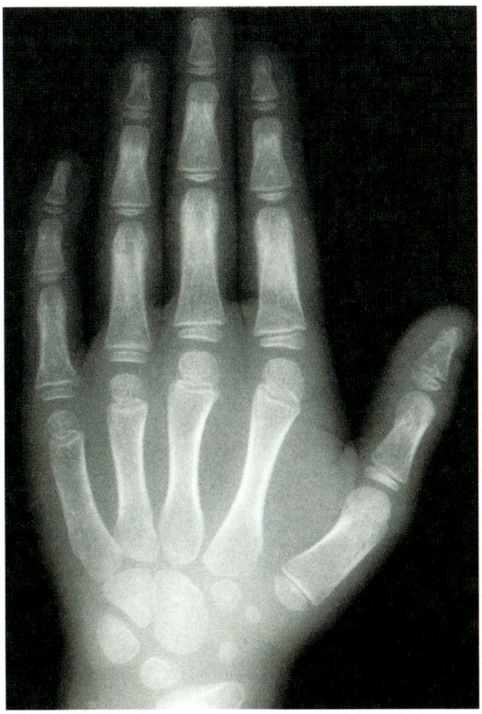

▸ 3 Hand eines Erwachsenen
(Röntgenaufnahme)

- Bei der Hand eines Erwachsenen ist nur noch eine Epiphysenlinie zu erkennen.

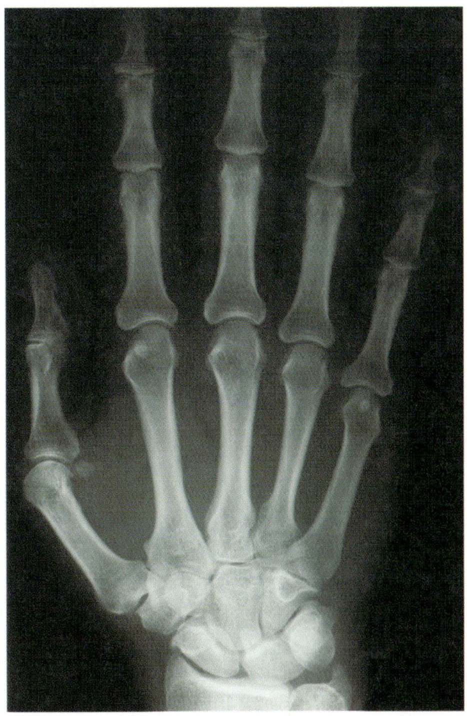

Knochenbrüche

Bei Knochenbrüchen (Frakturen) wird das normalerweise fest gefügte Knochengewebe durch einen Spalt (Bruchspalt) voneinander getrennt. Es kommt zur Bildung von wenigstens zwei Bruchstücken (Fragmenten).

Verschiedene Formen

Bei einem Knochenbruch wird zunächst unterschieden, ob es sich um eine vollständige (komplette) oder unvollständige Fraktur handelt (Abb. 1). Bei einer **unvollständigen Fraktur** hängen die Knochenfragmente an einer oder mehreren Stellen noch zusammen, bei einer **vollständigen Fraktur** sind sie voneinander getrennt. Verläuft der Bruch quer oder schräg durch den Knochen, spricht man von einer **Quer-** bzw. **Schrägfraktur**. Bei einer **Biegungsfraktur** wurde der Knochen so stark gebogen, dass es zu einem Bruch kommt; oft „springt" dabei vom Knochen ein drittes Fragment ab: der Biegungskeil. Eine **Torsionsfraktur** kann z. B. entstehen, wenn ein Abschnitt eines Knochens eingeklemmt ist, es aber trotzdem zu einer Drehbewegung kommt. Bei einer **Trümmerfraktur** kommt es zur Bildung von mindestens sieben, zum Teil sehr kleinen Knochenfragmenten.

Weiterhin unterteilt man Knochenbrüche in geschlossene und offene Frakturen (Abb. 2). Während beim **geschlossenen Knochenbruch** die darüber liegende Haut nicht in Mitleidenschaft gezogen wird, tritt der **offene Knochenbruch** nach außen durch die Haut durch. In letzterem Fall besteht immer die Gefahr, dass Krankheitserreger in die Wunde gelangen und es zu Entzündungsprozessen kommt.

Ein Knochenbruch kann durch äußere Gewalteinwirkung entstehen **(traumatische Fraktur)**. Aber auch Vorschädigungen des Knochens, z. B. durch Erkrankungen wie Osteoporose (Knochenschwund) und Knochentumoren, können schon bei leichten Einwirkungen einen Knochenbruch verursachen **(pathologische Fraktur)**.

Nicht immer ist ein Knochenbruch als solcher zu erkennen. Auf eine Fraktur weisen Fehlstellungen der Knochen (wenn sich die Knochenfragmente gegeneinander verschoben haben) hin, ungewöhnliche Geräusche beim Bewegen der betroffenen Knochen sowie die Ausführung von Bewegungen, die vor dem Bruch nicht möglich waren. Beim offenen Bruch kann man oft schon auf den ersten Blick sehen, dass es sich um eine Fraktur handelt. Aber auch Schmerzen sowie Probleme, verschiedene Bewegungen durchzuführen, können auf eine Fraktur hindeuten. Sicherheit, ob ein Knochenbruch vorliegt, gibt in diesen Fällen jedoch nur das Röntgenbild.

Behandlungsprinzipien

Bei der **primären Frakturheilung** werden nach der Versorgung des Bruchs die Knochensubstanz bildenden Knochenzellen **(Osteoblasten)** aktiv, indem sie den Bruchspalt überbauen. Bei der **sekundären Frakturheilung** (z. B. bei nicht optimaler Versorgung des Bruchs) kommt es (wie beim Fetus, ▸ S. 54) zunächst zur Bildung von knorpelähnlichem Gewebe **(Kallus)**, das den Bruchspalt überbrückt und sich erst nach und nach in Knochengewebe umwandelt. Meist verheilt ein Bruch in drei bis 14 Wochen, bei einer **verzögerten Frakturheilung** nach bis zu sechs Monaten. Von einer **Pseudarthrose** spricht man dann, wenn sich nach sechs Monaten noch keine Kontinuität der Knochensubstanz ausgebildet hat und die Frakturenden weiterhin gegeneinander beweglich sind (z. B. bei nicht ausreichender Angleichung und Ruhigstellung der Frakturenden).

In den meisten Fällen wird ein Knochenbruch versorgt, indem die beiden Fragmente wieder passend aufeinander gefügt werden und der Knochen anschließend ruhig gestellt wird – meist durch einen Gips (konservative Behandlung). Ist eine solche Versorgung nicht möglich, muss der Knochen durch einen operativen Eingriff ruhig gestellt werden (so genannte Osteosynthese). In der Regel wird die Fraktur bei der Operation gerichtet und ein Metallimplantat eingesetzt, das die Fragmente in der richtigen Stellung hält.

Zu den Osteosynthese-Verfahren (Abb. 3) zählt die Verschraubung einer Fraktur. Die Schrauben werden so in den Knochen eingesetzt, dass sie die Fragmente durch Zugwirkungen gegeneinander festkeilen. Bei der **Ender-Nagelung** werden mehrere längere, gebogene Nägel in die Markhöhle eines Röhrenknochens eingeführt, die zur Schienung der Fraktur dienen. Bei der **Plattenosteosynthese** wird der Knochen durch verschraubte Platten in seinen ursprünglichen Zustand zurückgebracht und fixiert. Unterschieden wird u. a. zwischen **Kondylenplatten**, die vor allem Frakturen von Oberarm- und Oberschenkelknochen stabilisieren, die im gelenknahen Bereich des Knochens auftreten, und **Kompressionsplatten**, die den Bruchspalt zusammendrücken. Bei offenen Brüchen wird oft ein Fixateur externe angebracht. Dabei werden die Schrauben durch die Haut in den Knochen gedreht und die nach außen ragenden Schraubenenden miteinander verbunden.

▸ 1 Verschiedene Formen von Knochenbrüchen

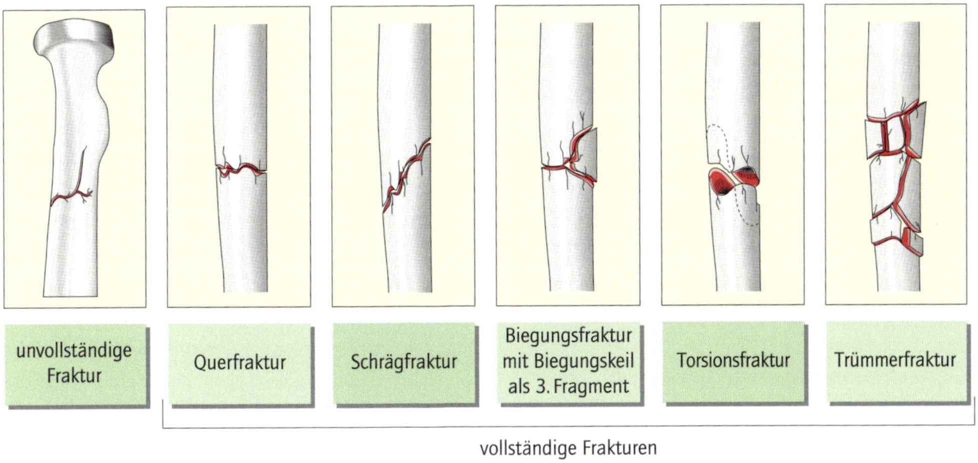

▸ 2 Geschlossener und offener Bruch

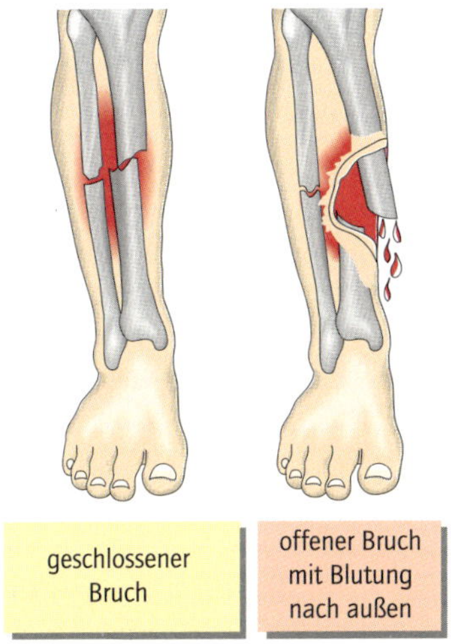

▸ 3 Osteosynthese-Verfahren

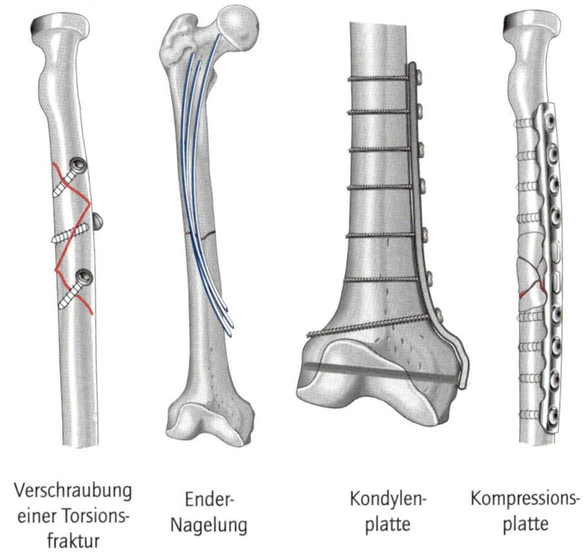

Anzeichen für einen Knochenbruch

Nicht in jedem Fall ist auf den ersten Blick eindeutig zu erkennen, ob eine Knochenfraktur vorliegt. Es gibt jedoch einige unverkennbare Symptome, die sich einstellen, wenn ein Knochen tatsächlich gebrochen ist:

- Starke Schmerzen, die sich mehr oder weniger im Bereich der Bruchstelle einstellen, verbunden mit einer Gebrauchsunfähigkeit des Gliedes.
- Es kann zu einer abnormen Beweglichkeit an der Bruchstelle kommen, die – meist durch einen Bluterguss – bald anschwellen wird.
- Nach einiger Zeit tritt an der Bruchstelle eine Blauverfärbung ein.

Im Zweifelsfall sollte jedoch immer frühzeitig ein Arzt konsultiert werden, um eine mögliche Verschiebung der Knochen an der Bruchstelle zu vermeiden.

Gelenke und häufige Verletzungen

Die Gelenke verbinden die Knochen miteinander und ermöglichen die Beweglichkeit der Knochen gegeneinander. Sie sind also verantwortlich für alle Bewegungen des menschlichen Körpers.

Unterschieden werden die so genannten **freien Gelenke** (Diarthrosen), die recht beweglich sind und sich wenigstens in einer Richtung hin- und herbewegen lassen, und die **straffen Gelenke** (Amphiarthrosen), die nur wenig beweglich sind. Hinzu kommen die **Synarthrosen**, Gelenke ohne Gelenkspalt, die Knochen durch Knorpel oder Bindegewebe miteinander verbinden und dem Skelett festen Halt geben, aber nicht beweglich sind.

Formen und Aufbau von Gelenken

Nach ihrer Beweglichkeit unterscheidet man verschiedene Formen von Gelenken (Abb. 1). So gibt es Gelenke, die Bewegungen in alle Richtungen zulassen und daher als **Kugelgelenke** (z. B. Hüftgelenk) bezeichnet werden. Ein **Sattelgelenk** erlaubt Bewegungen nach vorn und nach hinten sowie zur Seite, während ein **Scharniergelenk** wie das Ellenbogengelenk nur Bewegungen nach vorn und hinten zulässt. Als **Eigelenke** werden Gelenke bezeichnet, deren Gelenkflächen entweder konkav oder konvex geformt sind und die Bewegungen zur Seite sowie Streck- und Beugebewegungen ermöglichen. Beim **Zapfengelenk** dreht sich eine Gelenkfläche gegen die andere, die eine Gelenkfläche begrenzt dabei die Bewegungen der zweiten.

Aufgebaut sind die freien Gelenke nach folgendem Schema (Abb. 2): Umgeben sind die Knochen des Gelenks von einer bindegewebigen **Gelenkkapsel**, die das Gelenk nach außen verschließt und durch Bänder verstärkt ist, um die Stabilität des Gelenks zu gewährleisten. Die Gelenkkapsel ist mit den Gelenkknochen verwachsen. Über den Gelenken ziehen sich außerdem Sehnen entlang, die eine Bewegung des Gelenks erst ermöglichen. Nach innen hin ist die Gelenkkapsel mit der **Gelenkinnenhaut** (Synovialis) ausgekleidet, durch die sich Blutgefäße und Nerven hindurchziehen und die die **Gelenkflüssigkeit** (Synovia) produziert, die notwendig ist, damit die Knochen sich ohne Reibung gegeneinander bewegen können. Diese Gelenkflüssigkeit befindet sich im **Gelenkspalt** zwischen den Gelenkflächen. Die Gelenkflächen sind von einer Knorpelschicht überzogen, damit die Knochen gegeneinander gleiten können. Das Knorpelgewebe, das keine Blutgefäße enthält, wird über die Gelenkflüssigkeit mit Nährstoffen versorgt, allerdings nur, wenn das Gelenk ausreichend bewegt wird. Zusätzlich bieten die **Schleimbeutel** (Bursae synoviales) dem Gelenk Schutz vor Reibung. Dies sind kleine Beutel, die von der Gelenkinnenhaut gebildet werden und sich an Stellen im Gelenk befinden, die einer besonderen Belastung unterliegen.

Manche Gelenke haben Zwischenscheiben aus Bindegewebe und Knorpel, die den Gelenkspalt vollständig (Discus articularis, z. B. Sternoklaviculargelenk) oder unvollständig (Meniscus articularis, z. B. Kniegelenk) unterteilen. Sie haben eine Führungswirkung zur Stabilisierung des Gelenks und sind ein zusätzlicher Stoßdämpfer.

Um die Funktionsfähigkeit eines Gelenks zu prüfen, testet der Arzt, wie weit das Gelenk sich in die verschiedenen Richtungen bewegen lässt, und er misst die Winkelstellung des Gelenks, z. B. bei der Auf- und der Abbewegung. Die ermittelten Werte werden anschließend mit Normwerten verglichen.

Verletzungen

Zu den häufigsten Gelenkverletzungen zählt die Verrenkung des Gelenks. Dabei wird das Gelenk (z. B. beim Sturz) in eine Richtung bewegt, in die es normalerweise nicht bewegt werden kann. Die Folge: Die Gelenkflächen verschieben sich gegeneinander und müssen vom Arzt wieder eingerenkt werden, falls sie sich nicht von selbst wieder in ihre normale Position begeben. Die **Einrenkung** sollte möglichst schnell erfolgen, um bleibende Schäden an Blutgefäßen und Nerven zu vermeiden. Weiterhin muss ein Knochenbruch ausgeschlossen werden, denn manchmal kann der Knochen auch durch das Verschieben des Gelenks in Mitleidenschaft gezogen oder eine Sehne oder ein Band knöchern ausgerissen worden sein. Unter Umständen werden zudem die Bänder der Gelenkkapsel so stark gedehnt, dass es zum **Gelenkkapselriss** kommt. Häufig sind die Bänder jedoch nur sehr stark gedehnt – dann spricht man von einer **Bänderzerrung** oder Distorsion.

Festgestellt werden kann ein Gelenkkapselriss oder eine übermäßige Zerrung der Bänder, indem der Arzt die Beweglichkeit des Gelenks prüft. Lässt es sich zu stark „aufklappen", ist davon auszugehen, dass die Verletzung schwerwiegender ist. Ermittelt wird die **Aufklappbarkeit eines Gelenks** mit einer Röntgenaufnahme. Manchmal reicht es aus, das Gelenk ruhig zu stellen, in anderen Fällen ist eine Operation unvermeidlich.

▸1 Gelenkformen

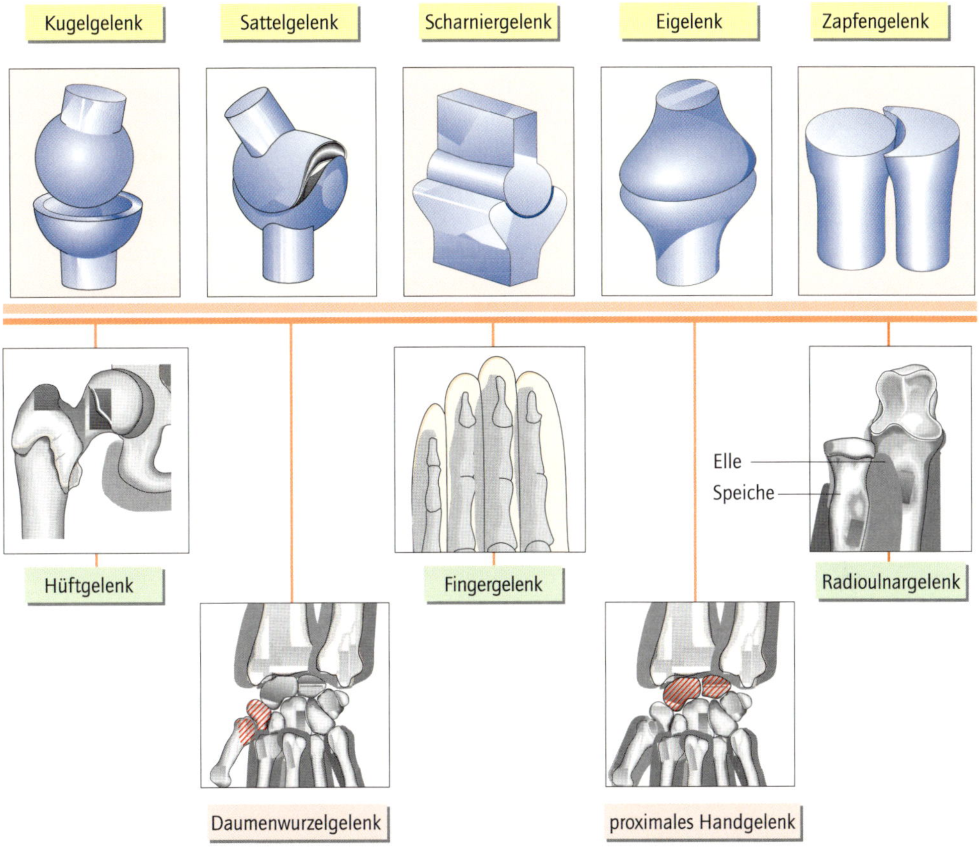

▸2 Kugelgelenk

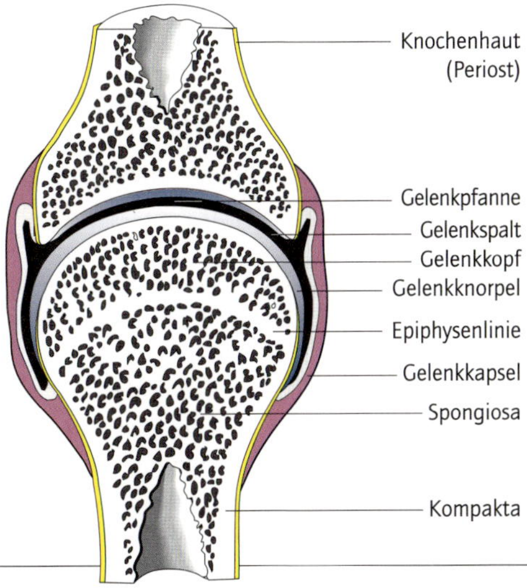

Neutral-Null-Methode

Die Neutral-Null-Methode ist eine Messmethode zur Beurteilung der Beweglichkeit von Gelenken, ausgehend von der Neutral-Null-Stellung (aufrechter Stand mit herunterhängenden, gestreckten Armen und nach vorne gerichteten Handflächen). Dabei wird als erste Zahl der Winkel der Beweglichkeit in eine Richtung angegeben, ausgehend von der Nullstellung, und dann die Beweglichkeit in die entgegengesetzte Richtung – beispielsweise. Bewegung des Arms im Schultergelenk nach hinten und vorne: 40° – 0° (herabhängender Arm) – 170°.

Skelettmuskulatur

Es gibt drei Formen von Muskelgewebe: die quer gestreifte Muskulatur (Skelettmuskulatur), die Herzmuskulatur und die glatte Muskulatur (z. B. im Darm). Die Bewegungen des Körpers werden von der quer gestreiften Muskulatur gesteuert.

Die Muskelzellen der **quer gestreiften Muskulatur** müssen dafür verschiedene Fähigkeiten haben: Sie müssen eine Reaktion auf Nervenimpulse zeigen, sich dehnen und zusammenziehen können und außerdem elastisch sein. Indem sich die Muskeln zusammenziehen, ermöglichen sie nicht nur die Bewegung des Organismus, sie befähigen den Menschen auch, eine aufrechte Haltung einzunehmen. Der Kontraktionsprozess erfordert zudem überschüssige Energie, sodass gleichzeitig noch Wärme freigesetzt wird und der Organismus einen Großteil seiner Körperwärme aus der Muskelarbeit zieht.

Mechanik

Eine Bewegung kommt dadurch zustande, dass die Muskulatur bei der Kontraktion Zugkräfte auf die Sehnen ausübt, die ihrerseits wiederum Zugkräfte auf die Knochen ausüben. Meist sind an der Bewegung zwei Muskeln beteiligt, die entgegengesetzte Bewegungen vollführen – diese zwei Muskeln werden als **Agonist** (Spieler) und **Antagonist** (Gegenspieler) bezeichnet. Bei der Beugung des Unterarms beispielsweise kontrahiert der Bizeps (Musculus biceps brachii) am Oberarm – er ist für die Bewegung verantwortlich und damit Agonist. Der Trizeps (Musculus triceps brachii), der sich ebenfalls am Oberarm befindet, muss sich während dieser Bewegung entspannen – er ist Antagonist. Bei der Streckung des Unterarms fungiert der Trizeps als Agonist und der Bizeps als Antagonist (Abb. 1).

Aufbau und Bewegung

Eine Skelettmuskelzelle (oder Muskelfaser) ist im Vergleich zu vielen anderen Zellen des Körpers riesig: Ihr Durchmesser beträgt zwischen zehn und 200 Mikrometer und sie kann mehrere Zentimeter lang werden. Eine Muskelfaser verfügt über zahlreiche Zellkerne und ist umhüllt von Bindegewebe, dem **Endomysium**. Im Muskel sind mehrere Muskelfasern zu einem Bündel zusammengefasst, die von Bindegewebe, dem **Perimysium**, umgeben sind. Zahlreiche dieser Muskelfaserbündel bilden nun den Muskel, der von Bindegewebe, dem **Epimysium**, umhüllt ist (Abb. 2). Da die Muskelfasern gut mit Blut versorgt werden müssen, damit ihnen auch bei Belastungen genug Sauerstoff zur Verfügung steht, sind die bindegewebigen Umhüllungen der Muskelfasern von Kapillaren durchzogen. Zudem ist der Muskel von Nerven durchzogen, denn zur Kontraktion sind Nervenimpulse notwendig.

Die Muskelfasern bestehen zum Großteil aus **Myofibrillen**, die sich aus kleineren Strukturen, den **Myofilamenten**, zusammensetzen. Ein Bündel Myofibrillen bildet die kleinste funktionsfähige Untereinheit der Zelle, das **Sarkomer**. Dieses wird zu beiden Seiten durch **Z-Filamente** begrenzt, von denen zur Mitte des Sarkomers hin Myofilamente **(Aktinfilamente)** ausgehen, die sich in andere Myofilamente **(Myosinfilamente)** hineinschieben. Aktin und Myosin sind nicht miteinander verbunden (Abb. 2). Unter Zufuhr von Energie können sich Aktin und Myosin gegeneinander verschieben, sodass sich das Sarkomer verkürzt oder ausdehnt. Dadurch kommt die Muskelkontraktion zustande.

Damit sich der Muskel bewegt, muss ein Nervenimpuls an den Muskelfasern ankommen. Eine Nervenzelle, die zu den Muskelfasern führt, heißt **Motoneuron**. Die Nerven kontaktieren die Membran der Muskelfaser – das **Sarkolemm** – mittels einer **motorischen Endplatte** (neuromuskuläre Synapse, ▸ S. 210). Der Nervenimpuls wird durch einen Überträgerstoff, einen Neurotransmitter namens **Acetylcholin**, vermittelt, der von der motorischen Endplatte des Motoneurons bei dessen Erregung in den **synaptischen Spalt**, die Region zwischen Nervenzelle und Muskelfasermembran, ausgeschüttet wird (Abb. 3). Das Acetylcholin dockt auf speziellen Rezeptoren der Muskelfaser an und sorgt über eine Änderung der Durchlässigkeit der Muskelzellmembran für bestimmte Stoffe dafür, dass der Nervenreiz auf die Sarkomere übertragen wird, wodurch sich Aktin und Myosin unter Verbrauch von Energie in Form von Adenosintriphosphat (ATP) ineinander schieben. Von einem Motoneuron wird nicht der gesamte Muskel erregt, sondern nur mehrere Muskelfasern (motorische Einheiten). Auch werden nicht alle motorischen Einheiten gemeinsam erregt, sondern mehrere nacheinander. Auf diese Weise ermüden die Muskeln nicht so rasch. Die Energie für die Kontraktion liefert in erster Linie das ATP. Ist dies verbraucht, wird zur Energiegewinnung **Kreatinphosphat** und schließlich Glukose genutzt, die in Form von Glykogen in den Muskeln gespeichert ist.

▸1 Beugung des Unterarms

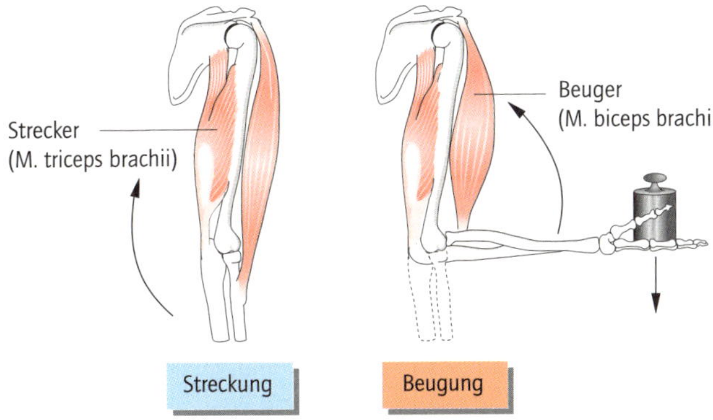

▸2 Aufbau des Skelettmuskels

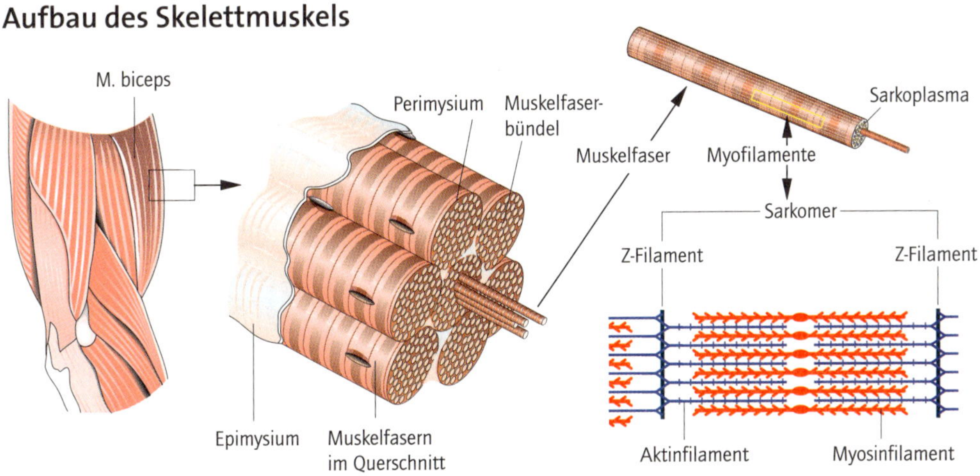

▸3 Kontraktion des Skelettmuskels aufgrund von Nervenimpulsen

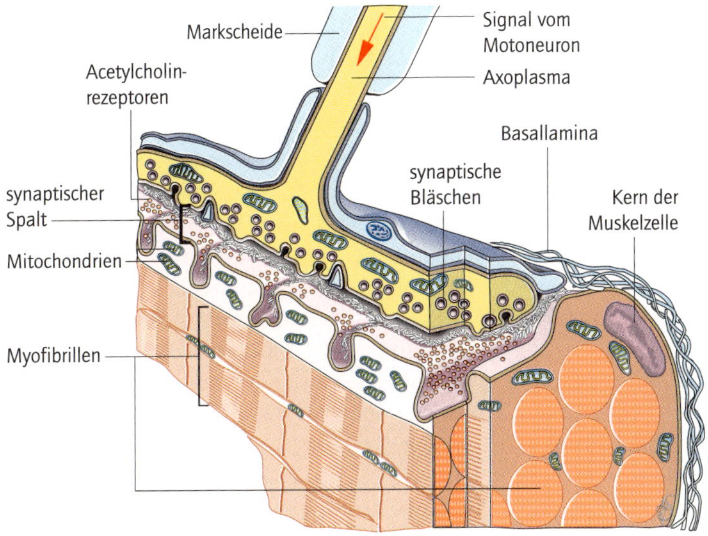

Muskelkontraktion und Erkrankungen

Neben der normalen Kontraktion der Skelettmuskulatur gibt es krankhafte Formen der Kontraktion, die durch verschiedene Krankheiten hervorgerufen werden können.

Kontraktion der Skelettmuskulatur

Der Skelettmuskel setzt sich aus vielen einzelnen Myofibrillen zusammen (Abb. 1) – mehrere Myofibrillen bilden ein Sarkomer (Abb. 2), dessen Aktinfilamente sich bei der Kontraktion des Muskels in die Myosinfilamente schieben. Das Sarkomer wird nach beiden Seiten von den Z-Streifen oder -Filamenten begrenzt.

Bei schwerer körperlicher Arbeit werden die Muskeln, die wegen ihrer stetigen Kontraktionstätigkeit mehr Sauerstoff benötigen, stärker durchblutet; auch andere Organe profitieren davon (Abb. 3). Gleichzeitig muss vor allem das bei der Muskeltätigkeit hergestellte Laktat (Salz der Milchsäure) über das Blut abtransportiert werden, da es sonst zu Einschränkungen der Muskelfunktion kommen kann. Laktat bewirkt u. a., dass das Herz, das bei schwerer körperlicher Tätigkeit eine höhere Pumpleistung erbringen muss, rascher ermüdet, sodass nicht mehr genug Blut und damit nicht mehr genug Sauerstoff zu den Muskeln transportiert werden kann – auch die Muskeln ermüden.

Zu den normalen Formen der Muskelkontraktion zählen u. a. die **Zuckung** und die **Dauerkontraktion**. Eine Zuckung wird durch einen kurz andauernden Nervenimpuls ausgelöst – die Folge: Teile des Muskels kontrahieren für kurze Zeit. Bei der Dauerkontraktion folgen die Nervenimpulse so rasch aufeinander, dass der Muskel sich nicht mehr entspannen kann, sondern für längere Zeit kontrahiert. Dazu kommt es z. B., wenn Muskeln willentlich angespannt werden.

Damit wir den Kopf halten und aufrecht gehen können, ohne dass der willentliche Befehl dazu gegeben werden muss, ist eine gewisse Muskelgrundspannung erforderlich, der **Muskeltonus**. Dieser resultiert daraus, dass stets – auch in Ruhe – Teile des Muskels kontrahieren, und sich dann wieder entspannen. Im Anschluss kontrahieren dann andere Teile des Muskels. Krankheiten können dazu führen, dass der Muskeltonus gestört ist, dass er entweder zu stark ausgeprägt (**Muskelhypertonie**, kurzzeitig auftretend z. B. nach Schlaganfall) oder kaum vorhanden ist, was sich durch Schlaffheit des Körpers äußert (**Muskelhypotonie**). Auch Verspannungen der Muskulatur (z. B. nach zu lange dauernder einseitiger Belastung) bedingen oft einen gesteigerten Muskeltonus. Zu den krankhaften Muskelkontraktionen gehört der Tremor – hierbei ziehen sich antagonistisch wirkende Muskeln in kurzen Abständen zusammen, was zu einer Zitterbewegung führt. Bei einem Spasmus kommt es plötzlich zur Kontraktion verschiedener Muskeln, ohne dass der Betreffende dies will.

Skelettmuskelerkrankungen

Fehlt den Muskeln die nötige Bewegung, kommt es zur Muskelatrophie (Verlust an Muskelmasse). Die Muskelzellen werden dünner und weniger leistungsfähig. Meistens wird eine Muskelatrophie durch Bettlägerigkeit oder Ruhigstellung von Gliedmaßen verursacht. Bewegt sich der Patient wieder, geht auch die Muskelatrophie zurück. Manche Krankheiten führen dazu, dass Muskeln von der Nervenversorgung abgeschnitten werden – in diesen Fällen ist die darauf folgende Muskelatrophie nicht mehr zu beheben.

Bei der **Muskeldystrophie**, einer seltenen, meist erblichen Erkrankung, schwinden die Muskelfasern; die Folge ist Muskelschwäche. Es gibt verschiedene Formen, die mit unterschiedlich stark ausgeprägten Funktionseinschränkungen verbunden sind.

Ob und wie Muskeln auf elektrische Reize reagieren, wird durch die Elektromyographie festgestellt. Sie zeigt z. B., ob Muskeln von der Nervenversorgung abgeschnitten sind.

Herzmuskulatur und glatte Muskulatur

Herz- und Skelettmuskulatur sind beide quer gestreift. Sie unterscheiden sich vor allem dadurch, dass der **Herzmuskel** nicht willentlich kontrahiert werden kann. Außerdem sind Herzmuskelfasern untereinander vernetzt und nach einer Kontraktion längst nicht so rasch wieder erregbar wie die Skelettmuskelfasern. Daher kann es kaum zu einer Dauerkontraktion des Herzmuskels kommen, die den Blutfluss und damit die Sauerstoffversorgung des Organismus unterbinden würde.

Die **glatte Muskulatur**, die vor allem in Darm und Magen, aber auch in anderen Organen vorkommt, kann ebenfalls nicht willentlich beeinflusst werden – psychische Belastungen können aber auf sie einen gewissen Einfluss nehmen. Die glatte Muskulatur kontrahiert zudem erheblich langsamer als die Skelettmuskulatur; weiterhin setzt sich die Kontraktion von einer glatten Muskelfaser zur nächsten fort.

▸ 1 Struktur des Skelettmuskels

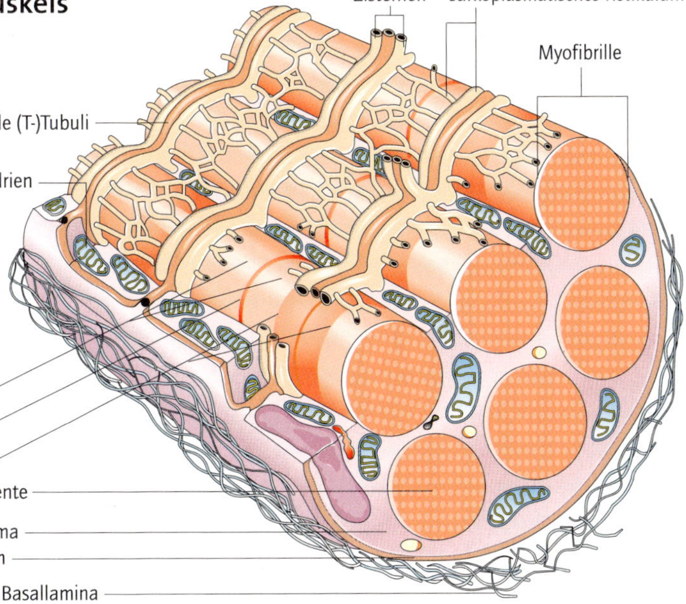

▸ 2 Kontraktion des Skelettmuskels

- Unter Zufuhr von Energie verschieben sich Aktin- und Myosinfilamente gegeneinander, sodass sich das Sarkomer verkürzt oder ausdehnt. So kommt die Muskelkontraktion zustande.

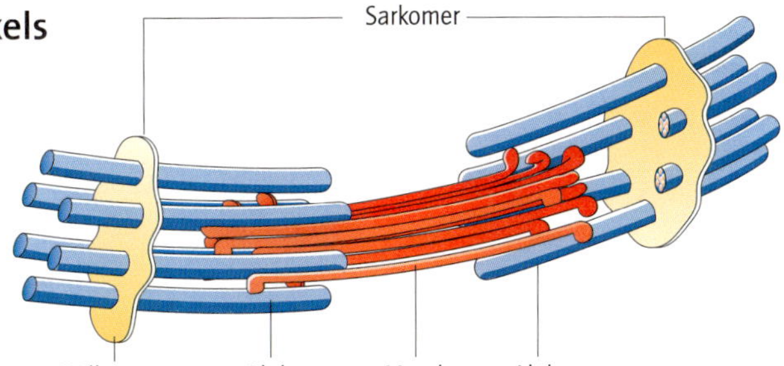

▸ 3 Durchblutung von Muskulatur und Organen bei körperlicher Betätigung

Organdurchblutung in ml/min	Skelettmuskel	Haut	Nieren	Gehirn	Herz	Verdauungsorgane	übrige Organe
in Ruhe	1300	500	1100	800	300	1400	600
schwere körperliche Arbeit	13 000 ml und mehr	1600	1100	800	700	400	400

in Ruhe	Summe: 6000 ml/min	schwere körperliche Arbeit	Summe: 18 000 ml/min

Körpergestalt und Skelett

Durch die Erbanlagen sind sowohl die spätere Körpergröße als auch der Körperbau im Großen und Ganzen vorbestimmt.

Allerdings kann die Versorgung mit lebenswichtigen Nährstoffen (Vitaminen, Mineralstoffen, Eiweißen usw.) diese Faktoren während des bis zu 20 Jahre dauernden Wachstums noch beeinflussen. Ein Nährstoffmangel kann z. B. zu geringerem Wachstum führen. Gesteuert wird das Körperwachstum vor allem durch Hormone, insbesondere durch das Wachstumshormon (▸ S. 264).

Körperwachstum, -größe und -proportionen

Bei der Geburt liegt die Körpergröße der meisten Säuglinge bei etwa 50 cm. In den ersten Lebensmonaten kommt es zu einem besonders raschen Wachstum – in der Regel ist ein Kind schon nach den ersten sechs Monaten um ca. ein Drittel größer als zum Geburtstermin. Danach verlangsamt sich das Körperwachstum. Im vierten Lebensjahr sind die meisten Kinder etwa doppelt so groß wie bei der Geburt (Körpergröße etwa 100 cm). Den zweiten großen Wachstumsschub erleben Jugendliche während der Pubertät.

Abgeschlossen ist das Wachstum bei Jungen etwa im Alter von 19–20 Jahren, bei Mädchen im Alter von 16–17 Jahren. Da Jungen längere Zeit wachsen als Mädchen, sind sie in der Regel auch größer.

Die Proportionen des Körpers verändern sich ebenfalls im Verlauf des Wachstums. So hat ein Neugeborenes einen im Vergleich zum Körper sehr großen Kopf – der Körper ist etwa viermal so lang wie der Kopf. Mit den Jahren streckt sich der Körper und der Kopf wächst nicht mehr so stark. Schon bei einem Kind im Alter von sechs bis sieben Jahren ist der Körper etwa sechsmal so lang wie der Kopf – beim Erwachsenen beträgt das Verhältnis Körper : Kopf schließlich 1 : 8.

Konstitution

Auch wenn bisher ein Zusammenhang zwischen Körperbau und Eigenschaften eines Menschen, seiner Konstitution, nicht bewiesen werden konnte, wurde immer wieder versucht, Beziehungen zwischen den charakterlichen und körperlichen Merkmalen herzustellen.

Bekannt sind vor allem die **Konstitutionstypen nach Kretschmer**. Dieser ging davon aus, dass kleine, beleibte Menschen – die er als **Pykniker** bezeichnete – besonders fröhlich seien, aber auch zu raschen Stimmungswechseln neigten. Das Gegenteil sei der **leptosome Typ**: Diesem hoch gewachsenen, häufig hageren Menschen schrieb Kretschmer die Eigenschaften zu, nachdenklich zu sein und die Gegenwart anderer Menschen zu meiden. Der **athletische Typ** mit seinem muskulösen Körper sei vom Denken her etwas langsam. Auch wenn sich diese Einteilung in der Praxis nicht bewährt hat, gehen Klischees, z. B. das des „fröhlichen Dicken“ oder das des „dummen Muskelprotzes“, zum Teil auf sie zurück.

Skelettknochen

Mehr als 200 Knochen bilden das Grundgerüst des menschlichen Körpers, das Skelett (Abb. 1). Beweglich wird das Skelett durch die Skelettmuskulatur, durch Gelenke, Sehnen und Bänder.

Unterteilt wird das Skelett in verschiedene Gruppen von Knochen. Von oben nach unten sind das der **Schädel**, auch Cranium genannt, der **Schultergürtel**, zu dem die Schulterblätter zählen, die oberen Extremitäten (Arme) und die **Wirbelsäule**, die den Rumpf stützt und aus Knochen besteht, die man als Wirbel bezeichnet (zu dieser Knochengruppe wird auch der Brustkorb mit den Rippen gezählt). Dann folgen der **Beckengürtel** mit Schambein, Sitzbein, Kreuzbein und Darmbein und die unteren Extremitäten, die Beine.

Der Körperbau von Frau und Mann ist unterschiedlich: Die Knochen von Frauen sind allgemein kürzer und leichter als die der Männer. Die Ansätze für Muskeln sind auch kleiner, da ihre Muskeln eine geringere Größe haben. Auch das weibliche Becken unterscheidet sich von dem männlichen – Beckeneingang und -ausgang sind bei der Frau größer, damit das Kind bei der Geburt hindurchpasst. Der weibliche Beckeneingang ist zudem anders geformt als der des Mannes.

Beweglichkeit des Skeletts

Die Skelettmuskulatur verleiht dem Körper seine Beweglichkeit. Die Muskeln ziehen sich zusammen (kontrahieren) und entspannen sich wieder, wodurch alle Bewegungen vom Kopfdrehen über das Anheben der Füße bis hin zum Laufen zustande kommen.

Im Ganzen hat der menschliche Körper mehr als 700 Muskeln (Abb. 2). Die Skelettmuskulatur kann im Gegensatz z. B. zur Darmmuskulatur willentlich bewegt werden. Gesteuert werden diese Bewegungen durch Nervenimpulse, die an den Muskelfasern ankommen und eine Kontraktion bewirken (▸ S. 60).

▸ 1 Skelett

- Das menschliche Skelett setzt sich aus mehr als 200 Knochen zusammen, die je nach ihrer Position in Gruppen eingeteilt werden.
  Unterschieden werden dabei der Bereich des Schädels, der Schultergürtel mit den Armen, die Wirbelsäule mit Brustkorb (Rippen), der Beckengürtel mit Schambein, Sitzbein, Kreuzbein, Darmbein und die Beine.

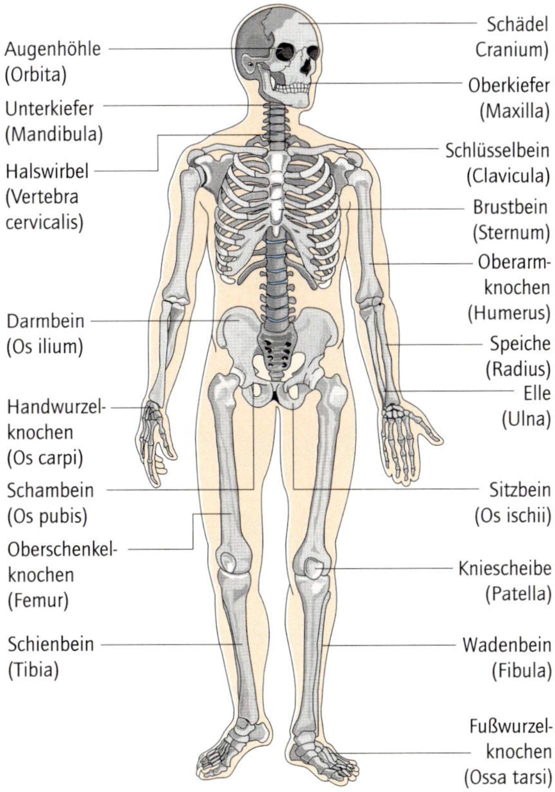

▸ 2 Skelettmuskulatur

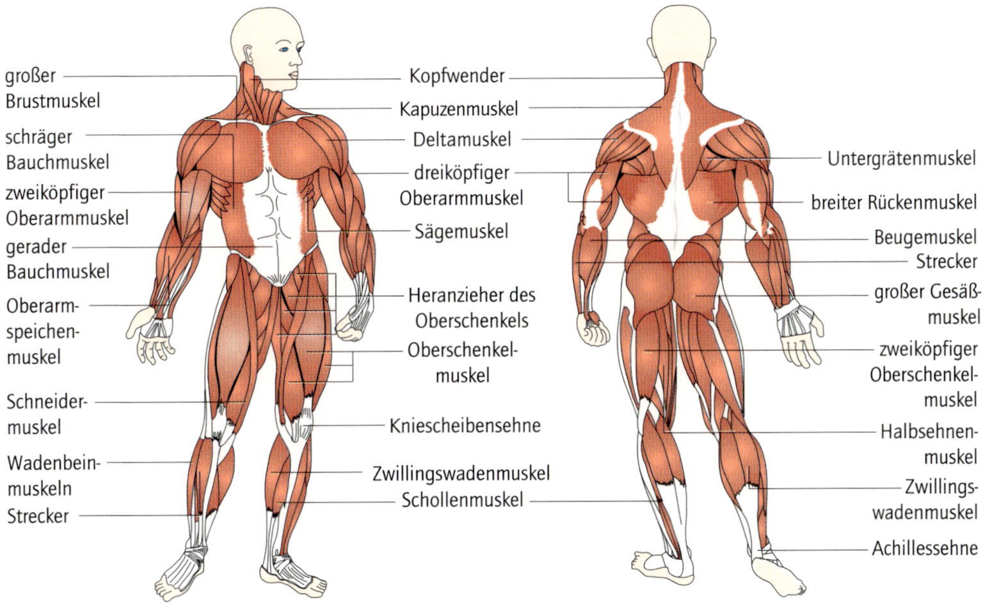

Hirnschädel

Der Kopf ist der oberhalb des Halses liegende Teil des Körpers. Der Schädel ist der knöcherne Teil des Kopfes und sitzt den Halswirbeln der Wirbelsäule auf. Er wird in Hirnschädel und Gesichtsschädel unterteilt.

Der Hirnschädel setzt sich aus acht, zum Teil paarig vorhandenen Knochen zusammen. Zum **Gesichtsschädel** zählen ebenfalls acht Knochen. Der Hirnschädel bildet die **Schädelhöhle**, in der sich das Gehirn befindet. Das Gehirn sitzt der **Schädelbasis** auf, nach oben hin wird es durch die **Schädelkalotte** (Schädeldach) geschützt.

Knochen

Zu den Knochen des Hirnschädels gehören das **Stirnbein**, die zwei Scheitelbeine, die beiden Schläfenbeine, das Hinterhauptsbein, das Keilbein und das Siebbein.

Das Stirnbein ist am besten zu erkennen, wenn man frontal auf den Schädel schaut, denn es bildet die Stirn und zugleich einen Abschnitt der zur Schädelbasis zählenden vorderen Schädelgrube. Vom Stirnbein aus führen die Stirnhöhlen – mit Luft gefüllte Hohlräume – weg. Sie sind mit der Nasenhöhle verbunden, weshalb es bei einer Erkältung z. B. auch zur Stirnhöhlenentzündung kommen kann.

Die **Scheitelbeine**, die nach hinten zu beiden Seiten des Schädels an das Stirnbein angrenzen, schützen das Gehirn; sie gehören allein zur Schädelkalotte.

Auch die **Schläfenbeine** sind zweifach vorhanden. Sie sind Teil der Schädelkalotte, aber auch der Schädelbasis und bilden einen Teil des Kiefergelenks. Zugleich sind in einem Abschnitt der Schläfenbeine, dem **Felsenbein**, das im Inneren des Schädels einen Teil der Schädelbasis bildet, zum Ohr gehörende Organe (Gleichgewichts- und Hörorgan) sowie die zwei inneren Gehörgänge zu finden. Die äußeren Gehörgänge ziehen sich von außen durch die Schläfenbeine nach innen. Weiterhin bilden die Schläfenbeine die **Warzenfortsätze**, die mit Luft gefüllt sind und am hinteren Ende des Schläfenbeins ansetzen. An den Warzenfortsätzen haben Muskeln des Halses ihren Ursprung. An den **Griffelfortsätzen** nehmen u. a. Nackenmuskeln ihren Anfang.

Das **Hinterhauptsbein** begrenzt den Schädel nach hinten. Es hat eine Öffnung, das **große Hinterhauptsloch** (Foramen magnum), das u. a. als Durchtritt für das verlängerte Rückenmark dient. Rechts und links neben dem großen Hinterhauptsloch liegen kleinere Öffnungen, durch die sich bestimmte Hirnnerven (der IX.–XI. Hirnnerv) hindurchziehen. Neben dem großen Hinterhauptsloch bildet das Hinterhauptsbein auf beiden Seiten einen Knochenvorsprung. Diese Vorsprünge sind Teile eines Gelenks mit dem ersten Halswirbel.

Das **Keilbein** wirkt nach außen relativ klein, im Inneren des Schädels tritt es jedoch mit allen anderen Knochen des Hirnschädels in Kontakt. Es wirkt wie ein großer Schmetterling – die beiden Flügel sind nach außen gerichtet. Im „Rumpf" des Schmetterlings liegt die Keilbeinhöhle – ein mit Luft gefüllter Raum, der mit der Nasenhöhle in Verbindung tritt. Die kleinen Keilbeinflügel enthalten die Sehnervenkanäle, durch die die Sehnerven vom Auge zum Gehirn verlaufen. Nach hinten findet sich im Keilbeinrumpf eine kleine Vertiefung, der **Türkensattel**. Darin liegt die Hirnanhangsdrüse (Hypophyse), die auf diese Weise sehr gut geschützt wird.

Der kleinste Knochen des Hirnschädels ist das **Siebbein**, das zusammen mit anderen Knochen die Augenhöhlen voneinander trennt. In seinem Inneren sind kleine mit Luft gefüllte Räume, die Siebbeinzellen **(Siebbeinhöhle)**, zu finden. Nach oben hin bildet das Siebbein die **Siebplatte**, die gleichzeitig das Nasenhöhlendach ist. Diese Platte besitzt Durchtrittsstellen für die Riechnerven. Nach unten hin bildet das Siebbein ebenfalls eine Platte, die senkrechte Platte. Sie stellt den oberen Abschnitt der Nasenscheidewand dar.

Die **obere** und die **mittlere Nasenmuschel**, zwei sehr dünne Knochen, die am unteren Ende des Siebbeins ansetzen und in die Nasenhöhle hinunterhängen, vergrößern die innere Oberfläche der Nase und führen so zu einer besseren Befeuchtung, Reinigung und Erwärmung der Atemluft.

Schädel-Hirn-Trauma

Ein Schädel-Hirn-Trauma bezeichnet eine Verletzung des Schädels, bei der das Gehirn in Mitleidenschaft gezogen wird. Es gibt verschiedene Schweregrade des Schädel-Hirn-Traumas, von der **Gehirnerschütterung** (mit Bewusstlosigkeit von weniger als fünf Minuten) bis zu schweren Schädigungen des Gehirns. Zu den Symptomen zählen Bewusstseinsstörungen, Kopfweh, Übelkeit, Schwindel, Gedächtnislücken (Amnesie), bis hin zu Nervenausfällen (Lähmungen) und Krampfanfällen. Bei einem leichten Schädel-Hirn-Trauma ist meist kurzzeitige Bettruhe ausreichend; im schweren Fall muss der Zustand des Patienten zunächst stabilisiert werden, dann wird oft operiert, um Spätfolgen zu verhindern.

▸ 1 **Knochen des Hirnschädels** (von der Seite)

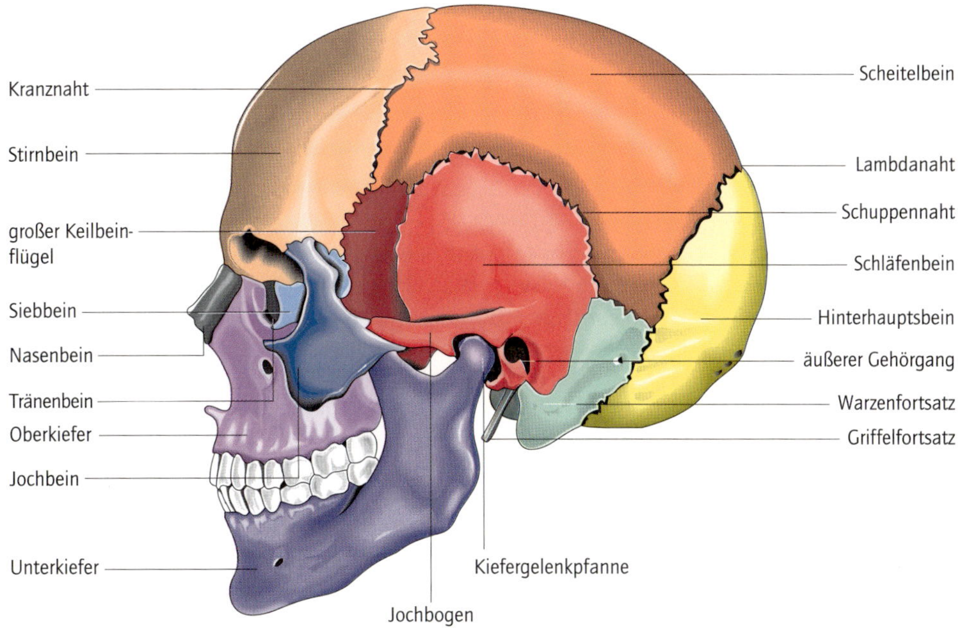

▸ 2 **Knochen des Hirnschädels** (von vorn)

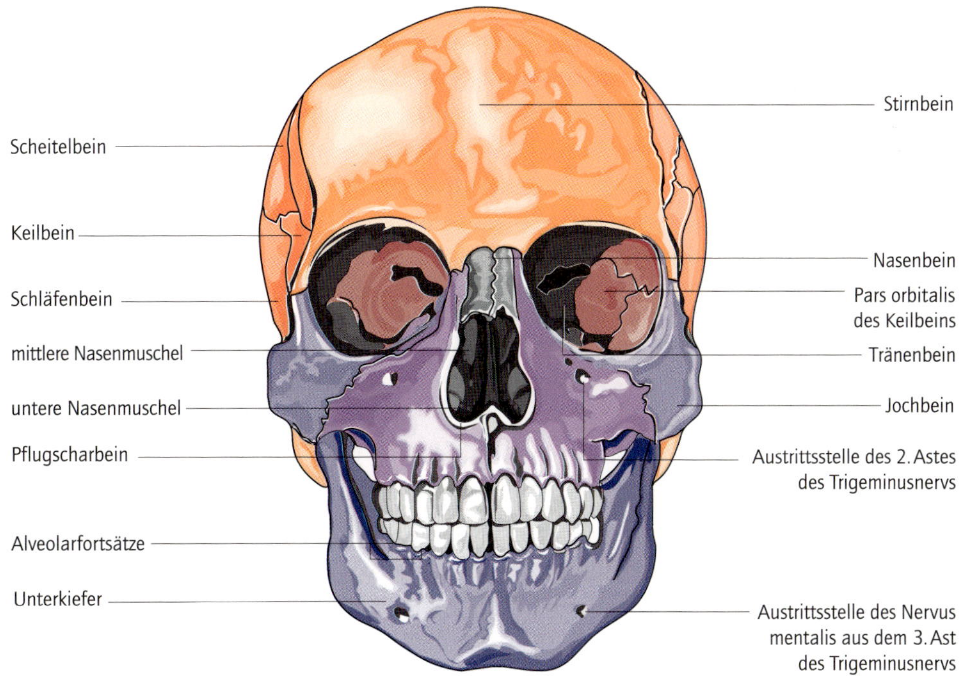

Hirnschädel: Basis, Nähte und Fontanellen

Der Schädelbasis liegt das Gehirn von oben auf – dieser „obere" Teil der Schädelbasis wird deshalb als innere Schädelbasis bezeichnet. Der nach unten gerichtete Teil der Schädelbasis heißt äußere Schädelbasis.

Schädelbasis

Unterteilt wird die **innere Schädelbasis** in drei Vertiefungen: die vordere, die mittlere und die hintere **Schädelgrube** (Abb. 1). In jeder dieser Vertiefungen liegen, durch die Knochen geschützt, Abschnitte des Gehirns. Die **vordere Schädelgrube** bilden Stirnbein, Siebbein und Keilbein, genauer gesagt, die vorderen kleinen Keilbeinflügel. In ihr finden bestimmte Abschnitte des Großhirns (Stirnlappen) und des Riechhirns Platz.

Die **mittlere Schädelgrube**, setzt sich aus dem größten Teil des Keilbeins (Flügeln und „Rumpf" des Schmetterlings) sowie den zu den Schläfenbeinen gehörenden Felsenbeinen zusammen. Diese Vertiefung nimmt die Schläfenlappen des Gehirns auf. Der Keilbeinrumpf beherbergt eine weitere Vertiefung: den **Türkensattel**. Hier liegt, gut geschützt, die Hirnanhangsdrüse (Hypophyse).

Die **hintere Schädelgrube** der inneren Schädelbasis bilden die so genannten Felsenbeinpyramiden (Knochenvorsprünge), das Hinterhauptsbein und die Rückseite des Türkensattels. Im Hinterhauptsbein befindet sich das **große Hinterhauptsloch** (Foramen magnum), durch das sich das verlängerte Rückenmark hindurchzieht. Der Hirnanteil, den die hintere Schädelgrube aufnimmt, ist das Kleinhirn.

Die **äußere Schädelbasis** wird aus Knochen des Hirnschädels und des Gesichtsschädels gebildet. Nach unten befinden sich am Hinterhauptsbein beidseitig neben dem Foramen magnum Gelenkflächen – diese bilden zusammen mit dem ersten Halswirbel (Atlas) ein Gelenk. Eine weitere große Gelenkfläche auf der äußeren Schädelbasis ist die des Kiefergelenks.

Schädelbasisbruch

Schädelbasisbrüche sind in der Regel die Folge von Stürzen mit Aufprall auf den Schädel. Gehen sie glimpflich aus, ist nur eine zeitweise Beobachtung im Krankenhaus und Bettruhe notwendig, in anderen Fällen kommt es zu Gefäßverletzungen, sodass z. B. Blut aus dem Ohr läuft. In besonders schweren Fällen zerreißen die Hirnhäute, sodass Liquor (Flüssigkeit, die das Gehirn umgibt) austritt. Dies gilt als sicheres Zeichen eines Schädelbasisbruchs und es besteht die Gefahr, dass Krankheitserreger eindringen und Infektionen auslösen. Es können sich zudem Blutergüsse bilden, die rasch entfernt werden müssen, da sie zu bleibenden Schäden (Lähmungen) führen können. Daher gehört ein Schädelbasisbruch rasch in ärztliche Behandlung, zumal er im Einzelfall auch zum Tod führen kann.

Schädelnähte

Beim Fetus sind die Schädelknochen noch nicht zusammengewachsen, zwischen ihnen klafft jeweils ein nur von Bindegewebe bedeckter Spalt. Diese Zwischenräume werden als Schädelnähte bezeichnet. Sie sorgen einerseits dafür, dass sich die Schädelknochen bei der Geburt noch gegeneinander verschieben können, sodass das Köpfchen besser durch das Becken der Mutter passt, andererseits sind sie notwendig, damit das Gehirn noch weiter wachsen kann. Sie schließen sich erst, wenn das Baby fünf bis sechs Monate alt ist.

Auch beim ausgewachsenen Schädel sind die Schädelnähte noch zu erkennen. Unterschieden wird zwischen der **Kranznaht** zwischen Stirnbein und Scheitelbeinen, der **Pfeilnaht**, die die Scheitelbeine voneinander trennt, der **Schuppennaht**, die zwischen den Schläfen und den Scheitelbeinen liegt, der **Stirnnaht**, die zwischen beiden Stirnbeinen verläuft, und der **Lambdanaht**, die die Scheitelbeine vom Hinterhauptsbein abgrenzt.

Fontanellen

Fontanellen sind nur beim Neugeborenen und Säugling vorhanden – diese mehr oder weniger großen, mit Bindegewebe überzogenen Zwischenräume zwischen den Schädelplatten schließen sich innerhalb gewisser Zeit nach der Geburt. Die Fontanellen sind wie die Schädelnähte wichtig dafür, dass sich das Gehirn ausdehnen kann. Unterschieden wird zwischen der **großen** oder **Stirnfontanelle**, die zwischen den Scheitelbeinen und dem Stirnbein liegt und auch im zweiten Lebensjahr noch etwas geöffnet sein kann, der **Hinterhauptfontanelle**, die sich zwischen dem Hinterhauptsbein und den Scheitelbeinen befindet und die sich meist im Laufe der ersten zwei bis drei Lebensmonate schließt, und den **Seitenfontanellen** (Abb. 2, 3). Bei ihnen unterscheidet man zwischen der **Fonticulus mastoideus** zwischen Scheitel-, Hinterhaupts- und Schläfenbein und der **Fonticulus sphenoidalis** zwischen Stirn-, Keil- und Scheitelbein. Sie schließen sich ebenfalls bald nach der Geburt.

▸ 1 Schädelbasis von oben

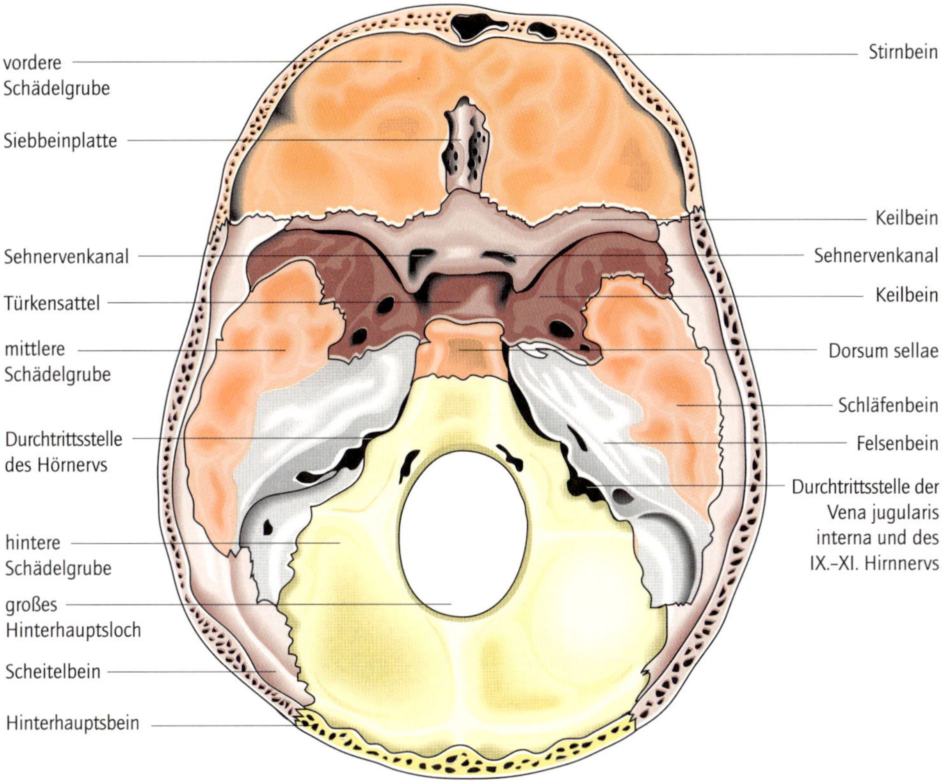

▸ 2 Schädelnähte und Fontanellen (von der Seite)

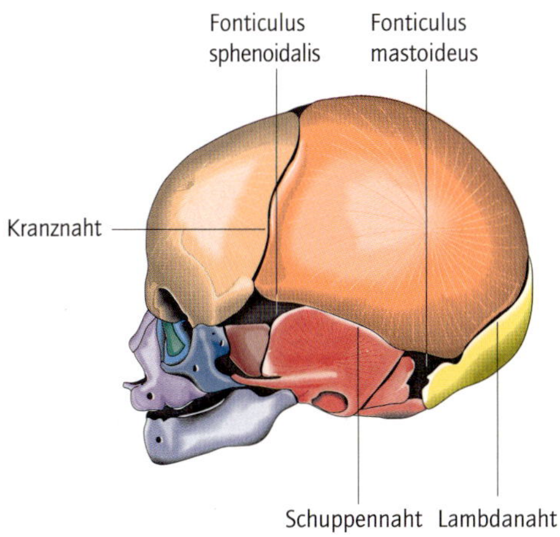

▸ 3 Schädelnähte und Fontanellen (von oben)

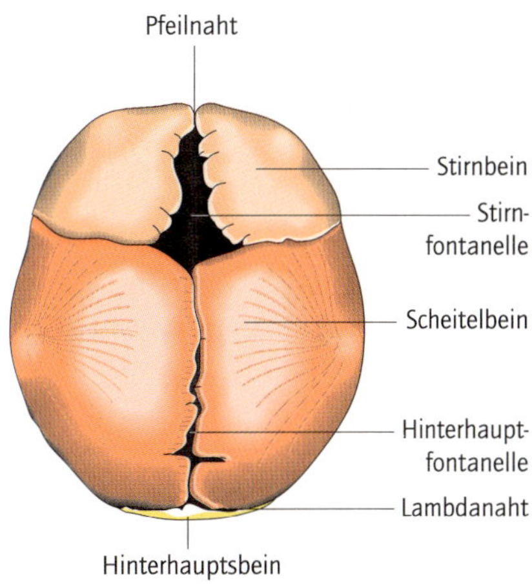

Gesichtsschädel

Der Gesichtsschädel besteht aus folgenden Knochen: den beiden Tränenbeinen, dem Oberkiefer, Gaumenbein, Jochbein, Nasenbein, der unteren Nasenmuschel, dem Pflugscharbein und dem Unterkiefer.

Knochen

Der **Oberkiefer** ist der zentrale Knochen des Gesichtsschädels – alle anderen Knochen ordnen sich um ihn herum an (Abb. 1). Im Oberkieferknochen befinden sich die paarig angelegten Kieferhöhlen, das sind mit Luft gefüllte Räume, die mit den beiden Nasenhöhlen in Verbindung stehen. Im **Zahnfortsatz** (Alveolarfortsatz) des Oberkiefers sind die Fächer für die Zähne angelegt. Am mittleren Abschnitt des Oberkiefers steht der **Jochfortsatz** nach hinten hoch. Mit dem paarigen **Jochbein** formt er die Struktur der Wangen. Der Gaumenfortsatz des Oberkiefers (Processus palatinus) ragt in den Schädel hinein. Zusammen mit dem **Gaumenbein** formt er den knöchernen **harten Gaumen** (Abb. 2). Der **weiche Gaumen** wird dagegen von Weichteilen, dem **Gaumensegel** und dem **Gaumenzäpfchen**, gebildet. Die zwei **Tränenbeine** befinden sich auf der Innenseite der Augenhöhlen (▸ Abb. 1, S. 67).

Das **Nasenbein** ist wie das Tränen- und das Jochbein paarig angelegt – die beiden Knochen und Knorpelgewebe bilden zusammen den **Nasenrücken**. Geteilt wird die Nase horizontal in der Mitte durch die **Nasenscheidewand**, die in erster Linie aus Knorpel besteht, zum Teil aber auch von Siebbein und **Pflugscharbein** gebildet wird. Ein weiterer kleiner Knochen, die **untere Nasenmuschel**, die wie die beiden anderen Nasenmuscheln mit Schleimhaut überzogen ist, ragt in die Nasenhöhle hinein. Das Pflugscharbein bildet in erster Linie einen Teil der Nasenscheidewand, es zieht sich aber nach hinten bis zum Keilbein. Nach oben wird es durch die vertikale Platte des Siebbeins begrenzt.

Die **Nasennebenhöhlen** (Stirnhöhlen, Kieferhöhlen, Siebbeinhöhlen, Keilbeinhöhle) sind mit Luft gefüllte Hohlräume, die sich im knöchernen Schädel befinden. Die Belüftung erfolgt über ihre Verbindung zur Nasenhöhle. Einerseits haben diese Höhlen die Funktion, das Gewicht des knöchernen Schädels zu reduzieren, gleichzeitig sind sie aber auch Resonanzraum für die Stimme. Da sie mit der Nasenhöhle verbunden sind, können im Erkältungsfall Krankheitserreger in die Nasennebenhöhlen gelangen und eine Entzündung hervorrufen.

Den Gesichtsschädel vervollständigt schließlich der **Unterkiefer**. Dieser bewegliche Knochen hat die Form eines Hufeisens und weist zur Seite je einen aufsteigenden Ast mit zwei Fortsätzen auf. Der hintere dieser Fortsätze, der Gelenkfortsatz, ist mit der Pfanne des Schläfenbeins verbunden und bildet das **Kiefergelenk**. Der vordere Fortsatz, der **Kronenfortsatz**, ist Ansatzstelle für den Schläfenmuskel, der wichtig für die Kaubewegung ist. Dem Unterkieferknochen sitzt der Zahnfortsatz auf, auf dem die untere Zahnreihe liegt.

Bei Brüchen der Gesichtsschädelknochen werden häufig die Jochbeine und die Kieferhöhlen mit verletzt. Solche Verletzungen äußern sich daher oft in Form eines Blutergusses, der sich rund um ein oder um beide Augen zieht (Monokel- oder Brillenhämatom). Falls notwendig, müssen bei Brüchen von Gesichtsschädelknochen die Knochen operativ fixiert werden.

Schädelfrakturen

Kommt es bei einem Sturz zu einem Aufprall auf den Schädel, können je nach Richtung des Aufpralls Brüche des Schädels mit typischen Komplikationen die Folge sein. So sind bei einem Aufschlag auf die Stirn Brüche durch die Siebbeinplatte oder das Augenhöhlendach häufig, wobei es durch Verletzung entsprechender Nerven zu Beeinträchtigungen der Riech- und Sehfunktion kommen kann. Bei einem seitlichen Aufprall werden häufig die Augenmuskelnerven durch Querbrüche der mittleren Schädelgrube verletzt, auch können Längsfrakturen des Felsenbeins die Folge sein. Ist auch das Trommelfell zerrissen, kommt es bei gleichzeitiger Verletzung der harten Hirnhaut zu **Liquorfluss** aus dem Ohr. Bei Verletzung der Schädelkalotte kommt es in manchen Fällen zu einer Irritation der Hirnrinde, die sich in Form von epileptischen Anfällen äußert.

Gesichtsspalten

Zu den häufigsten angeborenen Fehlbildungen zählen Gesichtsspalten. Diese entstehen, wenn der Oberkieferknochen in der Mitte nicht völlig zusammenwächst. Unterschieden werden die **Lippenspalte** (Hasenscharte), bei der die Oberlippe auseinander klafft, die Gaumenspalte, bei der sich im harten Gaumen ein Spalt befindet, und die **Lippen-Kiefer-Gaumen-Spalte** (Wolfsrachen), bei der Lippe, harter Gaumen und Kiefer auseinander klaffen. Diese Fehlbildung, die u. a. Schluck-, Atem- und Sprechschwierigkeiten nach sich zieht, kann heute jedoch weitgehend behoben werden.

▸ 1 Die Knochen des Gesichtsschädels

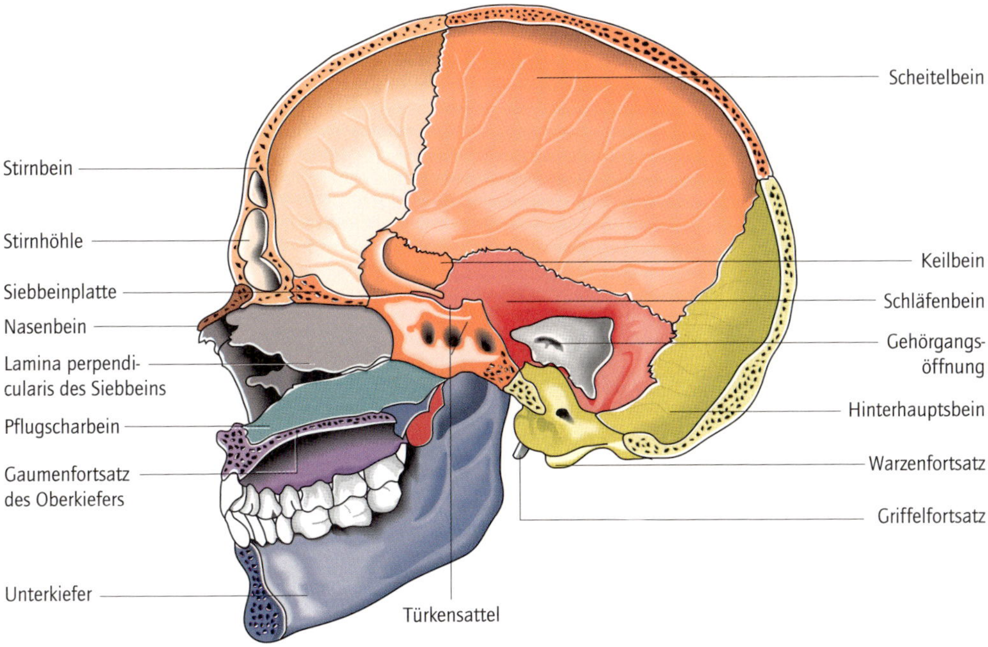

▸ 2 Der Kopf im Sagittalschnitt

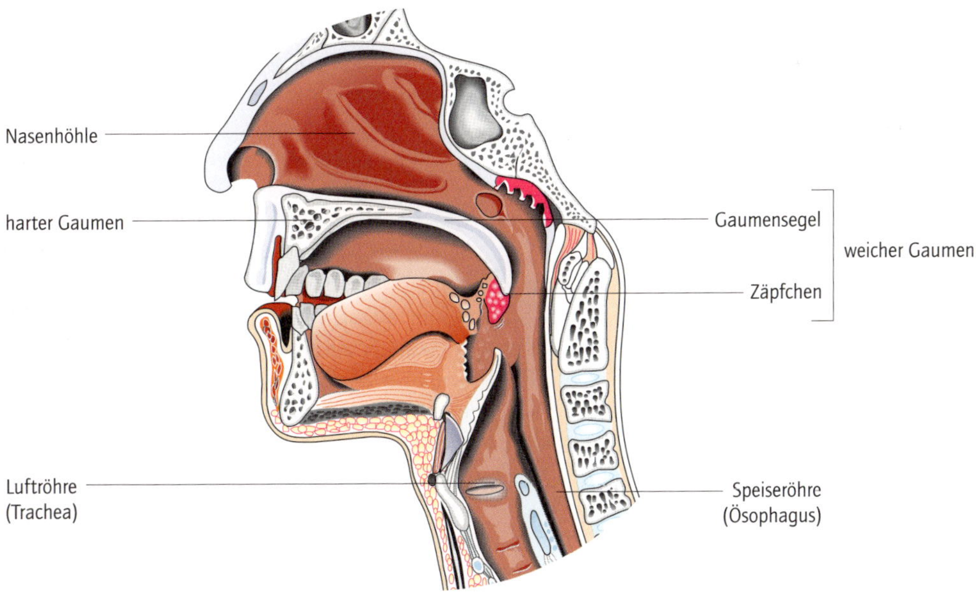

Gesichtsmuskulatur und Zungenbein

Die Gesichtsmuskeln haben viele Aufgaben – sie sind für unsere Mimik zuständig, mit deren Hilfe wir Emotionen ausdrücken können, sie ermöglichen das Kauen von Speisen, sie spielen eine Rolle beim Sprechen und sie schützen außerdem die Augen vor Fremdkörpern, indem sie z. B. das Zusammenkneifen der Lider ermöglichen.

Mimische Muskulatur

Die mimischen Muskeln (Abb. 1) befinden sich im Unterhautgewebe und sind häufig nicht mit Knochen verbunden. Sie haben die Aufgabe, die Haut des Gesichts zu bewegen. Zu den wichtigsten Muskeln der mimischen Muskulatur gehören der **Mundringmuskel**, der sich um den gesamten Mund herumzieht und dafür sorgt, dass wir die Lippen zusammenpressen, öffnen und spitzen können. Er ist damit unmittelbar auch an der Formung der Sprechlaute beteiligt. Der **große Jochbeinmuskel** und der **Lachmuskel**, die beide in den Mundwinkeln und der Oberlippenhaut ansetzen, sorgen dafür, dass wir die Mundwinkel nach oben und nach außen ziehen können, sodass ein Lachen entsteht. Der Senker des Mundwinkels hingegen zieht die Mundwinkel nach unten und trägt damit zu einem ernsten oder einem traurigen Gesicht bei. Der **Wangenmuskel** setzt ebenfalls in den Mundwinkeln an und zieht diese nach außen – mit seiner Hilfe gelingt es uns, die Wangen aufzuplustern. Dass wir die Augen schließen können, verdanken wir dem **Lidringmuskel**, dass wir die Stirn in Falten legen können, den **Stirnmuskeln**, die auch als **Schädelhaubenmuskeln** bezeichnet werden.

Kaumuskulatur

Durch die Kaumuskulatur lässt sich der Unterkiefer bewegen. Sie ist nicht nur dafür zuständig, dass wir Speisen zerkauen können, sondern trägt auch zur Lautbildung bei. Im Wesentlichen ermöglichen die folgenden Muskeln die Bewegungen des Unterkiefers – das Heben und Senken sowie Bewegungen zur Seite und mahlende Bewegungen: der **Schläfenmuskel**, der von den Schläfen zum Muskelfortsatz des Unterkiefers führt, der **Kaumuskel**, der am Jochbein ansetzt (Abb. 2a), und die hinter dem Unterkiefer liegenden Flügelmuskeln, der **mittlere Flügelmuskel** und der **seitliche Flügelmuskel**. Auch der Mundringmuskel ist am Kauvorgang beteiligt, genauso die Zungenbeinmuskulatur (Abb. 2b).

Krankheiten der Gesichtsmuskulatur

Bei einer Schädigung des **Gesichtsnervs** (Nervus facialis) kommt es zu Lähmungen der mimischen Muskulatur meist einer Gesichtshälfte, denn die mimischen Muskeln erhalten fast alle ihre Impulse zur Kontraktion von diesem Nerv. Eine solche Erkrankung wird als **Fazialislähmung** bezeichnet und kann viele Ursachen haben (z. B. Schlaganfall, Virusinfektion). Je nachdem wie stark der Nerv geschädigt ist, tritt eine teilweise oder völlige Lähmung der mimischen Muskulatur ein; als Folge kann z. B. das Auge nicht mehr geschlossen werden oder der Mund bleibt in der betroffenen Gesichtshälfte geöffnet. Je nach Ursache bildet sich die Fazialislähmung nach einiger Zeit von selbst zurück. Auch der **Wundstarrkrampf** (Tetanus) äußert sich durch Gesichtsmuskulaturstarre. Zunächst kann der Unterkiefer nicht mehr richtig bewegt werden **(Kieferklemme)**, anschließend stellt sich aufgrund von Krämpfen der Gesichtsmuskeln ein Grinsen ein, es treten Krämpfe der gesamten Muskulatur auf, oft mit tödlichem Ausgang. Auslöser ist ein Gift, das von Bakterien in der Erde hergestellt wird. Gelangen diese in eine Wunde, die von der Sauerstoffzufuhr abgeschnitten ist, kann es zu Tetanus kommen. Schutz bietet die Impfung.

Zungenbein

Das knöcherne Zungenbein ist kein Schädelknochen, sondern wird dem Körperstamm zugerechnet – dennoch spielt es für den Kopf eine große Rolle, denn es handelt sich dabei um einen äußerst beweglichen Knochen, der sowohl für das Kauen als auch für das Sprechen von großer Bedeutung ist.

Das Zungenbein ist nicht direkt, sondern über Muskeln mit anderen Knochen verbunden. Es befindet sich im Rachen zwischen Unterkiefer und Kehlkopf und gehört seiner Funktion nach zum Kehlkopf. Muskeln verbinden diesen Knochen sowohl mit dem Kehlkopf als auch mit dem Unterkiefer und anderen Knochen, u. a. dem Brustbein. So erhält er seine hohe Beweglichkeit. Wichtige Muskeln, die das Zungenbein mit anderen Knochen verbinden, sind der **Griffelzungenbeinmuskel** und der **zweibäuchige Kiefermuskel**, von denen der Erstere sich vom Griffelfortsatz des Schläfenbeins zum Zungenbein zieht; ein Abschnitt des zweiten Muskels zieht sich vom Warzenfortsatz des Schläfenbeins zum Zungenbein. Der Unterkiefer ist durch den **Kieferzungenbeinmuskel** und den **Musculus geniohyoideus** mit dem Zungenbein verbunden.

▸ 1 Mimische Muskulatur

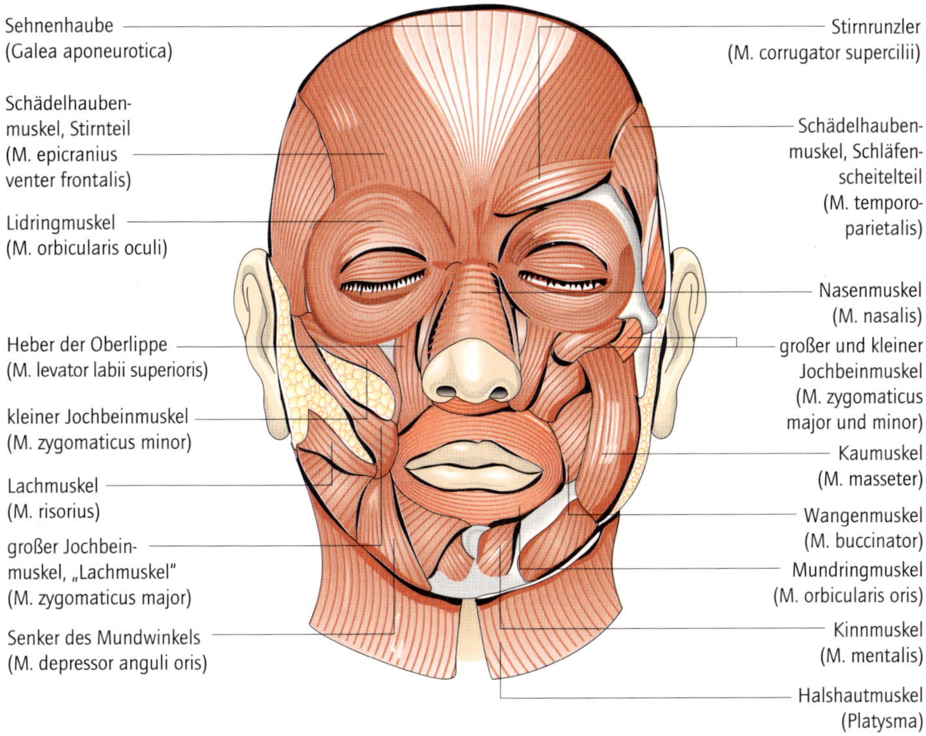

▸ 2 Kaumuskulatur

▸ a)

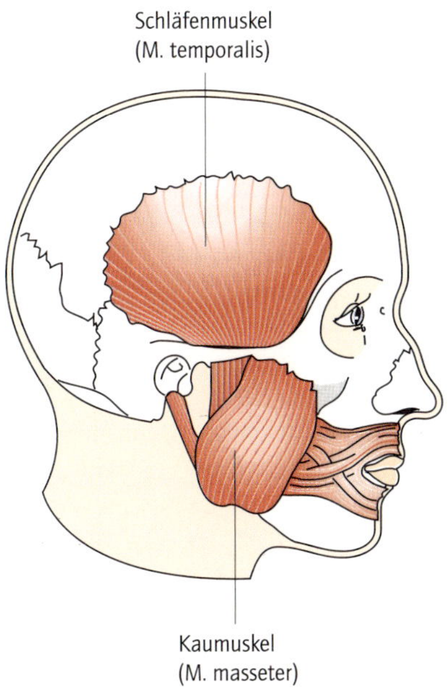

▸ b)

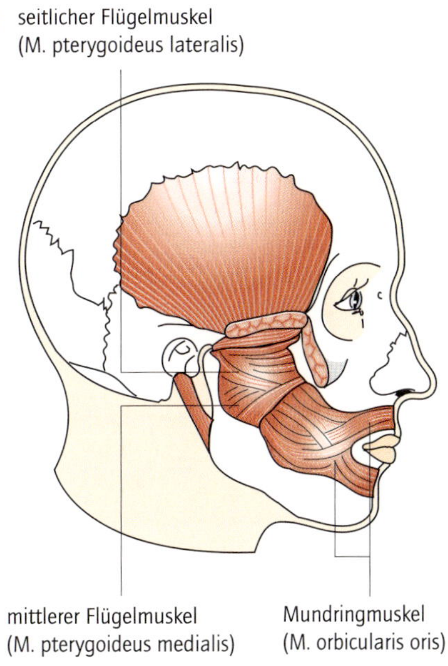

Hals

Der knöcherne Teil des Halses, der aus sieben Halswirbeln und dem Zungenbein (▸ S. 72) besteht, verbindet den Schädel mit dem Schultergürtel. Das Zungenbein liegt oberhalb des Kehlkopfes, der zur Frontseite des Körpers gerichtet ist und sich damit vor den Halswirbeln befindet. Die Halswirbel sind Teil der Wirbelsäule.

Halswirbel

Die ersten beiden Halswirbel unterscheiden sich in ihrer Form von den übrigen Wirbeln der Wirbelsäule. Der erste Halswirbel wird **Atlas** genannt, der zweite Halswirbel ist der **Axis** (Abb. 1). Der Atlas hat vorn und hinten je einen knöchernen Bogen. Auf diesen Bogen liegen zwei Gelenkflächen, die mit den Gelenkflächen des Hinterhauptsbeins des Schädels verbunden sind. Dieses Gelenk wird als **Atlanto-Okzipital-Gelenk** bezeichnet und sorgt dafür, dass der Kopf nach hinten und nach vorn beweglich ist. Die Querfortsätze sowohl von Atlas als auch von Axis (und den übrigen Halswirbeln) besitzen kleine Löcher, durch die sich die **Wirbelarterie** zieht, die Blut zum Rückenmark und zum Gehirn transportiert. Nach hinten haben Atlas und Axis einen größeren Durchlass, durch den das Rückenmark verläuft: den Rückenmarkskanal. Diese Öffnung ist durch Bindegewebe vom vorderen Teil der Wirbelkörper abgetrennt.

Der zweite Halswirbel hat einen Zahn **(Dens axis)**, der durch das Wirbelloch des Atlas reicht. Dieser Zahn sorgt dafür, dass der Atlas drehbar ist – dadurch wird die Kopfdrehung ermöglicht. Ein Querband, das hinter dem Dens verläuft, hält den Dens in dieser Position, sodass er nicht nach hinten abrutschen kann (Abb. 1b).

Halsmuskulatur

Die Muskeln des Halses unterteilen sich in die **vordere Halsmuskulatur** (Abb. 2), die **hintere** und die **tiefe Halsmuskulatur**. Die vordere Halsmuskulatur verläuft vor Luft- und Speiseröhre. Zu den wichtigsten Muskeln gehört der **Kopfwender**, der sich vom Schläfenbein hin zum Brust- und zum Schlüsselbein zieht und dafür sorgt, dass der Kopf gedreht und vorgebeugt werden kann. Auch der Kapuzen- oder **Trapezmuskel** (Musculus trapezius) spielt eine wichtige Rolle – er sorgt dafür, dass das Schulterblatt seitlich verschoben und gedreht werden kann. Die **unteren Zungenbeinmuskeln** (u. a. **Brustzungenbeinmuskel, Schulterzungenbeinmuskel**) bilden eine Verbindung zwischen Zungenbein, Kehlkopf und Brustbein. Sie halten das Zungenbein an seinem Platz und senken den Kehlkopf. Die hintere Halsmuskulatur liegt hinter Luft- und Speiseröhre. Zu ihr zählen vor allem die drei **Treppenmuskeln**. Sie verbinden die Halswirbel mit der ersten und der zweiten Rippe und sind in der Lage, diese anzuheben; sie wirken daher an der Einatmung mit. Zudem sind sie an der seitlichen Neigung der Halswirbelsäule beteiligt und schützen die Lunge, da sie sich über die obere Öffnung des Brustkorbs ziehen. Die **tiefe Halsmuskulatur** verläuft genau vor der Halswirbelsäule. Sie ist mitverantwortlich dafür, dass die Halswirbelsäule zur Seite und nach vorn beweglich ist und daher auch an der Kopfbewegung beteiligt. Zu diesen Muskeln (auch **prävertebrale Halsmuskulatur** genannt) gehört u. a. der **Musculus longus colli**, der sich von allen Halswirbeln zu den oberen Brustwirbeln zieht.

Die **tiefen Nackenmuskeln** ziehen sich vom ersten und zweiten Halswirbel zum Hinterhauptsbein – sie sind mit dafür verantwortlich, dass der Kopf sich dreht und neigt.

Schiefhals

Der so genannte **muskuläre Schiefhals**, bei dem der Kopfwender auf einer Seite verkürzt ist und es somit zu einer Schiefstellung des Kopfs kommt, ist bei Säuglingen anzutreffen. Zu den Ursachen für diese Fehlbildung zählt vermutlich eine schwere Geburt, bei der die Muskulatur verletzt wurde. Ein solcher Schiefhals muss in jedem Fall behandelt werden, da er dazu führt, dass das Kind den Kopf stets zur Seite des verkürzten Muskels neigt, das Gesicht aber zur anderen dreht. Die Beweglichkeit des Kopfs ist merklich eingeschränkt, das Gesicht entwickelt sich nach einiger Zeit asymmetrisch. Oft kann nur eine Operation, die schon im Kleinkindalter durchgeführt werden muss, Abhilfe schaffen.

Schleudertrauma

Als Schleudertrauma oder Halswirbelsäulendistorsion bezeichnet man eine Verletzung von Muskeln, Bändern und Gelenken der Halswirbelsäule. Hervorgerufen wird das Schleudertrauma in der Regel durch eine Gegenbewegung: Zunächst wird die Halswirbelsäule stark gebeugt, dann plötzlich überstreckt. Das Schleudertrauma äußert sich vor allem in Kopfweh und eingeschränkter Beweglichkeit der Halswirbelsäule. Den Patienten wird eine im Volksmund als „Halskrause" bezeichnete Zervikalstütze umgelegt, die die Halswirbelsäule stützt, den verletzten Bereich wärmt und ihn ruhig stellt.

▸ 1 Erster und zweiter Halswirbel

▸ a) Atlas (1. Halswirbel)

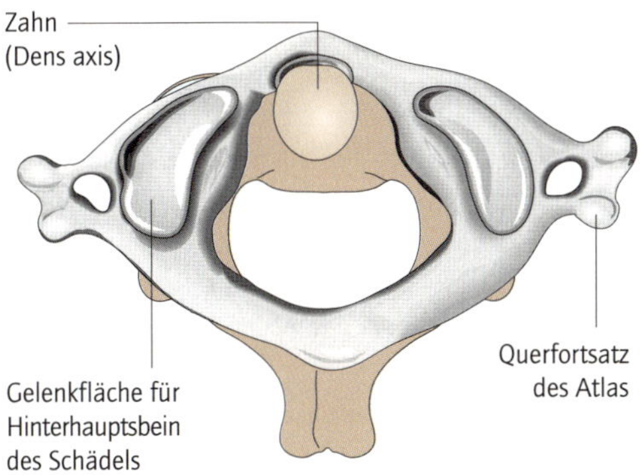

▸ b) Axis (2. Halswirbel)

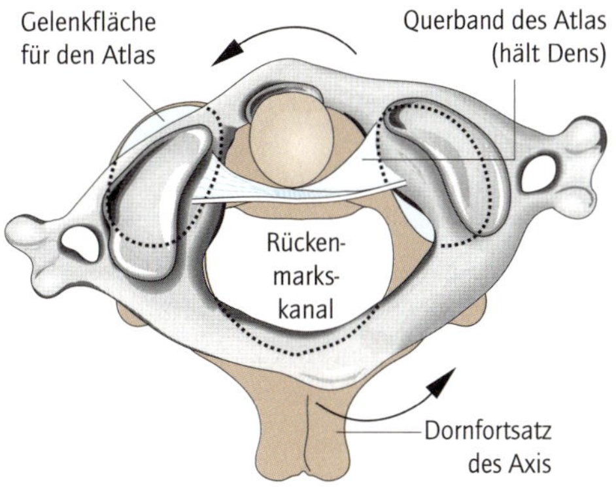

▸ 2 Vordere Halsmuskulatur

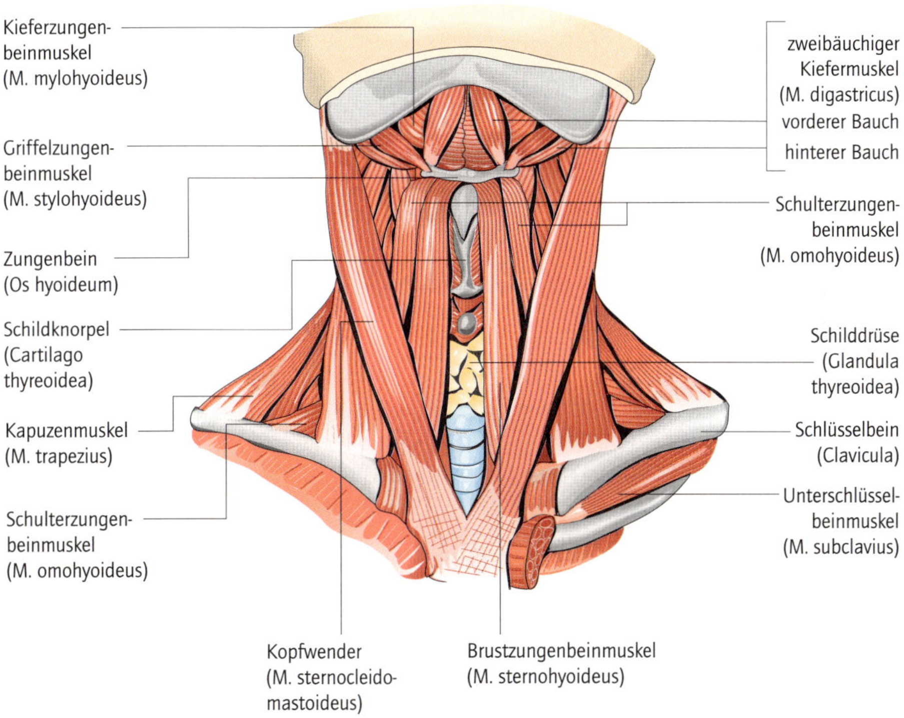

Wirbelsäule: Aufbau und Beweglichkeit

Die Wirbelsäule ist die Stütze des Rumpfs. Sie besteht in der Regel aus 24 Wirbeln, Kreuzbein und Steißbein, die sich aus verwachsenen Wirbeln zusammensetzen.

Zwischen den Wirbelkörpern liegen die Bandscheiben, die aus Bindegewebe mit einem Gallertkern bestehen. Sie sind mitverantwortlich für die Beweglichkeit der Wirbelsäule und federn Stöße ab. Verbunden sind die einzelnen Wirbel durch Gelenke, die eine große Beweglichkeit der Wirbelsäule ermöglichen. Durch die Wirbellöcher zieht sich das Rückenmark, das damit einen knöchernen Schutz erhält. Die Wirbelsäule verfügt zudem über Ansatzstellen für die Rippen und für die Rückenmuskeln.

Gliederung der Wirbelsäule

Die Wirbelsäule besteht aus insgesamt fünf Abschnitten (Abb. 1): der **Halswirbelsäule** mit sieben Wirbeln, der **Brustwirbelsäule** mit zwölf Wirbeln, an denen die Rippen ansetzen, der **Lendenwirbelsäule** mit fünf Wirbeln, dem **Kreuzbein**, das aus fünf miteinander verwachsenen Wirbeln besteht, sowie dem **Steißbein**, mit drei bis fünf miteinander verwachsenen Wirbeln.

Die Wirbelsäule ist viermal leicht gekrümmt – diese Krümmungen sorgen dafür, dass die Wirbelsäule bei allen Bewegungen stets stabil bleibt. Zweimal wölbt sich die Wirbelsäule nach hinten, im Bereich der Brustwirbelsäule und in der Region von Kreuz- und Steißbein. Die zwei Wölbungen nach vorne werden als **Brustkyphose** und **Sakralkyphose** bezeichnet, die nach innen als **Halslordose** und **Lendenlordose**.

Aufbau und Form der Wirbel

Alle Wirbel der Wirbelsäule mit Ausnahme des ersten und zweiten Halswirbels (▸ S. 74) haben eine ähnliche Gestalt. Zwar werden sie wegen der zunehmenden Last von oben nach unten hin größer und unterscheiden sich in ihrem Aussehen, doch sie besitzen alle einen **Wirbelkörper** – eine Knochenscheibe, die dafür zuständig ist, den Körper zu tragen (▸ S. 79). Nach hinten hin geht vom Wirbelkörper der **Wirbelbogen** ab – das Loch, das er bildet, wird als **Wirbelloch** bezeichnet, welches das Rückenmark umschließt. Der Wirbelbogen besitzt seitlich je zwei **Querfortsätze** und hinten einen **Dornfortsatz**, an den die Muskeln angeheftet sind. Der Wirbelbogen bildet noch je zwei **Gelenkfortsätze** nach oben und unten, die die Wirbel untereinander verbinden. In den Wirbeln befindet sich zudem nach oben und unten je eine kleine Vertiefung, die mit der Vertiefung des benachbarten Wirbels das **Zwischenwirbelloch** bildet. Dieses Loch beherbergt die **Spinalnerven**, die vom Rückenmark kommen bzw. dorthin führen.

Rückenmuskulatur

Die Muskulatur, die für die Beweglichkeit der Wirbelsäule sorgt, heißt **Rumpfaufrichter** oder **autochthone Rückenmuskulatur** (Abb. 2). Die dazugehörigen Muskeln sind für das Drehen der Wirbelsäule zuständig, halten sie aufrecht (abgesehen von den Krümmungen) und stabil.

Unterschieden werden zwei Muskelgruppen, die unter den Namen **medialer Trakt** und **lateraler Trakt** zusammengefasst werden.

Zum medialen Trakt zählen alle Muskeln, deren Muskelzüge sich zwischen den Dornfortsätzen, zwischen den Querfortsätzen sowie zwischen den Dorn- und den Querfortsätzen bzw. von den Querfortsätzen der Halswirbelsäule zum Hinterhauptsbein entlangziehen. Diese Muskeln sind an allen Bewegungen der Wirbelsäule beteiligt, nur für die Beugung ist die Bauchmuskulatur zuständig. Zu den Muskeln des medialen Trakts gehören u. a. die **Zwischendornmuskeln**, die am Aufrichten der Wirbelsäule beteiligt sind, der **Halbdornmuskel**, der für die Drehung von Kopf, Hals- und Brustwirbelsäule sorgt, und die **Musculi spinales**, welche die Neigungen zur Seite ermöglichen.

Die Muskeln des lateralen Trakts sind im Großen und Ganzen länger als die des medialen Trakts – sie verbinden Kopf, Wirbelsäule und Becken. Auch zwischen den Rippenfortsätzen ziehen sie sich entlang. Genau wie die Muskulatur des medialen Trakts sind sie – außer der Beugung – für alle Bewegungen der Wirbelsäule zuständig (Abb. 3). Der **Darmbeinrippenmuskel** sorgt beispielsweise dafür, dass sich die Wirbelsäule strecken und seitlich beugen lässt. Der **längste Rückenmuskel** ist dafür zuständig, dass sich die Wirbelsäule strecken, seitlich neigen und drehen kann. Der **Dornmuskel** ist vor allem im Bereich von Kopf und Halswirbelsäule tätig – er ist dafür zuständig, dass sich Kopf und Halswirbelsäule zur Seite beugen, drehen und aufrichten können. Die **Zwischenquerfortsatzmuskeln** sind ebenfalls an der Neigung der Wirbelsäule zur Seite beteiligt. Auch die **tiefe Nackenmuskulatur** (▸ S. 74) gehört zu der als Rumpfaufrichter bezeichneten Muskulatur.

▸1 Wirbelsäule

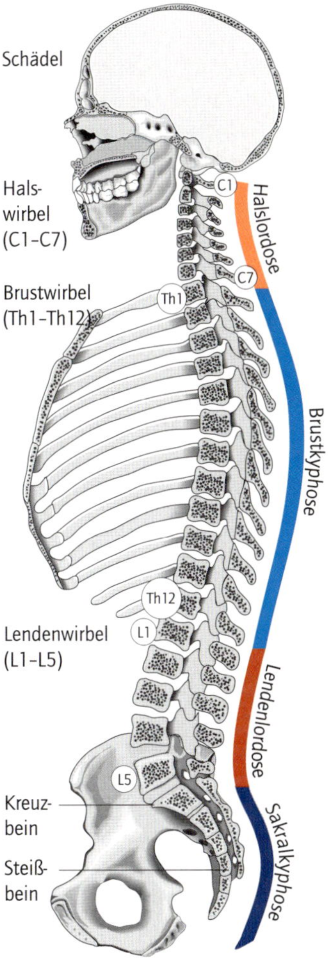

▸2 Rückenmuskulatur

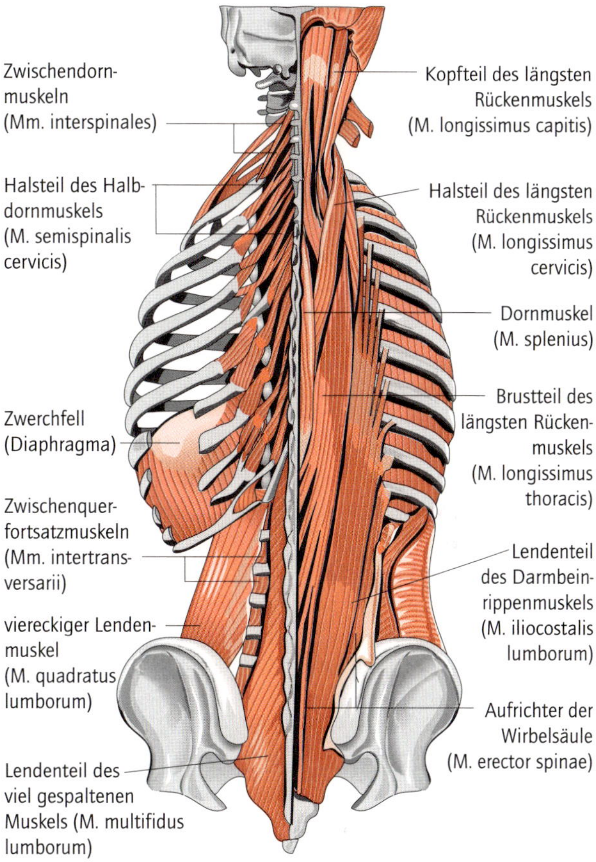

▸3 Beweglichkeit der Wirbelsäule

▸ a) Drehung

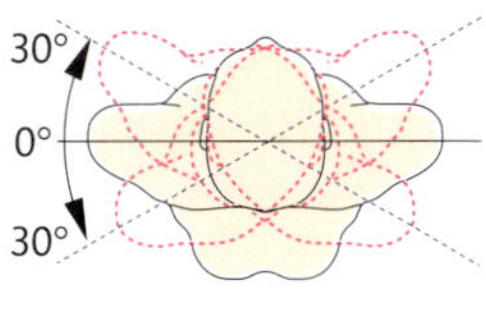

▸ b) Seitneigung

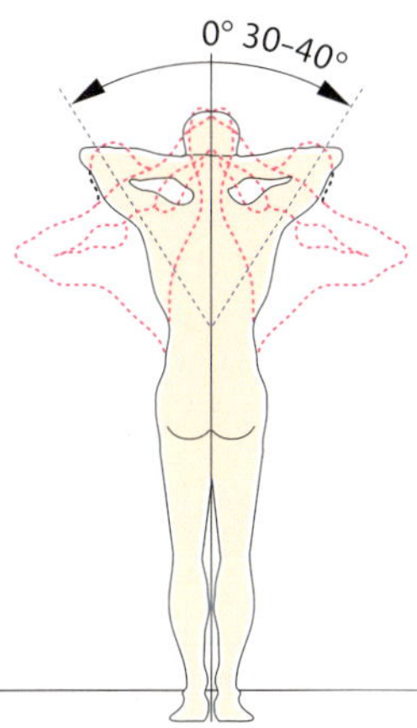

▸ c) Vor- und Rückbeugung

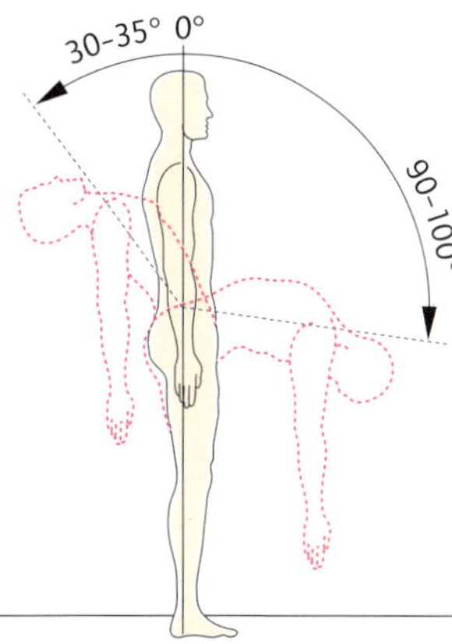

Wirbelsäule: Abschnitte und Bandscheiben

Die Wirbel der einzelnen Abschnitte der Wirbelsäule unterscheiden sich vor allem in ihrer Größe, aber auch in Details voneinander. Ein wichtiger Grund dafür ist, dass die unteren Wirbel stabiler als die oberen sein müssen, um die Last des Körpers tragen zu können.

Die Wirbel der Halswirbelsäule **(HWS)** werden C1–C7 genannt (C = Cervix = Hals); die der Brustwirbelsäule **(BWS)** heißen abgekürzt Th1–Th12 (Th = Thorax = Brustkorb), die der Lendenwirbelsäule **(LWS)** L1–L5.

Wirbel der Hals-, Brust- und Lendenwirbelsäule

Die Wirbel C3–C7 der HWS haben einen relativ kleinen **Wirbelkörper**, das **Wirbelloch** dagegen ist verhältnismäßig groß (Abb. 1). Die Querfortsätze der Wirbel besitzen je ein Loch für die Blutgefäße, die Hirn und Rückenmark mit Blut beliefern. Die Wirbel C1 und C2 (**Atlas** und **Axis**) unterscheiden sich in ihrem Aufbau von allen anderen Wirbeln der Wirbelsäule (Abb. 1; ▸ S. 74). Der Wirbel C7 besitzt im Vergleich zu den anderen Wirbeln der HWS einen sehr langen Dornfortsatz.

Die Wirbel der BWS haben einen weitaus größeren Wirbelkörper als die der HWS, da sie auch ein größeres Gewicht tragen müssen. Die BWS ist u. a. dafür zuständig, die Rippen zu tragen, die den Brustkorb bilden. Sowohl an den Querfortsätzen als auch am Wirbelkörper befinden sich deshalb an den Wirbeln Th1–Th10 Gelenkflächen, durch die die Wirbel mit den Rippen verbunden sind. Bei Th11 und Th12 finden sich diese Gelenkflächen nur am Wirbelkörper.

Die Wirbel der LWS sind die stabilsten der Wirbelsäule, ihr Wirbelkörper ist wesentlich größer als der eines BWS-Wirbels. Das Wirbelloch ist relativ klein. Die Querfortsätze der Wirbel L1–L5 sind nur noch in verkümmerter Form vorhanden; dafür besitzen sie einen Rippenfortsatz, obwohl keine Rippen mehr an ihnen ansetzen. Die Dornfortsätze sind relativ lang und stabil.

Kreuzbein und Steißbein

Das Kreuzbein setzt sich aus fünf Wirbeln zusammen, die während der späten Jugend miteinander verwachsen (Abb. 2). Es handelt sich beim Kreuzbein um einen herzförmigen, recht flachen Knochen, der ein Teil des Beckens ist. Mit dem letzten Wirbel der LWS ist das Kreuzbein über das **Lumbosakralgelenk** verbunden – auch mit den Hüftknochen und dem Steißbein besteht eine Gelenkverbindung. Durch die **Kreuzbeinlöcher** ziehen sich Nerven vom Rückenmark weg und zum Rückenmark hin, die in diesem Wirbelsäulenabschnitt **Sakralnerven** genannt werden. An das Kreuzbein schließt sich das **Steißbein** – unser verkümmerter Schwanz – an, das aus drei bis fünf miteinander verwachsenen Wirbeln besteht.

Bandscheiben

Die Bandscheiben sind sozusagen die Stoßdämpfer der Wirbelsäule und sorgen für ihre große Beweglichkeit. Sie befinden sich zwischen allen 24 Wirbelkörpern sowie zwischen dem letzten Lendenwirbel und dem Kreuzbein. Sie bestehen außen aus ringförmig angeordneten, sehr stabilen Bindegewebsfasern, den Faserringen, und innen aus einem Gallertkern **(Nucleus pulposus)**, der sich innerhalb der Bandscheibe bei Bewegungen der Wirbelsäule verschieben kann, auf Druck zusammengepresst wird und Stöße abfängt. Neben den Wirbelgelenken stellen die Bandscheiben eine weitere Verbindung der Wirbel untereinander dar.

Bandscheibenvorfall

In der Regel führen Verschleißerscheinungen (z. B. aufgrund starker oder falscher Belastung) der Wirbelsäule zu einem Bandscheibenvorfall. Der die Banscheibe umgebende Bindegewebsring reißt ein, sodass der Gallertkern hervorrutschen und eingeklemmt werden kann oder auf die Rückenmarksnerven drückt. Im schlimmsten Fall können die Nerven geschädigt werden und es kommt zu Lähmungserscheinungen. Meistens jedoch ruft ein Bandscheibenvorfall starke Schmerzen hervor, die sich – wenn der Gallertkern auf den Ischiasnerv drückt – bis ins Bein ausbreiten können.

Die Behandlung ist abhängig von der Schwere des Bandscheibenvorfalls; bei Lähmungserscheinungen ist eine Operation notwendig, bei der die vorgefallenen Bandscheibenanteile entfernt werden. In leichteren Fällen reicht es aus, ein Mittel in die Bandscheibe einzubringen, das die feste Struktur des Gallertkerns verflüssigt, sodass er durch Absaugen entfernt werden kann. In ganz leichten Fällen – beispielsweise wenn die Bandscheibe nur leicht vorgewölbt ist – hilft machmal schon gezielte Gymnastik (unter krankengymnastischer Anleitung), durch die die Rückenmuskeln gestärkt werden, damit sie den Druck, der auf die Bandscheiben ausgeübt wird, besser abfangen.

▸ 1 Halswirbel, Brustwirbel und Lendenwirbel

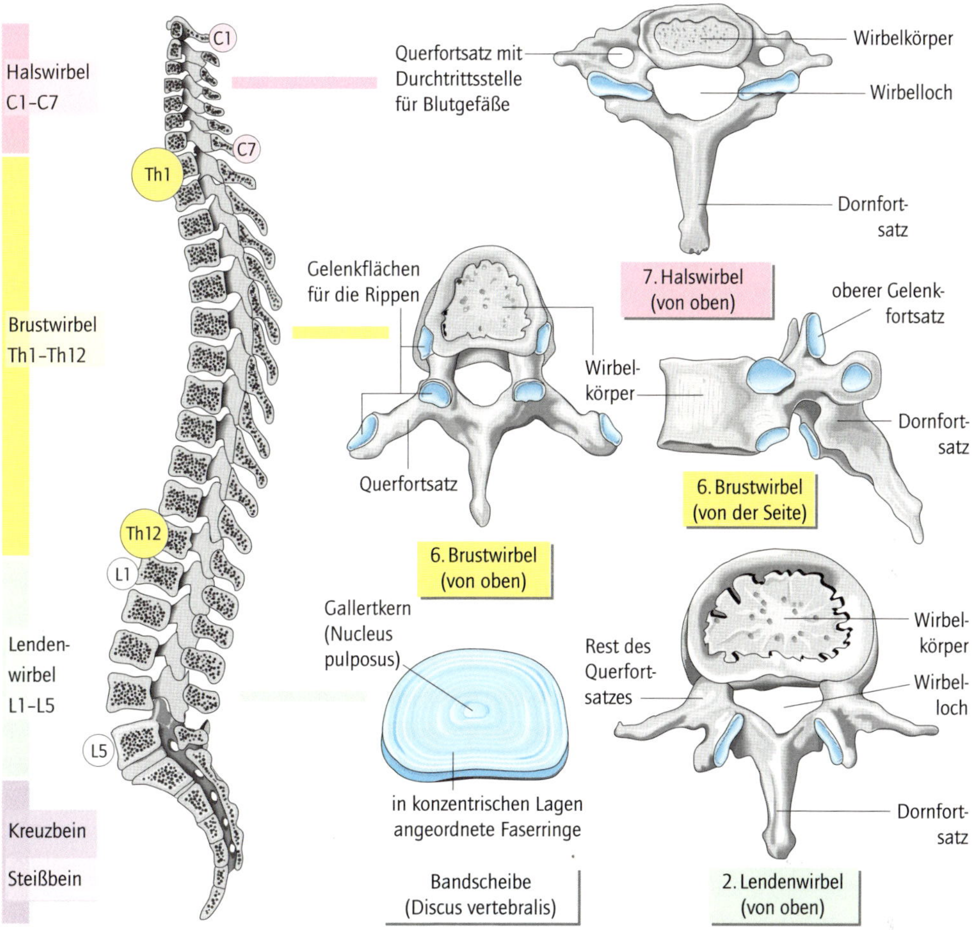

▸ 2 Kreuzbein und Steißbein

▸ Das Kreuzbein ist ein herzförmiger flacher Knochen, der zum Becken gehört. Das Lumbosakralgelenk verbindet das Kreuzbein mit der Lendenwirbelsäule. Die Kreuzbeinlöcher dienen als Kanäle für die Sakralnerven, die vom Rückenmark weg und zum Rückenmark hin führen. Unten schließt sich das Steißbein an, das aus drei bis fünf miteinander verwachsenen Knochen besteht.

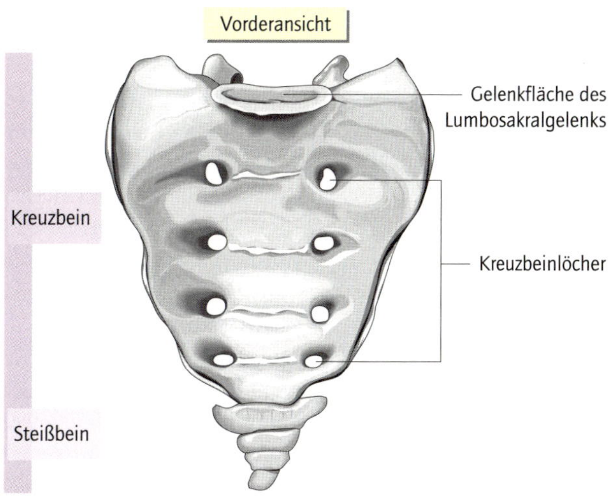

Brustkorb und Atemmuskulatur

Zum Brustkorb gehören die Rippen (Costae), das Brustbein und die Brustwirbelsäule. Seine Form erhält der Brustkorb in erster Linie durch die Rippen, die zum Rücken hin mit der Brustwirbelsäule und – zumindest teilweise – vorn mit dem Brustbein verbunden sind.

Aufbau des Brustkorbs

Aufgabe des knöchernen Brustkorbs (Abb. 1) ist in erster Linie, die in ihm liegenden Organe zu schützen. In der Brusthöhle befinden sich u. a. das Herz und die Lunge. Der Brustkorb zieht sich jedoch verhältnismäßig weit herunter, sodass er auch noch einen Teil der Bauchhöhle umfasst.

Das **Brustbein** (Sternum) befindet sich vorn in der Mitte des Brustkorbs. Es handelt sich dabei um einen flachen Knochen, der von außen gut zu ertasten ist und ein wenig einem Schwert oder Messer ähnelt. Der obere Teil des Brustbeins wird als Handgriff bezeichnet – hier setzen verschiedene Muskeln (u. a. Halsmuskeln) an. Der mittlere und größte Teil des Sternums ist der Brustbeinkörper, der Gelenkflächen besitzt, an denen die 3. bis 7. Rippe ansetzen (die ersten beiden Rippen sind mit dem Handgriff des Brustbeins verbunden). An den unteren länglichen Teil des Brustbeins, den Schwertfortsatz, heften sich verschiedene Brustmuskeln an.

Insgesamt zwölf Rippenpaare, die von oben nach unten von eins bis zwölf durchnummeriert sind, bilden den eigentlichen Brustkorb. Jede Rippe besteht nach hinten zur Wirbelsäule hin aus Knochen, nach vorne weist jede einen knorpeligen Abschnitt auf.

Unterteilt werden die Rippen nochmals in sieben **echte Rippen** und fünf **falsche Rippen**. Der Grund: Während die ersten sieben Rippen direkt mit ihrem knorpeligen Anteil ans Brustbein angeheftet sind, stehen die Rippen acht bis zehn nur indirekt über den Rippenbogen mit dem Brustbein in Kontakt. Die Rippen elf und zwölf enden frei. Der **Rippenbogen** ist die knorpelige Verbindung zwischen den Rippen acht bis zehn.

Mit der Brustwirbelsäule sind die Rippen eins bis zehn über zwei Gelenke verbunden, von denen sich eines am Wirbelkörper, das andere an einem der beiden Querfortsätze befindet. Die letzten beiden Rippen haben nur über ein Gelenk mit dem Wirbelkörper Kontakt. Beim Einatmen können sich die Rippen durch die gelenkigen Verbindungen zu Brustbein und Brustwirbelsäule anheben – der Brustkorb wird auf diese Weise geweitet, die Lunge kann Luft aufnehmen und sich ausdehnen. Beim Ausatmen senken sich die Rippen wieder.

Zwischen den Rippen befindet sich jeweils ein Spalt, der **Zwischenrippenraum** (Intercostalraum, kurz: **ICR**). Über alle diese Räume ziehen sich die **Zwischenrippenmuskeln**.

Funktionen der Atemmuskulatur

Am bedeutendsten für die Atmung ist das **Zwerchfell** (Abb. 2), das die untere Öffnung des Brustkorbs zur Bauchhöhle abschließt. Wenn sich das im entspannten Zustand kuppelförmige Zwerchfell anspannt, senkt sich die Kuppel. Als Folge dehnt sich die Lunge aus und es kann aufgrund eines Unterdrucks Luft einströmen (Einatmung), bei Erschlaffung des Muskels kommt es zu einem Überdruck und Ausströmen von Luft (Ausatmung). Befestigt ist das Zwerchfell an den Rippen sieben bis zwölf, am Brustbein sowie an der Lendenwirbelsäule. Durch Öffnungen im Zwerchfell treten die Speiseröhre und die großen Blutgefäße hindurch.

Auch die Zwischenrippenmuskeln spielen eine große Rolle bei der Atmung, denn sie sorgen dafür, dass sich die Rippen heben und senken. Weitere Muskeln, die so genannte **Atemhilfsmuskulatur**, zu der u. a. die Treppenmuskeln (▸ S. 74) zählen, können nach seitlichem Aufstützen der Arme im Sitzen dazu beitragen, den Brustkorb zu erweitern. Das kann bei Atemnotzuständen (z. B. bei Asthmaanfällen) sehr wichtig sein.

Schluckauf

Schluckauf entsteht, wenn das Zwerchfell sich reflexartig zusammenzieht und dadurch Luft in den Brustkorb eingesogen wird. Verursacht wird diese Zwerchfellkontraktion durch eine Irritation eines bestimmten, zum Zwerchfell führenden Nervs. Drückt z. B. zu viel Flüssigkeit aus dem Magen auf den Nerv, kann es unter Umständen zu Schluckauf kommen.

Im Normalfall ist ein Schluckauf nach wenigen Minuten wieder vorbei, doch es gibt auch Fälle, in denen er ohne besondere Ursache über einen längeren Zeitraum (Tage) anhält oder aber immer wiederkehrt. Dann sollte der Arzt aufgesucht werden, der dem quälenden Schluckauf durch die Verschreibung von krampflösenden Arzneimitteln ein Ende bereiten kann.

Schon Babys leiden häufig unter Schluckauf. Falls der Schluckauf vorrangig beim Essen auftritt, sollte der Arzt befragt werden. Möglicherweise hat das Kind Probleme mit dem Schlucken.

▸1 Brustkorb

▸ Der Brustkorb, der aus Rippen, Brustbein und Brustwirbelsäule gebildet wird, dient in erster Linie dem Schutz der inneren Organe.

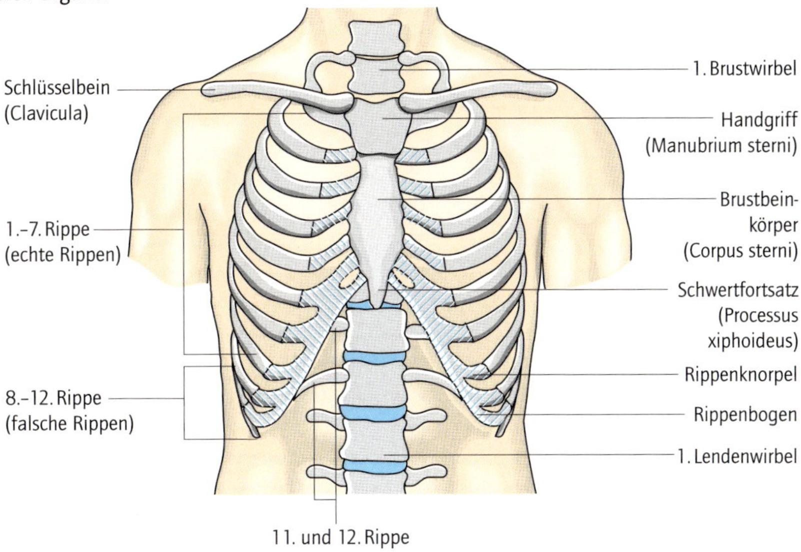

▸2 Atemmuskulatur

▸ Das Zwerchfell schließt die untere Öffnung des Brustkorbs zur Bauchhöhle hin ab. Es ist an den Rippen sieben bis zwölf sowie am Brustbein und an der Lendenwirbelsäule befestigt.

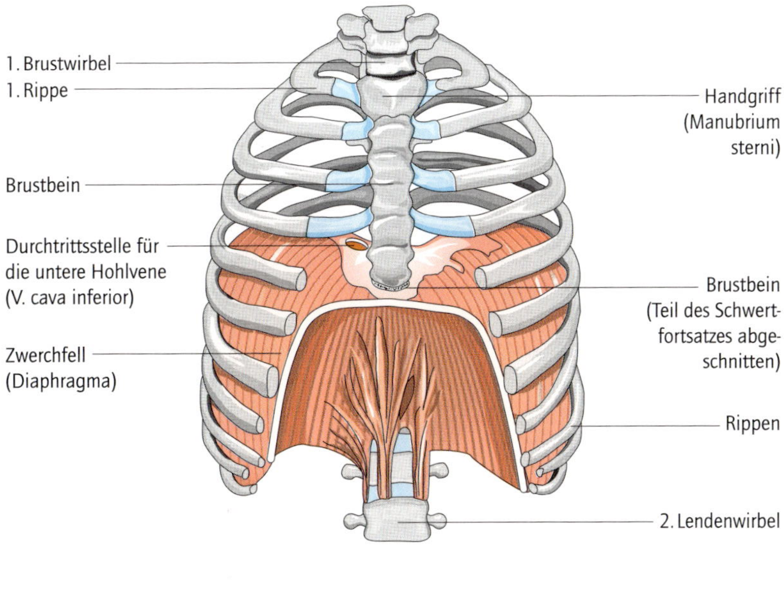

Bauchmuskulatur und Leistenkanal

Die Muskulatur, die die Bauchhöhle vorn und seitlich umgibt, wird als Bauchwand bezeichnet. Durch die Bauchwand verläuft der Leistenkanal, der die Bauchhöhle mit der Schamgegend verbindet.

Bauchwand

Die Bauchmuskulatur (Abb. 1) besteht aus mehreren größeren Muskeln, die sich zum Teil überlappen – sie sind für die Beugung und Drehung des Rumpfes zuständig. Zudem sind sie an der Darmentleerung und an der Geburt beteiligt – wenn sie alle gemeinsam kontrahieren (**Bauchpresse**), werden nämlich alle Organe des Bauchraums zusammengedrückt.

Zu den wichtigsten Muskeln gehören der **gerade Bauchmuskel** (Musculus rectus abdominis), der sich über den gesamten Verlauf der Bauchhöhle gerade nach unten zieht. Er ist an den knorpeligen Enden der Rippen fünf bis sieben, am Brustbein sowie am Schambein befestigt. Drei Sehnen ziehen sich durch ihn hindurch. Unterhalb dieses langen Muskels ziehen sich der **äußere** und der **innere schräge Bauchmuskel** entlang – der innere schräge Bauchmuskel verläuft zum Teil unterhalb des äußeren schrägen Bauchmuskels. Vorn in der Mitte bilden beide Muskeln zusammen ein Sehnenband.

Noch weiter im Inneren der Bauchwand ist der **quere Bauchmuskel** zu finden. Dieser windet sich von der Seite nach vorn und endet ebenfalls in einem Sehnenband. Alle diese Sehnenbänder verflechten sich etwa in der Mitte des Körpers und bilden vom Schwertfortsatz des Brustbeins ausgehend bis zum Schambein die **Linea alba** (weiße Linie). Der **Pyramidenmuskel** sorgt für die Spannung der Linea alba.

Leistenkanal

Der Leistenkanal ist ein sich auf beiden Seiten des Körpers entlangziehender, bis zu 5 cm langer Hohlraum, der von der Bauchhöhle ausgehend durch die Bauchwand verläuft und die Bauchhöhle mit der weiter außen liegenden Schamgegend verbindet (Abb. 2). Er hat zwei Öffnungen unterhalb der Bauchmuskulatur: den **inneren Leistenring** und den **äußeren Leistenring**, der durch den äußeren schrägen Bauchmuskel verläuft.

Die Leistenkanäle besitzen vor allem beim Mann eine Funktion, denn sie beherbergen die **Samenstränge**, die sich vom Hoden zur Harnröhre ziehen. Beim ungeborenen Jungen gelangen die lange Zeit in der Bauchhöhle befindlichen Hoden durch die Leistenkanäle in den Hodensack. Bei der Frau beinhalten die Leistenkanäle „nur" das **runde Mutterband** sowie den **Imlach-Fettpfropf**, das Fettgewebe des Leistenkanals.

Brüche

An einigen Stellen ist die Bauchwand nicht so stabil wie an anderen (z. B. durch den Leistenkanal im Bereich der Leiste). Dies kann unter Umständen dazu führen, dass die Bauchwand wegen des hohen Drucks, der im Bauchraum herrscht, nachgibt und sich durch diese Lücke (**Bruchpforte**) das Bauchfell sackartig (**Bruchsack**), zum Teil gefüllt mit Eingeweiden oder Organabschnitten (**Bruchinhalt**), nach außen wölbt. Solche Brüche werden auch als **Hernien** bezeichnet.

Hernien können angeboren sein oder erworben werden; zu den angeborenen Hernien können z. B. **Leistenhernien** (Leistenbrüche) gehören. Erworbene Hernien haben ihre Ursache oft in Übergewicht; auch durch anhaltende Verstopfung, bei der die Bauchpresse vermehrt eingesetzt wird, kann es zu einer Hernie kommen.

Die häufigste Hernie ist der Leistenbruch, von dem zum größten Teil Männer betroffen sind. Unterschieden werden die **indirekten Leistenhernien** und die **direkten Leistenhernien**. Bei den indirekten Leistenhernien schiebt sich der Bruchsack mit dem Bruchinhalt seitlich der dort verlaufenden epigastrischen Blutgefäße in den Leistenkanal vor. Bei den direkten Leistenhernien gelangt der Bruchsack direkt – ohne die epigastrischen Gefäße zu verschieben – vom Bauchraum in den Leistenkanal. Dabei wölbt er den an dieser Stelle sehr dünnen, geraden Bauchmuskel mit in den Leistenkanal hinein.

Relativ häufig sind zudem die **Schenkelhernien**, die vorrangig Frauen betreffen. Bei ihnen wölbt sich der Bruchsack unter dem **Leistenband** (bei Leistenhernien oberhalb des Leistenbands), einem Band, das sich vom Scham- zum Darmbein zieht, nach außen vor. Bei den **Nabelhernien** wölbt sich der Bruchsack am Nabel vor.

Hernien müssen stets operativ verschlossen werden, denn es droht bei allen (auch bei denen, die nicht schmerzen) die Gefahr, dass sich der Bruchsack in der Bruchpforte einklemmt und die im Bruchsack enthaltenen Eingeweide oder Organteile von der Blutversorgung abgeschnitten werden. Das kann lebensgefährliche Folgen haben: Ist z. B. ein Darmabschnitt eingeklemmt, kann dieser absterben – es kommt zur **Darmlähmung** (Ileus) und nachfolgend meist zu einer **Bauchfellentzündung** (Peritonitis), die das Leben akut bedroht.

▸1 Bauchwand

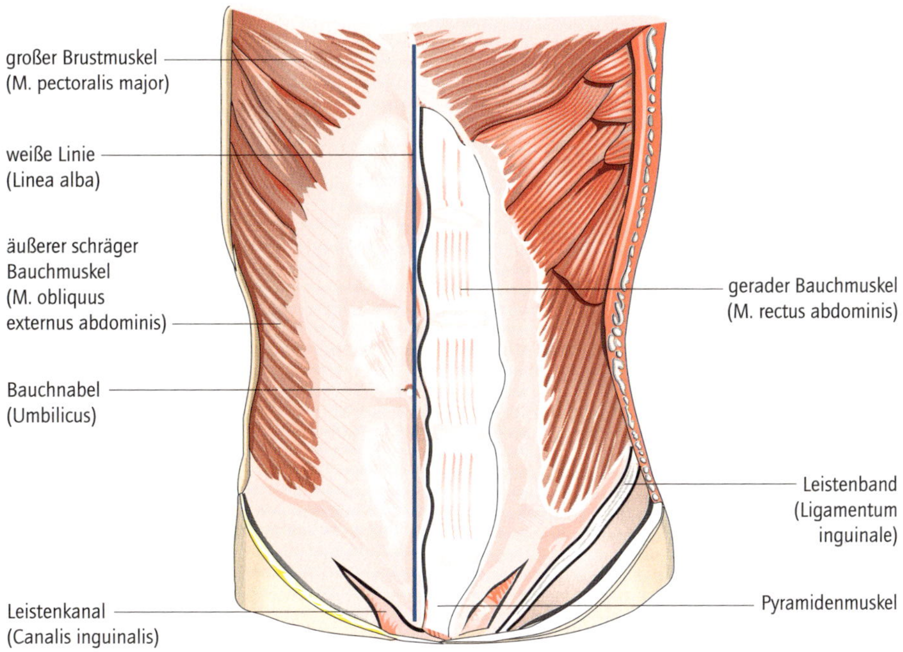

▸2 Leistenkanal beim Mann

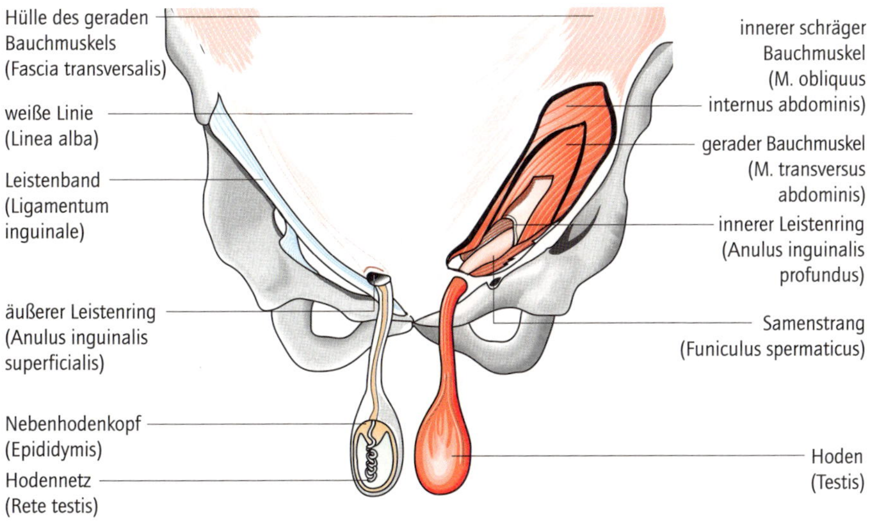

Schultergürtel

Der Schultergürtel stellt die Verbindung zwischen dem Körperstamm und den Armen, die auch als obere Extremitäten bezeichnet werden, dar.

Knochen

Nur zwei Knochen, die paarig vorhanden sind, bilden den Schultergürtel: das **Schulterblatt** und das **Schlüsselbein** (Abb. 1). Das Schulterblatt ist ein großer, flacher Knochen, der auf der Rückseite einen Knochenvorsprung (Schulterblattgräte) besitzt. Die **Schulterblattgräte** endet in der so genannten **Schulterhöhe** (Akromion), die das Schulterblatt mit dem Schlüsselbein über das **Akromioklavikulargelenk** verbindet. An der seitlichen Ecke des Schulterblatts, wo es leicht verdickt ist, befindet sich eine flache Gelenkpfanne, die den Oberarmkopf teilweise aufnimmt. Das **Schultergelenk** wird durch eine Gelenkkapsel stabilisiert, die jedoch nicht besonders eng anliegt. Richtig gehalten wird das Gelenk erst durch Muskeln, die sich vom Oberarm über das Gelenk ziehen, vor allem vom **Deltamuskel** (Musculus deltoideus) und die **Rotatorenmanschette**, die aus Sehnen des Obergräten-, Untergräten- und Unterschulterblattmuskels und kleinem Rundmuskel besteht. Durch diesen Aufbau ist das Schultergelenk das beweglichste Gelenk des Körpers.

Das Schlüsselbein, der zweite Knochen des Schultergürtels, verbindet das Schulterblatt mit dem Brustbein. An beiden Enden des Schlüsselbeins befinden sich daher Gelenkflächen.

Muskulatur

Damit sich das Schultergelenk (und der Arm) in verschiedene Richtungen bewegen kann, muss das Schulterblatt durch verschiedene Muskeln gehalten werden (Abb. 2). Vor allem der Kapuzen- oder **Trapezmuskel** (Musculus trapezius), der in erster Linie zur Rückenmuskulatur zählt, ist für die Bewegungen des Schulterblatts nach oben und unten, zur Seite und für die Drehung zuständig. Am Heben und Drehen beteiligt ist auch der **Schulterblattheber**; der **kleine** und der **große Rautenmuskel** sorgen dafür, dass es sich hebt und fixiert wird. All diese Muskeln gehören zur **hinteren Schultergürtelmuskulatur**. Zur **vorderen Schultergürtelmuskulatur** zählen der **kleine Brustmuskel**, der das Schulterblatt nach vorn und unten zieht, und der **vordere Sägezahnmuskel**, der mit anderen Muskeln dafür zuständig ist, dass das Schulterblatt nach oben gedreht und am Rumpf fixiert wird.

Für die Bewegungen des Schultergelenks und damit für das Anheben, Senken, das Nach-vorn- und Nach-hinten-Führen sowie für die Drehung des Arms sind noch weitere Muskeln zuständig. Zu den wichtigsten zählt der Deltamuskel, der am Schlüsselbein, am Akromion (Abb. 1) und an der Schulterblattgräte ansetzt und sich bis zur Mitte des Oberarms zieht. Er ist an allen Bewegungen des Schultergelenks beteiligt. **Obergräten-**, **Untergräten-** und **kleiner Rundmuskel** sind u. a. für die Außendrehung des Arms zuständig. Der **große Rundmuskel** sorgt dafür, dass der Arm nach hinten gezogen und nach innen gedreht werden kann. Auch der **Unterschulterblattmuskel** ist an der inneren Drehung sowie am Heranziehen des Arms an den Körper beteiligt. Neben diesen sind noch weitere Muskeln für die Bewegungen des Schultergelenks verantwortlich.

Schulterluxation

Unter einer Schulter- oder **Schultergelenksluxation** versteht man die Auskugelung des Gelenks – der Gelenkkopf des Oberarms liegt nicht mehr in der Gelenkpfanne. Ursache dafür sind häufig Unfälle, es kommt aber auch vor, dass die Bänder des Gelenks den Gelenkkopf nur unzureichend in der Gelenkpfanne halten, z. B. weil sie ausgeleiert sind. Bei einer Schulterluxation durch Unfall ist meist nur die Einrenkung des Gelenks notwendig, es sei denn, Bänder sind gerissen oder der Knochen ist beschädigt. Dann muss operiert werden. Bei häufigen Auskugelungen kann nur eine Operation helfen, bei der die Bänder gekürzt werden.

Degenerative Veränderungen der Schulter

Infolge von Verschleißerscheinungen der zum Obergrätenmuskel zählenden **Supraspinatussehne** kann es zu einer Reizung der Sehne kommen, was vor allem beim Heben des Arms große Schmerzen bereitet. Die Behandlung besteht in der Regel entweder in Kälte- oder Wärmeanwendungen, der Gabe von Schmerzmitteln sowie in krankengymnastischen Übungen.

Bei der so genannten **Schultersteife** ist die Gelenkkapsel verändert, was zu starken Schmerzen bei Bewegungen und zu Einschränkungen der Beweglichkeit des Schultergelenks führt. Häufig ist die Ursache eine Arthrose (Gelenkverschleiß) des Schultergelenks. Beschwerden macht diese Erkrankung vor allem beim Heben und Drehen des Arms. Die Therapie besteht vor allem in Krankengymnastik und – falls nötig – in der Einnahme von Schmerzmitteln.

▸ 1 Schultergelenk

- Der Schultergürtel setzt sich aus Schulterblatt und Schlüsselbein zusammen. Diese sind über das Akromioklavikulargelenk miteinander verbunden. An der verdickten Seite des Schulterblatts nimmt eine flache Gelenkpfanne den Oberarmkopf auf. Hier schließen auch die Muskeln und Sehnen an, die das Gelenk halten, stabilisieren und beweglich machen.

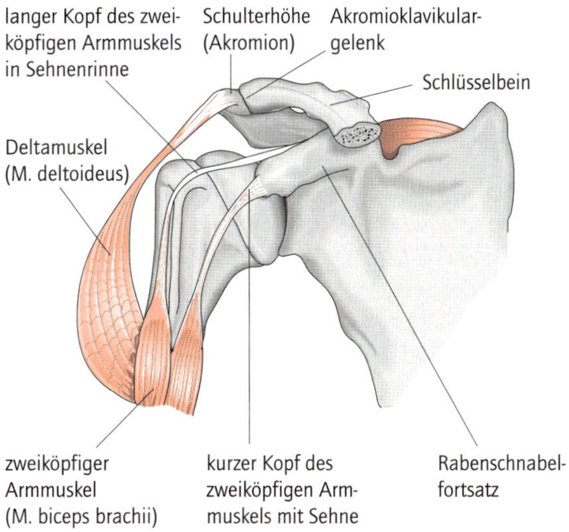

▸ 2 Schultergürtelmuskulatur

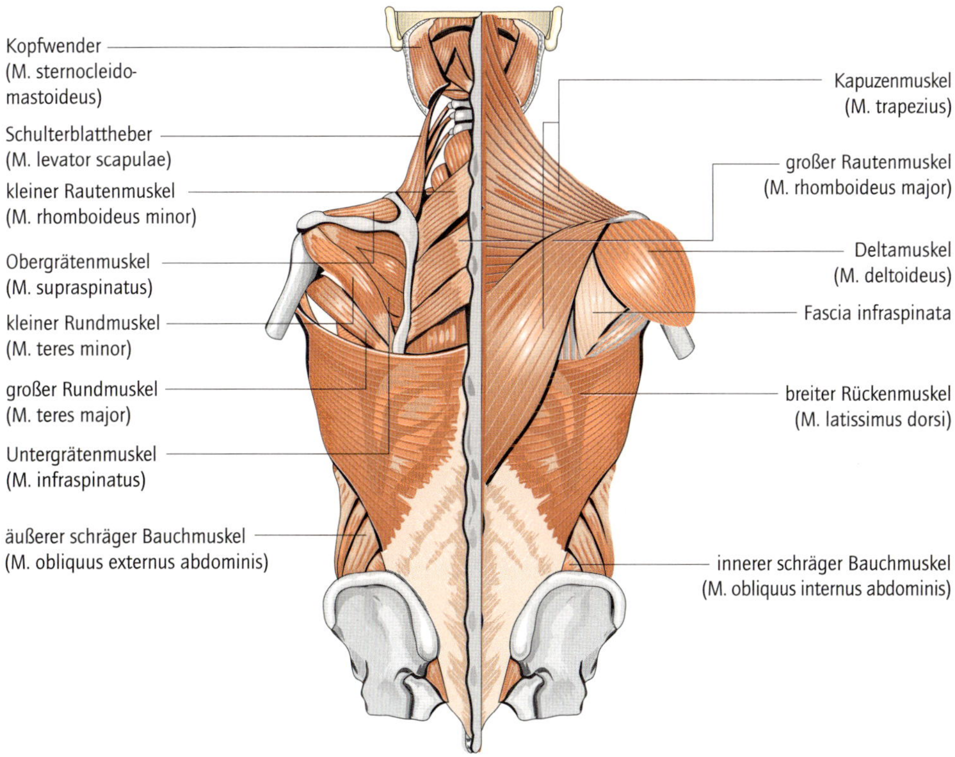

Oberarm

Die Arme werden auch als obere Extremitäten bezeichnet. Sie sind über das Schultergelenk mit dem Schulterblatt verbunden.

Knochen und Gelenke

Jeder Arm gliedert sich in folgende Knochen: den **Oberarmknochen** (Humerus), **Elle** (Ulna) und **Speiche** (Radius), die den **Unterarm** bilden, und die **Handwurzel-**, **Mittelhand-** und **Fingerknochen**, die zusammen die Hand bilden (Abb. 1). Verbunden sind die einzelnen Knochen über eine große Anzahl von Gelenken.

Der Röhrenknochen, der den Oberarm bildet, liegt mit dem **Oberarmkopf** in der Gelenkpfanne des Schulterblatts. Der Oberarmkopf ist nach unten hin von einer schmalen Rinne begrenzt. Daran schließen sich zwei Knochenvorsprünge (der **große** und der **kleine Höcker**) an, an denen Muskeln ansetzen. Unterhalb der Höcker beginnt der **Oberarmschaft**, an dem sich Anheftungsstellen u. a. für Muskeln befinden.

Zum unteren Ende verdickt sich der Oberarmknochen wieder und bildet zu beiden Seiten eine Ausbuchtung – **innerer** und **seitlicher Oberarmknorren** genannt. An den Knorren setzen ebenfalls Muskeln an. Dem Ende des Oberarmschafts sitzt die Gelenkfläche für das **Ellenbogengelenk** auf. Die Gelenkfläche wird unterteilt in die Rolle **(Trochlea humeri)**, welche eine Verbindung mit der Elle eingeht, und das Köpfchen **(Capitulum humeri)**, das mit der Speiche in Kontakt tritt. Ein wenig über der Gelenkfläche liegt auf der hinteren Seite des Oberarms eine Grube **(Fossa olecrani)**, in welche sich der Ellenbogenfortsatz, genauer gesagt, der Hakenfortsatz **(Olecranon)** der Elle, einfügt. Nach vorn sind zwei weitere Gruben zu finden, in die sich bei bestimmten Bewegungen Teile von Elle und Speiche hineindrücken.

Muskeln

Die meisten Muskeln des Oberarms ziehen sich vom Schulterblatt über den Oberarm (Abb. 2). Das hat seinen Grund: Auf diese Weise wird das Schultergelenk, das nur eine relativ weite Gelenkkapsel besitzt, zusätzlich stabilisiert. Der wichtigste Oberarmmuskel ist der **Deltamuskel** (Musculus deltoideus) – er sorgt zusammen mit anderen Muskeln dafür, dass wir den Arm heben und senken, ihn einwärts und auswärts drehen sowie ihn nach vorn und zurück bewegen können. Zu den weiteren Muskeln, die am Schulterblatt entspringen und zum Oberarm führen, gehören: der **große Rundmuskel**, der u. a. für die Senkung und Eindrehung des Arms zuständig ist, sowie der Ober- und der Untergrätenmuskel, die u. a. dafür sorgen, dass der Arm nach außen gedreht werden kann.

Zwei Muskeln, die sich zum Oberarm ziehen, haben ihren Ursprung am Rumpf. Der **große Brustmuskel** entspringt u. a. am Schlüsselbein und an verschiedenen Rippen und ist neben anderen Aufgaben für die Senkung und die Innendrehung des Arms zuständig; der **breite Rückenmuskel** setzt u. a. am Kreuz- und am Darmbein an und ist ebenfalls für die Innendrehung und Senkung des Arms verantwortlich. Zusätzlich gibt es noch die Gruppe derjenigen Muskeln, die ihren Ursprung am Schulterblatt oder Oberarm haben und zum Unterarm verlaufen. Alle diese Muskeln bewegen u. a. das Ellenbogengelenk, durch das der Unterarm nur gebeugt, gestreckt und gedreht werden kann. Zu diesen Muskeln gehört der **Bizeps** (Musculus biceps brachii), der auch **zweiköpfiger Oberarmmuskel** genannt wird. Der Bizeps sorgt vor allem dafür, dass sich der Unterarm beugt. Er trägt aber auch zu einer leichten Außenrotation des Gelenks bei. Zu den weiteren Muskeln, die den Unterarm beugen, gehören der **Armbeuger** sowie der **Oberarmspeichenmuskel**. Der wichtigste Strecker des Unterarms ist der **dreiköpfige Oberarmmuskel** (Musculus triceps brachii).

Oberarmbrüche

Es gibt verschiedene Formen von Oberarmfrakturen, u. a. die so genannten proximalen Frakturen, bei denen der Gelenkkopf bzw. der Bereich unter dem Gelenkkopf betroffen ist, sowie die Schaftfrakturen, die den Knochenschaft betreffen (Frakturen, ▸ S. 56). So weit wie möglich werden die Knochenfragmente bei Oberarmfrakturen wieder zusammengefügt und der Knochen wird ruhig gestellt. In der Regel muss auch bei einem Schaftbruch das Schultergelenk ruhig gestellt werden. Unter Umständen ist sogar eine Operation notwendig, durch die die Fragmente fixiert werden. Bei Schaftfrakturen geschieht das meist durch Einbringen eines oder mehrerer Nägel in die Markhöhle. Ist der Oberarmkopf betroffen, ist es ganz von der Art der Fraktur abhängig, durch welche operative Maßnahme der Knochen „rekonstruiert“ wird. Um Komplikationen zu vermeiden, sollten Oberarmbrüche so schnell wie möglich versorgt werden.

▸ 1 Gliederung des Arms

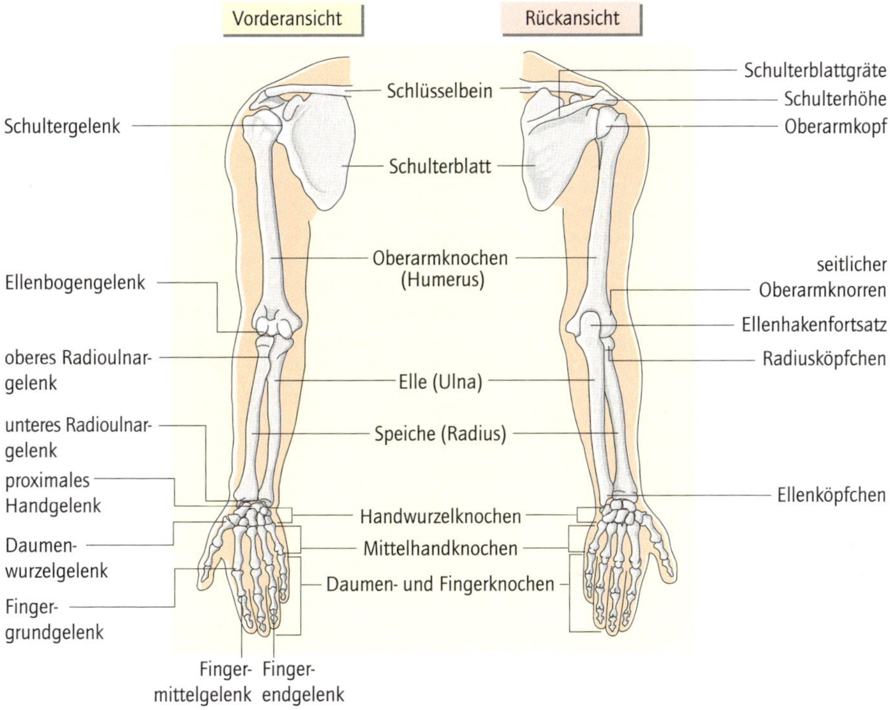

▸ 2 Muskulatur des Oberarms

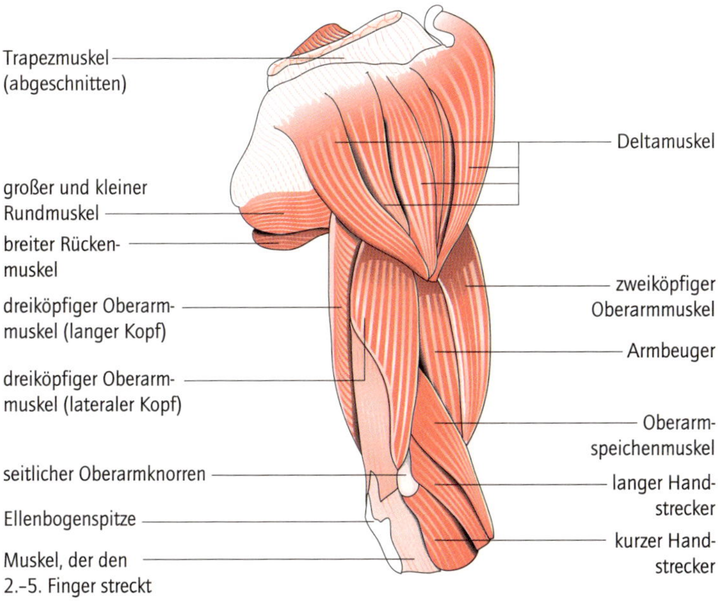

Unterarm mit Ellenbogen und Hand

Der Unterarm, der aus den Knochen Elle und Speiche besteht, beginnt am Ellenbogengelenk. An ihn schließt sich am Handwurzelgelenk die Hand an.

Knochen, Gelenke und Muskeln des Unterarms

Elle und **Speiche** liegen nebeneinander und bilden mit dem Oberarm das **Ellenbogengelenk**. Die Elle besitzt oben eine Vertiefung, die von zwei Fortsätzen (nach vorn vom **Kronenfortsatz**, nach hinten vom **Hakenfortsatz**) umschlossen wird. In diese Vertiefung schiebt sich die Rolle des Oberarms. Der Hakenfortsatz der Elle schiebt sich in eine Knochengrube des Oberarms. Neben dem Kronenfortsatz gibt es noch eine kleine Vertiefung; hier lagert sich das **Radiusköpfchen** der Speiche an, das zum oberen **Radioulnargelenk**, einer der beiden Gelenkverbindungen von Elle und Speiche, gehört (Abb. 1). Am Übergang zur Hand liegt das **Ellenköpfchen**.

An der Innenseite der Elle liegt die Speiche; sie endet oben im Radiusköpfchen, das mit der Elle verbunden ist. Am unteren Ende treten Elle und Speiche nochmals über ein Gelenk, das **untere Radioulnargelenk**, in Kontakt.

Durch die Radioulnargelenke und die zugehörigen Muskeln ist der Unterarm drehbar. Die Drehung des Unterarms, bei der die Handfläche nach oben zeigt, heißt **Supination** – dabei liegen Elle und Speiche nebeneinander (Abb. 2). Bei der Drehung des Unterarms, bei der die Handfläche nach unten zeigt, überkreuzen sich Elle und Speiche leicht **(Pronation)**. An diesen Drehungen sind als Muskeln der **runde** und der **viereckige Einwärtsdreher** (Pronatoren) sowie **Bizeps** und **Auswärtsdreher** (Supinatoren) beteiligt. Auch Hand- und Fingerbeuger sowie -strecker gehören zu den Unterarmmuskeln.

Tennis- und Golferellenbogen, Speichenbruch

Unter einem Tennisellenbogen versteht man Schmerzen, die bei der Streckung des Handgelenks und bei der Einwärtsdrehung des Unterarms auftreten. Bei einem Golferellenbogen treten Schmerzen auf, wenn das Handgelenk gebeugt und der Unterarm nach auswärts gedreht wird. Die Beschwerden werden durch Überbelastung des Sehnenansatzes der Unterarmmuskulatur am Ellenbogen ausgelöst. Die Behandlung besteht in der Meidung der auslösenden Tätigkeit, auch Verbände mit schmerzlindernden Salben helfen.

Ein Speichenbruch tritt meist nahe dem Handgelenk auf (Abb. 4). Bei Stürzen versucht man sich mit der Hand abzustützen, dabei kommt es oft zu Brüchen. Meist reicht es, die Hand durch einen Gips ruhig zu stellen.

Knochen der Hand

Die Hand besteht aus vielen verschiedenen Knochen. Verbunden ist sie mit dem Unterarm über das Handgelenk, das durch die Gelenkfläche der Speiche sowie durch Knochen der **Handwurzel**, das **Kahnbein**, das **Mondbein** und das **Dreiecksbein**, gebildet wird (Abb. 3). Zu den Handwurzelknochen gehören zudem **Erbsenbein**, **großes** und **kleines Vieleckbein**, **Kopfbein** und **Hakenbein**. Mit den unterschiedlich geformten Handwurzelknochen sind über Gelenkflächen die **Mittelhandknochen** verbunden, die Röhrenknochen sind. Der Daumen nimmt eine Sonderrolle ein: Das Gelenk, das seinen Mittelhand- mit den Handwurzelknochen verbindet, ist im Gegensatz zu den anderen Gelenken zwischen Mittelhand und Handwurzel sehr beweglich und daher für die Grifffunktion sehr wichtig. Die **Fingerknochen** schließen sich an die Mittelhand an – sie bestehen aus je drei Gliedern: **Grund-**, **Mittel-** und **Endglied**, nur der Daumen besteht aus zwei Gliedern. Verbunden sind die Glieder durch Kugelgelenke. Sie ermöglichen, dass wir die Finger beugen, strecken, auseinander ziehen und wieder zusammenführen können.

Muskeln der Hand

Zahlreiche Muskeln sorgen für die Beweglichkeit von Handgelenk und Fingern. An den Fingern setzen jedoch keine Muskeln, sondern nur Streck- und Beugesehnen (Ausläufer von Muskeln) an. Diese ziehen sich durch Schienen (z. B. das **Retinaculum extensorum**) hindurch, die nach oben von Bändern umschlossen sind. Damit die Sehnen die Bänder nicht reizen, sind sie in dieser Region von Sehnenscheiden umgeben, die sich z. B. infolge von Überbeanspruchung entzünden können. An der Unterseite der Handwurzelknochen existiert eine zu den Fingern hin verlaufende Vertiefung **(Karpaltunnel)**, durch die sich Sehnen, die für die Beugung der Hand zuständig sind, sowie der Medianusnerv ziehen. Infolge einer Sehnenscheidenentzündung in diesem Bereich kann es zu einer Schädigung des Nervs kommen, wodurch die Hand nicht mehr richtig bewegt werden kann. Die Behandlung besteht zunächst in Ruhigstellung der Hand.

Neben Fingerbeugern und -streckern spielt unter den Muskeln der **Daumengegensteller** eine große Rolle: Er sorgt dafür, dass wir greifen können.

▸ 1 Ellenbogengelenk

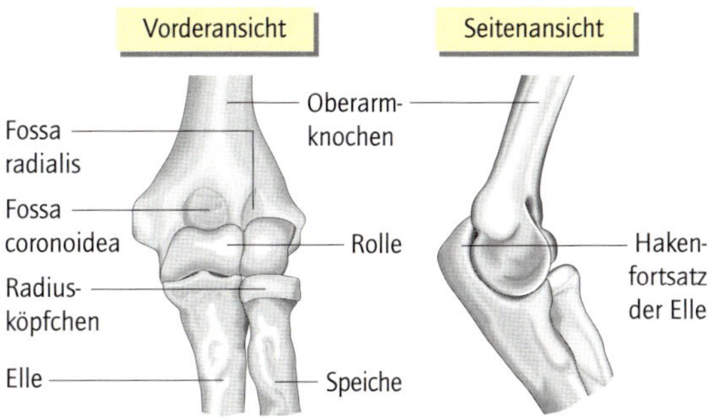

▸ 2 Supination und Pronation

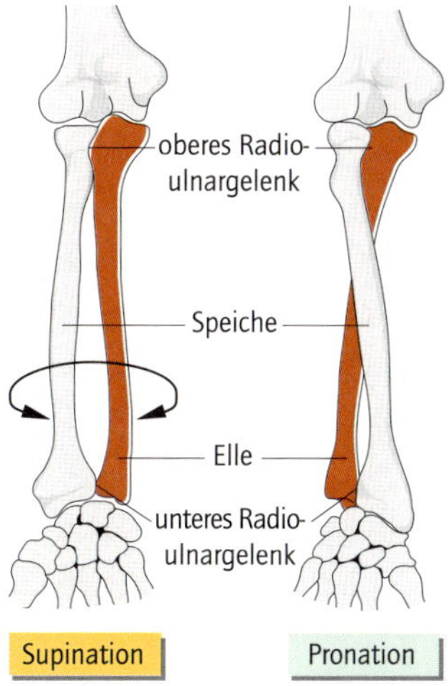

▸ 3 Knochen der Hand

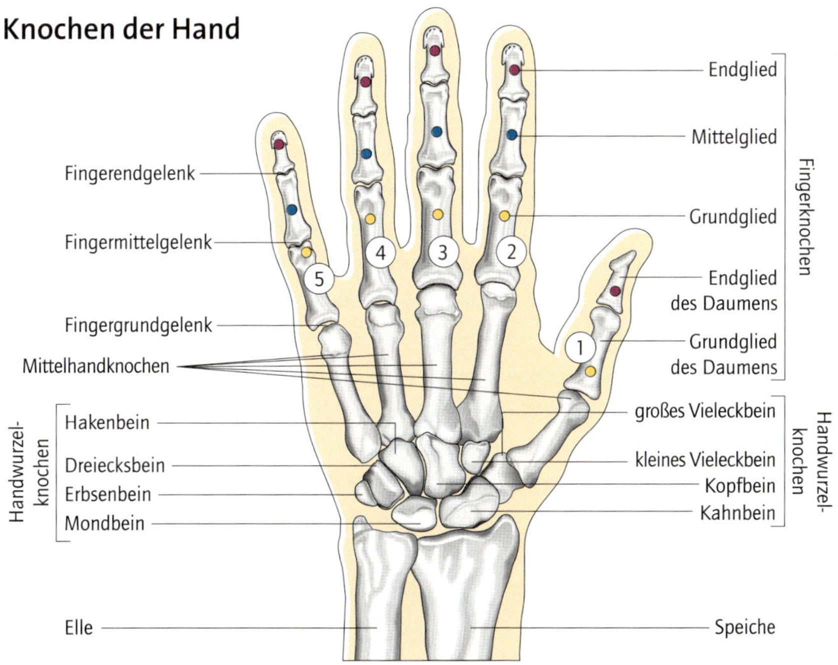

▸ 4 Speichenbruch

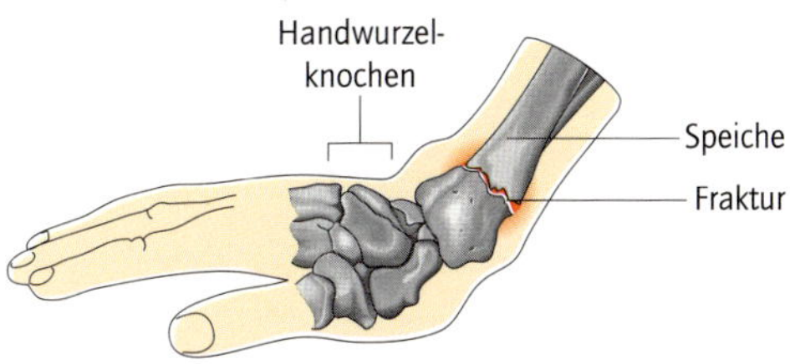

Becken

Das Becken stellt die Verbindung zwischen dem Rumpf und den Beinen dar. Es besteht aus dem Kreuzbein und den zwei Hüftbeinen.

Beckenknochen

Die **Hüftbeine** setzen sich aus drei Knochen, dem **Darmbein**, dem **Sitzbein** und dem **Schambein**, zusammen, die miteinander verwachsen sind. Verbunden sind das in der Mitte liegende Kreuzbein und die zwei Hüftbeine durch die **Sakroiliakalgelenke**. Die zwei Hüftbeine bilden nach vorn einen Ring; zwischen ihnen liegt die **Schambeinfuge**, die durch Knorpel ausgefüllt ist.

Das Darmbein setzt hinten am **Kreuzbein** an und ist wie eine große Schaufel **(Darmbeinschaufel)** geformt. Es dient als Schutz für die Unterleibsorgane. Zudem besitzt es vier Knochenfortsätze. Das Sitzbein, das ans Darmbein angrenzt, bildet nach unten die **Sitzbeinhöcker**, die beim Sitzen gut zu ertasten sind. Das Schambein ist der kleinste Teil der Hüftbeine; die Schambeine beider Körperseiten bilden die Schambeinfuge. Durch die mit Bindegewebe ausgekleideten **Hüftlöcher** (Foramen obturatum), deren äußere Ringe von Sitz- und Schambein gebildet werden, ziehen sich Gefäße und Nerven hindurch, an ihnen setzen Muskeln an.

Das Becken teilt sich in großes und kleines Becken. Das große Becken ist der Bereich, der von den Darmschaufeln gebildet wird. Dort, wo sich der Beckenring nach vorn durch die Schambeinfuge schließt, wird das Becken enger – dieser Bereich wird **Beckeneingang** genannt und ab hier beginnt das kleine Becken. Das weibliche und das männliche Becken unterscheiden sich voneinander, denn bei der Frau muss das Kind während der Geburt durch das kleine Becken durchtreten (Abb. 1). Aus diesem Grund besitzt der weibliche Beckeneingang auch eine eher runde Form, der des Mannes die eines Herzens. Auch der Beckenausgang besitzt bei der Frau einen größeren Durchmesser.

Hüftgelenk

Die Knochen der drei Hüftbeine bilden die **Hüftgelenkpfanne**, an die sich der Kopf des Oberschenkels anlagert. Dieses Gelenk muss den gesamten Rumpf tragen, weshalb es durch Bänder und Muskeln gut stabilisiert wird. Damit der Oberschenkelkopf in der Pfanne gehalten wird, muss sie einen bestimmten Winkel besitzen und ausreichend tief sein. Bei der angeborenen **Hüftdysplasie** ist sie das nicht. Wird die Hüftdysplasie nicht schon beim Säugling behandelt, kann es in fortgeschrittenem Alter zu Verschleißerscheinungen des Hüftgelenks (**Hüftgelenksarthrose**) mit starken Schmerzen und Bewegungseinschränkungen kommen. Die Behandlung besteht beim Säugling in einer Fixierung der Beine in einer verstärkten Spreizstellung, damit die Stellung von Oberschenkelkopf zu Hüftgelenkpfanne positiv verändert wird.

Beckenboden

Der Beckenboden ist eine stabile Platte aus Muskeln und Bändern, die mehrere Durchtrittsöffnungen (bei der Frau drei – für Harnröhre, Vagina und Anus, beim Mann zwei – für Harnröhre und Anus) besitzt. Der Beckenboden trägt die Organe des Bauchraums, er steht deshalb unter großer Belastung. Zudem sind einige Muskeln des Beckenbodens dafür verantwortlich, Harnröhre sowie Afteröffnung zu verschließen. Bei der Geburt muss das Kind den weiblichen Beckenboden (Abb. 2) passieren, was diesen sehr stark weitet. Als Folge der enormen Beanspruchung können die Beckenbodenmuskeln erschlaffen, was u. a. eine Senkung der Unterleibsorgane (vor allem der Gebärmutter) zur Folge haben kann. Auch der Schließmuskel der Harnröhre kann erschlaffen, was zu **Harninkontinenz** führen kann. Mit **Beckenbodengymnastik** kann diesen Geburtsfolgen vorgebeugt werden. Zu den Muskeln, die den Beckenboden bilden, gehören u. a. der **Afterheber** und der **tiefe Dammmuskel**.

Muskeln des Beckenbereichs

Die Muskeln des Beckenbereichs sind in erster Linie dafür zuständig, das Hüftgelenk und damit auch das Bein zu bewegen. Da es sich hierbei um ein Kugelgelenk handelt, kann das Bein sowohl nach vorn, nach hinten und zur Seite bewegt als auch gedreht werden.

Zu den Muskeln, die das Bein zum Rumpf hin beugen, gehören vor allem der **Hüftlendenmuskel** und der **gerade Schenkelmuskel**. Zu den Muskeln, die das Bein aus dem Hüftgelenk strecken, zählt vor allem der **große Gesäßmuskel**. Muskeln, die das Bein abspreizen und wieder anziehen, sind u. a. der mittlere und der **kleine Gesäßmuskel**. Viele dieser Muskeln beginnen in der Hüftregion und enden am Oberschenkel, andere hingegen ziehen sich weiter über das Kniegelenk bis zum Unterschenkel. An der Außenseite des Oberschenkels sind alle Muskeln von einer Hülle aus Bindegewebe, der **Fascia lata**, umgeben.

▸1 Männliches und weibliches Becken

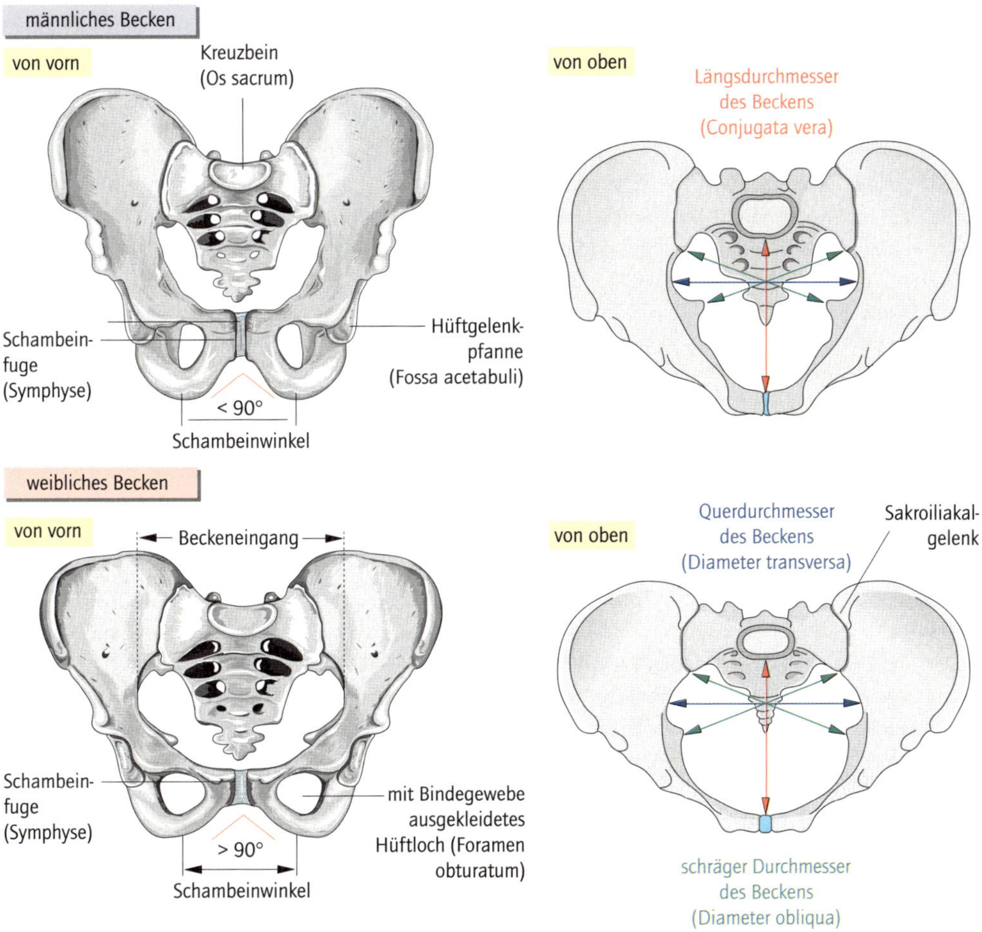

▸2 Beckenboden der Frau

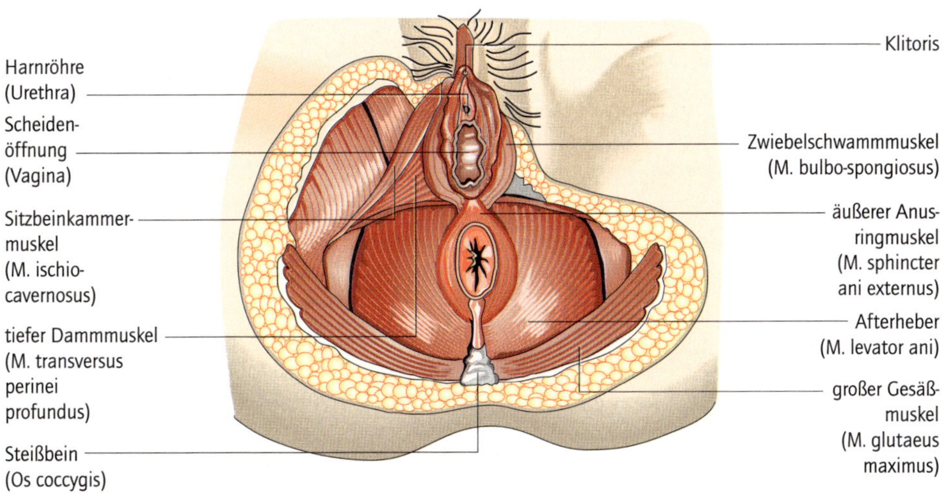

Oberschenkel und Hüftgelenk

Die Beine – die so genannten unteren Extremitäten – bestehen aus dem Oberschenkel, dem Unterschenkel und dem Fuß.

Knochen, Muskeln und Gelenkverbindungen

Der Oberschenkelknochen **(Femur)** besteht von oben nach unten aus **Oberschenkelkopf, Schenkelhals, Oberschenkelschaft** und einem verdickten unteren Ende mit Gelenkflächen (Abb. 1). Der Oberschenkelkopf, der mit der **Hüftgelenkpfanne** der Hüftbeine (▸ S. 90) das Hüftgelenk bildet, geht in den Schenkelhals über. Darunter liegen zwei Knochenvorsprünge als Ansatzstelle für Muskeln. Der Oberschenkelschaft, der sich daran anschließt, ist leicht gebogen, an seinem unteren Ende befinden sich zwei Knorren sowie Gelenkflächen für die Verbindung mit dem Unterschenkel **(Kniegelenk)**.

Die Muskeln des Oberschenkels setzen oft schon im Beckenbereich an, manche ziehen sich bis über das Knie zum Unterschenkel. Diese Muskeln sind dann sowohl für die Bewegung im Hüftgelenk als auch für die des Kniegelenks zuständig (z. B. der **gerade Schenkelmuskel**). Er sorgt u. a. für die Beugung des Oberschenkels im Hüftgelenk und gehört mit drei weiteren Muskeln (u. a. dem **äußeren Schenkelmuskel**) zum **vierköpfigen Schenkelmuskel**, der das Kniegelenk streckt. Zu den weiteren Muskeln, die den Oberschenkel beugen, zählen der **Schneidermuskel**, der **Darmbeinmuskel** und der **große Lendenmuskel**. Die Muskeln, die den Oberschenkel strecken, sind vor allem der **große Gesäßmuskel**, der **zweiköpfige Oberschenkelmuskel**, der **Halbsehnenmuskel** und der **Plattsehnenmuskel** (Abb. 2). Weiterhin gibt es noch die Muskeln, die das Abspreizen (**mittlerer** und **kleiner Gesäßmuskel**) und das Anziehen des Oberschenkels (u. a. **großer**, **kurzer** und **langer Oberschenkelanzieher**) ermöglichen.

Schenkelhalsbruch

Normalerweise bricht der Oberschenkel nicht so leicht, schließlich ist er der schwerste Knochen des Körpers. Im Alter jedoch kommt es häufiger zu Frakturen des Schenkelhalses, da der Oberschenkelknochen infolge von Knochenschwund **(Osteoporose)** brüchiger wird, sodass oft schon harmlose Stürze zu einem Schenkelhalsbruch führen können. In den meisten Fällen liegt der Bruch in der Gelenkkapsel des Hüftgelenks. Häufig muss deshalb operiert werden. Bei jungen Menschen wird versucht, den Oberschenkelkopf zu stabilisieren, indem man Schrauben oder eine Metallplatte einsetzt. Auf diese Weise kann das Hüftgelenk im Ganzen erhalten werden. Bei älteren Menschen kommt jedoch häufig nur das Einsetzen einer so genannten Totalendoprothese **(TEP)** infrage. Hierbei werden Hüftgelenkpfanne, Oberschenkelkopf und -hals durch Prothesen ersetzt.

Hüftgelenksarthrose

Zu einer Hüftgelenksarthrose (Koraxarthrose), der Abnutzung und schließlich der Zerstörung des Gelenkknorpels im Hüftgelenk, kommt es infolge von schweren Belastungen des Hüftgelenks oder von Fehlbildungen wie z. B. der **Hüftdysplasie**. Bemerkbar macht sich die Hüftgelenksarthrose durch starke Schmerzen beim Gehen, oft werden Schonhaltungen eingenommen, damit das Gelenk nicht belastet wird. Die Behandlung besteht zunächst in der Gabe von schmerzlindernden Medikamenten **(nichtsteroidalen Antirheumatika)**, Krankengymnastik und eventuell auch Wärme- und Kältetherapie. Erst wenn all diese Therapiemethoden ausgeschöpft sind, wird ein künstliches Hüftgelenk eingesetzt.

Hüftgelenksprothese

In der Regel wird bei einer Hüftgelenksarthrose stets das gesamte Hüftgelenk (Gelenkpfanne und Gelenkkopf) durch eine Prothese ersetzt. Bei dieser Totalendoprothese wird der natürliche Oberschenkelkopf entfernt und auch die Gelenkpfanne ausgehöhlt. Unterschieden wird zwischen **zementierter** und **unzementierter TEP**. Bei der zementierten TEP wird die Prothese mittels Knochenzement im Oberschenkelschaft befestigt. Diese Form der Hüftgelenksprothese wird meist für Patienten gewählt, die älter als 65 Jahre sind. Denn nach zehn bis maximal 20 Jahren hat sich der Zement so weit aufgelöst, dass das Gelenk locker sitzt und ausgetauscht werden muss. Bei der unzementierten TEP wird ein künstliches Gelenk mit aufgerautem Gelenkkopf eingesetzt, das nach und nach mit dem Knochen im Oberschenkelschaft verwächst. Das künstliche Gelenk muss meist nicht so rasch ausgetauscht werden. Falls doch, ist es leichter, die Prothese auszuwechseln, weshalb dies für jüngere Patienten gewählt wird. Es gibt auch die Möglichkeit, nur den Oberschenkelkopf zu ersetzen (**Hemi-Endoprothese** oder Kopfendoprothese). Dieser Eingriff wird aber nur bei sehr alten Patienten durchgeführt, die einen Schenkelhalsbruch erlitten haben und für die eine größere Operation nicht infrage kommt.

▸1 Knochen des Beins

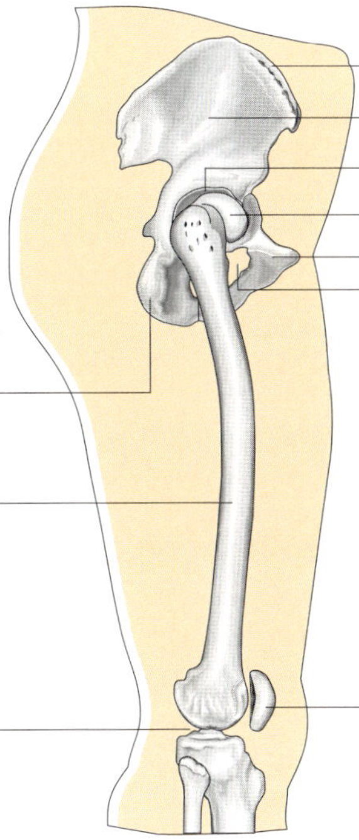

▸2 Beinmuskulatur

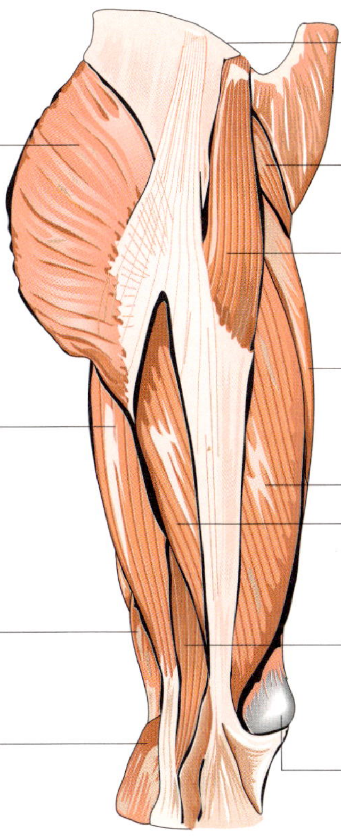

Kniegelenk und Unterschenkel

Das Kniegelenk verbindet den Oberschenkel und den Unteschenkel. Beim Gehen lastet auf ihm nahezu das gesamte Körpergewicht. Aus diesem Grund muss es besonders stabil sein.

Kniegelenk

Das Kniegelenk wird aus den Gelenkflächen der Knorren (**äußerer** und **innerer Epicondylus**) des Oberschenkelknochens und des Schienbeinkopfs gebildet (Abb. 1), jedoch treten diese beiden Knochen nicht in direkten Kontakt miteinander, damit die Bewegungsfreiheit im Kniegelenk erhöht wird. Würde die Gelenkfläche des Schienbeinkopfes direkt an die Krümmung der beiden Knorren angepasst sein, wäre lediglich eine Beugung und Streckung im Kniegelenk möglich, nicht aber ein Kreiseln. Um dieses zu ermöglichen, liegen dem Schienbeinkopf zwei aus Knorpel bestehende bewegliche Gelenkpfannen auf. Sie haben die Form eines Halbmondes und werden je nach ihrer Lage als **Innen-** bzw. **Außenmeniskus** bezeichnet. Der keilförmige Aufbau mit der hohen Kante nach außen verhindert ein Abrutschen der Oberschenkelknorren vom Schienbeinkopf. Bei Bewegungen im Kniegelenk kommt es auf diese Weise zu einer Anpassung der Gelenkfläche durch Verschiebung der beiden Menisken.

Stabilisiert wird das Knie von außen durch das **innere** und das **äußere Seitenband**, die vom inneren bzw. äußeren Epikondylus zum Schien- bzw. Wadenbein verlaufen. Das innere Seitenband ist dabei fest mit dem Innenmeniskus verbunden, sodass gemeinsame Verletzungen von Innenmeniskus und innerem Seitenband häufig auftreten. Weiterhin stabilisiert wird das Knie von innen durch zwei kreuzförmig verlaufende Bänder, die als **vorderes** und **hinteres Kreuzband** bezeichnet werden. Diese verlaufen aus der Zwischenknorrengrube zu den Kreuzbandhöckern auf dem Schienbeinkopf und werden bei der Kniebeugung gestrafft, wodurch ein Abrutschen der Knorren vom Schienbeinkopf verhindert werden soll.

Auf der Vorderseite befindet sich ein Fettkörper, der das Knie zusätzlich schützt. Über das gesamte Knie hinweg zieht sich eine breite Sehne (**Patellarsehne**), die aus den Muskelanteilen des vierköpfigen Oberschenkelmuskels entspringt. Sie enthalten vor dem Kniegelenk ein Sesambein, einen speziell geformten Knochen – die **Kniescheibe** oder **Patella**. Schleimbeutel schützen die Sehnen vor Reizung. Muskeln, die sich über das Knie ziehen, tragen zur Stabilität des Kniegelenks bei. Das Kniegelenk kann nur gebeugt und gestreckt und in gebeugtem Zustand ein wenig nach außen und innen gedreht werden. An den Bewegungen sind Muskeln, die sich übers Kniegelenk ziehen, sowie der zum Kniegelenk gehörende **Musculus popliteus** beteiligt.

Unterschenkelknochen und -muskulatur

Der Unterschenkel besteht aus den beiden Röhrenknochen **Schienbein** (Tibia) und **Wadenbein** (Fibula). Das Schienbein besteht aus dem Schienbeinkopf, dem Schienbeinschaft sowie einer Verbreiterung am Ende, an deren Innenseite ein Knochenvorsprung, der **Innenknöchel**, hervorsteht. Mit dem Oberschenkelknochen bildet das Schienbein das Kniegelenk. Der Schienbeinkopf besitzt zwei Verbreiterungen zu beiden Seiten hin, den **inneren** und den **äußeren Kondylus**. Am äußeren Kondylus befindet sich eine Gelenkfläche, die mit der Gelenkfläche des Wadenbeinkopfs ein Gelenk bildet. Das Wadenbein liegt außerhalb des Schienbeins. Es ist nach unten ebenfalls verbreitert und bildet den **Außenknöchel**. Der Spalt, der zwischen Schien- und Wadenbein besteht, wird durch ein Band (**Membrana interossea**) geschlossen. Innen- und Außenknöchel sowie das Schienbeinende bilden zusammen mit dem Sprungbein des Fußes das **obere Sprunggelenk**. Es ermöglicht die Beugung und die Streckung des Fußes. Durch das **untere Sprunggelenk** am Fuß kann das Einwärtskippen (**Supination**) und das Auswärtskippen (**Pronation**) des Fußes erfolgen.

Zu den wichtigsten Unterschenkelmuskeln, die an Beugung und Streckung von Sprunggelenk und Zehen beteiligt sind, gehört der **dreiköpfige Wadenmuskel**, der das Sprunggelenk beugt. Dieser Muskel, der eigentlich aus zwei Muskeln besteht, läuft zum Fuß hin in die **Achillessehne** aus. Auch der **hintere Schienbeinmuskel** sorgt, neben anderen Muskeln, für die Beugung des Fußes. An der Streckung des Fußes sind u. a. der **Musculus tibialis anterior** und der **lange Zehenstrecker** beteiligt. Die Unterschenkelmuskulatur ist durch Bindegewebe, das vertikal durch sie hindurchläuft, in vier Bereiche, die **Muskellogen**, aufgeteilt. Falls ein Muskel einer dieser Logen z. B. nach einer Verletzung stark anschwillt, kann es zu Schäden an den anderen Muskeln führen, da sich das Bindegewebe, das die Logen trennt, kaum dehnt, die Muskeln also nicht „ausweichen“ können (**Kompartmentsyndrom**).

‣ 1 Kniegelenk

‣ Das Kniegelenk ist die Verbindung zwischen Ober- und Unterschenkel. Da es großen Belastungen ausgesetzt ist, wird es durch besonders robuste Bänder stabilisiert.

Vorderansicht

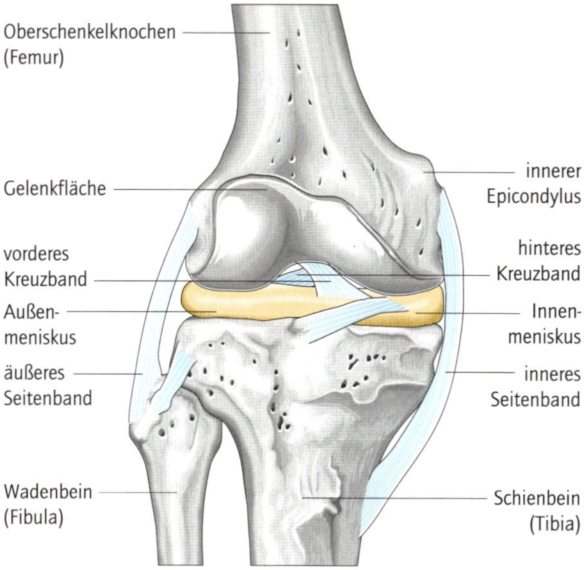

Seitenansicht

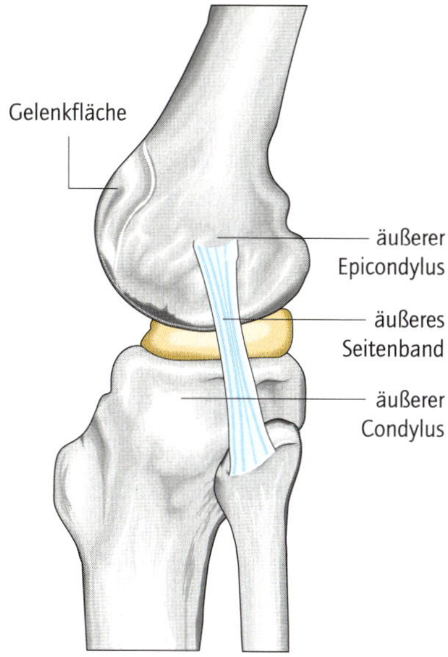

Meniskusriss

Meniskusschäden werden vor allem durch Abnutzung verursacht, aber auch Unfälle, bei denen es zu einer Verdrehung des Kniegelenks oder zu einem Kreuzbandriss kommt, ziehen häufig Meniskusschäden (Einrisse oder degenerative Veränderungen) nach sich. Ein Meniskusschaden äußert sich in der Regel durch Schmerzen im Knie, die stärker werden, wenn das Knie belastet wird. Auch die Beweglichkeit des Knies kann eingeschränkt sein. Die Behandlung besteht meist in einer Operation, die mithilfe eines Endoskops (einer dünnen Sonde, die man ins Kniegelenk einführt) durchgeführt wird. Mit dieser Gelenkspiegelung (auch Arthroskopie genannt) kann der Schaden begutachtet werden. Anschließend lässt sich beurteilen, ob Teile des Meniskus oder der gesamte Meniskus entfernt werden muss.

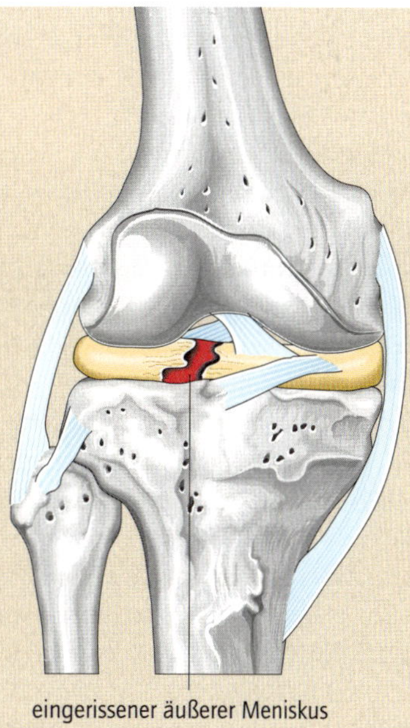

Fuß und Sprunggelenk

Der Fuß lässt sich in drei Abschnitte unterteilen: in die Fußwurzel, an die das Sprunggelenk anschließt, den Mittelfuß und die Zehen.

Knochen des Fußes

Die Fußwurzel besteht aus sieben Knochen: Das hinten liegende **Fersenbein** trägt den **Fersenbeinhöcker**, an dem die **Achillessehne** ansetzt. Auf dem Fersenbein liegt das **Sprungbein**. Nach vorn schließen sich das **Kahnbein**, das **Würfelbein** und drei **Keilbeine** an. Gelenkflächen von Sprung-, Schien- und Wadenbein bilden das **obere Sprunggelenk**. Die **Sprungbeinrolle** ist hinten schmaler als vorn, sodass der breite Teil beim Anziehen des Fußes (z. B. beim Bergauflaufen) zwischen die Knöchelgabel gelangt und den Bandapparat zwischen Schienbein und Wadenbein spannt, wodurch die Stabilität zunimmt. Bei Streckung des Fußes hingegen (wie beim Bergablaufen) nimmt die Stabilität ab, da dann der schmale Anteil der Sprungbeinrolle in die Gelenkgabel gerät, weshalb auch Verstauchungen in dieser Position häufiger sind. An das obere Sprunggelenk schließt sich das **untere Sprunggelenk** an. Es wird von den Gelenkflächen des Fersenbeins, des Sprungbeins und des Kahnbeins gebildet. Während das obere Sprunggelenk, dessen Kapsel durch mehrere Bänder verstärkt ist, für die Beugung des Fußes zuständig ist, sorgt das untere Sprunggelenk dafür, dass der Fuß nach innen und nach außen bewegt werden kann. Die Hebung des äußeren Fußrandes wird dabei als **Pronation** bezeichnet, das Heben des inneren Fußrandes als **Supination**.

Die fünf **Mittelfußknochen** sind mit den Keilbeinen und dem Würfelbein verbunden. An den Enden dieser Knochen befinden sich Gelenkflächen, denn der Mittelfuß muss mit der **Fußwurzel** und den **Zehen** verbunden werden. Die Zehen bestehen mit Ausnahme des großen Zehs (zwei Knochen) aus drei Knochen, die sich an die Mittelfußknochen anschließen (Abb. 1).

Die Füße liegen normalerweise nicht mit der gesamten Fläche auf dem Boden auf – sie sind leicht gewölbt **(Fußgewölbe)**. Der Grund: Auf diese Weise kann die Belastung, die durch Bewegung entsteht, besser abgefangen werden. Gebildet wird das zur Innenseite liegende **Längsgewölbe** des Fußes durch Sprungbein, Kahnbein, Keilbeine und den Mittelfuß. Die Muskeln der Fußsohle verspannen diese zusätzlich wie eine Bogensehne. Der höchste Punkt des Gewölbes wird durch die beiden Schienbeinmuskeln angehoben. Das **Quergewölbe** zieht sich seitlich über die Fußwurzel und den Mittelfuß und wird hauptsächlich durch den langen Wadenbeinmuskel verspannt. Weitere Bänder, die sich zwischen den einzelnen Knochen spannen, unterstützen diese.

Muskulatur des Fußes

Am Fußrücken ziehen sich Muskeln entlang, die die Zehen strecken – es handelt sich dabei um die **langen** und die **kurzen Zehenstrecker**. Entsprechend gibt es an der Fußsohle die **langen** und die **kurzen Zehenbeuger**, die für die Beugung der Zehen, mit Ausnahme des großen Zehs, verantwortlich sind, und weitere kurze Fußmuskeln, wie die **Zwischenknochenmuskeln**, die die Bewegung der Zehen unterstützen. Drei Muskeln, die an der Fußsohle verlaufen, sind zudem für die Bewegungen des großen Zehs zuständig. So ist der **Musculus abductor hallucis** für das Abspreizen des großen Zehs verantwortlich, der Zehenstrecker für die Streckung und der Zehenbeuger entsprechend für die Beugung. An der Außenseite der Fußsohle ziehen sich zudem noch Muskeln zum kleinen Zeh hin. Diese sind vor allem für die Beugung und das Abspreizen des kleinen Zehs verantwortlich; zu ihnen gehört der **kurze Kleinzehenbeuger**. Unterhalb der Muskeln der Fußsohle verläuft eine Sehnenplatte, die **Plantaraponeurose**. Diese verspannt die Fußsohle durch Längs-, Quer- und Vertikalfasern in alle drei Richtungen. Darunter verlaufen weitere Bänder, die passiv die Fußwölbung unterstützen.

Sprunggelenksverletzungen

Zu den Sprunggelenksverletzungen gehören die Zerrung der Sprunggelenksbänder **(Distorsion)**, der Riss des Außenbands des Sprunggelenks sowie **Sprunggelenksfrakturen**. Verursacht werden all diese Verletzungen in der Regel durch Umknicken des Fußes. Bei einer Distorsion muss das Gelenk eine Zeit lang durch einen Verband ruhig gestellt werden, bei einem Außenbandriss muss in vielen Fällen operiert werden, vor allem wenn das Gelenk aufgeklappt, das heißt, wenn es in einem bestimmten Winkel geöffnet werden kann (Abb. 2). In diesem Fall wird das Band zusammengenäht und das Gelenk muss dann meist eingegipst werden. Von einer Fraktur können der Innen-, der Außenknöchel oder beide Knöchel betroffen sein. Bei den meisten Sprunggelenksfrakturen sind eine Operation und eine Zusammenfügung der Fragmente mithilfe von Metallteilen erforderlich.

‣1 Knochen des Fußes

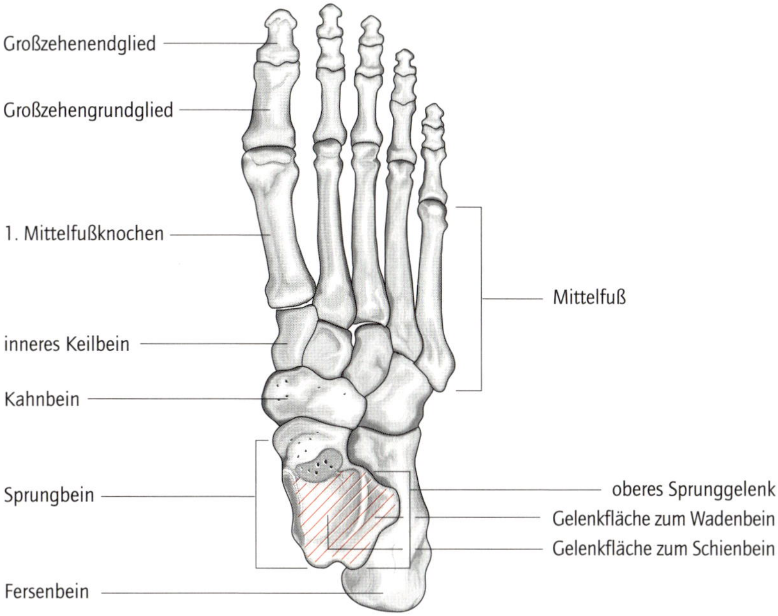

‣2 Sprunggelenksverletzung

- Man erkennt die Verletzung daran, dass sich der Gelenkspalt durch Krafteinwirkung in Pfeilrichtung aufklappen lässt.

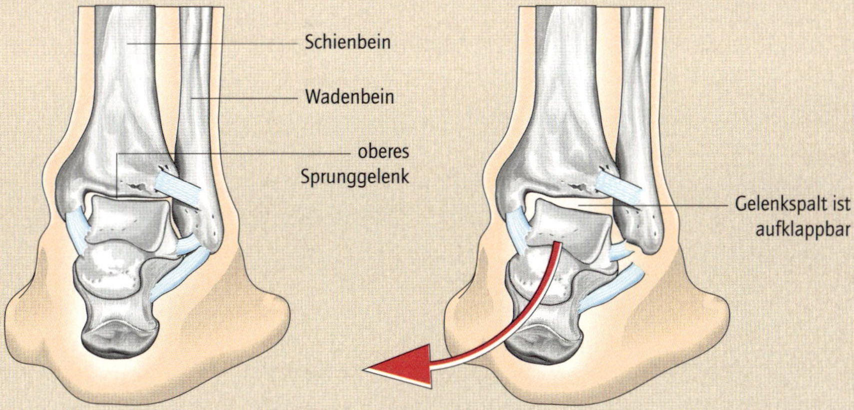

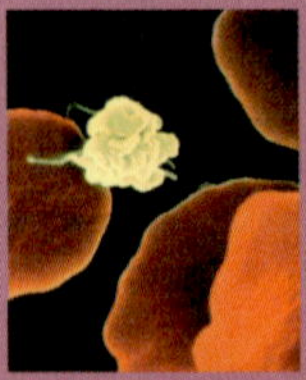 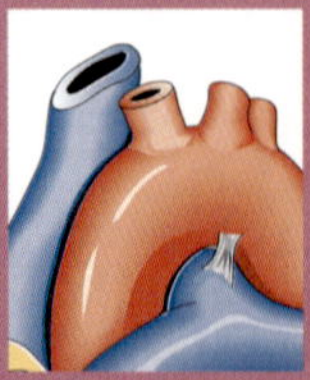 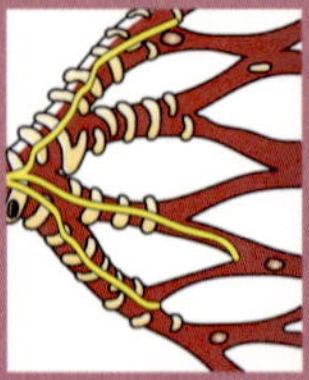 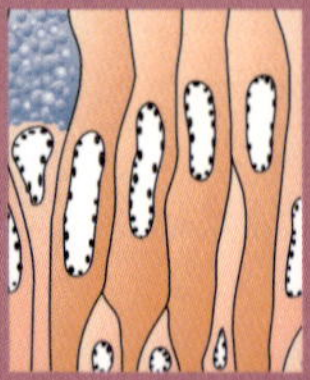

Blutkreislauf und Atmung

Das Blut ist eine lebenswichtige Flüssigkeit. In zwei Kreisläufen – dem Körperkreislauf und dem Lungenkreislauf – zirkulieren 4,5 bis 6 Liter Blut in unserem Körper. Die Sauerstoffaufnahme erfolgt über die Atmung – beim Ein- und Ausatmen etwa 20 000 Liter Luft pro Tag. Der Sauerstoff wird neben anderen lebensnotwendigen Stoffen über den Lungen- und über den Körperkreislauf in die Zellen transportiert.

Inhalt

BLUT UND LYMPHE

HERZ

KREISLAUF UND GEFÄSSSYSTEM

ATMUNG

Blut

Das Blutvolumen eines Menschen beträgt – je nach Alter, Körpergröße und Gewicht – 4,5 bis 6 Liter. Es kann sich kurzzeitig erhöhen, wenn viel Flüssigkeit aufgenommen wird, bzw. verringern, wenn ein Mensch über längere Zeit zu wenig trinkt oder stark schwitzt.

Zusammensetzung und Aufgaben

Das Blut enthält sowohl feste als auch flüssige Bestandteile. Die festen Bestandteile, die **Blutkörperchen**, zu denen die roten Blutkörperchen **(Erythrozyten)**, die weißen Blutkörperchen **(Leukozyten)** und die **Blutplättchen (Thrombozyten)** zählen, stellen ca. 42 % des Bluts. Diesen Anteil bezeichnet man auch als **Hämotokritwert**. Der flüssige Anteil, das **Blutplasma**, liegt bei etwa 58 % (Abb. 1). Das Blutplasma besteht vor allem aus Wasser, in dem Eiweißstoffe (Proteine) und andere Stoffe wie Fettsäuren und Zucker enthalten sind. Das **Blutserum** erhält man, wenn dem Plasma die an der Blutgerinnung beteiligten Eiweiße entzogen werden.

Das Blut erfüllt wichtige Funktionen für den Gesamtorganismus: Es versorgt die Körperzellen mit Sauerstoff und Nährstoffen, bringt Hormone zu den Zielzellen und transportiert die beim Zellstoffwechsel hergestellten Abfallstoffe sowie Kohlendioxid wieder ab. Für den Sauerstofftransport sind die Erythrozyten zuständig. Das Blut ist außerdem für die Abwehr von Krankheitserregern wichtig, denn die Leukozyten, die sich in **Lymphozyten**, **Granulozyten** und **Monozyten** unterteilen, gehören zu den Immunzellen. Weiterhin trägt es dazu bei, dass die Temperatur im Körperkern konstant bleibt und es verschließt Verletzungen der Gefäße durch Gerinnung (dabei helfen die Thrombozyten). Schließlich sorgt das Blut durch seine Puffersysteme dafür, dass der Säure-Basen-Haushalt (pH-Wert des Bluts) keinen großen Schwankungen unterliegt, da diese tödlich sein könnten.

Blutbildung

In einem Kubikmillimeter Blut sind etwa 5 Millionen Erythrozyten und bis zu 10 000 Leukozyten zu finden. Täglich muss eine Vielzahl von Blutkörperchen neu gebildet werden (Blutbildung = **Hämatopoese**), da sie nur eine begrenzte Lebensdauer haben. Hergestellt werden sie im **roten Knochenmark** (Abb. 2), das beim Kind stärker über den Körper ausgedehnt ist als beim Erwachsenen. Die Vermehrung der Lymphozyten findet noch in anderen Organen (u. a. Thymusdrüse, Lymphknoten) statt.

Alle Blutkörperchen entstehen aus **Knochenmarks-Stammzellen**, die sich sehr häufig teilen (Abb. 3). Die neu gebildeten Knochenmarkszellen reifen entweder zu Erythrozyten, Granulozyten, Lymphozyten, Monozyten oder Thrombozyten heran.

Die Entwicklung der Erythrozyten **(Erythropoese)** verläuft folgendermaßen: Zunächst wird eine Stammzelle in einen **Proerythroblasten** umgewandelt. Dieser nimmt Eisen auf, um den roten Blutfarbstoff **Hämoglobin** herzustellen. So entwickelt sich die Zelle zum **Erythroblasten**, der in den weiteren Reifungsschritten seinen Zellkern verliert und sich somit zum **Retikulozyten** („frischer" Erythrozyt) und letztlich zum Erythrozyten umwandelt.

Die Bildung der Leukozyten **(Leukopoese)** ist komplizierter, denn die verschiedenen Formen der Leukozyten entwickeln sich aus unterschiedlichen Vorläufern. Aus den **Myeloblasten** entstehen die verschiedenen Granulozyten, aus den **Monoblasten** die Monozyten und aus den **Lymphoblasten** die Lymphozyten (▸ S. 46–49).

Die Thrombozyten entstehen aus den im Vergleich zu anderen Zellen sehr großen **Megakaryoblasten**, die sich in **Megakaryozyten** umwandeln und dann in viele kleine Zellfragmente (Zellen ohne Kern) aufspalten.

Plasma und Plasmaproteine

Zu ca. 90 % besteht das Blutplasma aus Wasser; die in ihm enthaltenen Eiweißstoffe **(Albumine, Globuline)** machen ca. 8 % des Plasmas aus. Salze und andere kleinmolekulare Substanzen stellen den Rest des Plasmas.

Über die Kapillargefäße wird ein Teil des Blutplasmas durch den Blutdruck in die interstitielle Flüssigkeit gepresst. Alle Stoffe – mit Ausnahme der Plasmaproteine – haben die Fähigkeit, die Kapillar- und Zellwände zu passieren, sodass die Versorgung der Zellen mit Nährstoffen gewährleistet ist. Die meiste Flüssigkeit wird anschließend von den Kapillaren wieder aufgenommen (einschließlich der Stoffwechselabbauprodukte der Zellen), denn die in den Kapillaren verbliebenen Plasmaeiweiße erzeugen einen osmotischen Druck. Ein Teil der Flüssigkeit gelangt jedoch in die Lymphbahnen und stellt die Lymphflüssigkeit.

Die **Plasmaeiweiße** im Blut dienen als Antikörper zur Abwehr von Krankheitserregern, sie transportieren bestimmte Stoffe durch die Blutbahn (z. B. Hormone), sie tragen zur Blutgerinnung und zur Aufrechterhaltung des pH-Werts bei und sie dienen dem Körper als Eiweißreserve.

▸ 1 Bestandteile des Blutes

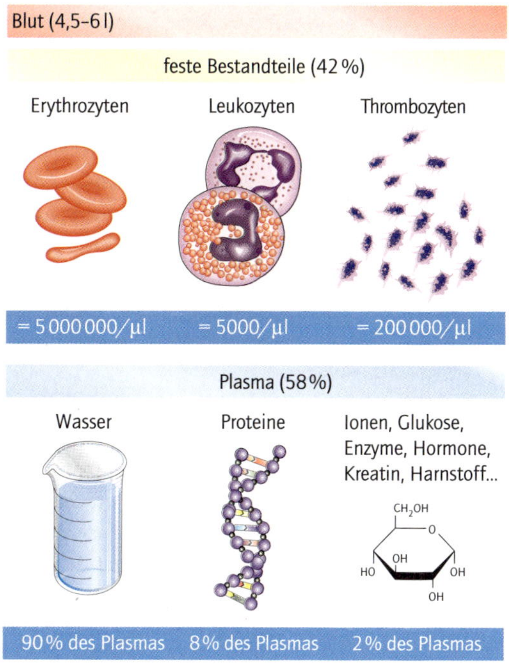

▸ 2 Orte der Blutbildung

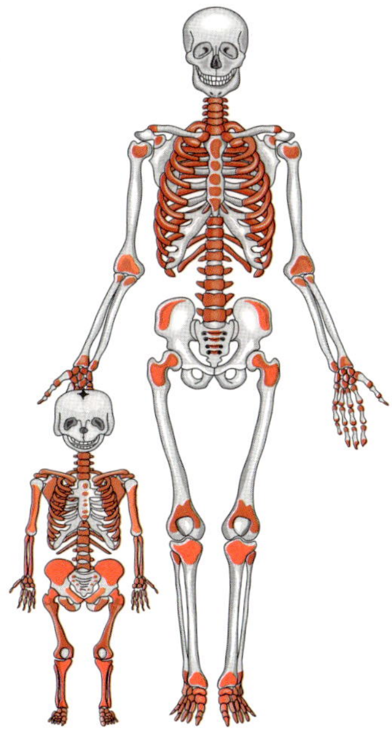

▸ 3 Blutbildung

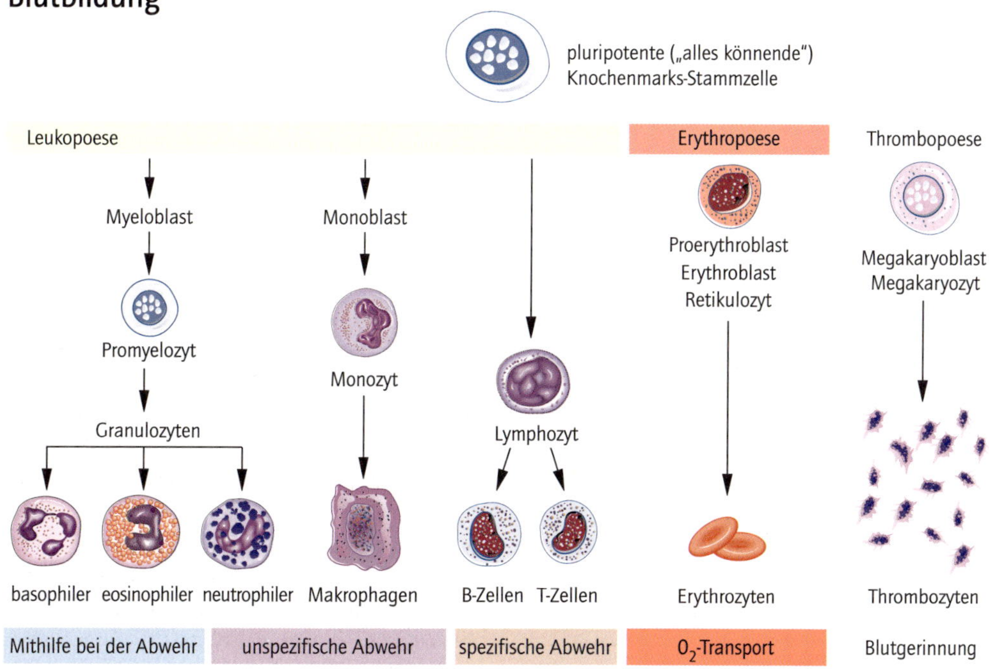

Erythrozyten

Die Erythrozyten, die roten Blutkörperchen, sind in erster Linie dafür zuständig, den Sauerstoff zu den Zellen zu transportieren.

Form und Funktion

Die Erythrozyten sind sehr klein und sehen aus wie flache Scheiben, die zur Mitte hin beidseitig eingedellt sind (Abb. 1, 2). Von ihnen sind ca. 25–30 Milliarden im Blut enthalten, die sich in der Regel ungeordnet in den Blutgefäßen befinden (Abb. 3). In sehr kleinen Gefäßen lagern sie sich dicht hintereinander an („Geldrollen"-Form). Sie haben keinen Zellkern, sind also nicht mehr zur Zellteilung fähig. Ihre Zellmembran ist jedoch für Wasser und kleinmolekulare Stoffe durchgängig. Die Erythrozyten verändern daher infolge osmotischer Prozesse ihre Form, abhängig von ihren Umgebungsbedingungen. Steigt die Konzentration an gelösten Stoffen im Blutplasma an, strömt durch Osmose (‣ S. 22) Wasser aus den Erythrozyten ins Plasma – die Erythrozyten ziehen sich zusammen (Stechapfelform). Sinkt dagegen die Konzentration an gelösten Stoffen im Plasma, gelangt Flüssigkeit in die Erythrozyten, sodass sie sich zu Kugelform aufblähen und sogar platzen können. Aus diesem Grund müssen alle Infusionslösungen genau dieselbe Konzentration an Stoffen wie das Blutplasma besitzen, damit die Erythrozyten nicht zugrunde gehen. Solche Lösungen werden **isotone Lösungen** genannt.

Damit die Erythrozyten mit Sauerstoff beladen werden können, bedarf es des roten Blutfarbstoffs, der als **Hämoglobin** bezeichnet wird. Dieser Farbstoff (Häm), der den Erythrozyten während ihrer Reifungsphase zugeführt wird, besteht aus ringförmig angeordneten Aminosäureketten, in deren Mitte sich ein Eisenion befindet. Für die Bildung der roten Blutkörperchen ist es daher wichtig, dass dem Körper mit der Nahrung ausreichende Mengen Eisen (10–30 mg pro Tag) zugeführt werden, denn täglich geht dem Körper ca. 1 mg Eisen verloren, während der Menstruation verlieren Frauen sogar noch mehr Eisen.

Blutbildung und Abbau von Erythrozyten

Die Bildung der Erythrozyten wird durch das von den Nieren hergestellte Hormon **Erythropoetin** gesteuert. Dieses Hormon regt das rote Knochenmark zur Produktion neuer Erythrozyten an. Es wird ausgeschüttet, wenn die Körperzellen zu wenig Sauerstoff erhalten, denn ein Erythrozytenmangel kann schließlich einen Sauerstoffmangel im Körper bedingen. Allerdings können auch Krankheiten (z. B. Lungenerkrankungen) zu einem Sauerstoffmangel der Zellen führen. In diesem Fall werden mehr und mehr Erythrozyten gebildet, um den Mangel auszugleichen. Die Folge: Das Blut dickt ein **(Polyglobulie)**, weshalb es zur Gerinnselbildung und deshalb sogar zum Herzinfarkt oder Schlaganfall kommen kann. Ein Aderlass mit anschließender Zufuhr von isotonischer Lösung kann bei Polyglobulie helfen.

Nach einiger Zeit (ca. 120 Tagen) sind die Erythrozyten erschöpft, sodass sie ihrer „Arbeit" nicht mehr oder nur noch unzureichend nachgehen können. Das ist der Zeitpunkt, zu dem sie vernichtet werden. Sie gelangen bei ihrer Zirkulation durch den Körper in die Milz, wo sie Poren durchqueren müssen, die so eng sind, dass sie nur von jungen, elastischen Erythrozyten passiert werden können. Die alten Erythrozyten bleiben in der Milz und werden zerstört. Zellreste werden von Makrophagen und Monozyten „aufgefressen" (phagozytiert). Der Blutfarbstoff Hämoglobin jedoch wird in seine Bestandteile Häm und Globin aufgespalten und das Eisenion wird „recycelt", das bedeutet, es wird dem Körper wieder zugeführt. Die Leber wandelt das Häm in die Substanzen **Bilirubin** und **Urobilinogen** um, die über Stuhl und Urin ausgeschieden werden (Abb. 4).

Anämie

Von Anämie **(Blutarmut)** spricht man, wenn nicht genügend Erythrozyten hergestellt oder zu viele abgebaut werden und der Sauerstoffbedarf der Zellen nicht mehr vollständig gedeckt werden kann. Zu den Symptomen zählen Blässe sowie Atemnot und beschleunigter Herzschlag. Im schlimmsten Fall kann eine Anämie sogar zum Tod führen.

Oft ist eine unzureichende Eisenaufnahme mit der Nahrung für die Anämie verantwortlich. Manchmal kann das Eisen vom Körper aber auch nicht richtig verwertet werden (z. B. infolge eines bösartigen Tumors). Auch Vitamin-B_{12}- oder Folsäuremangel können zur Anämie führen, da diese Stoffe bei der Bildung der Erythrozyten benötigt werden. Ebenso kann eine Störung der Erythropoetin-Bildung eine Anämie verursachen, die meist ihre Ursache in einer Schädigung der Nieren hat. Es gibt aber auch Krankheiten, bei denen die Erythrozyten vermehrt abgebaut werden. Dazu zählen u. a. bestimmte Autoimmunerkrankungen. Auch ein starker Blutverlust (z. B. durch Unfall, Operation) kann zur Anämie führen.

▸ 1 Struktur eines Erythrozyten

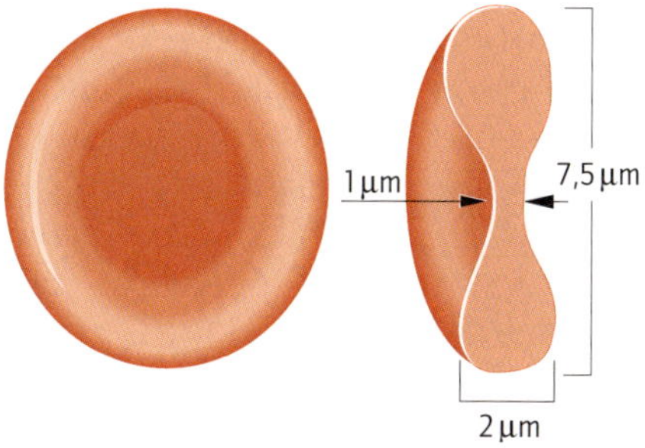

▸ 2 Erythrozyten (rot)

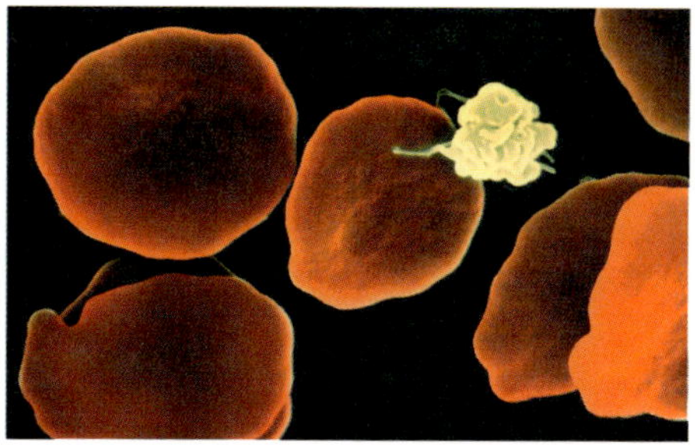

▸ 3 Veränderte Erythrozyten

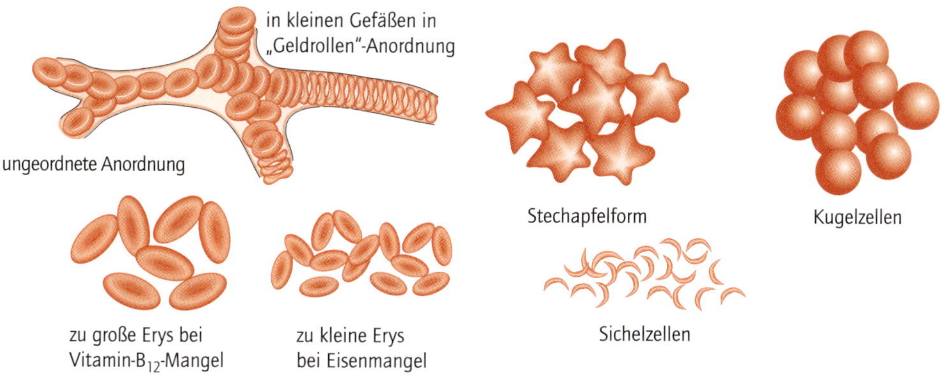

▸ 4 Lebenszyklus der Erythrozyten

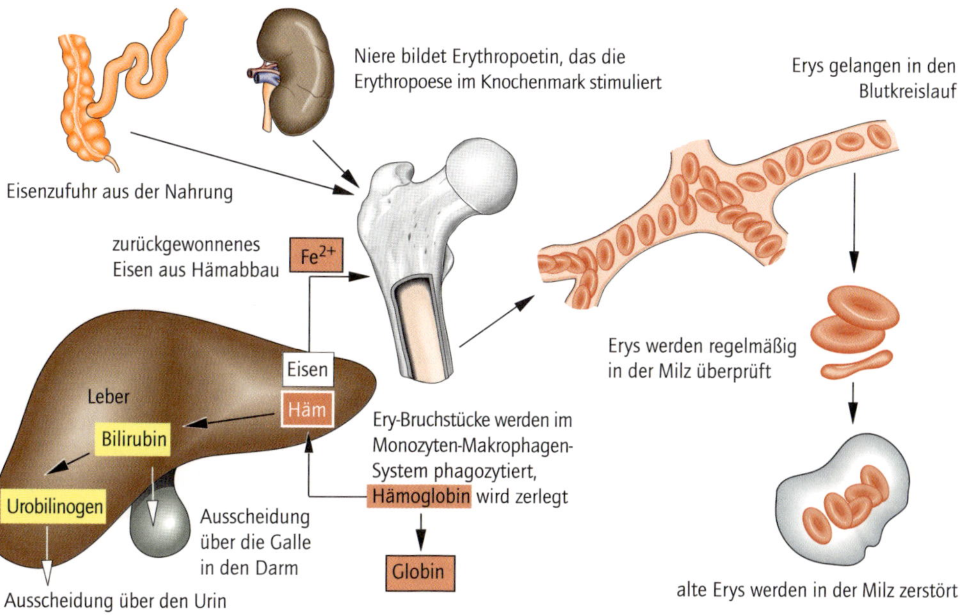

Blutgruppen und Leukozyten

Auf der Membranoberfläche der Erythrozyten befinden sich – wie bei allen Zellen – bestimmte, den speziellen Organismus kennzeichnende Moleküle, so genannte Antigene. Diese Antigene bestimmen die Blutgruppe eines Menschen. Neben den Erythrozyten gibt es außerdem die weißen Blutkörperchen, die so genannten Leukozyten.

AB0-System

Es gibt vier verschiedene Blutgruppen: A, B, AB und 0 (Null). Welche Blutgruppe ein Mensch hat, wird durch Vererbung festgelegt (Abb. 1). Während das Gen für die Blutgruppen A bzw. B bei der Vererbung dominant ist, ist das Gen für die Blutgruppe 0 rezessiv (▸ S. 28). So wird ein Kind, dessen Eltern die Blutgruppen A und 0 besitzen, die Blutgruppe A haben; bei der Kombination B und 0 wird die Blutgruppe B weiter vererbt. Bei Kombination der Gene für A und B entsteht Blutgruppe AB. Haben die Eltern beide Blutgruppe 0, hat auch das Kind Blutgruppe 0. Am häufigsten ist Blutgruppe A (Abb. 2).

Die Blutgruppen sind untereinander nur begrenzt verträglich, denn bald nach der Geburt bilden sich Antikörper im Blutplasma gegen die Antigene der anderen Blutgruppen. Diese Antikörper werden **Agglutinine** genannt, weil das Blut infolge der Antikörperproduktion verklumpt **(Agglutination)**, wenn es mit dem Blut einer anderen Blutgruppe in Berührung kommt. Plasma der Blutgruppe B enthält z. B. Agglutinine gegen die roten Blutkörperchen der Blutgruppe A **(Anti-A)**, Plasma der Blutgruppe A Agglutinine gegen die Blutgruppe B **(Anti-B)**. Plasma der Blutgruppe 0 enthält Agglutinine gegen die Blutgruppen A und B. Dagegen enthält Blutgruppe AB keine Agglutinine gegen eine andere Blutgruppe. Für die **Blutgruppenbestimmung** hat der Prozess der Agglutination große Bedeutung: Fügt man einer Blutprobe Serum mit den verschiedenen Antikörpern zu, lässt sich an der Reaktion des Bluts feststellen, um welche Blutgruppe es sich handelt (Abb. 3). Gibt man z. B. der Blutgruppe B ein Anti-A-Serum hinzu, kommt es zu keiner Verklumpung, gibt man jedoch ein Anti-B-Serum hinzu, kommt es zur Agglutination.

Leukozyten und ihre Formen

Die Leukozyten, die **weißen Blutkörperchen**, zeigen unter dem Mikroskop eine weißliche Färbung. Sie unterteilen sich in **Granulozyten**, **Lymphozyten** und **Monozyten**. Alle Leukozyten haben einen Zellkern und gehören zu den Immunzellen (▸ S. 46, 48). Beim gesunden Menschen ist nur ein geringer Teil der im Körper vorhandenen Leukozyten im Blut zu finden – die meisten Leukozyten befinden sich im Knochenmark bzw. in verschiedenen Organen und Geweben. Eine Erhöhung der Anzahl der Leukozyten im Blut deutet auf eine Krankheit hin.

Die Granulozyten stellen den größten Anteil der weißen Blutkörperchen im Blut (Abb. 1). Ihr Name rührt daher, dass in ihrem Zytoplasma Körnchen **(Granula)** zu finden sind, die sich – je nach Granulozytenart – mit verschiedenen Farbstoffen anfärben lassen. Je nach Alter unterscheidet sich ihr Zellkern: Bei jungen, gerade erst gereiften Granulozyten ist der Zellkern stabförmig gebogen **(stabkernige Granulozyten)**; je älter ein Granulozyt wird, desto stärker wird der Kern in Abschnitte unterteilt (segmentiert; daher **segmentkernige Granulozyten**). Überalterte Granulozyten weisen eine starke Segmentierung auf **(übersegmentierte Granulozyten)**. Sind übermäßig viele junge Granulozyten im Blut zu finden, nennen Mediziner dies **Linksverschiebung** (Abb. 2), denn im Blutbild werden die Blutkörperchen ihrem Alter nach von links nach rechts dargestellt.

Die Granulozyten lassen sich in drei Gruppen einteilen: Die **neutrophilen Granulozyten** sind in der Lage, Bakterien „aufzufressen" (zu phagozytieren). Die **eosinophilen Granulozyten** werden vor allem bei der Abwehr von Wurmerkrankungen und bei Allergien aktiv. Die **basophilen Granulozyten** wandern ins Interstitium und werden zu **Mastzellen**, die an Entzündungsprozessen beteiligt sind – ihre Granula enthalten nämlich den Botenstoff **Histamin**, aber auch **Heparin**, das die Blutgerinnung hemmt.

Die Monozyten sind die größten weißen Blutkörperchen (Abb. 3). Sie halten sich nach ihrer Entstehung nur etwa einen Tag im Blut auf, dann wandeln sie sich in den Organen in Riesenfresszellen **(Makrophagen)** um, die Fremdstoffe vernichten.

Von den Lymphozyten (Abb. 4) befindet sich nur ein kleiner Teil im Blut, die übrigen Lymphozyten halten sich in den lymphatischen Organen (z. B. Thymusdrüse und Milz) auf, wo sie sich vermehren. Unterschieden werden sie in **T-Lymphozyten** und **B-Lymphozyten**. Die B-Lymphozyten sind für die Produktion von Antikörpern zuständig, während die T-Lymphozyten u. a. bestimmte Krankheitserreger und kranke Zellen vernichten (▸ S. 48).

▸ 1 Vererbung der Blutgruppen

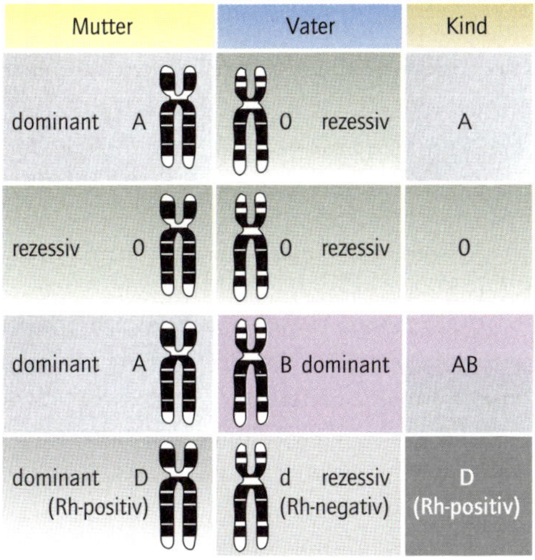

▸ 2 Verteilung der Blutgruppen

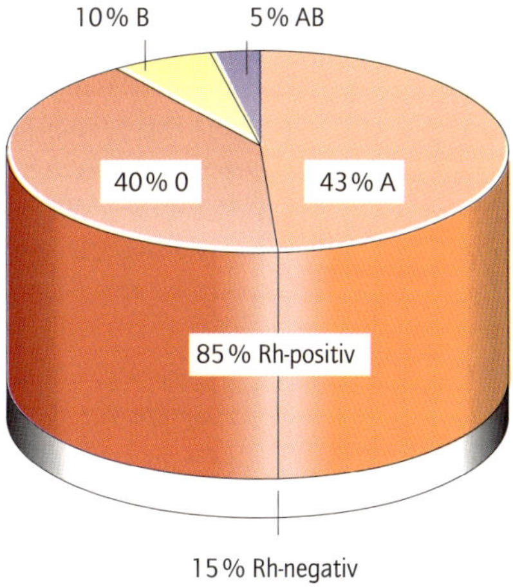

▸ 3 Leukozytenarten

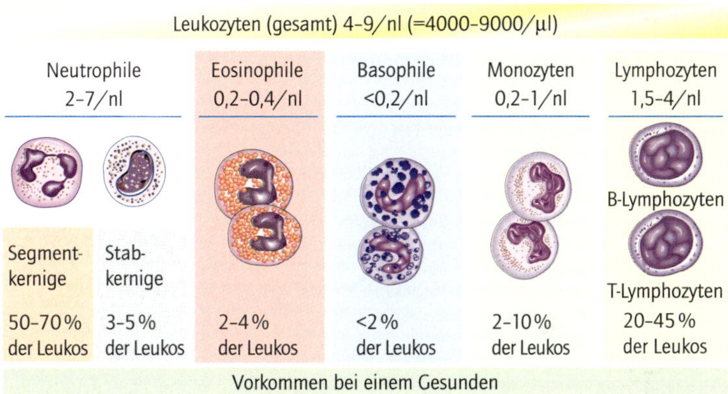

Rhesussystem

Das Rhesussystem ist für die Einteilung der Blutgruppen wichtig, die – wie beim AB0-System – durch Antigene auf der Erythrozytenoberfläche zustande kommen. Es werden zwei Gruppen unterschieden: Ist das Antigen D auf den Erythrozyten zu finden, benennt man die Blutgruppe als Rhesus-positiv. Fehlt es, ist die Blutgruppe Rhesus-negativ. Menschen mit Rhesus-negativem Blut bilden nach dem ersten Kontakt mit Rhesus-positivem Blut Antikörper dagegen (Anti-D genannt). So kommt es bei Folgekontakten mit Rhesus-positivem Blut zu Verklumpungserscheinungen des Bluts und zum Absterben von Erythrozyten. Bei der Vererbung ist Rhesus-positiv dominant, weshalb ca. 85 % der Bevölkerung Rhesus-positiv sind. Zu einer Blutgruppenunverträglichkeit kommt es, wenn eine Rhesus-negative Mutter ein Rhesus-positives Kind erwartet und ihr Blut schon einmal in Kontakt mit Rhesus-positivem Blut gekommen ist. Die vom mütterlichen Blut gebildeten Antikörper überwinden die Plazentaschranke und dringen in den kindlichen Organismus ein, wo sie gegen die Rhesus-positiven Erythrozyten vorgehen. Verhindern kann man dies, indem der Mutter Anti-D-Immunglobulin injiziert wird (Anti-D-Prophylaxe).

Lymphatisches System

Das lymphatische System setzt sich zusammen aus den Lymphbahnen und den lymphatischen Organen: Lymphknoten, Milz, Thymusdrüse sowie die lymphatischen Gewebe im Darm (u. a. die Peyer-Plaques) und die Zungen-, Rachen- und Gaumenmandeln.

Das lymphatische System ist u. a. durch die Reinigung von interstitieller Flüssigkeit – also Flüssigkeit zwischen den Zellsubstanzen – an der Abwehr von Krankheitserregern beteiligt, nimmt zugleich aber auch Transportfunktionen wahr und führt die gereinigte Flüssigkeit dem Blutkreislauf zu.

Lymphe und Lymphbahnen

Die **Lymphflüssigkeit** (Lymphe) ist Teil des Blutplasmas, das aus den Kapillargefäßen ins Interstitium filtriert wird. Es handelt sich dabei um die überschüssige Menge Plasmaflüssigkeit, die nicht wieder zurück in die Blutgefäße gelangt (ca. 2 Liter pro Tag), sondern in die Lymphkapillaren im Gewebe fließt (Abb. 1, 2). Die Lymphe wird auf ihrem Weg durch die Lymphgefäße in den Lymphknoten von Fremdstoffen und Stoffwechselabbauprodukten gesäubert, bevor sie in die Venen abfließt und wieder Teil des Blutplasmas wird. Die Lymphkapillaren vereinigen sich in den Lymphknoten zu den größeren Lymphbahnen – so treffen in der **Cisterna chyli** (Abb. 1) die Lymphgefäße des unteren Körpers zusammen und bilden den **Milchbrustgang** oder Ductus thoracicus, der im linken Venenwinkel (im Schulterbereich der oberen Körperhälfte) in den Blutkreislauf mündet. Auch im rechten Venenwinkel mündet eine Lymphbahn, der **rechte Hauptlymphgang**. Kann die Lymphe nicht abfließen (z. B. bei Entzündungen in den Lymphknoten), sammelt sich die Lymphflüssigkeit im Gewebe. Die Folge ist eine Schwellung **(Lymphödem)**, die aber z. B. durch Ausstreichen der Lymphe vom Masseur behoben werden kann.

Lymphknoten

Lymphknoten sind bis zu einem Zentimeter große Organe in Form einer Bohne (Abb. 3). Sie sind umgeben von einer bindegewebigen Kapsel, in die die Lymphgefäße münden. Ins Innere der Lymphknoten ziehen sich kleine Balken aus Bindegewebe (Trabekel). Durch Hohlräume, zusammenfassend Sinus (Rand-, Intermediär- und Marksinus) genannt, fließt die Lymphe zum abführenden Lymphgefäß in die nächstgrößere Lymphbahn. Zwischen den Hohlräumen liegt lymphatisches Gewebe, in dem sich einerseits B-Lymphozyten **(kortikale Zone)**, andererseits T-Lymphozyten **(parakortikale Zone)** befinden und vermehren. Diese Lymphozyten sowie andere Zellen, die zur Phagozytose (▸ S. 22) fähig sind, gehen gegen in den Körper eingedrungene Mikroorganismen und entartete Zellen vor – die Lymphknoten filtern also die Lymphe. Dringen Mikroorganismen in den Körper ein und rufen eine Entzündung hervor, reagieren die in der Nähe gelegenen Lymphknoten. Sie schwellen an und die Lymphozyten in den Lymphknoten vermehren sich. Entzündete Lymphknoten schmerzen. Eine Lymphknotenschwellung kann aber auch auf Krebs hindeuten, wenn der geschwollene Lymphknoten nicht schmerzt.

Milz und Thymus

Die Milz liegt, von einer Bindegewebskapsel umgeben, links unter dem Zwerchfell. Ihr Gewebe unterteilt sich in rote Pulpa (stark durchblutetes netzwerkartiges Gewebe) und weiße Pulpa. Die weiße Pulpa ist sozusagen das lymphatische Gewebe der Milz, in dem sich vor allem T-Lymphozyten befinden. Die Milz hat verschiedene Aufgaben: Sie baut überalterte rote Blutkörperchen und kleine Blutgerinnsel ab und speichert Blutplättchen. Vor der Geburt bildet die Milz das Blut.

Der Thymus **(Bries)** liegt hinter dem Brustbein vor dem Herzen. In ihm findet die Differenzierung der T-Lymphozyten statt (▸ S. 48), die dort lernen, zwischen körpereigenem und -fremdem Gewebe zu unterscheiden. Er ist von einer Bindegewebskapsel umgeben, die die lymphozytenreiche Rinde und das innere Mark schützt. Im Alter bildet sich der Thymus langsam zurück (Altersinvolution). Ist er bei Babys und Kindern noch voll ausgeprägt, wandelt sich das lymphozytenreiche Gewebe ab der Pubertät in Fettgewebe um. Es bleiben aber funktionsfähige Inseln aus Thymusgewebe übrig.

Tonsillen

Die Tonsillen **(Mandeln)** umgeben ringförmig die Ausgänge des Mund- und Nasenraums in den Rachen. In den Tonsillen liegt das lymphatische Gewebe unmittelbar unter dem Epithel. Die Lymphozyten wandern in die interzellulären Spalten der Epithele ein. Die Rachenmandeln wölben sich aus dem Rachendach vor; die Gaumenmandeln sitzen beiderseits zwischen den Gaumenbogen. In den Einstülpungen der Gaumenmandeln findet man häufig Pfropfe aus Speiseresten, Bakterien und Lymphozyten, die sich entzünden können (Tonsilitis).

▸ 1 Lymphknoten und Lymphbahnen

▸ Zum lymphatischen System gehören die Lymphbahnen und die lymphatischen Organe – das sind die Lymphknoten, die Milz, die Thymusdrüse und die lymphatischen Gewebe.
Dieses System reinigt die interstitielle Flüssigkeit von Fremdstoffen und Stoffwechselabbauprodukten und führt die gesäuberte Flüssigkeit wieder dem Blutkreislauf zu.

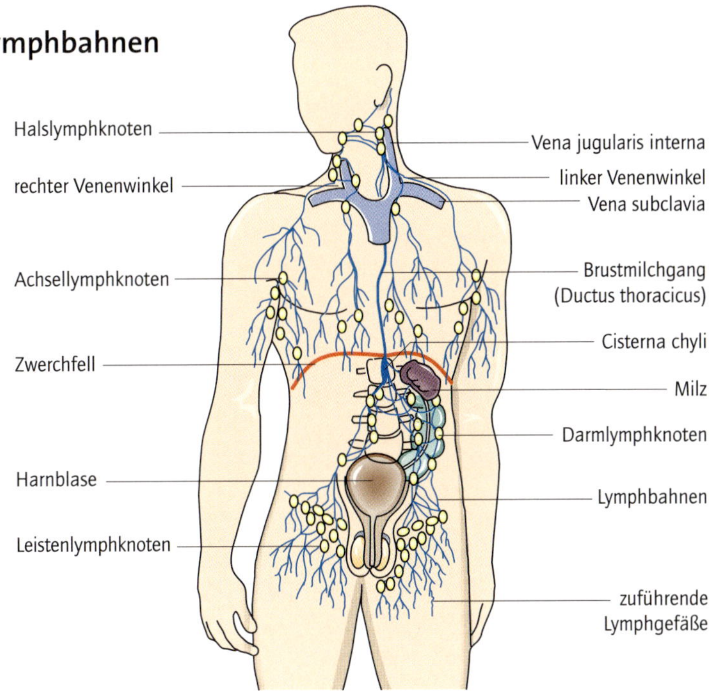

▸ 2 Kreislauf der Lymphe

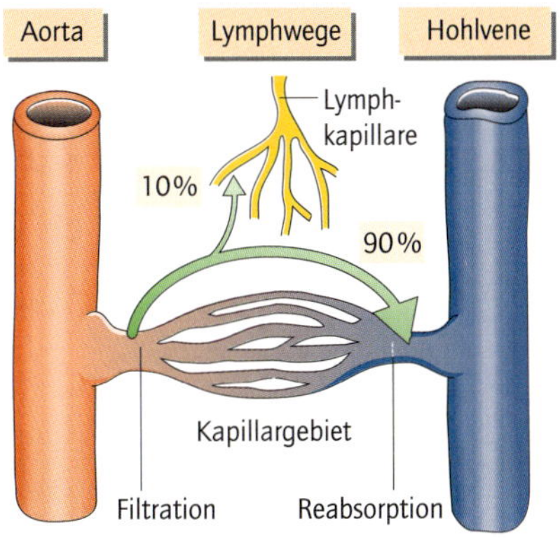

▸ 3 Lymphknoten

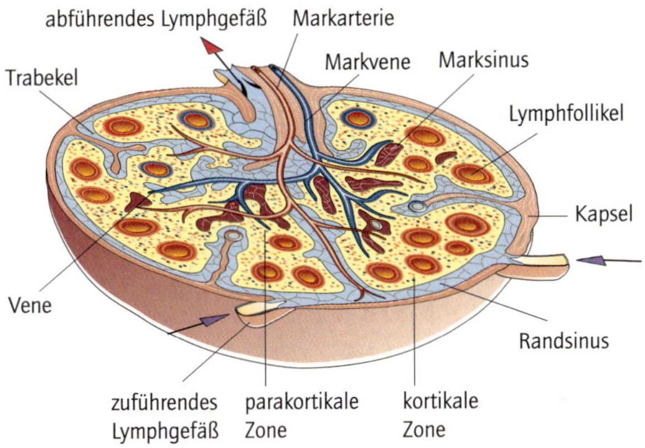

Blutstillung und Blutgerinnung

Jede noch so kleine Verletzung der Blutgefäße muss sofort abgedichtet werden, damit nicht zu viel Blut ins Gewebe austritt und der Körper nicht verblutet.

Die Aufgabe der Gefäßabdichtung übernimmt das **Gerinnungssystem**, aber auch die Blutgefäße selbst tragen zur Blutstillung und anschließenden Blutgerinnung bei. Kommt es zur Verletzung eines Gefäßes, zieht sich dieses zusammen, sodass der Blutfluss eingeschränkt wird.

Blutplättchen und Blutgerinnung

Großen Anteil an der Blutstillung und -gerinnung haben die Blutplättchen, die **Thrombozyten.** Sie werden sofort durch Stoffe aktiviert, die von der verengten Gefäßwand ausgeschüttet werden, und eilen zur verletzten Stelle des Blutgefäßes, um sich dort infolge des Einflusses der ausgeschütteten Substanzen zu verformen. Durch die Verformung verkeilen sie sich ineinander, lagern sich an den Wundrändern an und bilden einen **Thrombozytenpfropf** (Thrombozytenthrombus), der die Verletzung verschließt (Abb. 1). Dieser Thrombus besteht vor allem aus Blutplättchen und wird deshalb auch als weißer Thrombus bezeichnet. Die Zeit, die vergeht, bis sich ein solcher **weißer Thrombus** gebildet hat, wird **Blutungszeit** genannt. Der gesamte Vorgang nennt sich Blutstillung oder erste Gerinnungsphase (**primäre Hämostase**).

Weiße Thromben würden sich allerdings nach kurzer Zeit wieder auflösen, wenn sich das verletzte Gefäß wieder erweitert. Daher setzt die **sekundäre Hämostase**, die zweite Gerinnungsphase, ein. An dieser Phase sind die so genannten **Gerinnungsfaktoren**, Eiweißstoffe aus dem Blut, beteiligt (13 sind bekannt, die alle mit römischen Ziffern nummeriert werden), zu denen **Fibrinogen** und **Prothrombin** gehören. Prothrombin wird an der Wundfläche in **Thrombin** umgewandelt und löst die Umwandlung von Fibrinogen in **Fibrin** aus. Die Fibrinfäden lagern sich an der verletzten Stelle an und bilden ein Netz, in dem sich Blutplättchen sowie rote und weiße Blutkörperchen miteinander verstricken – es bildet sich ein **roter Thrombus** (Abb. 2), der die Gefäßwand verschließt. Dieser Prozess der Fibrinbildung ist jedoch nicht so einfach, wie er hier kurz dargestellt ist. Die Regulation der Gerinnungsaktivierung ist ein sehr komplexer Vorgang. Das Grundprinzip besteht darin, dass die einzelnen Gerinnungsfaktoren nacheinander aktiviert werden und die Menge der aktivierten Faktoren von einem Faktor zum nächsten exponentiell zunimmt. Der Ablauf dieses Prozesses wird auch als **Gerinnungskaskade** bezeichnet. Nach einer Gefäßwandverletzung wird die Gerinnungskaskade durch die Freisetzung des Gewebsfaktors (Tissue Factor) ins Blut ausgelöst. Dieser bewirkt dort über den so genannten **intrinsischen Weg** sehr schnell die Bildung einer kleinen Menge Thrombin. Dieser Weg wird relativ schnell wieder inaktiviert und der Rest des Thrombins bzw. Fibrins wird über einen zweiten Weg, den **extrinsischen Weg**, gebildet. Wichtig beim Ablauf der sekundären Hämostase ist, dass in kürzester Zeit eine ausreichende Menge Thrombin gebildet wird, damit die Blutung rasch gestoppt werden kann.

Mechanismen gegen Thrombosebildung

Damit nicht zuviel Thrombin bzw. Fibrin gebildet und das Gefäß durch den entstehenden roten Thrombus nicht verschlossen wird (Bildung einer **Thrombose**), sorgen bestimmte Rückkopplungsmechanismen dafür, dass an verschiedenen Stellen der Gerinnungskaskade die Aktivierung der Gerinnungsfaktoren gehemmt wird. Auf diese Weise wird Fibrin während der Wundheilung wieder abgebaut und abreißende Thrombusstückchen werden rechtzeitig aufgelöst. Geschieht das nicht, besteht die Gefahr, dass Thrombusbruchstücke in kleinere Gefäße gelangen und diese als **Embolus** verschließen. Der Prozess, der zum Auflösen des Fibrinpfropfs führt, wird als **Fibrinolyse** bezeichnet. Das Enzym Plasmin, das wie Thrombin in mehreren kontrollierten Schritten hergestellt wird, spaltet letztlich die Fibrinfäden wieder. Wie wichtig diese Regulationsmechanismen sind sieht man daran, dass Menschen mit erblich bedingten Defekten im hemmenden bzw. fibrinolytischen System oft schon in jungen Jahren an einer Thrombose leiden.

Personen die operiert werden, lange bettlägerig sind oder an einer Gefäßkrankheit leiden, haben ein erhöhtes Thromboserisiko. Um eine Thrombose zu verhindern, gibt man diesen Patienten zur Prophylaxe Medikamente, die die Gerinnungsneigung des Bluts hemmen („Blutverdünnung"). Zu diesen Medikamenten gehört **Heparin**, das unter die Haut ins Fettgewebe gespritzt und meist postoperativ eingesetzt wird. Muss ein Patient über längere Zeit eine Prophylaxe einnehmen, wird er mit oral applizierbaren Medikamenten behandelt. Hier werden hauptsächlich **Cumarin-Derivate** zur Behandlung von venösen Thrombosen und Acetylsalicylsäure **(ASS)** zur Behandlung bzw. Prophylaxe bei Herzinfarktpatienten (arterielle Thrombosen) eingesetzt.

▸ 1 Prozess der Blutgerinnung

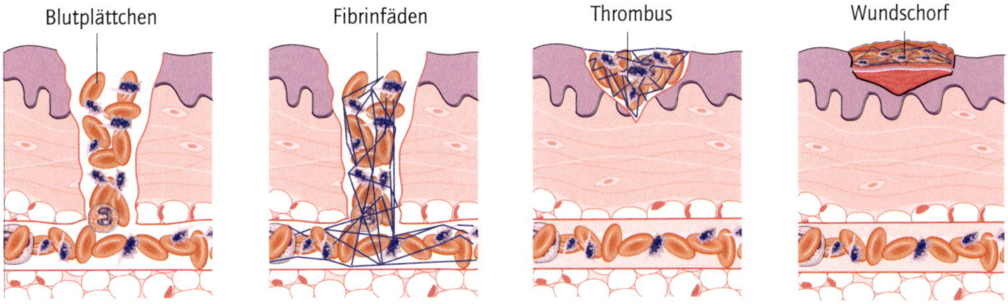

Durch den Kontakt mit einer verletzten Blutgefäßwand werden die Blutplättchen (Thrombozyten) aktiviert, verklumpen miteinander und setzen sich an der beschädigten Stelle fest.

Nun setzen die Plättchen und die Zellen der geschädigten Gefäßwand Substanzen frei, die die Gerinnungsfaktoren im Blut aktivieren. Aus einem im Blut vorhandenen Protein entstehen lange Fibrinfäden, die sich an der verletzten Stelle anlagern.

Die Fibrinfäden verstricken Plättchen, rote und weiße Blutkörperchen zu einem dicken Pfropf, der das „Leck" in der Blutgefäßwand wie ein Kork verstopft.

Der Blutpfropf wird zu einer harten, trockenen Kruste – dem Schorf – und fällt schließlich ab.

▸ 2 Roter Thrombus

- Der „rote Thrombus" besteht aus Blutplättchen und Erythrozyten, die in einem Netz von Fibrinfäden miteinander verstrickt sind.

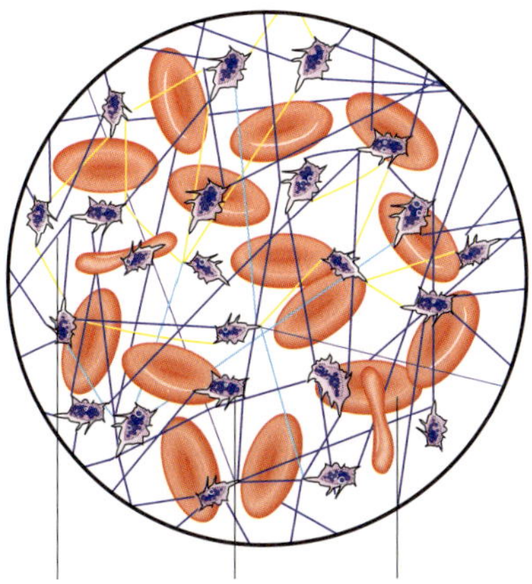

▸ 3 Blutverdünnung durch ASS

- Acetylsalicylsäure (ASS) verhindert die Formveränderung und damit die Verklumpung der Blutplättchen. Hierdurch wird die Bildung bzw. die Größe des weißen Thrombus begrenzt. Das Medikament wird zur Thromboseprophylaxe z. B. bei Herzinfarktpatienten eingesetzt.

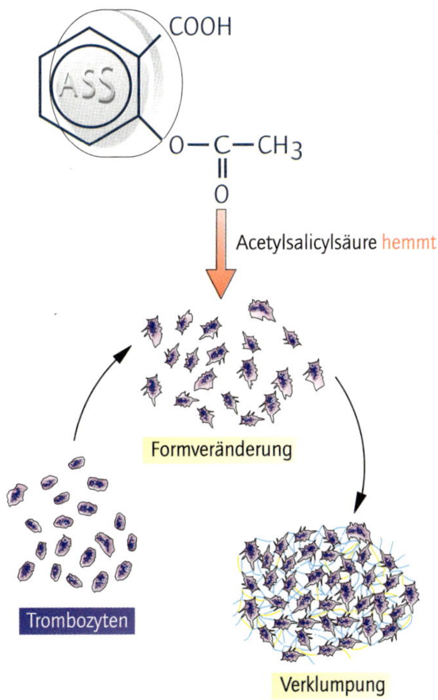

Bau und Lage des Herzens

Das Herz hat die Aufgabe, den Blutkreislauf aufrechtzuerhalten – es sorgt durch seine Pumpaktivität dafür, dass alle Zellen des menschlichen Organismus mit sauerstoffreichem (arteriellem) Blut versorgt werden und sauerstoffarmes, kohlendioxidreiches (venöses) Blut wieder mit Sauerstoff angereichert wird.

Die rechte Herzhälfte ist für die Aufnahme des sauerstoffarmen Bluts aus dem Körperkreislauf zuständig, die linke für die Aufnahme des sauerstoffreichen Bluts aus dem Lungenkreislauf. Damit das Blut nur in eine Richtung fließen kann, befinden sich im Herzen vier Klappen, die sich nur in eine Richtung öffnen. So wird ein Rückfluss des Bluts verhindert.

Lage und Größe des Herzens

Das Herz ist ein Hohlmuskel, der etwa die Größe einer Faust und ein Gewicht von durchschnittlich 300 g (bei Leistungssportlern bis zu 500 g) hat. Es liegt im Brustkorb hinter dem Brustbein (Abb. 1). Der Großteil des Herzens befindet sich in der linken Brustkorbhälfte, ein Drittel ragt in die rechte Brustkorbhälfte hinein. An der **Herzbasis**, dem oberen Teil des Herzens, befinden sich die großen Blutgefäße, die sauerstoffarmes Blut zum Herzen bringen bzw. sauerstoffreiches Blut an den Blutkreislauf weiterleiten. Die **Herzspitze** ragt nach links unten und nach vorn. Beim Herzschlag ist die Herzspitze von außen zu fühlen **(Herzspitzenstoß)**.

Zwei Herzvorhöfe, zwei Herzkammern

Das Herz ist durch die **Herzscheidewand** (Septum cardiale) in zwei Hälften – rechte und linke Herzhälfte – geteilt. Jede dieser beiden Hälften besteht wiederum aus zwei Abschnitten: aus einem Vorhof **(Atrium)** sowie einer Herzkammer **(Ventrikel)**. Der Abschnitt der Herzscheidewand zwischen den beiden Vorhöfen wird Vorhofseptum, der Teil zwischen den beiden Kammern Kammerseptum genannt.

Im **rechten Herzvorhof** sammelt sich das verbrauchte Blut, das von der unteren und der oberen Hohlvene zum Herzen geleitet wird. Die untere Hohlvene bringt das Blut von der unteren Körperhälfte, die obere Hohlvene das Blut der oberen Körperhälfte zum Herzen. Im **linken Herzvorhof** wird das frische, von der Lunge kommende Blut „zwischengespeichert". Die Herzkammern sind dafür zuständig, das Blut in den Kreislauf zu pumpen: Die rechte Herzkammer presst das sauerstoffarme Blut durch die **Lungenarterie** in den **Lungenkreislauf**, die linke Kammer pumpt das sauerstoffreiche Blut durch die **Aorta** in den **großen Körperkreislauf** (Blutkreislauf).

Getrennt werden Herzvorhöfe und Herzkammern durch Herzklappen, die sich öffnen und schließen, je nachdem ob das Herz sich gerade in der Phase befindet, in der das Blut in den Vorhöfen gesammelt oder in Lungen- und Blutkreislauf gepumpt wird (Abb. 2).

Segelklappen und Taschenklappen

Die Vorhöfe und Kammern des Herzens sind durch die Segelklappen voneinander getrennt. Die Herzklappe, die rechten Vorhof und rechte Herzkammer trennt, wird als **Trikuspidalklappe** bezeichnet, die zwischen linkem Vorhof und linker Herzkammer als **Mitralklappe** (Abb. 3).

Die Taschenklappen trennen die Herzkammern von den Lungenarterien und der Aorta. Die Klappe zwischen rechter Herzkammer und Lungenarterien wird **Pulmonalklappe**, die zwischen linker Herzkammer und Aorta **Aortenklappe** genannt. Damit das Blut in den Lungen- und den Blutkreislauf fließen kann, müssen sich die Herzkammern zusammenziehen. In diesem Moment öffnen sich die Taschenklappen durch den großen Druck, der bei der Kontraktion in der Herzkammer herrscht; die Segelklappen sind während dessen verschlossen. Die Herzvorhöfe füllen sich während der Kontraktion mit Blut aus den Hohl- und den Lungenvenen. Wenn die Herzkammern anschließend wieder erschlaffen, öffnen sich die Segelklappen, sodass das Blut aus den Vorhöfen in die Herzkammern strömen kann.

Der Kreislauf vor der Geburt

Das fetale Blut wird in der Plazenta mit Sauerstoff angereichert und gelangt über die **Nabelvene** in den Fetus. Das sauerstoffreiche Blut mischt sich nach Einmündung in die untere Hohlvene mit dem venösen Blut aus der unteren Körperhälfte. Das Mischblut gelangt in den rechten Vorhof, von dort durch ein Loch in der Vorhofscheidewand **(Foramen ovale)** direkt in den linken Vorhof und dann in die linke Kammer. Das venöse Blut der oberen Körperhälfte gelangt über den rechten Vorhof in die rechte Herzkammer. Dieses Blut kommt zu einem Drittel in den Lungenkreislauf und zu zwei Drittel durch einen Rechts-Links-Shunt, den **Ductus arteriosus**, in die Aorta. Das teilarterialisierte Blut der Aorta versorgt den Körper des Fetus und gelangt über die Nabelarterie wieder zur Plazenta.

▸ 1 Lage des Herzens

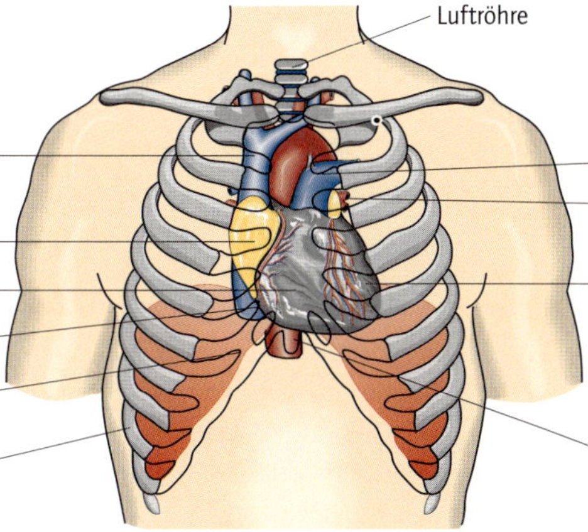

▸ 2 Das Herz

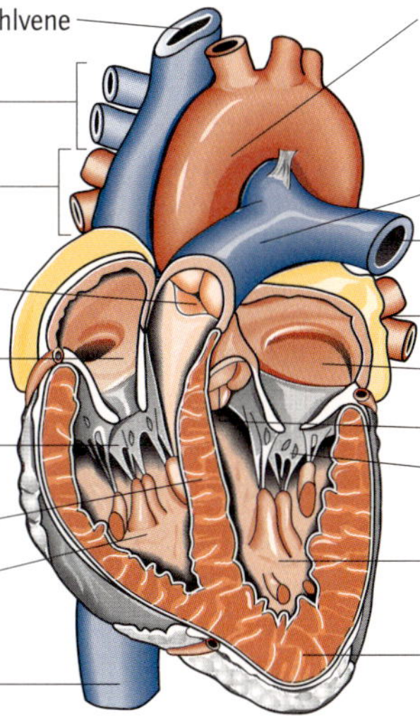

▸ 3 Herzklappen

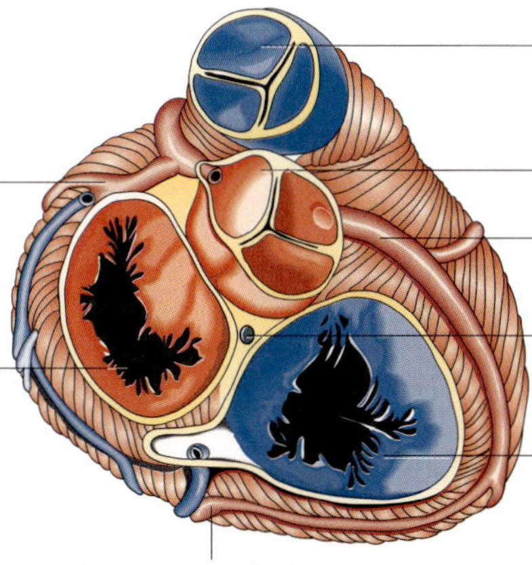

Herzwand und Herzkranzgefäße

Die Herzwand gliedert sich in drei Schichten: das Endokard, das Myokard und das Epikard. Die Herzkranzgefäße sorgen für die Blutversorgung des Herzens.

Ganz innen befindet sich die Innenhaut (**Endokard**), die sowohl Vorhöfe und Herzkammern auskleidet als auch die Herzklappen bildet. Die Mitte der Herzwand besteht aus dem **Myokard**, einer Muskelschicht, die die eigentliche Arbeit des Herzens leistet. Sie besteht aus quer gestreiften Muskelfasern und ist von vielen Blutgefäßen durchzogen. Die Muskelfasern ziehen sich zusammen und rufen so die Kontraktionen des Herzens hervor. Die Außenhaut, das **Epikard**, bildet die letzte Schicht der Herzwand. An sie schließt sich ein schmaler, mit Flüssigkeit gefüllter Spalt an, der von dem **Perikard**, einer Schicht aus derbem Bindegewebe, umgeben ist. Epikard und Perikard bilden zusammen den **Herzbeutel** (Abb. 1).

Endokard

Die Herzinnenhaut kann sich – wie alle anderen Schichten des Herzens auch – entzünden. In den meisten Fällen sind die aus Endokard gebildeten Herzklappen von der Entzündung betroffen. Verursacht wird eine Herzinnenhautentzündung (**Endokarditis**) häufig durch Infektionen mit Bakterien, die über das Blut zum Endokard gelangt sind. Nach Infektionen mit Streptokokken kann es auch zum **rheumatischen Fieber** und als Folge zur Endokarditis kommen. Beim rheumatischen Fieber richten sich vom Immunsystem gegen die Streptokokken gebildete Antikörper gegen die Zellen der Herzinnenhaut. Aber auch durch künstliche Herzklappen kann eine Endokarditis ausgelöst werden.

Zu den Symptomen einer Endokarditis gehören oft anhaltendes Fieber (zumindest bei bakteriellen Infektionen), Abgeschlagenheit, schmerzende Gelenke sowie Kurzatmigkeit, nächtliche Schweißausbrüche und Herzrasen. Oft werden bei der ärztlichen Untersuchung ungewöhnliche Herzgeräusche festgestellt. Behandelt wird die bakterielle Endokarditis mit Antibiotika und das rheumatische Fieber mit Antibiotika und Kortison. Sind künstliche Herzklappen die Verursacher der Krankheit, ist ein chirurgischer Eingriff mit eventuellem Austausch der Herzklappe unumgänglich. Zu den häufigen Komplikationen einer Endokarditis zählen in erster Linie Herzklappenfehler. Eine Endokarditis kann auch zum Tod führen.

Myokard

Zu den häufigsten Erkrankungen des Myokards gehört die **Herzmuskelhypertrophie** (Vergrößerung des Herzmuskels). Sie kann durch die anhaltende Überbelastung der Muskelfasern entstehen. Oft ist eine Hypertrophie des Herzens die Folge von Bluthochdruck oder der Verengung der Arterien durch Arteriosklerose. In beiden Fällen muss das Herz seine Pumpleistung erhöhen, um alle Zellen mit Blut zu versorgen – es muss gegen einen erhöhten Druck im Blutkreislauf arbeiten. Es können aber auch Herzklappenfehler zur Hypertrophie führen. Damit einher geht oft eine Vergrößerung der Herzvorhöfe und -kammern (Dilatation), da sich auch der Druck des Bluts im Herzen erhöht. Eine anhaltende Herzmuskelhypertrophie kann zur Herzinsuffizienz, dem Unvermögen, die Körperzellen ausreichend mit Blut zu versorgen, führen. Auch kann es zum Herztod kommen, wenn der Herzmuskel selbst nicht mehr genügend mit Blut versorgt werden kann, da die Blutgefäße – im Gegensatz zu den Muskelzellen – nicht wachsen.

Herzkranzgefäße

Damit das Herz seine Funktion erfüllen kann, muss es mit sauerstoffreichem Blut versorgt werden. Zuständig für die Blutversorgung des Herzens sind die Herzkranzgefäße oder Koronararterien. Beide Herzkranzgefäße gehen von der Aorta ab. Das linke Herzkranzgefäß (Abb. 2, **Arteria coronaria sinistra**) versorgt mit seinen zwei Haupt- und vielen anderen kleinen Verzweigungen den Großteil der linken Herzhälfte mit Blut, das rechte Herzkranzgefäß (**Arteria coronaria dextra**) vor allem die rechte Herzhälfte. Natürlich muss auch das verbrauchte Blut wieder mit Sauerstoff angereichert werden. Für den Transport des Bluts in den rechten Vorhof sorgen die Venen des Herzens, die im rechten Vorhof zusammentreffen und als **Koronarsinus** in den Vorhof münden.

Als koronare Herzkrankheit wird die Verengung (**Koronarstenose**) und Verhärtung der Herzkranzgefäße bezeichnet, die mit einer verminderten Durchblutung des Herzmuskels und geringerer Leistungsfähigkeit einhergeht. Die Mangeldurchblutung führt bei größerer körperlicher Belastung zur **Angina pectoris**, einem starken Schmerz, der vor allem im Brustraum auftritt. Nehmen Häufigkeit und Intensität dieser Schmerzen zu, besteht die Gefahr eines **Herzinfarkts**. Dazu kommt es, wenn sich bereits verengte Herzkranzgefäße durch ein Blutgerinnsel (Thrombus) verschließen und einen Teil des Herzmuskels von der Blutversorgung abschneiden.

▸1 Aufbau der Herzwand

- Die Herzwand wird in Endokard, Myokard und Epikard eingeteilt.
- Die Innenhaut (Endokard) kleidet Vorhöfe und Herzkammern aus und bildet die Herzklappen.
- Die Mitte der Herzwand besteht aus einer Muskelschicht (Myokard), welche die eigentliche Herzarbeit leistet.
- An die Außenhaut (Epikard) schließt sich ein mit Flüssigkeit gefüllter Spalt an, der von einer Bindegewebsschicht (Perikard) umgeben ist.
- Epikard und Perikard bilden zusammen den Herzbeutel.

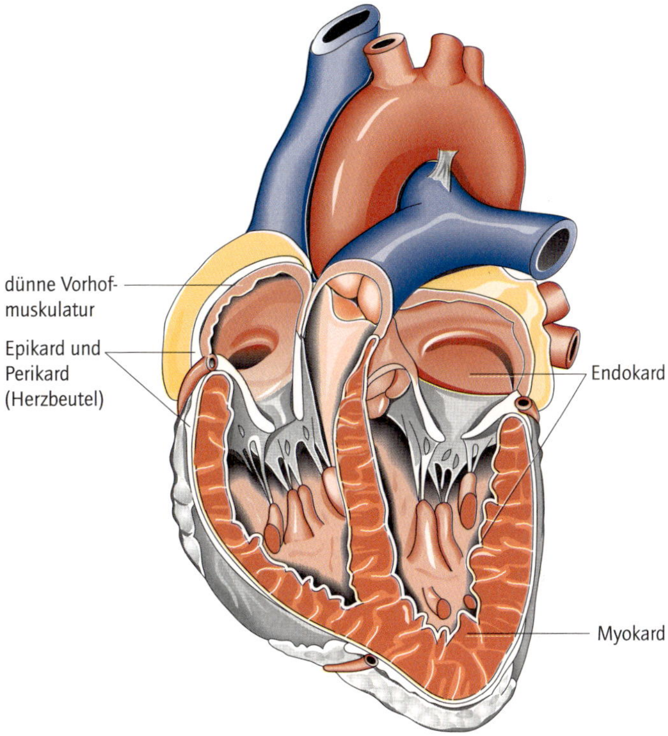

▸2 Herzkranzgefäße

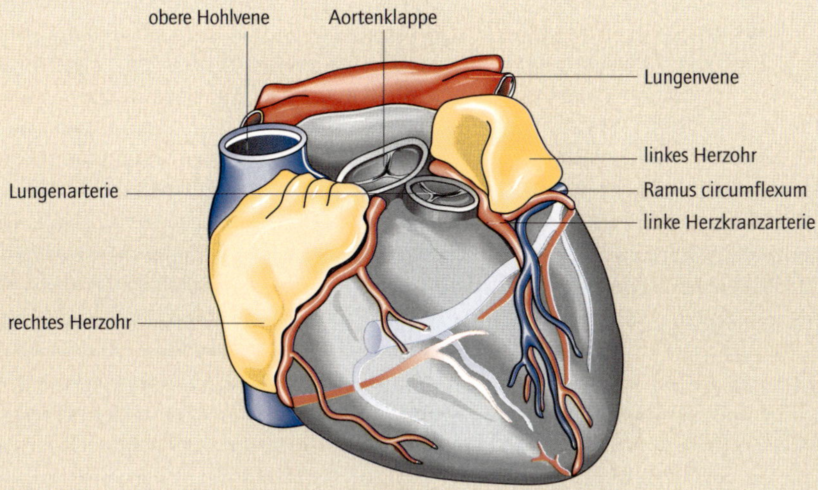

Herzzyklus

Damit das Herz Blut in den Lungen- und den Körperkreislauf pumpen kann, muss sich die Herzmuskulatur zusammenziehen und wieder ausdehnen.

Während der Kontraktion der Herzmuskulatur presst das Herz aus der rechten Herzkammer sauerstoffarmes Blut in die Lungenarterien, damit es wieder mit Sauerstoff beladen wird, aus der linken Herzkammer pumpt es frisches, sauerstoffreiches Blut in die Aorta. Die Kontraktion des Herzens wird als **Systole**, die anschließende Ausdehnung bzw. Erschlaffung, bei der sich Herzkammern wieder mit Blut füllen, als **Diastole** bezeichnet. Die Kontraktion des Herzmuskels wird als **Herzschlag** bezeichnet und ist als Puls fühlbar.

Vorhof- und Kammerzyklus

Nicht nur die Herzkammern ziehen sich zusammen, sondern auch die Vorhöfe – dieser Vorgang verläuft jedoch zeitversetzt ab. Deshalb wird der Herzzyklus in einen Vorhof- und einen Kammerzyklus unterteilt.

Die Herzvorhöfe ziehen sich noch während der Diastole kurz vor den Herzkammern zusammen, wodurch Blut aus den Vorhöfen in die Herzkammern gelangt. Dann entspannen sie sich wieder. Anschließend kontrahiert das Myokard der Herzkammern. Dabei wird ein starker Druck auf das Blut in den Herzkammern ausgeübt, woraufhin sich die Segelklappen zu den Vorhöfen schließen und kein Blut mehr aus den Vorhöfen in die Kammern gelangen kann. Die Taschenklappen hingegen können dem Druck des Bluts nicht mehr standhalten und öffnen sich. Das Blut fließt rasch in die Lungenarterien und die Aorta, sodass es zu einem Druckanstieg in diesen Gefäßen kommt. Der Druck in der Herzkammer hingegen fällt ab, sodass sich die Taschenklappen wieder schließen. Während der Herzkammersystole saugen die Herzvorhöfe aus der oberen und unteren Hohlvene bzw. den Lungenvenen Blut an und füllen sich.

Die **Kammersystole** ist nochmals in Anspannungs- und Austreibungsphase unterteilt: Als Anspannungsphase wird der Zeitraum bezeichnet, in dem sich die Kammermuskulatur anspannt, die Segelklappen aber schon geschlossen sind. Die Austreibungsphase beginnt, wenn sich die Taschenklappen durch den Druck des Bluts öffnen, und endet, wenn sie sich wieder schließen. Bei jeder Austreibungsphase werden von jeder Herzkammer rund 70 Milliliter Blut in Lungen- und Körperkreislauf gepresst. Pro Minute kommt es beim gesunden Erwachsenen zu rund 70 Herzschlägen, das heißt, dass das Herz sich etwa 70-mal zusammenzieht. Unter Belastung erhöht sich der Herzschlag, da die Zellen größere Mengen Sauerstoff benötigen.

Wenn die Kammermuskulatur während der Diastole erschlafft, öffnen sich die Segelklappen zu den Vorhöfen infolge des Sogs, der durch die Ausdehnung der Kammern entsteht. Das Blut aus den Vorhöfen wird dadurch ebenfalls eingesogen. Die Kammer füllt sich. Gegen Ende der Diastole helfen die Vorhöfe durch ihre Kontraktion mit, die Herzkammer zu füllen. Allerdings tragen sie nur einen kleinen Teil zur Füllung der Kammer mit Blut bei. Die Dauer der Diastole beträgt etwa 0,7 Sekunden, die Dauer der Systole hingegen nur 0,15 Sekunden.

Physiologischer Erregungsablauf

Die Erregung des Herzens, die letztlich zur Kontraktion der Kammern führt, geht vom **Sinusknoten** – dem Schrittmacher des Herzens – im rechten Vorhof aus (Abb. 2, 3). Er sendet beim Gesunden im Ruhezustand rund 70-mal pro Minute einen Impuls aus. Ein solcher Impuls wird als Aktionspotenzial bezeichnet, das entsteht, wenn die elektrische Ladung der Membran der Muskelfasern im Sinusknoten ohne äußere Einwirkung plötzlich abnimmt.

Die Muskulatur des Herzvorhofs leitet die Erregung weiter zum Atrio-Ventrikular-Knoten (**AV-Knoten**) am Boden des rechten Vorhofs. Auch der AV-Knoten ist, genau wie die auf ihn folgenden Abschnitte des Erregungsleitungssystems, dazu fähig, eigene Impulse auszusenden und die Kontraktion zumindest der Herzkammern zu steuern. Von dort wird die Erregung weiter an das **His-Bündel** am Boden des Vorhofs nahe der Herzscheidewand geleitet. Das His-Bündel verzweigt sich in zwei Schenkel (**Kammerschenkel** oder Tawaro-Schenkel), welche die Erregung an die **Purkinje-Fasern** weitergeben, die die Enden der Schenkel bilden. Von dort gelangt die Erregung direkt zur Herzkammermuskulatur, sodass diese sich kontrahiert. Purkinje-Fasern können die Erregung bilden. Dieses komplizierte Erregungsleitungssystem dient dazu, die Erregung mit großer Geschwindigkeit in der Muskulatur des Herzens zu verbreiten, sodass sich die Muskelzellen fast gleichzeitig zusammenziehen. Die Fähigkeit der einzelnen Abschnitte, die Erregung selbst zu bilden, dient dazu, die Herztätigkeit aufrechtzuerhalten, wenn einer der vorgeschalteten Abschnitte (z. B. der Sinusknoten) ausfällt.

▸1 Phasen des Herzzyklus

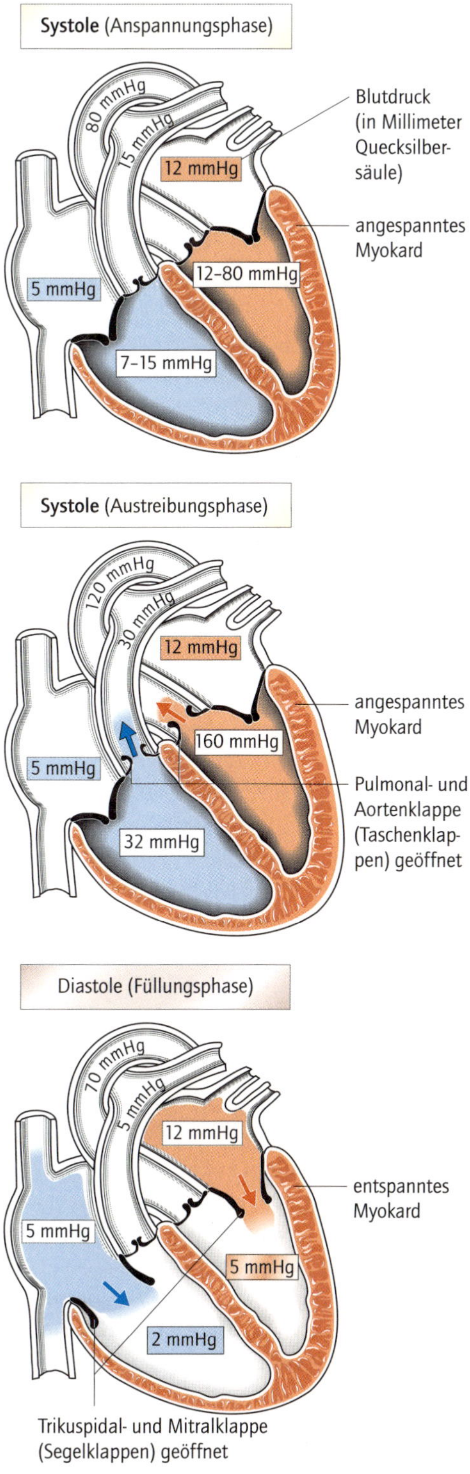

▸2 Energieleitsystem des Herzens

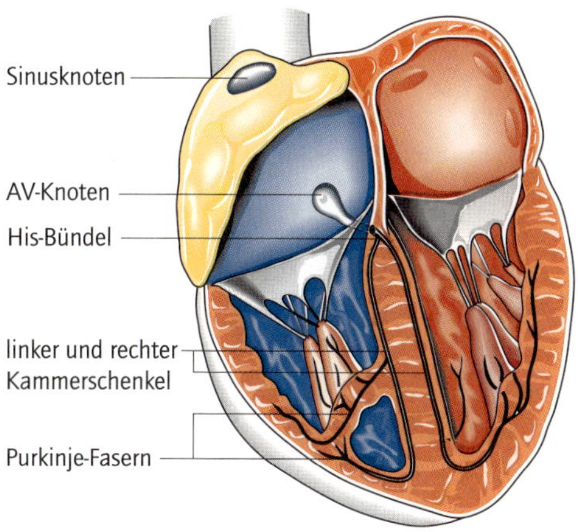

▸3 Erregungsleitung

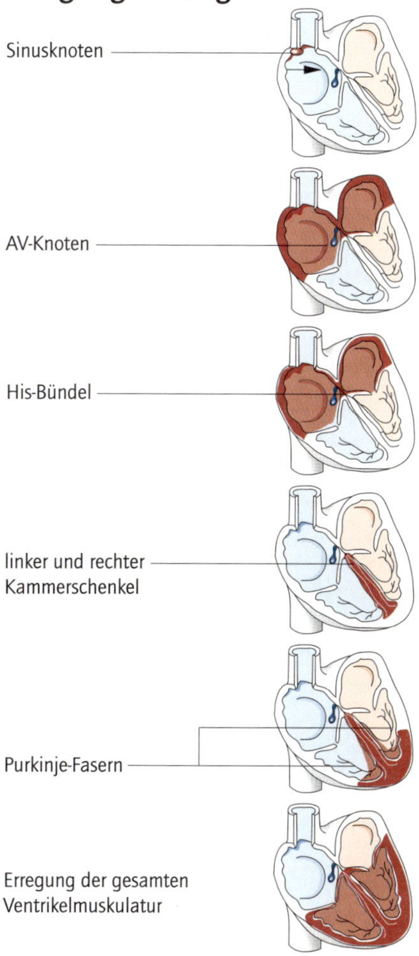

Herzleistung und Herzregulation

Das Herz eines gesunden Erwachsenen schlägt im Ruhezustand etwa 70-mal pro Minute (Herzfrequenz). Bei jeder Kontraktion werden etwa 70 ml Blut in den Körperkreislauf (aber auch in den Lungenkreislauf) gepumpt (Schlagvolumen).

Will man ermitteln, wie viel Blut das Herz während einer Minute in den Kreislauf pumpt, muss man die **Herzfrequenz** mit dem **Schlagvolumen** multiplizieren; bei einem gesunden Erwachsenen liegt dieses so genannte **Herzminutenvolumen** bei etwa 5 l Blut. Hat man das Herzminutenvolumen errechnet, lässt sich die Pumpleistung des Herzens auch für jede andere Zeitdauer, z. B. für eine Stunde, ermitteln **(Herzzeitvolumen)**.

Regulation der Herzleistung

Bei körperlichen, aber auch bei psychischen Belastungen benötigen die Zellen des Körpers mehr Sauerstoff als im Ruhezustand. Das Herz muss also mehr Blut in den Körperkreislauf pumpen. Das geschieht durch Erhöhung der Herzfrequenz und des Schlagvolumens. Gesteuert wird die Erhöhung der Herzleistung vor allem durch das vegetative Nervensystem, durch den **Sympathikus** und den zum **Parasympathikus** gehörenden **Vagusnerv** (Abb. 1).

Der vom Rückenmark zum Herzen führende Sympathikus ist für die Leistungssteigerung des Herzens zuständig, der Vagusnerv hemmt die Herzleistung. Die Herznerven beeinflussen die Herzleistung auf drei Arten: Sie steuern die Schnelligkeit des Herzschlags **(Chronotropie)**, wirken auf die Stärke der Herzkontraktionen ein **(Inotropie)** und sorgen für eine Beschleunigung bzw. Verlangsamung der Erregungsleitung **(Dromotropie)**.

Auch das Herz selbst beeinflusst die Regulation des Schlagvolumens. Bei erhöhtem Druck in der Aorta kann es nicht alles in der linken Herzkammer gespeicherte Blut in den Körperkreislauf pumpen – ein wenig bleibt zurück. Daraus resultiert eine Dehnung der Kammermuskulatur, sodass die Muskeln beim nächsten Herzschlag gespannter sind und das Blut mit größerem Druck in den Kreislauf pressen können **(Frank-Starling-Mechanismus)**.

Herzinsuffizienz

Bei der Herzinsuffizienz (Herzschwäche) ist die Muskulatur des Herzens geschwächt, sodass es nicht mehr die volle Pumpleistung erbringen kann. Unterschieden wird zwischen der **Linksherzinsuffizienz**, die bedingt, dass die Organe nicht mehr ausreichend mit Blut versorgt werden, und der **Rechtsherzinsuffizienz**, bei der eine zu geringe Menge Blut in den Lungenkreislauf gelangt, und der **Globalinsuffizienz**, bei der beide Herzhälften betroffen sind. Zu den Ursachen für die Linksherzinsuffizienz gehören vor allem Bluthochdruck und Herzklappenfehler; die Rechtsherzinsuffizienz wird häufig durch eine Widerstandserhöhung im Lungenkreislauf bei Asthma bronchiale ausgelöst.

Zur akuten (plötzlich auftretenden) Herzinsuffizienz kommt es z. B. durch Herzinfarkt, Fieber oder Lungenembolie. Die chronische Herzinsuffizienz entwickelt sich allmählich. Wenn es dem Herzen nicht mehr ohne weiteres gelingt (z. B. wegen **Bluthochdruck**), eine ausreichende Menge Blut in den Lungen- oder Körperkreislauf zu pumpen, versucht es, dieses Manko durch verschiedene Mechanismen wie die Verdickung der Herzmuskulatur (Hypertrophie) und Erhöhung des Pulsschlags zunächst zu kompensieren. Solange dies gelingt, wird von einer **kompensierten Herzinsuffizienz** gesprochen. Eine **dekompensierte Herzinsuffizienz** liegt vor, wenn die Kompensationsmechanismen nicht mehr ausreichen, um das benötigte Herzminutenvolumen zu pumpen.

Zu den Leitsymptomen einer Linksherzinsuffizienz zählen Atemnot durch Lungenödem, Herzrasen und Herzrhythmusstörungen. Eine Rechtsherzinsuffizienz äußert sich u. a. durch Wassereinlagerungen im Körper (z. B. an den Fußknöcheln) sowie durch blaurote Verfärbung von Lippen, Fingernägeln und Schleimhäuten (Zyanose) infolge des Sauerstoffmangels im Blut.

Bei einer Herzinsuffizienz muss in erster Linie die zugrunde liegende Krankheit behandelt werden, damit das Herz entlastet wird. In der Regel werden Medikamente verordnet, die die Leistung des Herzens erhöhen (ACE-Hemmer).

Akutes Lungenödem

Vor allem ein Herzinfarkt, der die linke Herzhälfte betrifft, kann ein akutes Lungenödem (Flüssigkeitsansammlung in der Lunge) hervorrufen. Der Grund: Wenn die linke Herzhälfte nicht mehr in der Lage ist, das Blut vollständig in den Kreislauf zu pumpen, kommt es zu einem Blutstau in der Lunge. Das Lungenödem macht sich vor allem durch Atemnot, Herzrasen, große Angst und ausgehustetes Blut bemerkbar. Es handelt sich um einen medizinischen Notfall. Behandelt wird u. a. mit Sauerstoff und Mitteln, die die Herzleistung steigern.

▸ 1 Regulation der Herzleistung

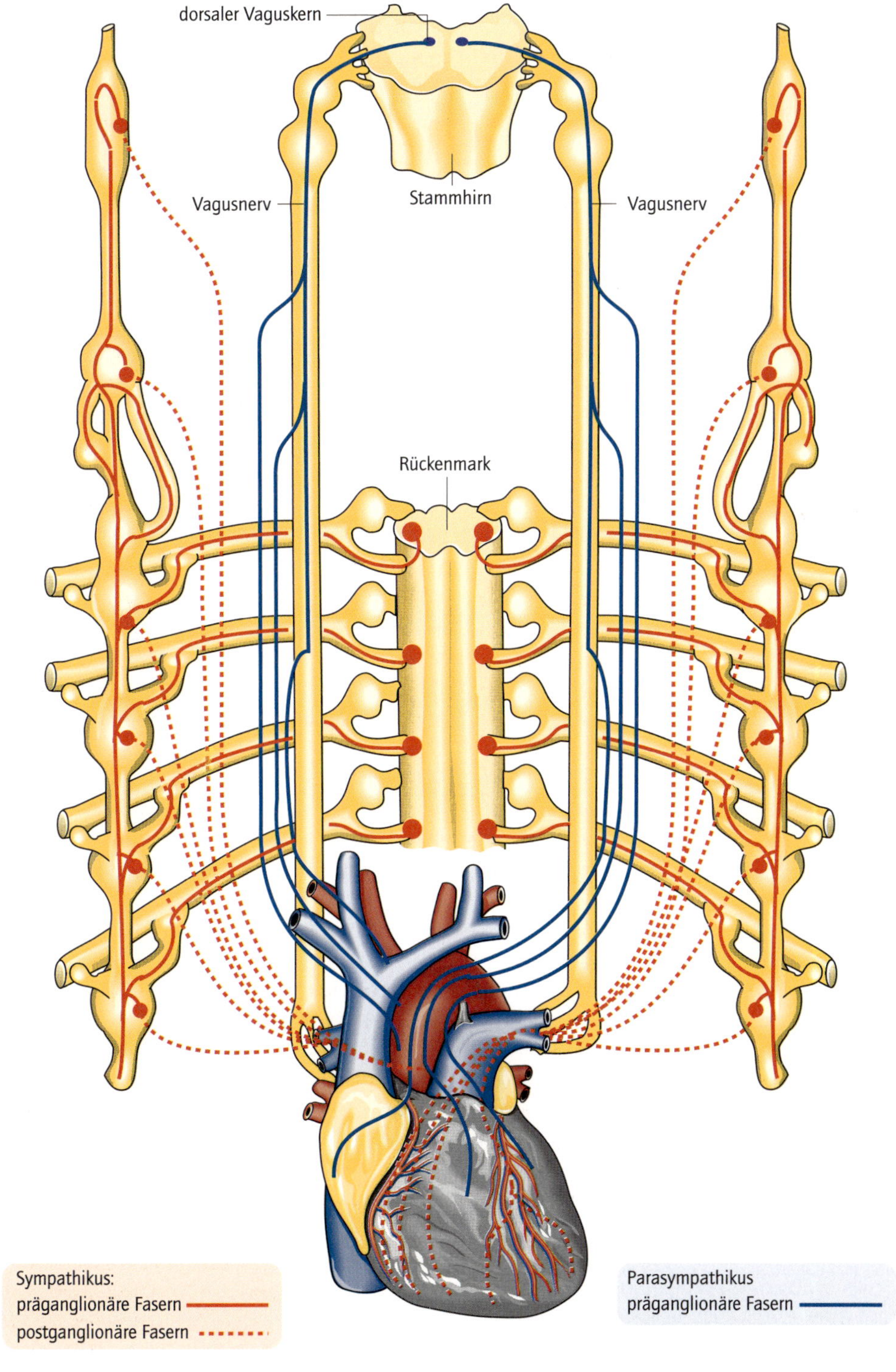

Gefäßsystem

Die Blutgefäße sind dafür zuständig, alle Körperzellen mit sauerstoff- und nährstoffreichem Blut zu versorgen bzw. Abbauprodukte der Zellen und Kohlendioxid über das Blut abzutransportieren. Mit dem Herzen bilden die Blutgefäße das Herz-Kreislauf-System (kardiovaskuläres System).

Verschiedene Kreisläufe im Körper

Das Herz-Kreislauf-System (Abb. 1) wird unterteilt in den **Blutkreislauf** (großer Körperkreislauf) und den **Lungenkreislauf** (kleiner Körperkreislauf).

Das Herz ist der Motor des Blutkreislaufs – es sorgt dafür, dass alle Zellen mit Blut versorgt werden. Deshalb führen die großen Blutgefäße des Körpers entweder vom Herzen weg zu den Organen oder zum Herzen hin. Diejenigen, die das Blut zu den Zellen transportieren, werden **Arterien** genannt, die, die es zum Herzen leiten, **Venen**. Die linke Herzhälfte presst das sauerstoffreiche Blut in die Hauptschlagader des Körpers **(Aorta)**. Von dort gelangt es in die Arterien, die sich zu noch kleineren Verästelungen **(Arteriolen)** verzweigen. Die Arteriolen leiten das Blut in die Haargefäße **(Kapillaren)**, das sind winzige Blutgefäße, die Sauerstoff und Nährstoffe an die Zellen weiterleiten. Gleichzeitig nehmen die Kapillaren auch Kohlendioxid und Abfallprodukte der Zellen auf und leiten sie an die kleinen Verästelungen der Venen, die so genannten **Venolen**, weiter. Diese Venolen laufen zusammen und bilden immer größere Venen, sodass schließlich das gesamte verbrauchte Blut in der unteren und der oberen Hohlvene gesammelt wird, die in die rechte Herzhälfte münden.

Die rechte Herzhälfte pumpt das Blut in den Lungenkreislauf, um das Kohlendioxid aus den Zellen über die Lunge aus dem Körper zu leiten und das Blut wieder mit Sauerstoff zu beladen. Wie im Blutkreislauf gibt es auch hier Arterien, Arteriolen, Venen, Venolen und Kapillaren. Allerdings sind die Lungenarterien im Gegensatz zum Blutkreislauf dafür zuständig, das verbrauchte Blut zu transportieren, es in die Lunge zu leiten. Die Venen hingegen führen das sauerstoffreiche Blut zum Herzen (in die linke Herzhälfte) zurück, von wo aus es erneut in die Aorta gepumpt wird.

Ein weiterer Teil des Blutkreislaufs ist der **Pfortaderkreislauf**, der dafür zuständig ist, das Blut mit Nährstoffen anzureichern, die von den Zellen benötigt werden. Die Pfortader, die zu den Venen gehört, nimmt die Nährstoffe (über Kapillaren) aus dem Darm ins Blut auf. Sie transportiert das Blut zunächst zur Leber, wo es von Schadstoffen weitgehend gereinigt wird.

Spezialisierte Gefäße

Die Arterien haben einen anderen Aufbau als die Venen (Abb. 2). Sie müssen großem Druck standhalten können, denn das Herz presst das Blut so stark in sie hinein, dass es durch den ganzen Körper zirkuliert. Arterienwände bestehen daher aus drei Schichten: der Außenwand **(Tunica externa)** aus elastischen und Bindegewebsfasern, der mittleren Schicht **(Tunica media)**, die vor allem aus elastischen Fasern und glatten Muskelzellen besteht, und der Innenwand **(Tunica interna)**, die sich aus einer dünnen Schicht Bindegewebe und dem so genannten **Gefäßendothel** zusammensetzt.

Die Venen sorgen dafür, dass das Blut wieder zum Herzen gelangt. Wie die Arterien bestehen sie aus drei Wandschichten, allerdings ist die mittlere Schicht – die Muskelschicht – längst nicht so stark ausgeprägt, da sie keinem so großen Blutdruck standhalten müssen. Dafür ist die Außenwand dicker. Die Innenwand bildet die **Venenklappen**, die sich nur in eine Richtung, nämlich zum Herzen hin, öffnen. Sie verhindern einen Rückfluss des Blutes. Die Leistung des Herzens reicht allein nicht aus, um das Blut vom Fuß in Brusthöhe zu pumpen.

Das Kapillarsystem

Die Kapillaren, die kleinsten Blutgefäße, die den gesamten Körper durchziehen, haben dünne, nur aus einer Zellschicht bestehende Wände – semipermeable Membranen –, die zur Versorgung der Zellen für Nährstoffe, Flüssigkeit und Sauerstoff durchlässig sein müssen. Die Stoffe aus dem Blut gelangen infolge von Diffusion sowie von Druckunterschieden zwischen Kapillaren und Gewebe zu den Zellen bzw. zurück (Abb. 3). Während der Druck, der durch die Flüssigkeit in den Kapillaren entsteht **(hydrostatischer Druck)** im Bereich der Arterien in den Kapillaren hoch und im Gewebe niedrig ist, verringert er sich in den Kapillaren im Bereich der Venen. Zudem sind die Eiweiße aus dem Blutplasma zu groß, um durch die Kapillarwand in die Zellen zu diffundieren. Die Konzentration von Eiweiß in den Kapillaren übersteigt daher die Konzentration von Eiweiß im Gewebe. So entsteht der so genannte **kolloidosmotische Druck**, der dafür sorgt, dass trotz des immer noch bestehenden (aber inzwischen verringerten) hydrostatischen Drucks Stoffe aus den Zellen in die Kapillaren gelangen.

▸ 1 Blutkreislauf und Lungenkreislauf

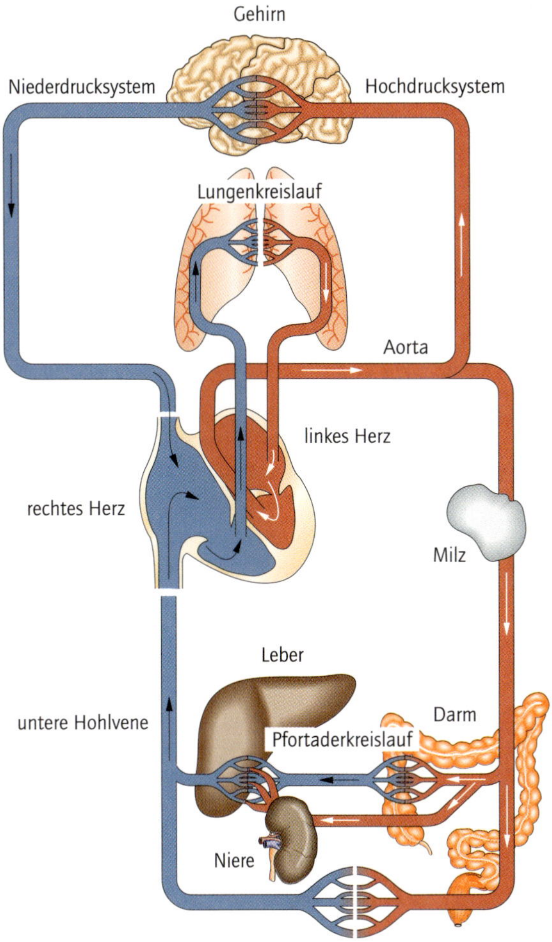

▸ 2 Venen und Arterien

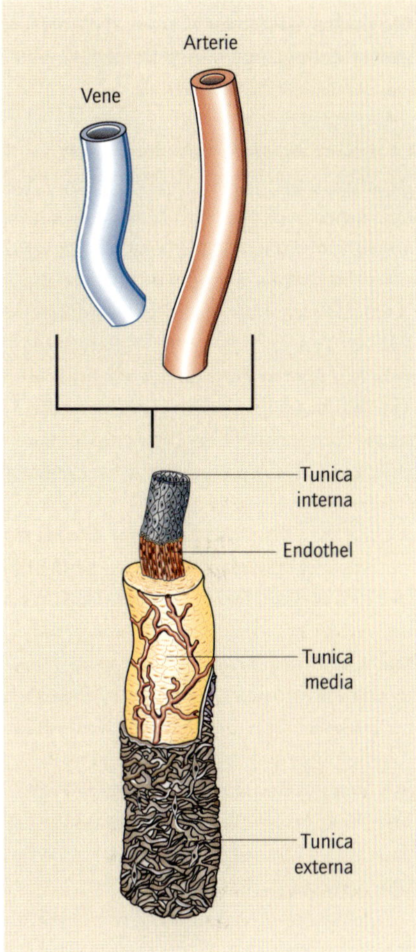

▸ 3 Kapillarsystem

- Infolge von Diffusion und Druckunterschieden zwischen den Kapillaren und dem Gewebe werden Stoffe aus dem Blut zu den Zellen und wieder zurück transportiert.
  Auf diese Weise werden die Zellen mit Nährstoffen, Flüssigkeit und Sauerstoff versorgt.

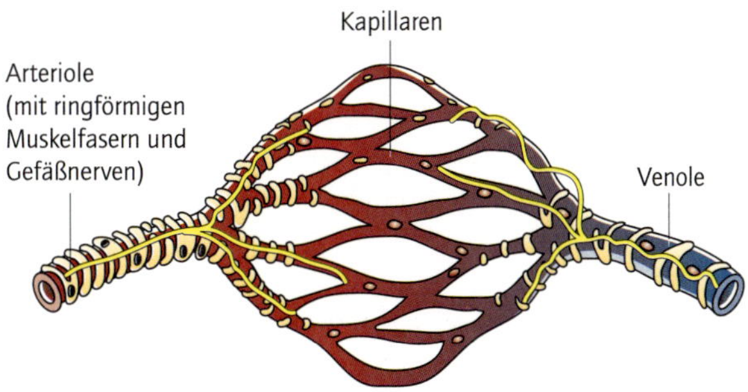

Arterien

Die größte Arterie des Körpers, die Aorta, verläuft im Aortenbogen über dem Herzen. Von ihr gehen alle Hauptarterien des Körpers ab.

Es ziehen sich große Arterien sowohl in die Arme und Beine als auch in Kopf und Bauchraum. Den Puls misst man meist an der Speichenschlagader am Unterarm oder an der Halsschlagader. Unterschieden werden **Arterien vom elastischen Typ**, deren mittlere Wandschicht vor allem elastische Fasern aufweist, und **Arterien vom muskulären Typ**, in deren mittlerer Schicht die glatten Muskelzellen überwiegen. Zu den Arterien vom elastischen Typ zählen die herznahen Gefäße wie die Aorta. Die Arterien vom muskulären Typ liegen in herzfernen Bereichen des Körpers. Zu ihnen zählen die Arteriolen.

Aufgaben der verschiedenen Arterien

Die Arterien vom elastischen Typ sind äußerst dehnbar. Der Grund: Das Herz pumpt das Blut während der Systole mit großem Druck in die Gefäße, während der Diastole nimmt der Druck schlagartig ab. Um trotz der großen Druckunterschiede einen kontinuierlichen Blutfluss zu gewährleisten, dehnen sich die großen elastischen Arterien während der Systole und speichern einen Teil des Bluts. Während der Diastole verengen sich die Gefäße, sodass das Blut weiterhin durch die Gefäße gepresst wird. Dieses Phänomen wird als **Windkesselfunktion** der Arterien bezeichnet (Abb. 1).

Die Arterien vom muskulären Typ können sich zusammenziehen und wieder weiten. Dadurch regulieren sie die Durchblutung der Organe. Gesteuert werden Kontraktion und Dehnung vor allem durch das vegetative Nervensystem, aber auch Hormone und Reize, die z. B. von den Organen ausgehen, können die Gefäßweite beeinflussen. Durch eine Kontraktion der Arterien und Arteriolen **(Vasokonstriktion)** verengt sich die Gefäßweite und die von ihnen versorgten Bereiche werden weniger stark durchblutet. Durch die Weitung der Gefäße **(Vasodilatation)** wird die Durchblutung gesteigert.

Arteriosklerose

Bei der Arteriosklerose setzen sich an den Innenwänden der Arterien Fettstoffe, Kalkablagerungen und Substanzen aus dem Blut ab **(Plaques)**, was dazu führt, dass sich die Gefäße verengen und die Gefäßwände verhärten (Abb. 2). Die Arterien verlieren dadurch ihre Elastizität bzw. ihre Fähigkeit, sich zu verengen oder zu weiten. Zudem muss das Blut mit höherem Druck durch die verengten Arterien gepresst werden; zu den Folgen der Arteriosklerose zählt daher Bluthochdruck. Dennoch kann es bei starker Verengung passieren, dass Bereiche des Körpers schlechter durchblutet werden. Manchmal kommt es zu Gefäßverschlüssen infolge der Bildung eines Blutpfropfs **(Thrombus)**.

Eine Erkrankung infolge arteriosklerotischer Veränderungen an den Gefäßen ist die **arterielle Durchblutungsstörung**. Dabei kommt es zu starken Verengungen bzw. Verschlüssen der Gefäße in den Gliedmaßen. Zunächst zeigen sich Schmerzen beim Gehen, dann im Liegen und später kann es zu Geschwüren bzw. zum Absterben von Gewebe kommen. Die Behandlung erfolgt durch Gehtraining und durchblutungsfördernde Medikamente, bei einer Thrombenbildung wird versucht, den Thrombus mit Enzymen wie Streptokinase aufzulösen **(lokale Lyse)**. Auch kann die Arterie durch Ballondilatation oder das Einsetzen einer Gefäßstütze gedehnt werden. Sind große Gefäße betroffen, ist manchmal eine Bypass-Operation notwendig; der Thrombus kann auch operativ entfernt werden **(Thrombendarteriektomie)**.

Ein akuter Verschluss einer Arterie in den Gliedmaßen wird oft durch einen **Embolus** ausgelöst, ein Blutgerinnsel oder Plaque, das sich aus dem linken Herzen oder einem davor liegenden Arterienabschnitt gelöst hat. Es handelt sich um einen Notfall – um das Glied zu retten, muss der Embolus meist entfernt werden (Embolektomie). Ein akuter Gefäßverschluss im Herzen führt zum Herzinfarkt, im Gehirn zum Schlaganfall (▸ S. 238).

Aussackungen der Arterienwand

Arteriosklerotische Veränderungen sind meistens Auslöser für Aussackungen der Arterienwand (**Aneurysma**, Abb. 3). Besonders gefährlich ist es, wenn alle drei Wandschichten überdehnt sind und einen kleinen mit Blut gefüllten Beutel bilden (echtes Aneurysma). Es kann zum Riss der Arterienwand oder zur Bildung von Thromben kommen. Ist die Aorta betroffen, kann ein Riss so starke innere Blutungen auslösen, dass der Betroffene verblutet, der Riss eines Aneurysmas im Gehirn ist ebenfalls lebensgefährlich. Bei großen Aneurysmen muss der betroffene Gefäßabschnitt operativ ersetzt werden. Beim falschen Aneurysma tritt nach einer Gefäßverletzung Blut aus und bildet einen Bluterguss um das Gefäß. Beim disseziierenden Aneurysma gelangt Blut in die Gefäßwand und vergrößert diese.

▸ 1 Windkesselfunktion der Arterien

▸ Um trotz der enormen Druckunterschiede zwischen Systole und Diastole einen kontinuierlichen Blutfluss zu ermöglichen, dehnen sich die großen, elastischen Arterien während der Systole und speichern einen Teil des Bluts. Während der Diastole verengen sich die Gefäße, damit das Blut fortlaufend durch die Gefäße gepresst wird.

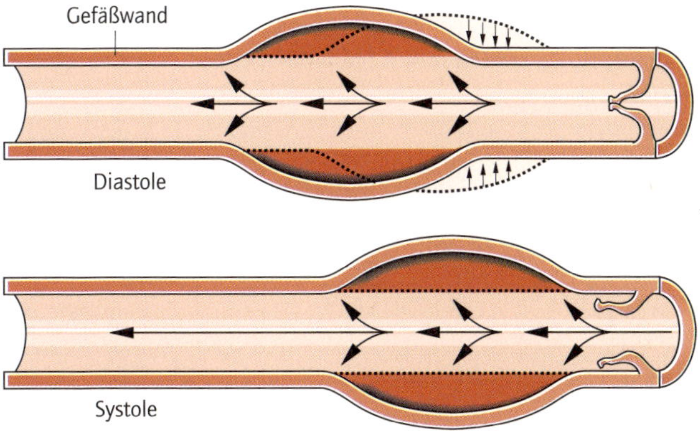

▸ 2 Schlagader mit schwerer Arteriosklerose

▸ Haften Blutgerinnsel an der Gefäßinnenwand, besteht die Gefahr, dass sie durch den Blutstrom mitgerissen werden und eine kleinere Ader verstopfen (Bildung eines Thrombus).

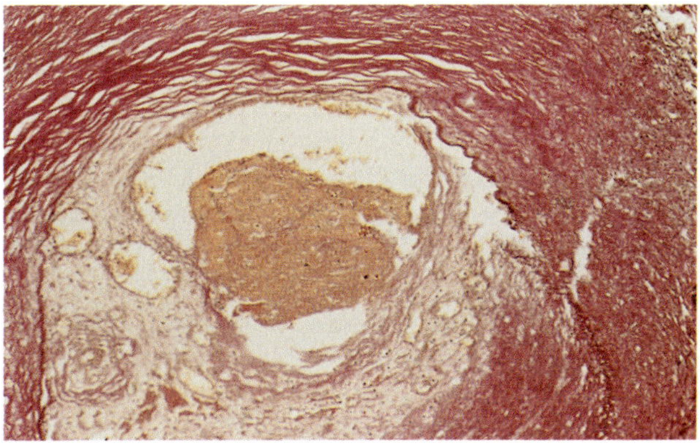

▸ 3 Die häufigsten Formen der Arterienaussackungen

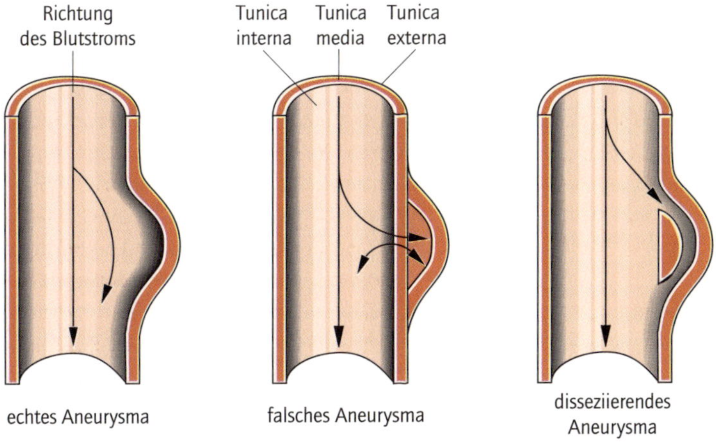

Venen

Die größten Venen des Körpers sind die obere und die untere Hohlvene, die zum Herzen führen. Die meisten Venen verlaufen in etwa parallel zu den Arterien.

Das Venennetz ist jedoch etwas weiter verzweigt, denn es birgt etwa 60 % des gesamten im Körper zirkulierenden Bluts. Daher werden die Venen auch als **Kapazitätsgefäße** bezeichnet.

Bluttransport und Venentypen

Verschiedene Mechanismen sind daran beteiligt, das Blut durch die Venen zum Herzen zu transportieren – der Druck, den das Herz auf das Blut ausübt, reicht allein nicht aus. Durch das Erschlaffen der Herzkammern (Diastole) und die Atmung entsteht erstens ein Unterdruck im Brustraum, der eine Sogwirkung auf das Blut in den Venen ausübt, zweitens ist die so genannte **Muskelpumpe** aktiv, wenn wir in Bewegung sind. Die Muskeln drücken die Venen zusammen, sodass das Blut zum Herzen fließen kann. Als Drittes helfen die Arterien den Venen bei ihrer Arbeit. Da Arterien und Venen meist parallel verlaufen, übertragen sich Schwingungen der Arterien auf die Venen, sodass diese zusammengedrückt werden und so das Blut zum Herzen transportieren. Zudem gibt es in den Venen spezielle **Taschenklappen**, die das Blut nur in eine Richtung fließen lassen (Abb. 1). Unterschieden werden drei Typen von Venen: **tiefe Venen**, die in der Muskulatur verlaufen, **oberflächliche Venen**, die in der Unterhaut liegen, und die Verbindungs- oder **Perforansvenen**, die die beiden anderen Venentypen verbinden.

Krampfadern

Krampfadern **(Varizen)** sind Aussackungen der Venenwand. Betroffen sind die oberflächlichen Venen (meist) in den Beinen. Krampfadern entstehen, wenn das die Venen umgebende Bindegewebe nicht mehr stark genug ist, um die Venen zu stützen. Es kommt zur Überdehnung der betroffenen Vene. Als Folge schließen die Venenklappen in den überdehnten Bereichen nicht mehr richtig, sodass stets eine gewisse Menge Blut dort verbleibt bzw. sogar zurückfließen kann. Infolge der Blutstauung werden immer weitere Bereiche der Venenwand gedehnt und immer mehr Venenklappen geschädigt (Abb. 2). Von Krampfadern betroffen sind vor allem die große Rosenvene (Vena saphena magna) an der Innenseite des Beins sowie die kleine Rosenvene an der Außenseite des Unterschenkels. Sie werden als Stammvenen bezeichnet, die entsprechenden Krampfadern als Stammvarizen. Begünstigende Faktoren der Varizenbildung sind u. a. Übergewicht und häufiges Stehen.

Oft machen Krampfadern zunächst keine Beschwerden, nach einiger Zeit können sie aber geschwollene Beine und Muskelkrämpfe hervorrufen. Spätestens bei Schmerzen muss der Arzt aufgesucht werden. Es kann eine Venenentzündung **(Thrombophlebitis)** entstanden sein, bei der sich an der entzündeten Venenwand Blutpfropfe bilden, die im Einzelfall eine Vene verschließen können. Zwar wird der Thrombus in der Regel nach einiger Zeit wieder durchgängig, aber die Venenklappen im betroffenen Venenbereich sind meist geschädigt, sodass eine chronisch venöse Insuffizienz mit Geschwüren folgen kann. Behandelt werden Krampfadern zunächst durch Kompressionsstrümpfe, die auf die Venen Druck ausüben, sodass das Blut wieder fließt. In schwereren Fällen ist eine Verödung oder Operation erforderlich. Bei der Verödung wird ein Mittel in die Varize injiziert, das eine Entzündung der Gefäßinnenwände hervorruft und dadurch die Vene verschließt, sodass sie kein Blut mehr transportiert. Krampfadern können auch operativ entfernt werden (Stripping). Dabei wird die Vene mit einer Sonde hinausgezogen.

Venenentzündung, Venenthrombose

Eine Entzündung der oberflächlichen Venen kann z. B. als Folge von Krampfadern auftreten, aber auch infolge einer bakteriellen Infektion. Während die bakterielle Thrombophlebitis mit Antibiotika behandelt werden muss, reicht bei der nichtbakteriellen Form oft das Tragen von Kompressionsstrümpfen aus. Unbehandelt kann die Entzündung zur Venenthrombose **(Phlebothrombose)** führen.

Begünstigende Faktoren der Thrombose sind u. a. Bettruhe, Schädigungen der Veneninnenwände und Veränderungen im Blut. Zu den Symptomen zählen schmerzende Fußsohlen und Waden. Schwerste Komplikation ist die lebensgefährliche **Lungenembolie** (Abb. 3), bei der das Blutgerinnsel Lungengefäße verschließt und damit einen Teil der Lunge schädigt. Die Folge ist meist eine Widerstandserhöhung im Herz-Lungen-Kreislauf – das rechte Herz muss stärker pumpen und versagt oft nach kurzer Zeit seinen Dienst. Bei der Behandlung der Thrombose werden Stoffe eingesetzt, die den Thrombus auflösen (Lysetherapie), manchmal ist eine operative Entfernung des Blutgerinnsels notwendig.

▸ 1 Funktion der Venen

▸ Neben dem Herzdruck allein gibt es verschiedene Mechanismen für den Bluttransport zum Herzen: Die Sogwirkung, die durch Diastole und Atmung erzeugt wird, der Muskeldruck auf die Venen (Muskelpumpe), die Schwingungen der Arterien, die sich auf die Venen übertragen, und die Taschenklappen in den Venen, die das Blut nur in eine Richtung fließen lassen.

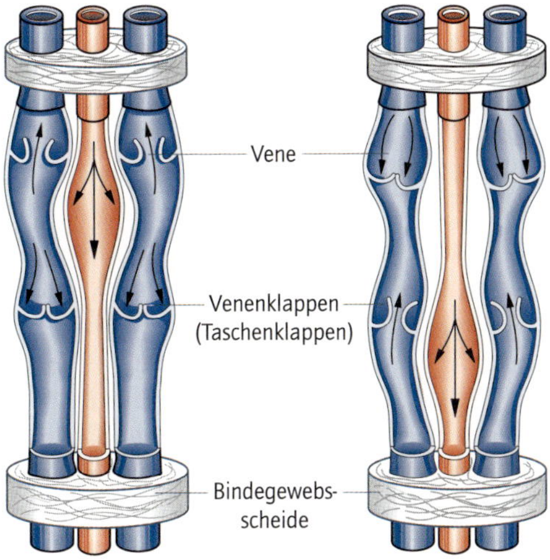

▸ 2 Gesunde und geschädigte Venen

▸ Die Vene links ist intakt. Bei der rechten Vene handelt es sich um eine Krampfader – hier schließen die Venenklappen nicht mehr richtig und es kommt infolgedessen zu einer Blutstauung.

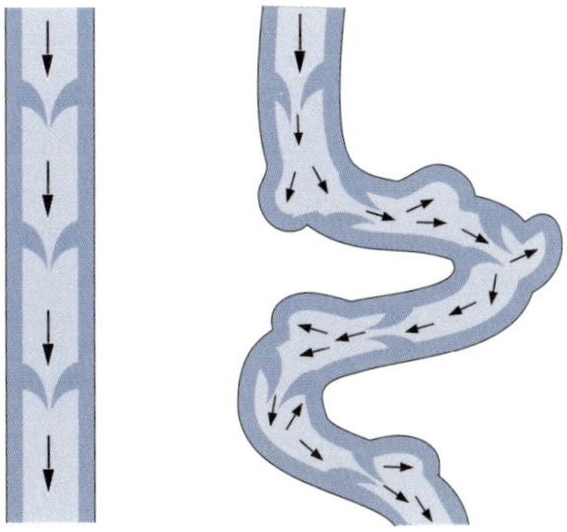

▸ 3 Lungenembolie

▸ Zu einer Lungenembolie kommt es, wenn ein Blutgerinnsel in die Lunge gelangt, die Gefäße verschließt und so einen Teil der Lunge schädigt.

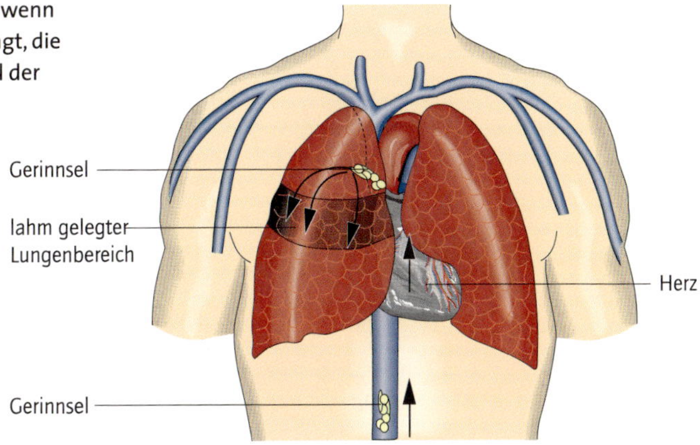

Blutdruck und Blutdruckmessung

Alle Zellen des Körpers müssen kontinuierlich mit Blut versorgt werden. Um die Blutzirkulation (Blutkreislauf) aufrechtzuerhalten, wird das Blut mit einem bestimmten Druck vom Herzen durch die Arterien gepresst.

Die Kraft, die das Blut dabei auf die Arterien ausübt, wird als Blutdruck bezeichnet. Die **Blutströmung** wird durch Druckunterschiede in den verschiedenen Blutgefäßen bedingt. Der Blutdruck und der **Strömungswiderstand** der Gefäße regeln die Geschwindigkeit, mit der das Blut durch die Gefäße fließt – diese Fließgeschwindigkeit ist nicht in allen Gefäßen gleich; sie kann sich zudem verändern, wenn sich der Strömungswiderstand oder der Blutdruck ändert.

Strömungswiderstand

In allen Blutgefäßen herrscht ein Strömungswiderstand, dessen Wert von zwei Faktoren bestimmt wird. Den ersten Faktor stellt der Durchmesser des Gefäßes dar; hat es einen geringen Durchmesser, ist der Strömungswiderstand naturgemäß größer als bei einem großen Durchmesser. Die Arterien und Arteriolen können sich sowohl zusammenziehen als auch wieder ausdehnen – so können sie den Strömungswiderstand und damit auch die Durchblutung bestimmter Gewebe beeinflussen. Sind die Gefäße in einem bestimmten Bereich des Körpers kontrahiert, wird die betreffende Region mit weniger Blut versorgt als bei gedehnten Blutgefäßen. Der Widerstand aller Gefäße zusammen wird als totaler peripherer Widerstand **(TPR)** bezeichnet. Der TPR ist eine der Größen, die die Höhe des Blutdrucks bestimmen.

Der zweite Faktor, der den Wert des Strömungswiderstands beeinflusst, ist die **Viskosität** des Bluts. Ist das Blut „zähflüssig" (sind mehr feste Bestandteile darin als normal), ist der Strömungswiderstand erhöht – das Blut fließt langsamer durch die Gefäße. Ist es hingegen dünnflüssig, verringert sich der Strömungswiderstand.

Blutdruck

Der Druck in den Arterien, der die Blutzirkulation bedingt, wird als **arterieller Blutdruck** bezeichnet. Die Höhe des Blutdrucks kann variieren. Sie ist abhängig vom **Herzzeitvolumen** (▸ S. 116) sowie vom totalen peripheren Widerstand der arteriellen Gefäße. Auch das **Blutvolumen** (Gesamtmenge des im Körper zirkulierenden Bluts) beeinflusst die Höhe des Blutdrucks. Der Blutdruck ist vor allem deshalb eine veränderliche Größe, weil die Organe in verschiedenen Situationen unterschiedlich viel Blut (bzw. Sauerstoff) benötigen – z. B. ist der Sauerstoffbedarf bei körperlichen Belastungen größer. In Situationen, in denen der Körper einen höheren Blutdruck braucht, kann die Schlagfrequenz des Herzens gesteigert werden, sodass sich das Herzzeitvolumen erhöht. Das Blut wird dadurch einerseits mit höherem Druck durch die Gefäße gepresst, andererseits werden die Organe mit mehr Blut versorgt. Auch bei verengten Gefäßen (bei einer Erhöhung des TPR) steigt der Blutdruck an. Eine Senkung des TPR – eine Weitung der Gefäße, wie sie zwecks besserer Durchblutung bestimmter Gewebe auftritt – hingegen führt zum Abfall des Blutdrucks.

In der Aorta liegt der Blutdruck beim gesunden Erwachsenen während der Systole – des Zusammenziehens der Herzkammern – bei ca. 120 mmHg (Millimeter Quecksilbersäule), während der Diastole, bei der die Herzkammern entspannt sind, liegt der Blutdruck bei etwa 80 mmHg. Normal sind bei Menschen zwischen 40 und 60 Jahren jedoch auch Werte von 140 **(systolischer Blutdruck)** zu 90 **(diastolischer Blutdruck)**.

Blutdruckmessung

Bei der **indirekten Blutdruckmessung** nach Riva-Rocci (Abb. 1) wird dem Patienten eine Gummimanschette um den Oberarm gebunden, die aufgepumpt wird. Die Manschette ist mit einem Druckmesser (Manometer) verbunden. Ist der Puls an der Arteria radialis am Unterarm nach dem Aufpumpen nicht mehr zu fühlen oder mit einem in der Ellenbogenbeuge aufgelegten Stethoskop nicht mehr zu hören, wird langsam Luft aus der Manschette abgelassen. Mit dem Stethoskop sind dann Strömungsgeräusche des Bluts zu hören **(Korotkow-Geräusche)**; beim ersten Ton wird am Manometer der Druck abgelesen (systolischer Blutdruckwert). Die Geräusche verlieren dann auffallend an Intensität – die Fließgeschwindigkeit des Bluts nimmt ab. Zu diesem Zeitpunkt wird der diastolische Blutdruckwert abgelesen.

Elektronische Blutdruckmessgeräte sind besonders für Patienten geeignet, die ihren Blutdruck regelmäßig überprüfen müssen. Mit einigen Geräten lässt sich der Blutdruck auch am Handgelenk messen. Für eine Langzeitblutdruckmessung, mit der in manchen Fällen Bluthochdruck ermittelt wird, gibt es tragbare Geräte, die über 24 Stunden in bestimmten Abständen automatisch den Blutdruck messen. Die Ergebnisse werden über einen PC ausgewertet (Abb. 2).

▸1 Blutdruckmessung nach Riva-Rocci

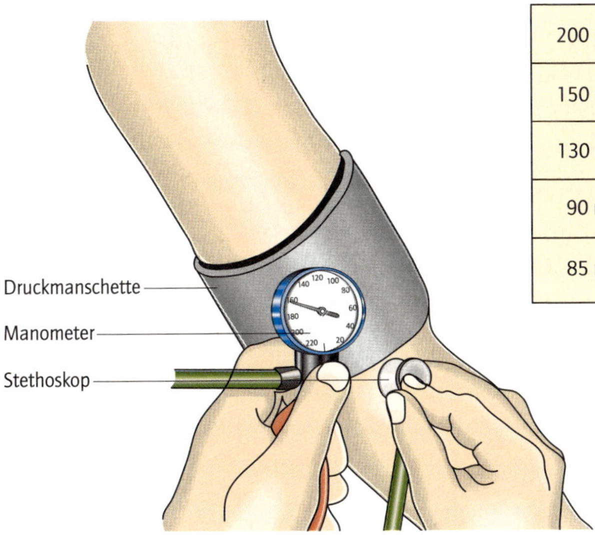

Blutdruckmessung nach Riva-Rocci		
200 mmHg		Ruhe, kein Puls
150 mmHg		leises Geräusch, schwacher Puls
130 mmHg		lautes Geräusch, Puls
90 mmHg		leises Geräusch, Puls
85 mmHg		Ruhe, Puls

RR=150/90 mmHg

▸2 Langzeitblutdruckmessung

▸ Die Daten einer 24-Stunden-Blutdruckmessung werden über den Computer ausgedruckt. Die obere Linie zeigt den systolischen, die untere den diastolischen Blutdruck.

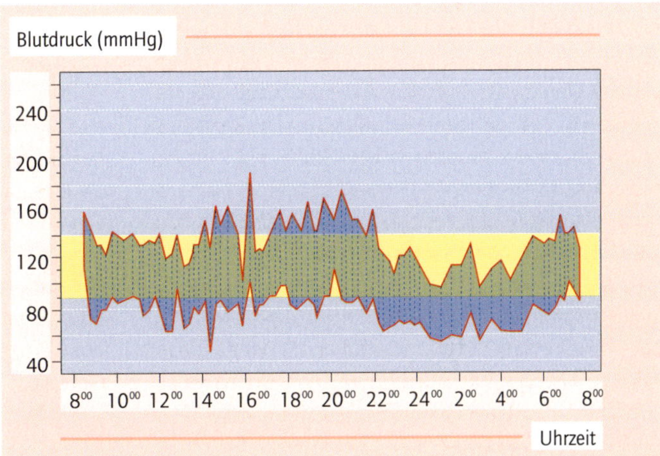

Pulsverhalten

Im Ruhezustand liegt die normale Pulsfrequenz bei einem Erwachsenen zwischen 60 und 80 Schlägen in der Minute. Eine Pulsverlangsamung (unter 60 Schläge in der Minute) wird als Bradykardie bezeichnet und ist häufig zu beobachten bei trainierten Sportlern, bei Menschen mit Unterernährung infolge langen Hungerns, manchen Infektionskrankheiten oder Störungen der inneren Drüsen oder auch bei stärkerer körperlicher Abkühlung.

Eine Pulsbeschleunigung (über 100 Schläge in der Minute) wird als Tachykardie bezeichnet. Dieses Phänomen tritt z. B. auf bei starker körperlicher Anstrengung, Aufregung, Fieber, Herzschwäche, Blutarmut, Schock oder auch bei manchen Vergiftungen.

Eine Pulsunregelmäßigkeit kommt in erster Linie bei nervösen Menschen vor, bei Menschen mit Herzklappenfehler, Herzmuskelschwäche oder mit einer Schilddrüsenüberfunktion.

Kreislaufregulation und Bluthochdruck

Obwohl der Blutdruck sich an veränderte Situationen anpassen muss, muss er doch innerhalb bestimmter Grenzen gehalten werden.

Der Grund: Der Blutdruck darf nicht zu niedrig sein (niedriger Blutdruck = **Hypotonie**), damit den Organen des Körpers stets genug Sauerstoff über das Blut zugeführt wird, er darf aber auch nicht zu hoch sein (Bluthochdruck = **Hypertonie**), damit die Blutgefäße keinen Schaden nehmen.

Blutdruckregulation

Für die Regulation des Blutdrucks ist vor allem das Kreislaufzentrum im Hirnstamm verantwortlich (Abb. 1). Ihm werden die Blutdruckwerte durch Impulse übermittelt, die von Druckrezeptoren **(Pressorezeptoren)** ausgehen, die die Dehnung der Wände der großen Arterien (Aorta, Halsschlagadern) feststellen. Weicht der gemessene Blutdruckwert vom Sollwert ab, leitet das Kreislaufzentrum über Einflussnahme auf das vegetative Nervensystem (▸ S. 224) geeignete Maßnahmen zur Erhöhung bzw. Senkung des Blutdrucks ein. Bei zu hohem Blutdruck wird der Parasympathikus erregt, der dafür sorgt, dass die Herzfrequenz sinkt und die Blutgefäße sich weiten. Bei zu niedrigem Blutdruck wird die Aktivität des Sympathikus gesteigert, sodass die Schlagfrequenz des Herzens erhöht und die Gefäße verengt werden, was zu einer Steigerung des Blutdrucks führt. Die Weite der arteriellen Gefäße wird zudem durch die Freisetzung von Hormonen (Adrenalin und Noradrenalin), die von der Nebenniere produziert werden, beeinflusst.

Diese Mechanismen funktionieren auch bei einer Änderung der Lage des Körpers: Wenn eine Person aus dem Liegen aufsteht, kann sich der Blutfluss in den Venen nicht sofort an die plötzliche Lageänderung anpassen – eine gewisse Menge des in den Venen vorhandenen Bluts sackt nach unten, sodass weniger Blut beim Herzen ankommt als im Liegen. Dadurch sinkt automatisch der Blutdruck, denn es strömt nicht mehr genug Blut zum Herzen, um ein gleich bleibendes Herzzeitvolumen aufrechtzuerhalten. Der Körper passt sich diesen Gegebenheiten jedoch durch sofortige Erhöhung der Herzfrequenz und Verengung der Gefäße an.

Auch das Blutvolumen beeinflusst den Blutdruck – je mehr Blut im Körper zirkuliert, umso höher ist der Blutdruck. Die Menge des Blutvolumens kann bei zu hohem Blutdruck durch die Ausschüttung des antidiuretischen Hormons **(ADH)** reduziert werden. Dieses Hormon bewirkt eine stärkere Urinausscheidung über die Nieren, die das Blut filtern. Dadurch wird das Blutvolumen verringert und der Blutdruck sinkt. Umgekehrt wird die Urinausscheidung bei niedrigem Blutdruck verringert, sodass sich das Blutvolumen erhöht.

Die Nieren beeinflussen durch die Ausschüttung des Hormons **Renin** ebenfalls den Blutdruck. Dieses Hormon wird z. B. produziert, wenn das Blutvolumen sinkt. Es sorgt dafür, dass das gefäßverengende Hormon **Angiotensin II** hergestellt wird, sodass der Blutdruck steigt. Außerdem bedingt es die Ausschüttung des Hormons **Aldosteron**, das dafür sorgt, dass Wasser im Blut zurückbehalten wird – das Blutvolumen und damit der Blutdruck steigen.

Neben den Mechanismen, die den Blutdruck im ganzen Körper konstant halten, gibt es noch weitere Mechanismen, die dafür sorgen, dass die Durchblutung der Organe gewährleistet wird bzw. der Blutdruck in einem Organ nicht zu sehr steigt. So besitzen die Blutgefäße der meisten Organe die Fähigkeit, sich abhängig von der Menge des durch sie fließenden Bluts zu verengen oder zu erweitern **(Autoregulation der Gefäße)**. Auch Stoffwechselprodukte wirken auf die Gefäßweite ein.

Wenn die Regulationsmechanismen des Kreislaufs versagen, ist eine mangelnde Durchblutung der Organe die Folge. In diesem Fall spricht man von einem (lebensgefährlichen) **Schock**, der vor allem durch einen unter 80 mmHg liegenden systolischen Blutdruck gekennzeichnet ist. Ein Schock kann z. B. infolge großer Blutverluste auftreten.

Bluthochdruck

Bluthochdruck liegt vor, wenn der systolische Blutdruck 160 mmHg und der diastolische Blutdruck 95 mmHg übersteigt. Ausgelöst wird Bluthochdruck durch ein erhöhtes Herzzeitvolumen, Verengung der Gefäße (Abb. 2) oder ein erhöhtes Blutvolumen. Ist die Ursache für die Hypertonie unklar, spricht man von **primärem Bluthochdruck**, kommt es infolge einer Krankheit dazu, von **sekundärem Bluthochdruck**. Hypertonie ruft Schädigungen an den Gefäßen hervor, die zu Arteriosklerose und letztlich zu Schlaganfall oder Herzinfarkt führen können. Behandelt wird Hypertonie durch Medikamente, die Urinausscheidung fördern, und Mittel, die den Blutdruck senken, indem sie die Gefäße erweitern.

▸ 1 Regulation des arteriellen Blutdrucks

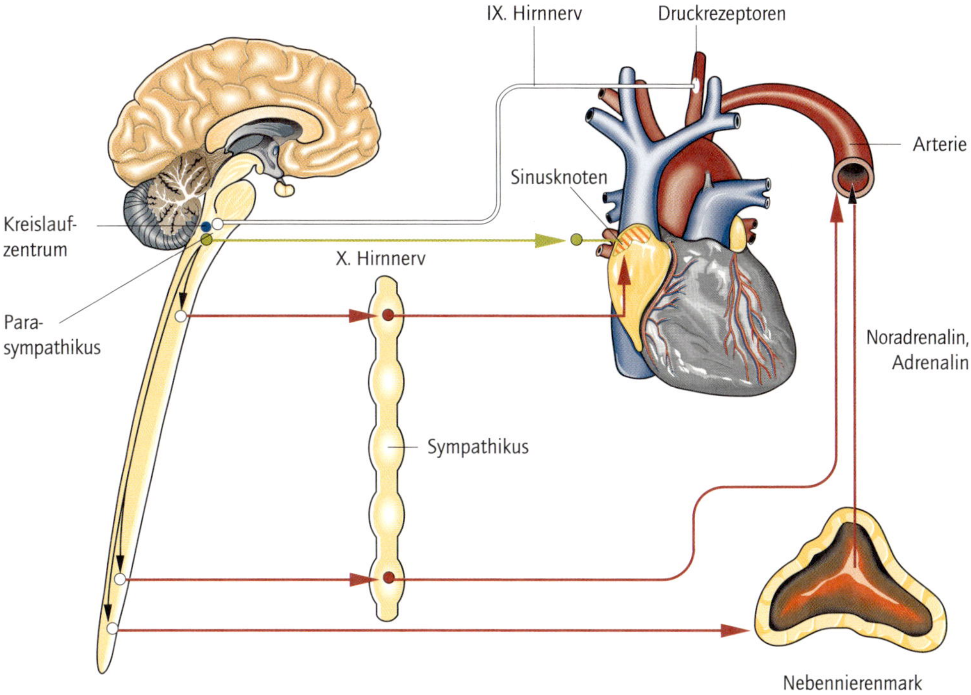

▸ 2 Blutdruck

▸ a) Druckrezeptoren im Aortenbogen messen den Blutdruck. Volumenrezeptoren im rechten Herzvorhof messen die Blutmenge.

▸ b) Ist das Herzzeitvolumen erhöht, wird dies durch die Volumenrezeptoren registriert und der Blutdruck erhöht.

▸ c) Ein peripherer Widerstand lässt das Blut langsam fließen. Die Druckrezeptoren sorgen für eine Blutdruckerhöhung.

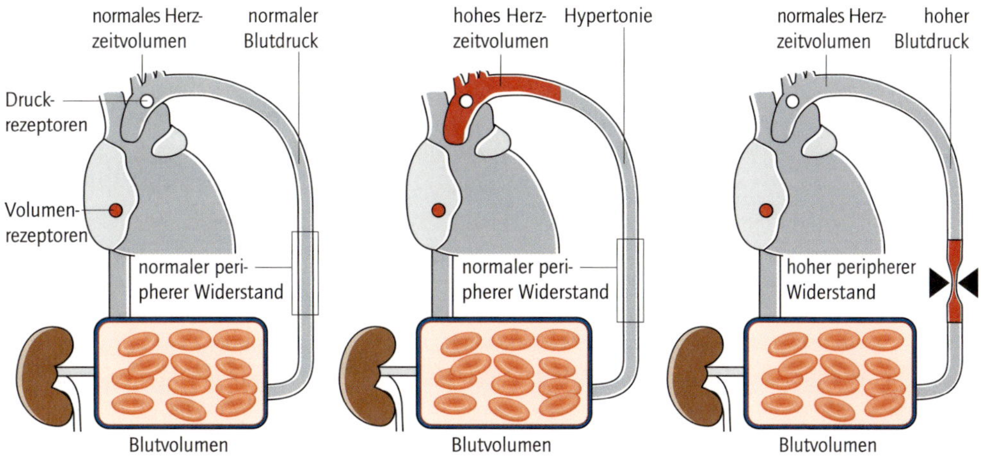

Körpertemperatur

Das Gefäßsystem ist – vor allem durch Erweiterung und Kontraktion der Blutgefäße – an der Regulation der Körpertemperatur beteiligt.

Die Körpertemperatur wird (mit geringen Schwankungen von 0,5 °C nach unten und nach oben) auf konstant 37 °C gehalten – egal ob es kalt oder warm ist, ob wir uns körperlich anstrengen oder ausruhen. Beim Menschen handelt es sich somit um ein **gleichwarmes Lebewesen** (homoiothermes Lebewesen).

Konstante Körperkerntemperatur

Die konstante Temperatur gilt jedoch nur für den **Körperkern**, das sind die Organe im Körperstamm (z. B. Gehirn, Herz, Nieren). Die Temperatur der **Körperschale** mit den Gliedmaßen kann variieren. Unter normalen Bedingungen (nicht zu hoher oder niedriger Außentemperatur) liegt die Temperatur der Gliedmaßen (vor allem der Hände und der Füße) unter der des Körperkerns.

Schwankungen der Körpertemperatur

Im Verlauf eines Tages schwankt die Körpertemperatur um bis zu 1 °C. In der Regel ist die Körpertemperatur morgens geringer (Tiefpunkt der Temperatur um 3 Uhr) als nachmittags und abends. Diese Schwankung resultiert aus dem Schlaf-wach-Rhythmus des Menschen. Bei Frauen nimmt die Körpertemperatur angepasst an den Monatszyklus nach dem Eisprung um bis 0,5 °C zu.

Die Körpertemperatur kann an verschiedenen Stellen des Körpers gemessen werden: im Mund, im Mastdarm **(Rektaltemperatur)** und in der Achselhöhle. Die genauesten Werte ergibt die Rektalmessung, die Messung in der Achselhöhle ist am ungenauesten. Die beste Zeit zur Temperaturmessung ist morgens nach dem Aufstehen **(Basaltemperatur)**.

Steuerung der Temperatur

Reguliert wird die Körpertemperatur durch den zum Zwischenhirn gehörenden **Hypothalamus**, sie kann aber durch von manchen Bakterien und von den Immunzellen hergestellte, Fieber verursachende Stoffe **(Pyrogene)** erhöht werden. Informationen über die aktuelle Körpertemperatur erhält der Hypothalamus von **Thermorezeptoren** in Körperkern und Körperschale. Entspricht dieser Istwert nicht dem vom Hypothalamus festgelegten Sollwert, leitet der Hypothalamus über Nerven und Hormone Mechanismen zur Abgabe oder Bildung von Wärme ein, je nachdem ob die Körperkerntemperatur zu hoch oder zu niedrig ist. Entspricht der Istwert dem Sollwert, stoppt der Hypothalamus die Maßnahmen.

Wärme gibt der Körper durch verschiedene Mechanismen ab (Abb. 1): durch Wärmeleitung (Wärmeabgabe an andere ruhende, kältere Gewebe im Organismus), z. B. zwischen einer Arterie und einer parallel verlaufenden Vene (Abb. 2), durch Wärmeströmung **(Konvektion)**, durch Wärmestrahlung (Abstrahlung von Körperwärme an kältere Umgebungen) sowie Absonderung und Verdunstung von Schweiß (Verdunstungskälte). Bei geänderter Außentemperatur können diese Mechanismen (außer Verdunstung) dem Körper auch Wärme zuführen.

Um die Körpertemperatur zu senken, verfügt der Körper über verschiedene Regelungsmechanismen (Abb. 3): die Erweiterung der Blutgefäße an der Hautoberfläche, durch die verstärkt Wärme an die Umwelt abgegeben wird, durch Erschlaffung der Muskeln, durch vermehrte Schweißabsonderung und durch eine Verminderung der Stoffwechselvorgänge, die dem Körper Energie zuführen, wobei als Abfallprodukt Wärme entsteht. Zur Erhöhung der Körperkerntemperatur wird die Hautdurchblutung gedrosselt: Die Blutgefäße werden verengt, die Schweißabsonderung wird verringert, die Muskelspannung erhöht und die Stoffwechselvorgänge werden gesteigert.

Bei **Fieber** wirken oft Pyrogene auf den Hypothalamus ein, die bewirken, dass der Zwischenhirnteil den Sollwert der Körperkerntemperatur erhöht. Durch geeignete Maßnahmen (z. B. Schüttelfrost) wird der Istwert an den Sollwert angepasst, wodurch in der Regel die Körperabwehr stimuliert wird und die Pyrogene vernichtet werden. Als Folge sinkt der Sollwert wieder – das Fieber geht zurück. Eine Überwärmung **(Hyperthermie)** des Körpers kann durch hohe Außentemperaturen entstehen. Dabei bleibt der Sollwert der Körpertemperatur bei konstant 37 °C, der Organismus schafft es aufgrund der Außenbedingungen jedoch nicht, den Istwert auf den Sollwert einzustellen. Mögliche Folge kann ein Hitzschlag sein (lebensgefährliche Körperkerntemperatur: 42 °C). Bei der Unterkühlung **(Hypothermie)** ist die Außentemperatur so kalt, dass es dem Körper nicht gelingt, den Sollwert von 37 °C zu halten. Die Körperkerntemperatur sinkt (Lebensgefahr bei 25 °C). Bei längerem Aufenthalt in heißen oder kalten Regionen passt sich der Körper den Temperaturen an **(Akklimatisation)**, z. B. indem die Schweißproduktion langfristig gesteigert wird.

▸ 1 Wärmeabgabe des Körpers

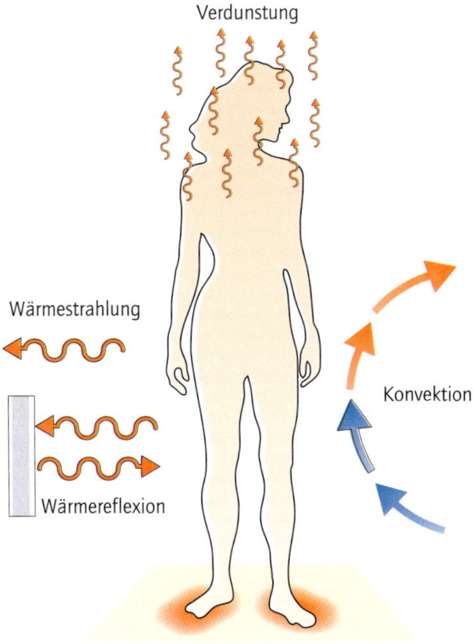

▸ 2 Wärmeleitung zwischen Arterie und Vene

- Zwischen beieinander liegenden Arterien und Venen wird ebenfalls Wärme ausgetauscht. Wenn man etwa beim Stehen „kalte" Füße bekommt, erwärmt das arterielle Blut die kühleren Venen.

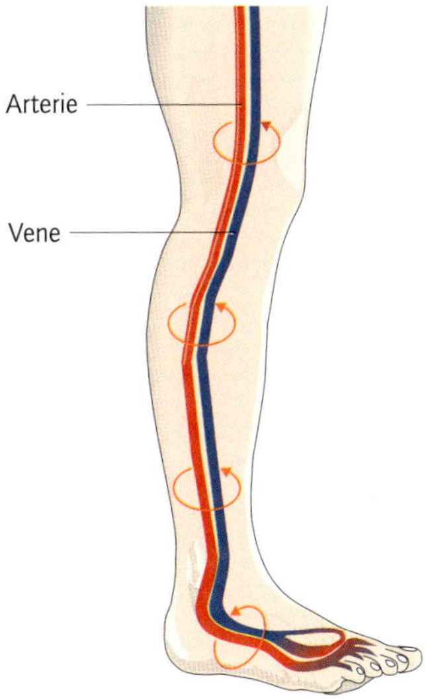

▸ 3 Regulierung der Körpertemperatur

- a) Wenn die Körpertemperatur (z. B. bei Infektion) steigt, korrigiert der Hypothalamus den Temperatursollwert nach oben. Die Haut wird weniger durchblutet, das heißt, Wärmeabgabe vermindert. Zugleich wird durch Zittern (Schüttelfrost) Wärme erzeugt.

- b) Ist die Infektion überstanden, sinkt der Sollwert der Temperatur: Wärme wird durch Schwitzen abgegeben, die Wärmeerzeugung des Körpers wird reduziert.

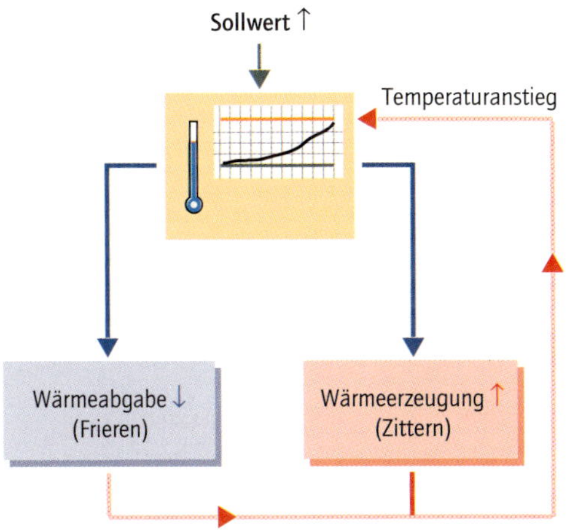

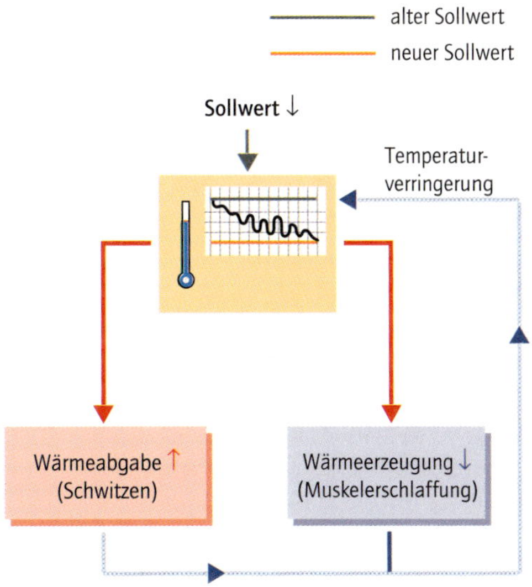

Atmungssystem

Das Atmungssystem befähigt den Menschen, Gase aus der Luft (vor allem den für alle Zellen lebensnotwendigen Sauerstoff) aufzunehmen und an sie abzugeben (vor allem Kohlendioxid).

Die Lunge gibt den Sauerstoff an das Blut ab, das ihn zu den Körperzellen leitet. Die Körperzellen reichern das Blut mit Kohlendioxid an – über den Blutkreislauf gelangt das Kohlendioxid in die Lunge, von der es durch die Atmung wieder nach außen abgegeben wird. Dieser Prozess wird auch als **äußere Atmung** bezeichnet.

Atemtrakt

Der Atemtrakt ist zweigeteilt: in den **oberen Respirationstrakt** mit Nase, Nasennebenhöhlen und Rachenraum und den **unteren Respirationstrakt** mit Kehlkopf, Luftröhre, Bronchien und dem wichtigsten Organ der Atmung, der Lunge (Abb. 1). In den oberen Luftwegen wird die Luft (bei Kälte) erst einmal erwärmt, gereinigt und angefeuchtet, bevor sie in die Lunge gelangt.

Nase

Die Nase ist ein recht großes Organ, auch wenn dies von außen nicht unbedingt sichtbar ist (Abb. 2). Durch die Nasenlöcher wird die Luft zuerst in den Nasenhöhlenvorhof und dann in die **Nasenhöhle** geleitet. Die Nasenhöhle ist ein lang gezogener Raum über dem harten Gaumen; ihre Seitenwände werden von den Knochen des Oberkiefers gebildet, die nach oben zur Mitte schräg zulaufen. Dort bilden die Knochen mit der Siebbeinplatte das Nasenhöhlendach. Zur Seite grenzt die Nasenhöhle an die zwei **Kieferhöhlen**, nach hinten an den oberen Rachenraum und die **Keilbeinhöhlen**. Ausgekleidet ist sie von einer Schleimhaut und wird in der Mitte (von oben nach unten) durch die **Nasenscheidewand** (Septum) geteilt, die aus Knochen und Knorpelgewebe besteht. Von den Seiten ziehen sich die drei knöchernen und mit Schleimhaut überzogenen **Nasenmuscheln** in die Nasenhöhle, die der Oberflächenvergrößerung dienen und die Nasenhöhle in drei Gänge (oberer, mittlerer und unterer **Nasengang**) unterteilen. In den Rachenraum gelangt die Luft durch die hinteren **Nasenlöcher** (Choanen).

Die Nase hat als Erstes die Aufgabe, die eingeatmete Luft grob zu reinigen, anzuwärmen und zu befeuchten. Die erste Reinigung erfolgt durch die Nasenhärchen am Naseneingang – sie lassen größere Schmutzpartikel gar nicht erst in die Nase eindringen. Die weitere Reinigung übernimmt die Schleimhaut der Nasenmuscheln und der Nasenhöhle mit ihren Flimmerhärchen. Becherzellen in der Schleimhaut sondern ein Sekret ab, das Staubpartikel und andere Fremdkörper (z. B. Mikroorganismen) an sich bindet. Die Flimmerhärchen bewegen sich zum Naseneingang hin und „schaufeln" die vom Nasenschleim aufgenommenen Fremdpartikel wieder hinaus. Die Schleimproduktion dient zugleich der Anfeuchtung der Atemluft. Erwärmt wird diese durch zahlreiche in der Schleimhaut liegende Kapillargefäße.

Als Zweites ist die Nase das Riechorgan des Menschen. Unter dem Nasenhöhlendach liegt die **Riechschleimhaut**, die größtenteils aus **Riechzellen** besteht, welche direkt mit dem **Riechnerv** (Nervus olfactorius) verbunden sind. Dieser wiederum mündet im Riechhirn und meldet die empfangenen Reize dem Hirn.

Bei Schnupfen hat die Nase zudem die Funktion, Viren aus der Nase abzutransportieren. Durch den Kontakt mit Viren, die die Nasenschleimhaut (die äußere Schutzbarriere) überwinden, wird die Schleimhaut zur Überproduktion von Nasensekret angeregt. Aufgrund dieser stärkeren Schleimabsonderung werden u. a. Viren aus dem Körper transportiert.

Über den **Tränennasengang** ist die Nasenhöhle mit den Augen verbunden. Beim Weinen gelangt Tränenflüssigkeit in diesen Gang und damit auch in die Nase – der Grund, warum sich beim Weinen auch vermehrt Flüssigkeit in der Nase ansammelt.

Nasennebenhöhlen

Die Nasenhöhle ist durch Gänge mit den Nasennebenhöhlen verbunden. Zu den Nasennebenhöhlen gehören die zwei **Stirnhöhlen**, die Kieferhöhlen, die zwei kleinen Keilbeinhöhlen und mehrere kleine „Löcher" im Siebbein, die **Siebbeinzellen** (Abb. 3). All diese Höhlen sind mit Luft gefüllt, damit der knöcherne Schädel etwas leichter wird. Zudem bieten sie einen Resonanzraum für die Stimme.

Die Nasennebenhöhlen sind mit Schleimhaut ausgekleidet, die bei einer Virus- oder Bakterieninfektion Sekret absondern und anschwellen kann (**Nasennebenhöhlenentzündung**). Dadurch werden die Verbindungswege zur Nase verschlossen und der Schleim (auch Eiter) kann nicht mehr abfließen. Zu den Symptomen zählen Fieber und Kopfschmerzen. Behandelt wird die Sinusitis mit Antibiotika, Wärmestrahlung und abschwellenden bzw. Schleim lösenden Nasentropfen.

▸ 1 Das Atmungssystem

▸ Zu den oberen Atemwegen zählen die Nase, die Nasennebenhöhlen und der Rachenraum, zu den unteren Atemwegen gehören der Kehlkopf, die Luftröhre, die Bronchien und die Lunge.
Im oberen Bereich wird die eingeatmete Luft aufbereitet, das heißt, sie wird gereinigt, angefeuchtet und wenn nötig erwärmt, bevor sie die Lunge erreicht.

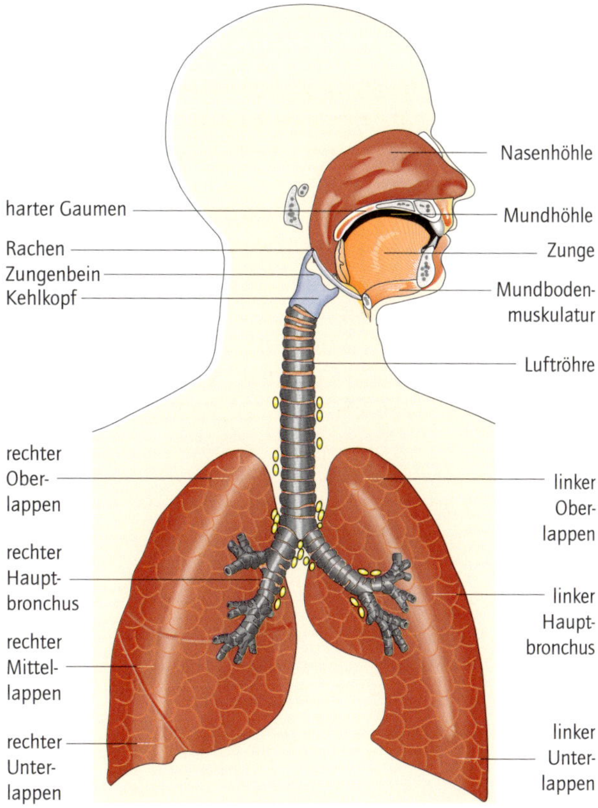

▸ 2 Aufbau der Nase

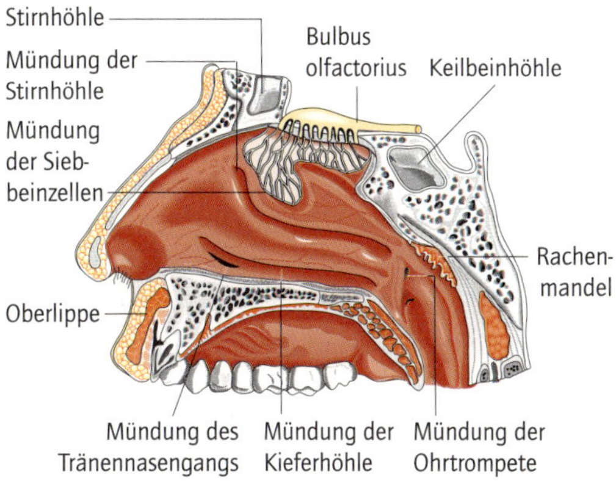

▸ 3 Nase und Nasennebenhöhlen

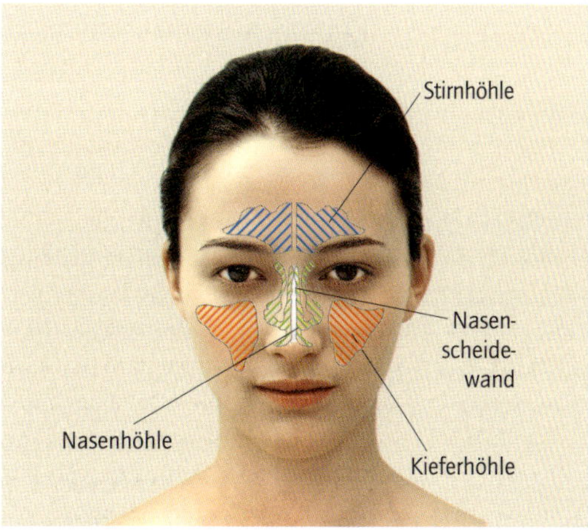

Rachen und Kehlkopf

Der Rachen (Pharynx), der sich an Nasen- und Mundhöhle anschließt, ist ein Muskelschlauch, in dem sich Luft- und Speiseweg kreuzen.

Abschnitte des Rachens

Der Rachen teilt sich in drei Abschnitte (Abb. 1): den **Nasenrachen** (Nasopharynx), den **Mundrachen** (Oropharynx) und den **Kehlkopfrachen** (Laryngopharynx). Der Nasenrachen ist der Hohlraum hinter der Nasenhöhle. Hier münden die **Ohrtrompeten** (Eustachische Röhren), die eine Verbindung zum Mittelohr herstellen, damit die Paukenhöhle belüftet wird. Der Grund: Im äußeren Gehörgang und in der Paukenhöhle muss der gleiche Luftdruck herrschen. An der Rückwand des Nasenrachens befindet sich im Kindesalter die **Rachenmandel**, die zu den lymphatischen Organen gehört (▸ S. 106) und sich teilweise so vergrößert (adenoide Wucherungen oder **Polypen**), dass sie die Atmung behindert und entfernt werden muss (Adenotomie). Der Nasenrachen wird durch das Gaumensegel beim Schlucken zum Mundrachen hin verschlossen, damit die Nahrung nicht hineingelangt.

Der Mundrachen befindet sich hinter der Mundhöhle. An beiden Seiten des Mundrachens liegen die zwei **Gaumenmandeln**, die der körpereigenen Abwehr dienen und sich leicht (vor allem durch den Einfluss von Bakterien) entzünden **(Angina)**. An den Mundrachen schließt sich der Kehlkopfrachen an, der mit der Luft- und der Speiseröhre verbunden ist. Am Eingang der Luftröhre liegt der Kehlkopf, der durch den **Kehldeckel** (Epiglottis) beim Schlucken verschlossen wird, sodass keine Nahrung in Kehlkopf und Luftröhre gerät.

Stimme und Lautbildung

Der Kehlkopf **(Larynx)** ist für die Erzeugung von Sprache zuständig – in ihm befinden sich nämlich die **Stimmbänder**. Der Kehlkopf besteht aus einem Knorpelgerüst (Abb. 2). Der größte Knorpel ist der **Schildknorpel**, der den Kehldeckel trägt. Er begrenzt den Kehlkopf nach vorne. Unterhalb des Schildknorpels befindet sich der **Ringknorpel**, an den sich die Luftröhre anschließt. Dem Ringknorpel angelagert sind die zwei **Stellknorpel**, von denen aus sich die Stimmbänder durch das Kehlkopfinnere nach vorne zum Schildknorpel ziehen. Alle Knorpel sind durch Muskeln und Bänder miteinander verbunden. Überzogen sind sie mit einer Schleimhautschicht, die die Luft anfeuchtet und säubert.

Da der Kehlkopf den Durchgang für die Luft in Richtung Lunge bildet, können Erkrankungen des Kehlkopfs zu Atembeschwerden führen. So können virale Infektionen eine Entzündung des unter der Schleimhaut liegenden Bindegewebes verursachen, das daraufhin anschwillt **(Larynxödem)**. Die Folge ist anfallartiger Husten und Atemnot; Hilfe bieten abschwellende Medikamente. Bei der **Kehldeckelentzündung** (Epiglottitis) kommt es zum Anschwellen des Kehldeckels, wodurch der Kehlkopf verschlossen werden kann. Diese Erkrankung ist lebensgefährlich – eine **Intubation**, die Einführung eines Tubus in die Luftröhre durch die im Kehlkopf gelegene Stimmritze, ist meist nötig. Kehlkopfkrebs kann sich durch Heiserkeit, das Gefühl, als ob ein Kloß im Hals sitzt, sowie Atemnot und Husten äußern. Die Behandlung besteht meist in einer Entfernung des Kehlkopfs.

Die Stimmbänder, die innerhalb des Kehlkopfs verlaufen, dienen der Stimmbildung. Sie werden von Schleimhautfalten des Kehlkopfs **(Stimmfalten)** seitlich überzogen. Zwischen den Stimmbändern liegt die **Stimmritze**, die maßgeblich dazu beiträgt, dass wir sprechen können; ihre Öffnungsgröße ist abhängig davon, wie stark die Muskeln an den Stellknorpeln die Stimmbänder spannen. Oberhalb der Stimmbänder bildet die Kehlkopfschleimhaut die **Taschenfalten**, in denen die **Taschenbänder** liegen, die aber an der Stimmbildung nicht beteiligt sind. Die Stimmbänder müssen zum Sprechen bewegt werden, aber auch um Atemluft durchzulassen. Bei normaler Atmung nehmen sie die mittlere Atemstellung ein, die Muskeln an den Stellknorpeln sind leicht gespannt. Vor der Bildung von Vokalen nehmen sie die Phonationsstellung ein (Stimmritze geschlossen) – die Muskeln sind verkürzt. Damit es zur **Stimmbildung** kommt, müssen die Stimmbänder in Schwingung versetzt werden – das geschieht durch den Luftstrom, der in den Kehlkopf gelangt. An der **Lautbildung** ist der Resonanzraum (Mund-, Nasen- und Rachenraum) beteiligt. Die verschiedenen Laute kommen durch unterschiedliche Stellungen von Zunge, Lippen und Mund zustande (Abb. 3).

Der **Hustenreflex** wird durch unterschiedliche Reize ausgelöst, z. B. wenn ein Fremdkörper in die Luftröhre gelangt. Die Stimmritze schließt sich in diesem Fall sofort, dann verkrampfen sich Zwerchfell und Rippenmuskulatur, wodurch sich der Druck in den unteren Atemwegen stark erhöht. Dadurch wird die Stimmritze aufgesprengt. Der Luftstrom aus den unteren Atemwegen entfernt den Fremdkörper.

▸ 1 Der Rachen

▸ Der Rachen, der sich in Mundrachen, Nasenrachen und Kehlkopfrachen unterteilt, ist ein Muskelschlauch, in dem sich die Luftröhre und die Speiseröhre begegnen. Die Mundhöhle und die Nasenhöhle lagern sich am Rachen an.

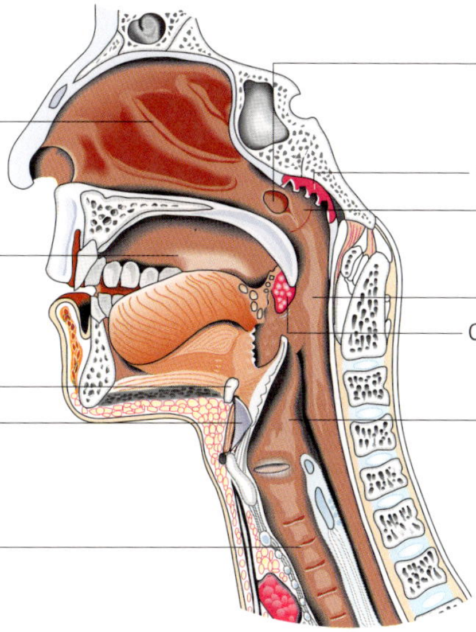

▸ 2 Der Kehlkopf

▸ Der Kehlkopf wird aus einem Knorpelgerüst gebildet, in dessen Inneren die Stimmbänder liegen. Der größte dieser Knorpel ist der Schildknorpel, der den Kehldeckel trägt und den Kehlkopf nach vorne begrenzt. Darunter liegt der Ringknorpel, an den die Speiseröhre anschließt.

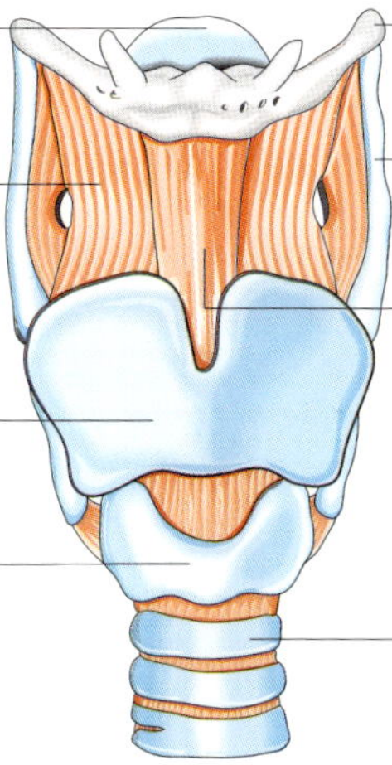

▸ 3 Die Lautbildung

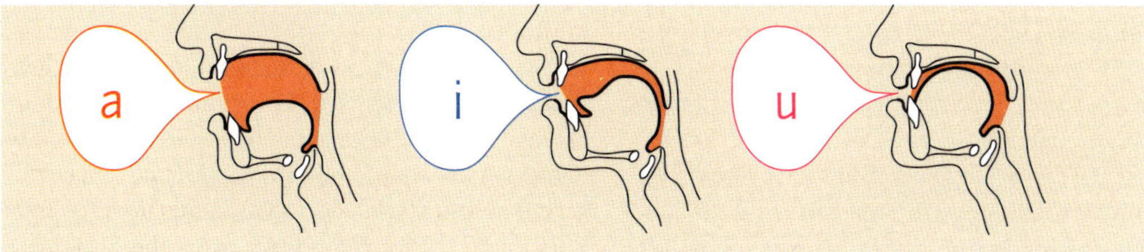

Untere Atemwege

Die Luftröhre (Trachea), die Bronchien und die Lunge bilden zusammen mit dem Kehlkopf die unteren Atemwege.

Luftröhre

Unter dem Ringknorpel des Kehlkopfs setzt die Luftröhre an – ein Muskelschlauch von bis zu 15 cm Länge, der von Knorpelspangen umgeben ist, die nach hinten (zur Speiseröhre hin) geöffnet sind (Abb. 1). Die hintere Wand der Luftröhre besteht aus Muskel- und Bindegewebe **(Paries membranaceus)** und ist elastisch, was wichtig für das Husten und Schlucken ist. Verbunden werden die Knorpelspangen durch elastisches Bindegewebe **(Ligamentum anulare)**.

Die Knorpelspangen halten die Luftröhre offen, auch wenn bei der Ausatmung ein Überdruck in ihrem Inneren entsteht. Das Bindegewebe zwischen den Knorpeln sorgt dafür, dass sich die Luftröhre der Länge nach dehnen kann (z. B. beim Schlucken).

Bronchien

Zwischen dem 4. und dem 5. Brustwirbel gabelt sich die Luftröhre in die zwei **Hauptbronchien**. Der rechte Hauptbronchus führt in den rechten Lungenflügel, der linke in den linken Lungenflügel. Der linke Hauptbronchus ist ein wenig nach oben gebogen, denn er wird durch das Herz etwas verdrängt. Der rechte Hauptbronchus führt steil nach unten in die Lunge, weshalb eingeatmete Fremdkörper auch leichter in den rechten Hauptbronchus rutschen.

Die Hauptbronchien verzweigen sich anschließend, zunächst in die **Lappenbronchien** (sie führen in die Lungenlappen), diese verzweigen sich dann in die **Segmentbronchien** (sie führen in die Segmente der Lunge). Die Segmentbronchien wiederum verästeln sich in die **Läppchenbronchien** und auch diese verzweigen sich weiter in viele immer kleiner werdende Bronchien und **Bronchiolen** (sehr feine Verzweigungen). Die kleinsten Verästelungen, **Bronchiolus respiratorii** oder Bronchiolus terminalis genannt, öffnen sich in traubenförmig um den Bronchiolus gruppierte Bläschen, die **Alveolen** (Lungenbläschen), die bereits zur Lunge gehören. Hier findet der Austausch von Sauerstoff und Kohlendioxid statt.

Während die Hauptbronchien genau wie die Luftröhre noch ein Gerüst aus Knorpelspangen besitzen, werden die nächstgrößeren Bronchien nur noch durch Knorpelplättchen begrenzt. Die Bronchiolen besitzen überhaupt kein Knorpelgerüst mehr. Die Bronchialmuskulatur kann sich unter Umständen krampfartig zusammenziehen, wodurch die Ausatmung erschwert wird (z. B. beim **Bronchialasthma**).

Sowohl die Luftröhre als auch Bronchien und Bronchiolen sind mit einem **Flimmerepithel** ausgekleidet (Abb. 2). Die dazwischenliegenden Becherzellen geben einen Schleim ab, der sich auf das Epithel legt und auf dem Fremdpartikel haften bleibt. Durch die Eigenbewegung der Flimmerhärchen **(Zilien)** wird der Schleim mitsamt darauf klebenden Partikeln in Richtung Rachenhöhle transportiert, von wo aus er entweder verschluckt oder aber nach außen abgegeben werden kann.

Lunge

Die Lunge unterteilt sich in den rechten und den linken Lungenflügel, die im Brustraum liegen und an die Rippen grenzen. Die Lungenspitzen reichen nach oben bis über die Ebene des Schlüsselbeins hinaus. Nach unten grenzt die Lungenbasis an das Zwerchfell.

Zur Mitte hin, an der **Lungenwurzel** (Lungenhilus), liegen Lymphknoten. Dies sind Filterorgane, die in das System der Lymphbahnen eingeschaltet sind, um das Gewebswasser zu reinigen, bevor es in den Blutstrom gelangt. Bei Erkrankungen der Lungen heben sich die Lymphknoten häufig auf dem Röntgenbild hervor.

Der rechte Lungenflügel ist in drei **Lungenlappen** unterteilt, der linke Lungenflügel nur in zwei. Er ist wegen des nach links ragenden Herzens etwas kleiner. Die Lungenlappen werden nochmals in **Lungensegmente** aufgeteilt, von denen der rechte Lungenflügel zehn, der linke neun besitzt. Die einzelnen Segmente können chirurgisch entfernt werden, denn jedes Segment wird von einer eigenen Bronchie (Segmentbronchie) sowie einer Abzweigung der sauerstoffarmes Blut transportierenden Lungenarterie **(Segmentarterie)** gebildet.

Bei der Untersuchung der Lunge von außen prüft der Arzt die Lungenverschiebbarkeit durch Abklopfen. Dabei wird geprüft, wie weit sich die Lungenbasis nach oben und nach unten verschiebt. Außerdem können Veränderungen des typischen Schalls, der durch das Abklopfen erzeugt wird, auf Erkrankungen hindeuten. So ist der Schall z. B. bei einer Lungenentzündung gedämpft.

Zusätzliches Abhören (Auskultation) der Lungengeräusche gibt weitere Hinweise auf Erkrankungen, z. B. auf eine Lungenentzündung. So können z. B. trockene Rasselgeräusche auf Bronchialasthma hindeuten.

▸1 Luftröhre und Bronchien

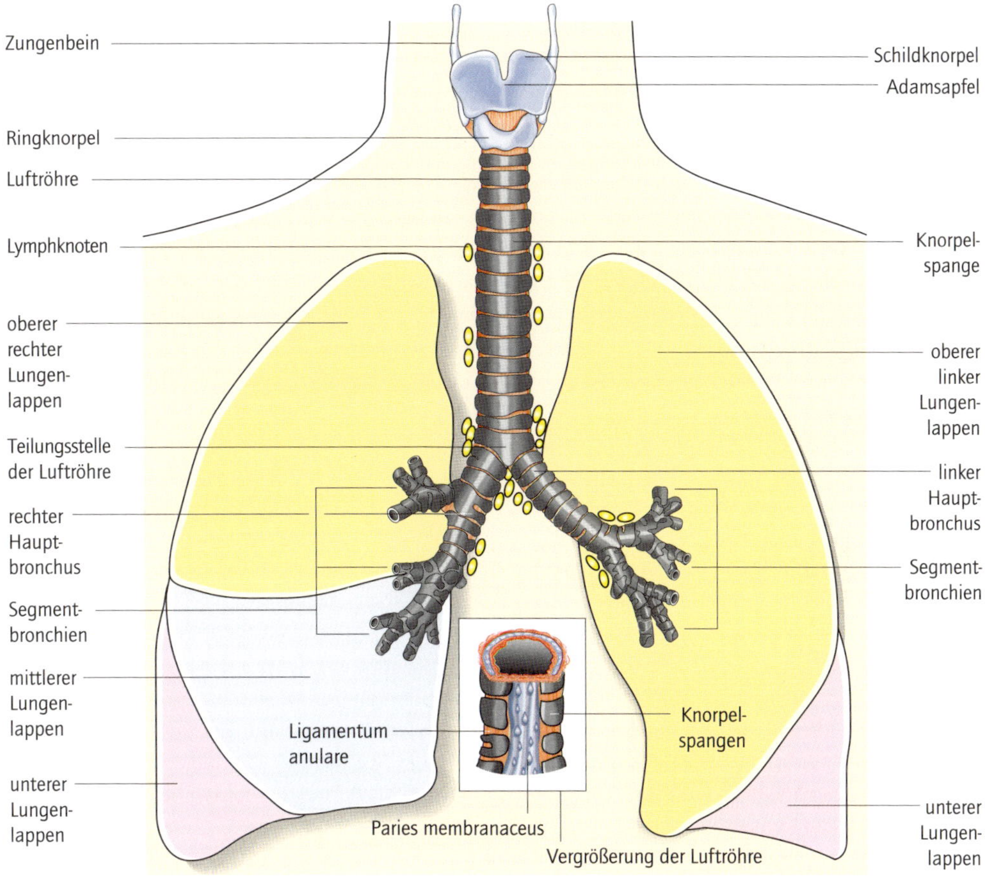

▸2 Flimmerepithel

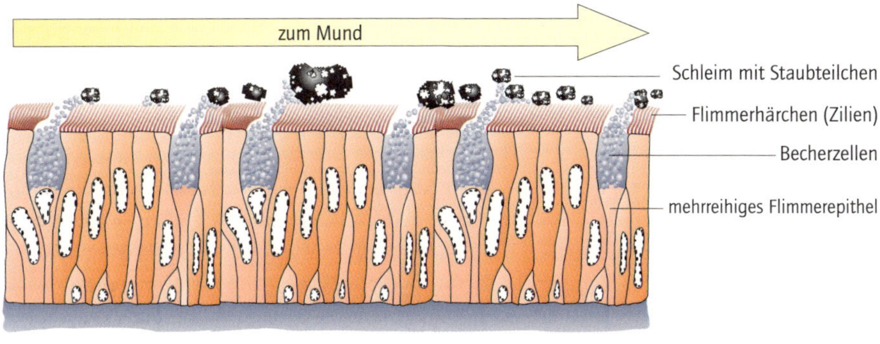

Brustfell

Das Brustfell (Pleura) setzt sich aus zwei Blättern zusammen: einem inneren Blatt, dem so genannten Lungenfell (Pleura visceralis), und einem äußeren Blatt, dem Rippenfell (Pleura parietalis).

Das **Lungenfell** ummantelt die Lungenflügel und ist mit ihnen leicht verwachsen, das **Rippenfell** zieht sich über Brustwand, Zwerchfell und das mittlere Gebiet des Brustraums (**Mediastinum**). Der **Pleuraraum** ist der Bereich des Brustraums, den das äußere Blatt der **Pleura** umhüllt.

Der Pleuraspalt

Die beiden Pleurablätter sind nur an der Lungenwurzel (am Lungenhilus) und nach unten zu miteinander verwachsen, sodass sich zwischen ihnen ein Spalt (Pleuraspalt) befindet. Die Pleurablätter sondern eine Gleitflüssigkeit (seröse Flüssigkeit = Blutplasma, das nur wenig Eiweißmoleküle enthält) in den Pleuraspalt ab, sodass die Lungenflügel bei der Atmung gegenüber ihrer Umgebung verschiebbar sind.

Im Pleuraspalt herrscht ein Unterdruck von 3 bis 6 mmHg (Millimeter Quecksilbersäule). Dieser Unterdruck hat zwei Funktionen: Einerseits haften dadurch die Lungenflügel an der Innenwand des Brustkorbs und am Zwerchfell, sodass sich Bewegungen von Brustkorb und Zwerchfell beim Einatmen direkt auf die Lunge übertragen und diese sich ausdehnt. Andererseits bewirkt der Unterdruck den Austritt von Plasmaflüssigkeit in den Pleuraspalt und stellt so die Gleitfähigkeit sicher.

Damit sich die Lunge beim Einatmen vergrößern kann, füllt sie in Ausatmungsstellung nicht den gesamten Pleuraraum aus. Dort, wo Zwerchfell und Brustwand aufeinander treffen, legen sich die Teile des äußeren Blatts der Pleura daher beim Ausatmen aneinander. Dieser Winkel, in dem die beiden Anteile aufeinander liegen, wird als Komplementär- oder Reserveraum bezeichnet. Beim Einatmen bewegt sich das Zwerchfell nach unten (Abb. 1) und der Reserveraum verschwindet.

Pneumothorax

Bei einem Pneumothorax gerät Luft in den Pleuraspalt, und hebt den dort herrschenden Unterdruck auf (z. B. durch eine äußere Verletzung, die bis zum Pleuraspalt reicht). Meist ist jedoch ein geplatztes Lungenbläschen schuld daran, dass Luft in den Pleuraspalt gelangt.

Durch die Aufhebung des Unterdrucks zieht sich der betroffene Lungenflügel aufgrund seiner Elastizität zusammen und kann durch die Atemmuskulatur nicht mehr zur Ausdehnung gebracht werden. Dadurch kann der Lungenflügel natürlich auch nicht mehr seine Funktion beim Gasaustausch erfüllen.

Es gibt verschiedene Formen des Pneumothorax: Beim **offenen Pneumothorax** (Abb. 2a) besteht eine Verletzung der Brustwand, die bis in den Pleuraspalt reicht, beim **geschlossenen Pneumothorax** ist die Brustwand unverletzt, aber die Lungenoberfläche hat ein Loch (z. B. beim Rippenbruch). Ein Pneumothorax äußert sich u. a. durch Atemnot.

Die gefährlichste Form ist der **Spannungspneumothorax** (Abb. 2b), bei dem ein Ventilmechanismus zu einem Überdruck im Pleuraraum führt. Hier kann Luft in den Pleuraspalt eintreten, ihn aber nicht wieder verlassen. Der Pleuraraum auf der betroffenen Seite bläht sich immer mehr auf und verdrängt den gesunden Lungenflügel und das Herz. Als Folge kann es zu Herz- oder Atmungsversagen kommen.

Beim Pneumothorax wird die Luft mithilfe einer Vakuumpumpe aus dem Pleuraspalt entfernt (**Pleuradrainage**), unter Umständen muss das Loch operativ verschlossen werden. Beim Spannungspneumothorax ist die erste Maßnahme oft zunächst die Umwandlung in einen offenen Pneumothorax. Dies kann unter Umständen Leben rettend sein.

Entzündung und Erguss des Brustfells

Eine Entzündung des Brustfells (Pleuritis) wird als **Rippenfellentzündung** bezeichnet. Sie ist oft Folge einer Lungenentzündung. Die entzündeten Pleurablätter reiben sich aneinander, sodass es zu teilweise heftigen Schmerzen kommt.

Füllt sich der Pleuraspalt mit Flüssigkeit aus dem Interstitium, den Lymphen oder dem Blut, spricht man vom **Pleuraerguss**. Ursache können z. B. eine Herzinsuffizienz, eine Entzündung oder ein Tumor sein. Unter Umständen können sich mehrere Liter Flüssigkeit im Pleuraspalt ansammeln. Die Folge: Die Lunge kann sich nicht mehr ausreichend ausdehnen. Es kommt zu Atemnot und Brustschmerzen. Durch eine **Pleurapunktion** (Abb. 3) und Untersuchung des Pleurainhalts lässt sich die Ursache für den Pleuraerguss ermitteln. Ist eine Entzündung die Ursache, wird medikamentös behandelt. Die Pleurapunktion dient zudem der Entlastung und Wiederausdehnung der Lunge.

‣ 1 Pleurabewegung beim Atmen

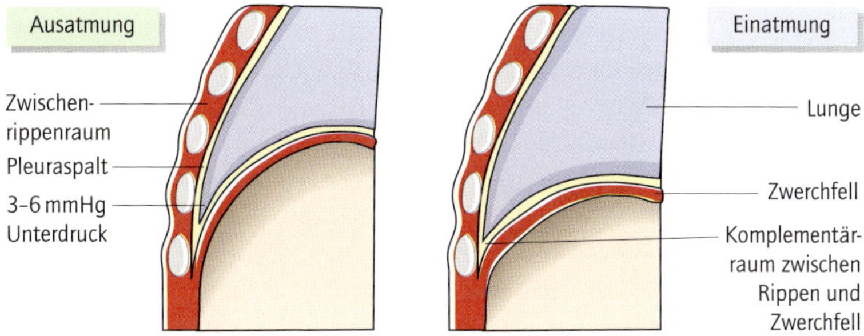

‣ 2 Pneumothorax

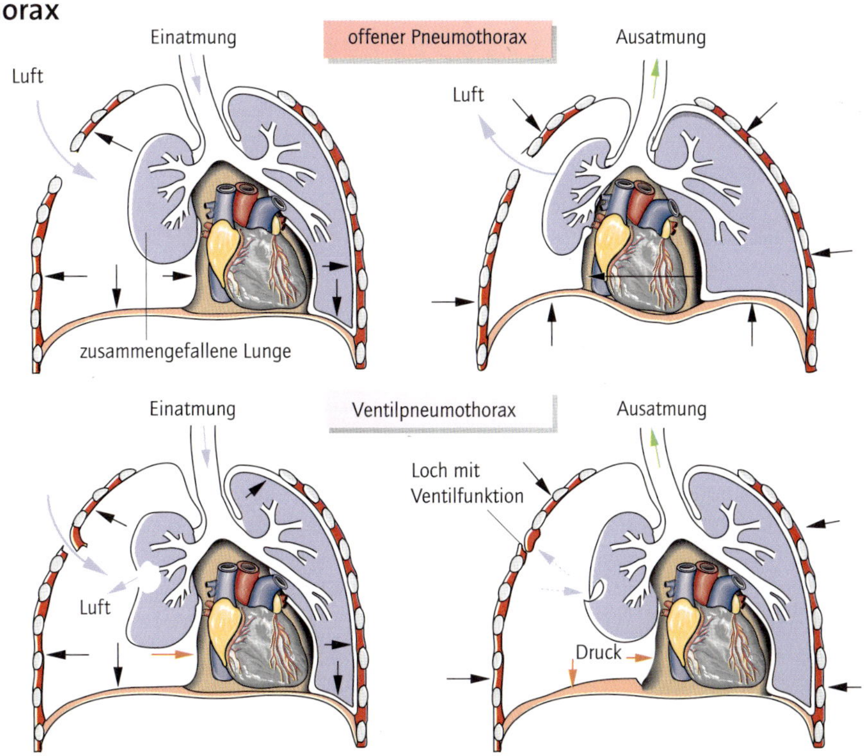

‣ 3 Pleurapunktion

- Hat sich der Pleuraspalt mit Flüssigkeit gefüllt, besteht die Möglichkeit, durch Punktion der Pleura eine Probe der im Spalt angesammelten Flüssigkeit zu entnehmen. Auf diese Weise lässt sich die Ursache des Pleuraergusses ermitteln.

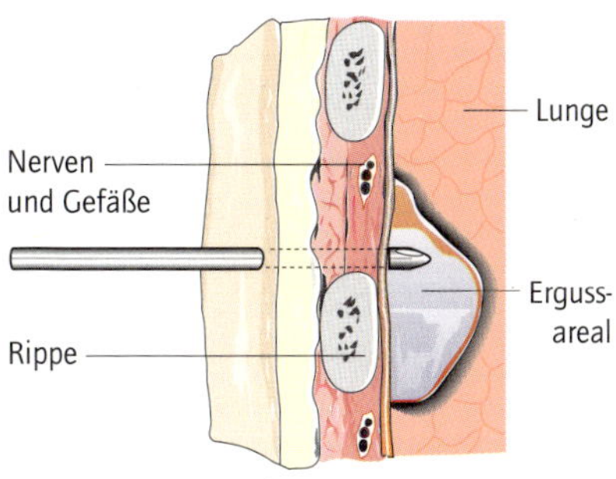

Atemmechanik und Gasaustausch

Bei der Atmung wird das Blut in der Lunge mit Sauerstoff beladen (Einatmung) und es gibt Kohlendioxid über die Lunge an die Luft ab (Ausatmung). Damit dies funktioniert, muss die Atemmuskulatur aktiv sein.

Zwerchfell- und Rippenatmung

Bei der Einatmung **(Inspiration)** spielt das **Zwerchfell** eine große Rolle – dies ist eine Muskelplatte, die die Brusthöhle von der Bauchhöhle trennt und zwischen Brustbein, Rippenbogen und Lendenwirbelsäule gespannt ist. Die Lungenflügel liegen dem Zwerchfell auf. Das Zwerchfell ist im entspannten Zustand (bei der Ausatmung) nach oben gewölbt. Bei der Einatmung spannt sich die Zwerchfellmuskulatur an – die Folge: Die Wölbung des Zwerchfells flacht sich ab und zieht die Lungenbasis nach unten. Dadurch dehnt sich die Lunge und breitet sich aus. Bei der Ausatmung **(Exspiration)** entspannt sich das Zwerchfell wieder und geht in seine Ausgangsposition zurück – damit zieht sich auch die Lunge aufgrund ihrer Elastizität wieder zusammen (Abb. 1). Die Zwerchfellatmung wird **Bauchatmung** genannt.

Auch der Brustkorb bzw. die Rippen und die dazwischenliegende Muskulatur sind an der Atmung beteiligt **(Brustatmung)** – vor allem bei körperlichen Anstrengungen. Die Rippen sind im entspannten Zustand (beim Ausatmen) leicht gesenkt – sie können durch die **äußeren Zwischenrippenmuskeln** angehoben werden, sodass sich das Volumen des Brustkorbs vergrößert. Die Lungenflügel, die dem Brustkorb durch den im Pleuraspalt herrschenden Unterdruck anhaften, werden mitgezogen und dehnen sich aus. Bei der Ausatmung erschlaffen die äußeren Zwischenrippenmuskeln, sodass der Brustkorb (und damit die Lunge) wieder in seine Ausgangslage zurückfällt. Unter Umständen sind daran noch die **inneren Zwischenrippenmuskeln** beteiligt (Abb. 2). Der wichtigste Atemmuskel ist jedoch das Zwerchfell.

Surfactant

Der Gasaustausch (die Aufnahme von Sauerstoff ins Blut und die Abgabe von Kohlendioxid an die Außenluft) erfolgt über die **Lungenbläschen** (auch Alveolen genannt). Damit diese aufgrund ihrer sehr geringen Wanddicke (0,001 mm) und Größe nicht in sich zusammenfallen, ist ihre innere Wand mit dem Surfactant **(Oberflächenfaktor)** überzogen. Dieser enthält verschiedene Phospholipide (Fettsäuren, die u. a. mit einer Phosphatgruppe gekoppelt sind), die dafür sorgen, dass die Alveolen auch bei wechselnden Druckverhältnissen, wie sie bei Aus- und Einatmung herrschen, nicht zusammenfallen. Hergestellt wird der Surfactant durch die **Alveolarzellen**, die die Produktion des Stoffs erst einige Wochen vor der Geburt aufnehmen. Das **Atemnotsyndrom** der Frühgeborenen ist durch einen Mangel an Surfactant bedingt und kann durch die Zufuhr von Surfactant unter Umständen behoben werden.

Gasaustausch in den Alveolen

In der Lunge befinden sich etwa 300 Millionen Alveolen. Dadurch vergrößert sich die Oberfläche des Lungengewebes enorm – bis zu 120 m^2. Diese Oberflächengröße ist notwendig, um genug Sauerstoff aufzunehmen, damit die Körperzellen versorgt werden. In der Wand der Alveolen verlaufen winzige Kapillargefäße (Abb. 3), in denen das verbrauchte, kohlendioxidreiche Blut fließt. Von der rechten Herzkammer wird das Blut über die Lungenarterien in die Kapillaren gepumpt und zu den Alveolen geleitet. Dort wird das Kohlendioxid an die Alveolen abgegeben und Sauerstoff aufgenommen. Das sauerstoffreiche Blut fließt von den Kapillaren über die Lungenvenen der linken Herzkammer zu. Sauerstoff und Kohlendioxid gelangen durch Diffusion von den Alveolen in die Kapillaren und umgekehrt. Beide Gase müssen dabei die Kapillar-, die Alveolarwand und die Basalmembran passieren. Stoffe diffundieren nur dann von einem Ort zum anderen, wenn die Konzentration des Stoffs (der **Partialdruck**) an einem Ort höher als am anderen ist. Der Partialdruck des Sauerstoffs (pO_2) ist in den Alveolen höher als in den Kapillaren, der des Kohlendioxids (pCO_2) in den Kapillaren größer als in den Alveolen, sodass die Gase an ihren Bestimmungsort gelangen.

Damit genug Sauerstoff vom Blut transportiert werden kann, wird dieser im Blutfarbstoff Hämoglobin gespeichert, der sich in den roten Blutkörperchen befindet. Bei Blutarmut kann nur wenig Sauerstoff transportiert werden. Der Großteil des Kohlendioxids wird im Blut mit Wasser in Bikarbonat umgewandelt und größtenteils in den roten Blutkörperchen transportiert. In der Lunge wird das Bikarbonat wieder in Kohlendioxid umgewandelt und als Gas abgeatmet.

Die Lunge wird über die Bronchialarterien mit Blut versorgt. Um ihren Blut- und Sauerstoffverbrauch dem Bedarf anzupassen, werden manche Alveolen weniger stark durchblutet und erst bei körperlichen Belastungen aktiviert.

▸1 Die Atemmechanik

▸ Das Zwerchfell ist bei der Ausatmung entspannt und nach außen gewölbt.
Beim Einatmen spannt es sich an, flacht sich ab und die ihm aufliegende Lungenbasis wird nach unten gezogen – auf diese Weise dehnt sich die Lunge und breitet sich aus.
Beim Ausatmen entspannt sich das Zwerchfell wieder und die Lunge zieht sich zusammen.

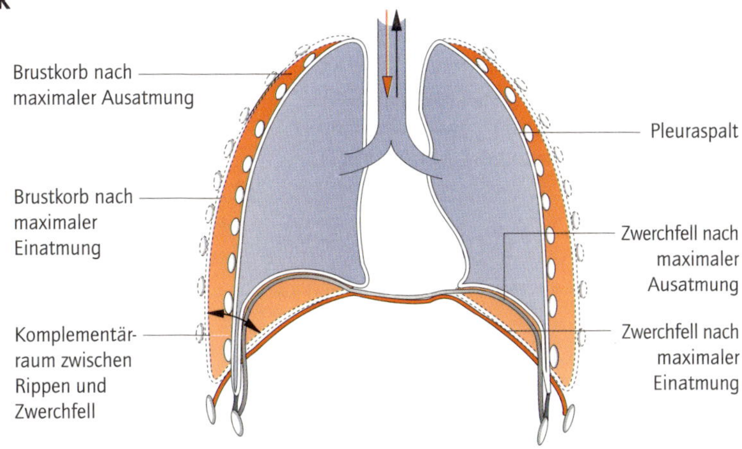

▸2 Die Rippenatmung

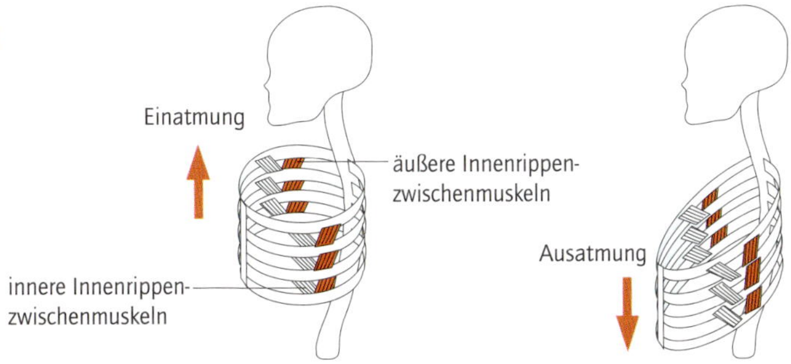

▸3 Alveolen

▸ Die Lungenbläschen (Alveolen) sind für den Gasaustausch zuständig, das heißt, die Aufnahme von Sauerstoff ins Blut und die Abgabe von Kohlendioxid nach außen.

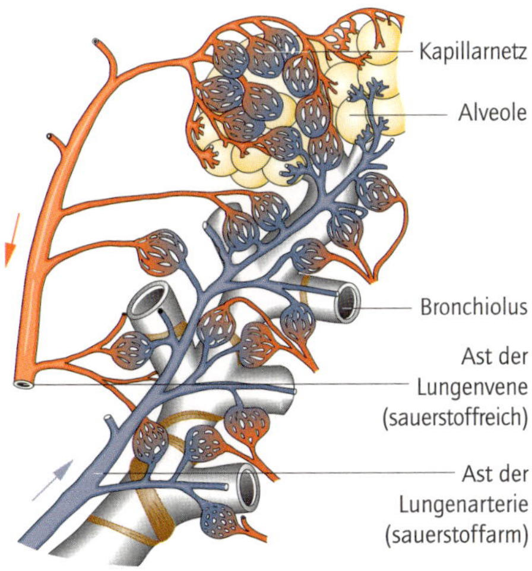

Verteilung der Atemluft

Nicht die ganze eingeatmete Luft gelangt in die Lunge. Etwa ein Drittel davon (bei einem normalen Atemvolumen von 500 ml etwa 150–200 ml) pendelt in Nase, Rachen, Kehlkopf, Luftröhre und Bronchien – dem so genannten Totraum.

Lungen- und Atemvolumina

Die Menge eingeatmete Luft, die ein Mensch mit einem Atemzug einatmet, wird als **Atemzugvolumen** bezeichnet. Durchschnittlich sind dies in Ruhe bei relativ flacher Atmung ca. 500 ml Luft. Das **Atemminutenvolumen** einer Person erhält man, wenn man die Zahl der Atemzüge mit dem Atemzugvolumen multipliziert. Unter Anstrengung muss mehr geatmet werden, um den erhöhten Sauerstoffbedarf der Körperzellen zu decken (Abb. 1) – die Atmung kann dabei beim Gesunden um mehr als das Hundertfache des Ruhewerts gesteigert werden **(inspiratorisches Reservevolumen)**.

Nach der Ausatmung bleibt stets noch ein wenig Luft in den Lungenflügeln zurück; durch Anstrengung bei der Exspiration kann das Luftvolumen in der Lunge allerdings noch um ca. 1 l verringert werden. Diese zusätzlich ausgeatmete Luftmenge wird auch als **exspiratorisches Reservevolumen** bezeichnet. Dennoch verbleibt auch bei verstärkter Exspiration noch Luft in der Lunge; dies ist das **Residualvolumen**.

Eine weitere Größe, die **Vitalkapazität**, gibt an, wie viel Luft ein Mensch bei einem einzigen Atemzug maximal ein- und ausatmen kann. Bei Untersuchungen der Lunge kann die Vitalkapazität Hinweise auf eine mögliche Lungenerkrankung geben. Ein letzter Wert, die **Totalkapazität**, gibt an, wie viel Luft die Lunge maximal aufnehmen kann. Dieser Wert wird durch Addition von Vitalkapazität und Residualvolumen ermittelt (Abb. 2).

Lungenfunktion

Die Lungenfunktion kann durch die Messung der verschiedenen Lungenvolumina geprüft werden. Ein Lungenfunktionstest ist immer dann notwendig, wenn der begründete Verdacht besteht, dass eine Erkrankung der Atemorgane (z. B. Bronchialasthma) oder Atemnot vorliegt. Auch vor Operationen wird die Lungenfunktion in der Regel geprüft. Dazu kann ein **Spirometer** verwendet werden, ein Gerät, in das der Patient hineinblasen muss. Die Vitalkapazität wird mithilfe der **Spirometrie** gemessen, indem der Patient möglichst tief einatmet und dann möglichst stark wieder ausatmet. Das Spirometer zeichnet die Atmungskurve auf (Abb. 2). Zur Feststellung der **Einsekundenkapazität** muss der Patient zunächst so viel Luft einatmen wie möglich und dann wieder so kräftig ausatmen, wie es nur geht **(Tiffeneau-Test)**. Das Spirometer zeichnet diese Werte auf: Normal ist eine Einsekundenkapazität, die bei ungefähr 70 % der Vitalkapazität liegt. Sind die Atemwege durch Erkrankungen verengt, ergibt sich eine niedrigere Einsekundenkapazität.

Die **Ganzkörper-Plethysmographie** ist ein weiteres Verfahren zur Prüfung der Lungenfunktion. Hierbei muss sich der Patient in eine Kabine begeben; bei Ein- und Ausatmung werden dann der Druck in der Kabine und der Atemstrom des Patienten gemessen.

Gewebeatmung

Die Sauerstoffaufnahme und Kohlendioxidabgabe im peripheren Gewebe finden über Diffusion statt. Ermöglicht wird eine ausreichende Versorgung des Gewebes mit Sauerstoff durch eine große Austauschfläche (insgesamt ca. 1000 m^2) und kurze Diffusionswege. Triebkraft ist der unterschiedliche Sauerstoffpartialdruck zwischen den Kapillaren und den Sauerstoff verbrauchenden Mitochondrien. Der Sauerstoffverbrauch verschiedener Organe zeigt große Unterschiede. Der Anteil an verbrauchtem Sauerstoff im Verhältnis zum angebotenen Sauerstoff variiert entsprechend: Haut 4 %, Niere 7 %, ruhender Skelettmuskel 30 % und Myokard 60 %.

Wird dem Gewebe nicht genügend Sauerstoff zugeführt, führt dies zu einer **Gewebshypoxie**, die verschiedene Ursachen haben kann. Bei einer **hypoxämischen Hypoxie** ist die Sauerstoffaufladung der Erythrozyten in der Lunge unzureichend, z. B. bei Aufenthalt in großen Höhen oder bei Störungen des alveolären Gasaustauschs. Zu einer anämischen Anämie kommt es, wenn der Hämoglogingehalt und damit die Sauerstoffkapazität der Lunge vermindert ist. Ursache hierfür kann z. B. eine Eisenmangelanämie sein. Eine **ischämische Hypoxie** entsteht durch eine verminderte Durchblutung wie sie z. B. bei arteriosklerotischen oder embolischen Arterienverschlüssen vorliegt.

Die Hypoxie-Empfindlichkeit der verschiedenen Gewebe ist unterschiedlich. Besonders empfindlich ist das Nervengewebe und hier speziell das Gehirn. Deshalb führt z. B. ein Herz- oder Atemstillstand zuerst zu Schäden im Gehirn, die oft schwerwiegende Folgen haben, da das zerstörte Nervengewebe nicht durch Zellteilung ersetzt werden kann.

▸1 Das Lungenvolumen

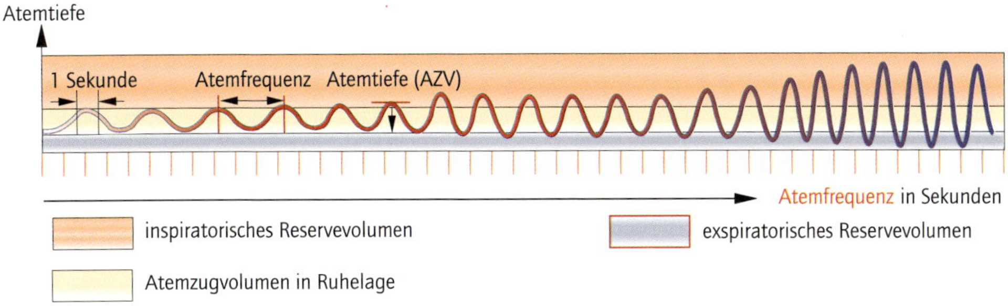

▸2 Interpretation der Spirometerkurve

- Das Atemzugvolumen eines Menschen im Ruhezustand beträgt ca. 0,5 l.
  Die gesteigerte Einatmung bei körperlicher Anstrengung wird als inspiratorisches Reservevolumen bezeichnet, die gesteigerte Ausatmung als exspiratorisches Reservevolumen.
  Die Vitalkapazität gibt an, wie viel Luft ein Mensch bei einem Atemzug maximal ein- und ausatmen kann.

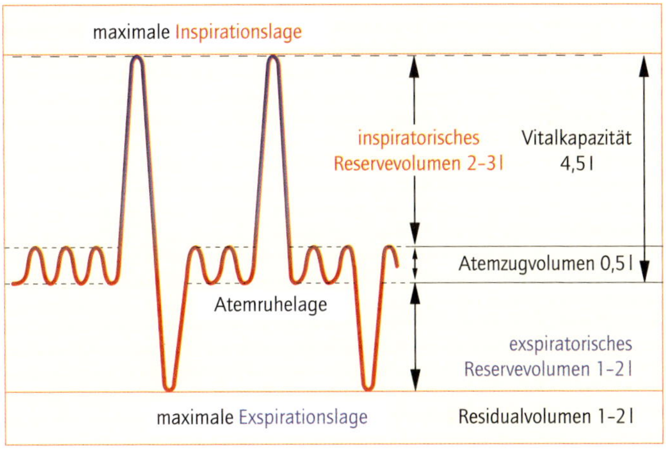

Atmung beim Tauchen

Unter besonderen Bedingungen (z. B. beim Tauchen) kann die Atmung, bzw. die Versorgung des Organismus mit Sauerstoff, gestört sein.
Beim Tauchen liegen zwei Besonderheiten vor: Zum einen ist unter Wasser der normale Zugang zur Atemluft nicht möglich, zum anderen steigt mit zunehmender Tiefe der Umgebungsdruck auf den Körper. Taucht man in größere Tiefe, verwendet man in der Regel Geräte, die den Druck der Einatmungsluft automatisch erhöhen und den Umgebungsdruck ausgleichen. Durch den hohen Druck steigt aber u. a. der Partialdruck von Stickstoff, sodass mehr Stickstoff im Blut gelöst wird, als an der Wasseroberfläche. Bei langsamem Auftauchen lässt der Druck nach und der Stickstoff wird wieder abgeatmet.
Bei zu schnellem Auftauchen kann es zur Bildung von Stickstoff-Gasblasen kommen, die zu einer Gasembolie führen können. Außerdem kann ein so genanntes Barotrauma auftreten: Die Ausdehnung gasgefüllter Räume des Körpers (z. B. Lunge) wird durch den erhöhten Druck in der Tiefe verkleinert. Bei zu schnellem Auftauchen dehnen sich die Gasräume zu schnell wieder aus und es kann so zu Rissen in der Lunge kommen.

Steuerung der Atmung

Die Atmung als lebensnotwendige Funktion wird durch komplizierte Mechanismen genau reguliert. Gesteuert wird die Atmung durch das Zentralnervensystem (ZNS).

Das **Atemzentrum** im verlängerten Mark **(Medulla oblongata)**, das aus Nervenzellen besteht, gibt Impulse ab, um die Einatmung einzuleiten. Diese Nervenimpulse gelangen zur Atemmuskulatur, worauf sich die an der Atmung beteiligten Muskelfasern im Zwerchfell und zwischen den Rippen verkürzen und den Brustkorb heben und weiten. Dehnungsrezeptoren in der Lunge begrenzen die Weitung des Brustkorbs, indem sie Impulse an das Atemzentrum senden. So wird gleichzeitig die Tiefe der Einatmung begrenzt.

Weitere Atmungskontrollmechanismen

Die Atmung wird jedoch nicht nur über das ZNS gesteuert, auch die im Blut befindlichen Gase Sauerstoff (O_2) und Kohlendioxid (CO_2) spielen eine große Rolle. Sinkt der Sauerstoffpartialdruck im Blut (bei zu wenig Sauerstoff im Blut), werden Chemorezeptoren (chemische Messfühler) aktiv, die sich in Nervenausläufern des Parasympathikus befinden. Sie melden dem Atemzentrum, dass der O_2-Partialdruck zu niedrig ist, woraufhin das Atemvolumen gesteigert wird **(O_2-Antwort)**. Auch ein erhöhter CO_2-Partialdruck (bei zu viel CO_2 im Blut) wird von Chemorezeptoren im verlängerten Mark registriert und an das Atemzentrum weitergeleitet, woraufhin sich ebenfalls das Atemvolumen erhöht **(CO_2-Antwort)**. Da bei erhöhtem Sauerstoffgehalt u. a. auch die im Blut befindliche Bikarbonatmenge steigt, sinkt der pH-Wert des Bluts. Dieser pH-Wert wird vom Körper in engen Grenzen gehalten, weshalb auf sein Absinken auch das Atemzentrum reagiert, indem es das Atemvolumen erhöht (**pH-Antwort**, Abb. 1). Die größte Steigerung des Atemvolumens erfolgt bei erhöhtem CO_2-Partialdruck. Übersteigt dieser Druck ein bestimmtes Maß (ca. 70 mmHg), wird das Atemzentrum gelähmt – die Folge ist Bewusstlosigkeit **(CO_2-Narkose)** und es droht der Erstickungstod. Äußere Ursache für einen solch hohen CO_2-Partialdruck sind Anreicherungen von CO_2 in Bodennähe (z. B. in Futtersilos), innere Ursachen sind u. a. Lungenversagen und Schlafmittelvergiftung.

Im Blut von Menschen, die an chronischen Lungenerkrankungen leiden, herrscht oft ein erhöhter CO_2-Partialdruck. Die Atmungsregulation erfolgt bei diesen Patienten fast nur über das Absinken des O_2-Partialdrucks. Wird ihnen Sauerstoff zugeführt, kann es zum Atemstillstand kommen, weil dann der Antrieb zur Atmung fehlt.

Die Blutgase spielen eine bedeutende Rolle bei der Atmungsregulation und geben Aufschluss über die Lungenfunktion. Die Analyse der Blutgase ist daher auch in der Intensivmedizin (z. B. bei maschineller Beatmung) wichtig. Der Sauerstoff- und Kohlendioxidgehalt des Bluts kann sich u. a. unter Medikamenteneinfluss verändern.

Veränderungen des Atemantriebs

Körperliche Belastung steigert die Atemtätigkeit ebenfalls – das Atemvolumen sowie die Atemfrequenz und damit das Atemminutenvolumen erhöhen sich bei körperlicher Tätigkeit. Das Herz passt sich der Belastung an und pumpt größere Mengen sauerstoffreiches Blut durch den Körper (Abb. 2). Nicht nur die Partialdrücke der Blutgase sind an der Steigerung des Atemvolumens bei körperlichen Belastungen beteiligt, auch bestimmte Zonen des Großhirns (die motorischen Rindenfelder) tragen über Einflussnahme auf das Atemzentrum dazu bei, die Atemtätigkeit zu verstärken.

Auch Erkrankungen können Einfluss auf den Atemantrieb nehmen. So werden z. B. bei vielen Lungenerkrankungen die Blutgase auf andere Sollwerte eingestellt, wohl um einer Überlastung der Atemmuskulatur vorzubeugen. Der Zustand, bei dem der CO_2-Partialdruck dauerhaft zu hoch ist, nennt sich **Hyperkapnie**. Durch hohe CO_2-Werte wird auch der Atemantrieb beeinflusst – die CO_2-Antwort ist nicht mehr so stark ausgeprägt. Solche Veränderungen des Atemantriebs können mit krankhaften **Atemmustern** einhergehen (Abb. 3). Während die Ruheatmung beim Gesunden regelmäßig ist, kann es bei Hyperkapnie zur **Cheyne-Stokes-Atmung** kommen, bei der der Betroffene periodisch mal tiefer, mal weniger tief atmet und phasenweise Atemaussetzer auftreten. Ist der pH-Wert des Bluts dauerhaft niedrig (z. B. bei Stoffwechselstörungen), kommt es zur außergewöhnlich tiefen **Kussmaul-Atmung**. Die **Schnappatmung**, die schwerste Form der Atemnot kurz vor dem Atemversagen, ist z. B. bei Frühgeborenen mit unreifer Lunge zu beobachten.

Die Psyche hat ebenfalls Einfluss auf die Atmung – bei Angst neigen manche Menschen zur **Hyperventilation** (übermäßiges, schnelles und tiefes Atmen). Dabei sinkt der CO_2-Partialdruck, wodurch es zu Schwindel, im Extremfall zu Bewusstlosigkeit kommen kann. Langfristig helfen u. a. Psychotherapien, kurzfristig wendet das Atmen in eine Plastiktüte Bewusstlosigkeit ab.

▸ 1 Chemische Atmungskontrolle

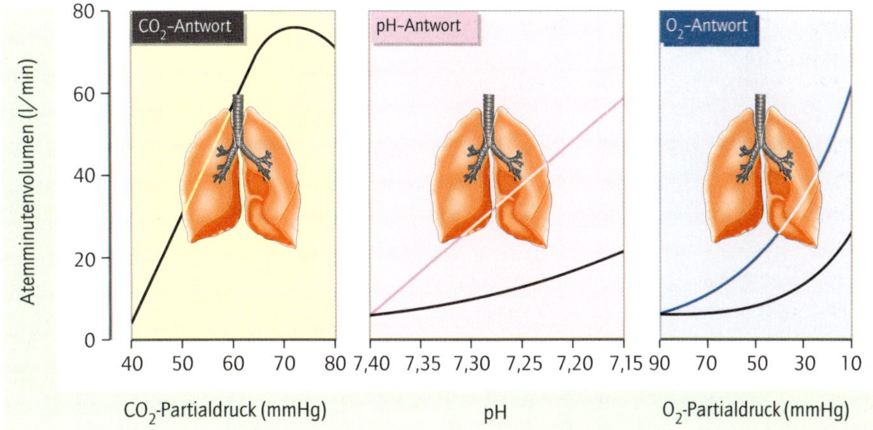

▸ 2 Atemanpassung

	Atemzugvolumen	Atemfrequenz	Atemminutenvolumen	Herzschlagvolumen	Herzfrequenz	Herzminutenvolumen
Körper in Ruhe	350 ml	12/min	4 l	60 ml	60/min	3,6 l
normale Tätigkeit	500 ml	16/min	8 l	80 ml	70/min	5,6 l
körperliche Belastung	2000 ml	25/min	50 l	100 ml	140/min	14 l

▸ 3 Krankhafte Atemmuster

Art der Atmung	Muster der Atmung	Gesundheitszustand
1. Ruheatmung	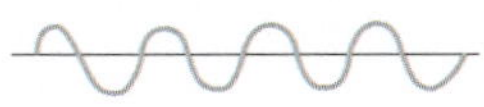	gesund
2. Cheyne-Stokes-Atmung	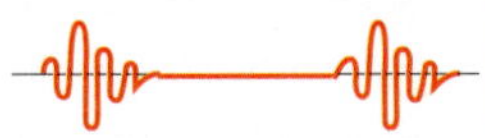	gelegentlich im Schlaf (z. B. Enzephalitis, Schlaganfall)
3. Kussmaul-Atmung	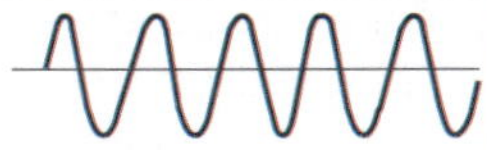	metabolische Azidose (z. B. diabetisches Koma)
4. Schnappatmung	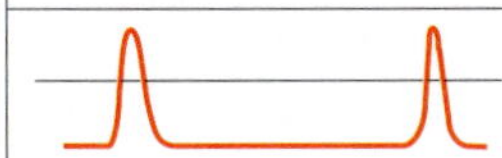	kurz vor Todeseintritt eines Frühgeborenen

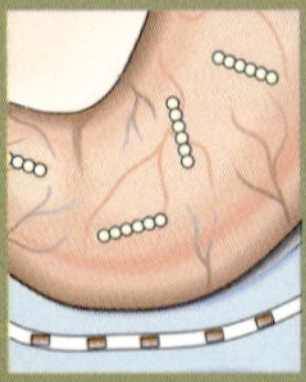 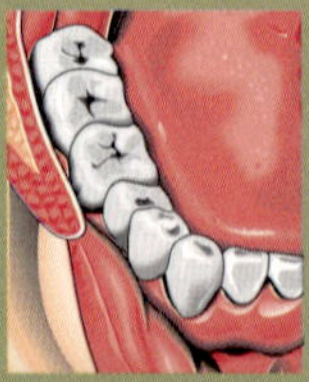 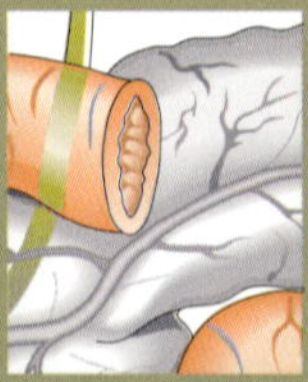 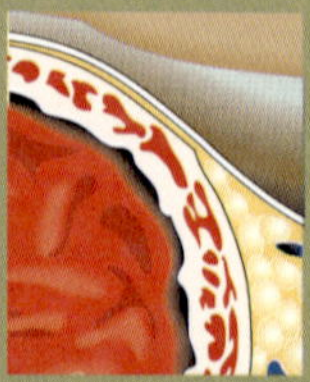

Ernährung und Stoffwechsel

Eine gesunde und ausgewogene Ernährung liefert dem Organismus die für Wachstum, Entwicklung und vor allem für den Stoffwechsel benötigten Energieträger. Der Stoffwechsel umfasst eine Vielzahl chemischer Vorgänge, die einerseits den Stoffaustausch im Organismus vermitteln und andererseits Energie aus der Nahrung bzw. aus den in unserem Körper gespeicherten Vorratsstoffen gewinnen.

Inhalt

ERNÄHRUNG

VERDAUUNGSSYSTEM

HARNSYSTEM, WASSER- UND ELEKTROLYTHAUSHALT

Energiehaushalt und Ernährungsformen

Der menschliche Stoffwechsel besteht aus abbauenden und aufbauenden chemischen Prozessen, die fortwährend im Körper ablaufen. Die abbauenden Reaktionen, bei denen Energie entsteht, werden als Katabolismus bezeichnet.

Der Körper gewinnt die Energie in erster Linie aus den ihm mit der Nahrung zugeführten Nährstoffen. Diese Energie wird für aufbauende Prozesse (z. B. für die Herstellung körpereigener Eiweiße und damit u. a. für die Herstellung neuen Gewebes) verwendet **(Anabolismus)**. Diese Energie zieht der Organismus aus den in der Nahrung enthaltenen Grundnährstoffen **Kohlenhydrate**, **Eiweiße** (Proteine) und **Fett**. Zudem müssen **Vitamine** und **Mineralstoffe** aufgenommen werden, denn diese benötigt der Körper, um z. B. verschiedene chemische Prozesse in Gang zu setzen. Auch **Ballaststoffe** (unverdauliche Nahrungsbestandteile) werden vom Körper, insbesondere vom Darm, benötigt. Gemessen wird der Energiegehalt von Nahrungsmitteln in Kilokalorien **(kcal)** bzw. in Kilojoule (**kJ**; 1 kcal = 4,18 kJ).

Energiebedarf

Welche Nahrungsmittel ein Mensch zu sich nimmt, ist abhängig von mehreren Faktoren (Abb. 1): So kommt es z. B. darauf an, welcher Kultur er angehört (Muslime essen z. B. kein Schweinefleisch), welche Nahrungsmittel zur Verfügung stehen, welche Nahrungsmittel er verträgt (viele Menschen anderer Kulturkreise vertragen z. B. keine Milch) oder ob sein Gesundheitszustand es erlaubt, alles zu essen, was er möchte. Letztlich gilt jedoch, dass jeder Mensch einen bestimmten Energiebedarf hat. Der **Grundumsatz**, das heißt der Energiebedarf einer Person in völliger Ruhe bei konstanter Raumtemperatur, liegt zwischen 1500 und 2000 kcal. Diese Energie wird vom Organismus allein dafür aufgewendet, alle Stoffwechselprozesse und wichtige körperliche Funktionen wie Atmung und Körpertemperatur aufrechtzuerhalten – nicht eingerechnet, dass ein Mensch durch seine Tätigkeit ebenfalls Energie verbraucht. So benötigt ein Mann, der eine leichte körperliche Tätigkeit ausübt, ca. 2500 kcal täglich, eine Frau 2100 kcal, die dem Körper mit der Nahrung zugeführt werden müssen (Abb. 2). Dieser Umsatz erhöht sich noch bei schwerer körperlicher Arbeit bzw. während Schwangerschaft und Stillzeit. Also geht jedem Menschen täglich ein Teil an Energie durch aufbauende Prozesse des Körpers **(Baustoffwechsel)**, abgestrahlte Wärme, die Erhaltung des inneren Milieus **(Betriebsstoffwechsel)**, durch Ausscheidungen und körperliche Arbeit verloren, der dem Organismus wieder zugeführt werden muss (Abb. 3).

Die Nahrung sollte sich idealerweise folgendermaßen zusammensetzen: Etwa 55–60 % der Energie sollten die Kohlenhydrate ausmachen, Fette sollten ca. 25–30 % der Nahrungsenergie stellen und Eiweiße zwischen 10 und 15 %. Allerdings nehmen die meisten Menschen heute wesentlich mehr Fett zu sich. Der Energiegehalt von 1 g Fett liegt mit ca. 9,3 kcal dabei etwa doppelt so hoch wie der von Eiweißen und Kohlenhydraten (4,1 kcal/g). Der hohe Fettkonsum zieht Übergewicht nach sich und begünstigt damit eine Reihe von Krankheiten. Zudem trägt der häufige Konsum von Alkohol, der mit 7,1 kcal/g einen hohen Energiegehalt besitzt, ebenfalls zur Entstehung von Übergewicht bei.

Formen der Ernährung

Unter den verschiedenen Ernährungsformen ist vor allem die **Vollwerternährung** hervorzuheben, denn sie gilt allgemein als besonders gesund. Unter Vollwerternährung versteht man eine Ernährung, die sich an der oben genannten Zusammensetzung der Grundnährstoffe orientiert, aus möglichst unverarbeiteten Nahrungsmitteln (frischem Gemüse, Obst und Getreide) besteht und bei der Fleisch- und Wurstkonsum stark eingeschränkt sind (zwei- bis dreimal pro Woche 150 g). Zu viel Fleisch in der Ernährung kann die Entstehung von Krankheiten begünstigen.

Auch eine **vegetarische Ernährung** (Abb. 4) beugt durch ihren Vitamin-, Mineralstoff- und Ballaststoffreichtum Krankheiten vor. Am günstigsten ist es, Eier und Milchprodukte neben pflanzlicher Kost zu sich zu nehmen, denn diese **ovo-lacto-vegetabile Kost** enthält viele wichtige Vitamine und Mineralstoffe sowie Proteine, die in rein pflanzlicher Nahrung nicht in größeren Mengen vorkommen. Auch Vegetarier, die auf Eier verzichten, aber Milch und Milchprodukte zu sich nehmen **(lacto-vegetabile Kost)**, haben meist keine großen Probleme, ihren Vitamin- und Mineralstoffbedarf zu decken. Die Menschen, die rein pflanzliche Kost **(vegane Kost)** zu sich nehmen, müssen darauf achten, genug Proteine (und damit alle essenziellen Aminosäuren, die nur über die Nahrung zugeführt werden können) zu sich zu nehmen.

▸ 1 Einflüsse auf die Ernährung des Menschen

▸ Wie und wovon sich ein Mensch ernährt, wird von unterschiedlichen Einflüssen bestimmt: So hat z. B. jede Kultur ihre eigene Ernährungsweise; je nach Land variieren auch Angebot, Verarbeitung und Zubereitung von Nahrungsmitteln. Zudem spielt es bei jedem einzelnen Menschen eine Rolle, ob er gewisse Nahrungsmittel verträgt oder nicht.

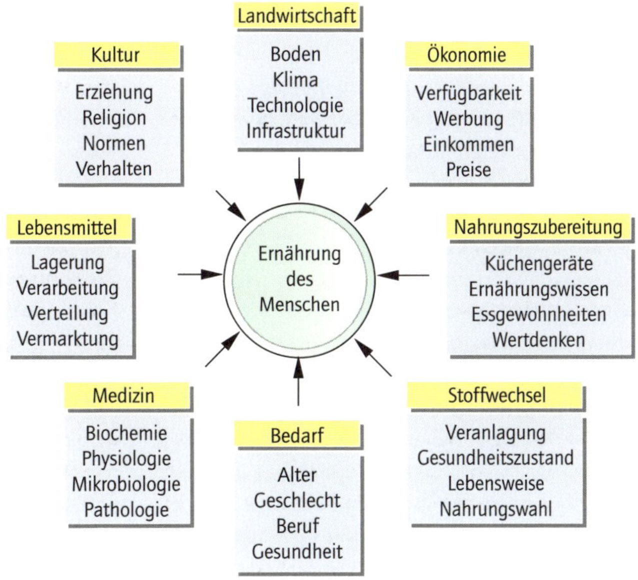

▸ 2 Energiebedarf des Menschen

Tätigkeit	Frau (60 kg) kcal (kJ)/Tag	Mann (70 kg) kcal (kJ)/Tag
leichte Tätigkeit	2100 (8800)	2500 (10 400)
mittelschwere Tätigkeit	2600 (10 800)	3000 (12 500)
Schwerarbeit	3500 (15 000)	3600 (15 000)
Schwerstarbeit (Ausdauerleistungssport)	bis weit über 4000 (17 000)	bis weit über 4000 (17 000)
letztes Drittel der Schwangerschaft	2500 (10 400)	–
Stillen	2800 (11 700)	–

▸ 3 Verarbeitung der Energie

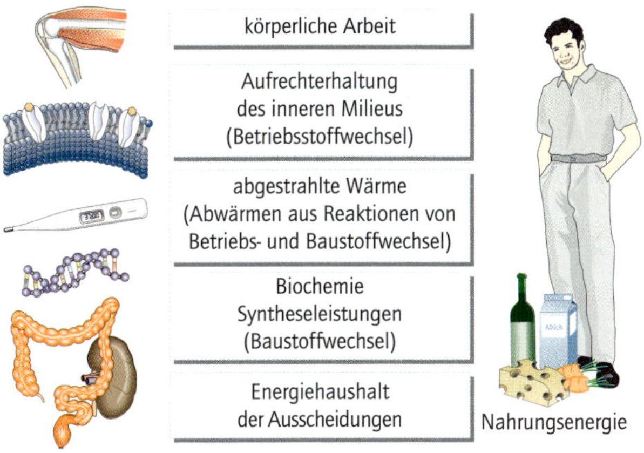

▸ 4 Formen vegetarischer Kost

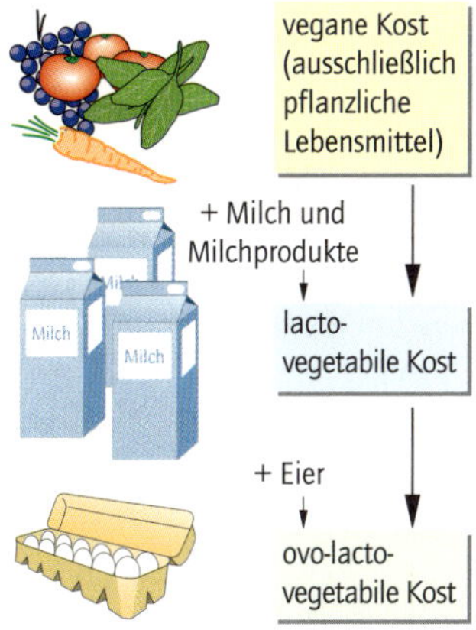

Kohlenhydratstoffwechsel

Vor allem aus Kohlenhydraten gewinnt der Organismus die Energie, die von den Körperzellen benötigt wird. Kohlenhydrate sind in pflanzlichen Nahrungsmitteln enthalten.

Einfach- und Mehrfachzucker

Der Hauptenergielieferant für alle Körperzellen ist die **Glukose**. Dabei handelt es sich um ein aus sechs Kohlenstoffatomen aufgebautes Molekül. Die Glukose zählt zu den Einfachzuckern (**Monosacchariden**), die vom Darm problemlos ins Blut aufgenommen werden können. Auch Fruktose und Galaktose zählen zu den Einfachzuckern, werden aber vom Organismus hauptsächlich in Glukose umgewandelt. Die meisten Kohlenhydrate nehmen wir jedoch in Form von Stärke, die aus Zwei- oder Mehrfachzuckern (**Disaccharide**, **Polysaccharide**; Abb. 1) besteht, zu uns. Diese müssen in Monosaccharide gespalten werden, damit sie die Darmwand passieren können. Die Aufspaltung der Polysaccharide beginnt bereits im Mund: Die Alphaamylase, ein Enzym, das u. a. im Speichel vorkommt, spaltet Polysaccharide hauptsächlich in ein Disaccharid namens Maltose und Maltriose, das aus drei Glukosemolekülen besteht, sowie in noch etwas größere Bruchteile, die Oligosaccharide. Auch das Sekret der **Bauchspeicheldrüse** (Pancreas) beinhaltet Alphaamylase. Im Dünndarm schließlich spalten weitere Enzyme (Di- und Oligosaccharidase) die Zwei- und Mehrfachzucker in Monosaccharide auf, die die Darmwand passieren können (Abb. 2). Die Glukose gelangt nun ins Blut – ihre Konzentration im Blut (**Blutzuckerspiegel**) muss zwischen 60 und 140 mg pro Deziliter Blut liegen, damit alle Körperzellen ausreichend mit Glukose versorgt werden. Wird zu viel Glukose mit der Nahrung aufgenommen, wandelt die Leber einen Teil davon in die Speicherform **Glykogen** um, das bei Bedarf wieder in Glukose umgesetzt wird. Auch die Muskelzellen speichern überschüssige Glukose in Form von Glykogen. Bei einem Glukosemangel kann die Leber auch aus Aminosäuren, den Grundbausteinen von Eiweißen, Glukose herstellen.

Insulin

Eine wichtige Rolle bei der Regulierung des Blutzuckerspiegels spielt das von den Betazellen der **Langerhans-Inseln** in der Bauchspeicheldrüse gebildete Hormon Insulin. Es ist das einzige Hormon im Körper, das in der Lage ist, den Blutzuckerspiegel zu senken. Im Gegensatz dazu gibt es mehrere Hormone, die den Blutzuckerspiegel erhöhen können (z. B. die Glukokortikoide und Adrenalin; Abb. 3).

Insulin besetzt einerseits spezielle Rezeptoren auf der Membran der Körperzellen und bewirkt, dass durch die Zellmembranen mehr Glukose ins Zellinnere geschleust wird, andererseits sorgt es dafür, dass die Zellen mehr Glukose verwerten können und dass die Glukose in Form von Glykogen gespeichert wird. Zudem kurbelt Insulin den Fettstoffwechsel an, indem es die Zellmembranen für freie Fettsäuren durchlässiger macht, die dann in Form von Triglyzeriden gespeichert werden können. Kommt es zu einem Insulinmangel, können die Zellen nicht mehr genug der im Blut zirkulierenden Glukose aufnehmen. Daraufhin steigt der Blutzuckerspiegel und den Zellen fehlt es an Energie. Diese Stoffwechselstörung wird als Zuckerkrankheit oder Diabetes mellitus bezeichnet.

Zuckerkrankheit

Diabetes mellitus ist eine überaus häufige Stoffwechselkrankheit, die sich vor allem durch großen Durst, häufiges Wasserlassen, Mattigkeit und zunehmende Schwierigkeiten bei körperlichen Arbeiten äußert. Der Blutzuckerspiegel steigt (nüchtern) auf Werte über 120 mg Glukose pro Deziliter Blut (Überzuckerung oder **Hyperglykämie**; Abb. 4). Auch wird oft Glukose mit dem Urin ausgeschieden, denn bei mehr als 180 mg Glukose pro Deziliter Blut (**Nierenschwelle**) sind die Nieren nicht mehr in der Lage, die gesamte Glukose ins Blut zurückzuleiten. Bei sehr hohen Blutzuckerwerten kommt es zum lebensgefährlichen **diabetischen Koma**. Die Veranlagung für den Diabetes wird häufig vererbt, begünstigt wird er zudem durch zu reichliche Ernährung.

Man unterscheidet zwei Typen der Zuckerkrankheit: Beim **Typ-I-Diabetes**, der meist schon in der Kindheit oder Jugend auftritt, sind die Betazellen der Bauchspeicheldrüse geschädigt und können nicht mehr genug Insulin herstellen. Beim **Typ-II-Diabetes** (manchmal auch **Altersdiabetes** genannt), der meist im fortgeschrittenen Alter auftritt, stellen die Betazellen noch genügend Insulin her, doch die Rezeptoren an den Zellen sind nicht mehr intakt und das Insulin kann dort nicht mehr andocken. Die Entstehung des Altersdiabetes wird durch Überernährung begünstigt, da die Betazellen mehr Insulin produzieren müssen, damit die Glukose in die Zellen gelangen und verwertet werden kann. So kommt es zum Abnehmen der Insulinempfindlichkeit der Zellen.

▸ 1 Vorkommen von Kohlenhydraten

Kohlenhydrat	Vorkommen
Monosaccharide	
D-Glukose (Traubenzucker)	Früchte, Honig, Vorkommen in den meisten Pflanzen
D-Fruktose (Fruchtzucker)	Früchte, Honig, Spuren in vielen Pflanzen
D-Galaktose	Komponente von Laktose, bei der Verdauung freigesetzt
Disaccharide	
Saccharose (Rohrzucker)	Zuckerrüben, Zuckerrohr, Früchte, Ahornzucker
Laktose (Milchzucker)	Milch, Milchprodukte
Maltose	entsteht bei der Stärkeverdauung
Polysaccharide	
Amylose	Stärke, Getreide, Kartoffeln
Amylopektin (Stärke)	Stärke, Getreide, Kartoffeln, Dickungsmittel
Glykogen (tierische Stärke)	Leber, Muskel
Inulin	Jerusalem-Artischocken
Raffinose, Stachiose, Verbacose	verschiedene Pflanzen
Dextrin	Lebensmittelzusatz
Invertzucker	Lebensmittelzusatz
Glukosesirup	Lebensmittelzusatz
isomerisierter Glukosesirup	Lebensmittelzusatz

▸ 2 Kohlenhydratverdauung

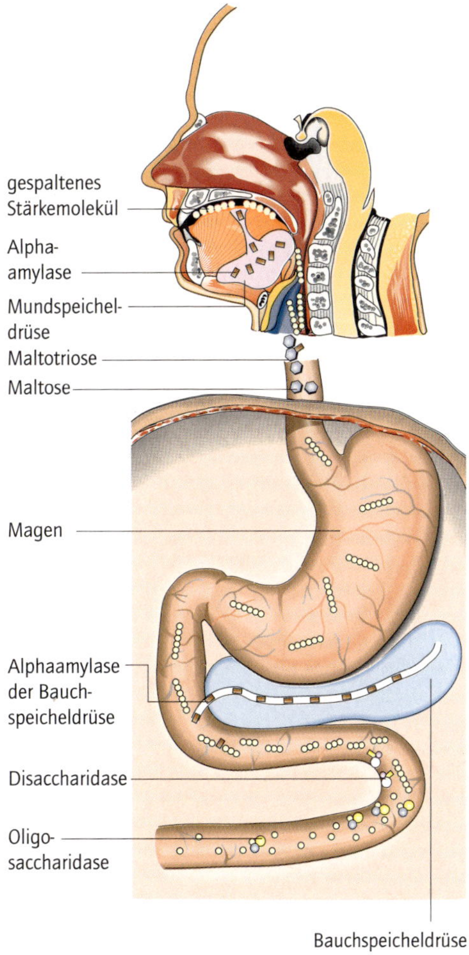

▸ 3 Regulation des Blutzuckerspiegels

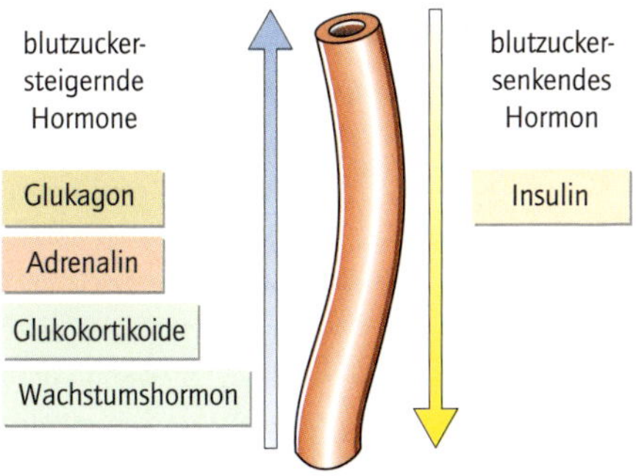

▸ 4 Blutzuckerspiegel

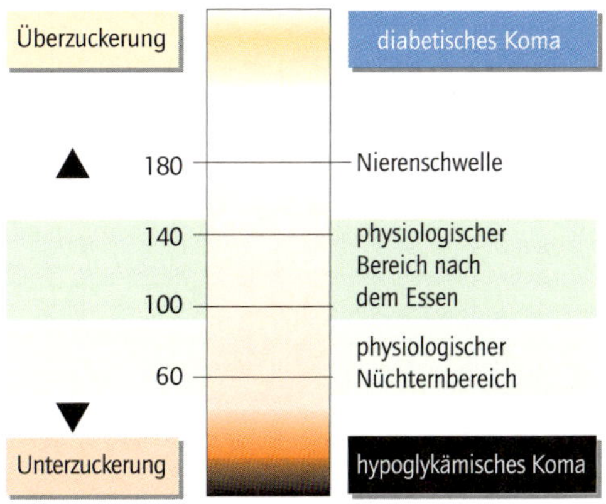

Fettstoffwechsel

In der Nahrung enthaltene Fette werden vom Körper in gewissem Rahmen genau wie Kohlenhydrate zur Energiegewinnung genutzt. Zudem sind sie für den Aufbau bestimmter körpereigener Stoffe unerlässlich.

Fette kommen sowohl in tierischen als auch in pflanzlichen Nahrungsmitteln vor. Die in der Nahrung enthaltenen Fette müssen vom Verdauungsapparat zunächst in Fettsäuren aufgespalten und unter Mithilfe der Gallensalze in eine bestimmte Form gebracht werden (▸ S. 178), damit sie vom Darm ins Blut abgegeben werden können.

Fette und Fettsäuren

Die meisten in der Nahrung enthaltenen Fette zählen zu den **Triglyzeriden**, die sich aus einem Glyzerinmolekül und je drei langkettigen Fettsäuren zusammensetzen. Die Fettsäuren bestehen wiederum aus mehreren aneinander geketteten Kohlenwasserstoffmolekülen. Unterschieden werden die **gesättigten Fettsäuren** (vor allem in tierischen Nahrungsmitteln), die **einfach** und die **mehrfach ungesättigten Fettsäuren** (meist in pflanzlichen Nahrungsmitteln). Die einfach und die mehrfach ungesättigten Fettsäuren haben zwischen den Kohlenstoffatomen eine bzw. mehrere Doppelbindungen, während bei den gesättigten Fettsäuren nur eine Einfachbindung zwischen den Kohlenstoffatomen besteht. Ungesättigte Fettsäuren müssen dem Körper mit der Nahrung zugeführt werden, da sie nicht wie die gesättigten Fettsäuren vom Organismus selbst hergestellt werden können. Neben den Triglyzeriden sind **Phospholipide** und **Cholesterin** als weitere Fette in der Nahrung enthalten.

Nimmt man Fette in größeren Mengen als benötigt auf, werden Fettsäuren und Glyzerin wieder zu Triglyzeriden zusammengesetzt und von Leber und Fettgewebe gespeichert. Auch Glukose kann in Triglyzeride umgebaut und gespeichert werden. Fettsäuren können in Stoffe umgewandelt werden, die die Zellen zur Energiegewinnung verwenden können. Daher wird z. B. bei einer Diät das Fettgewebe zur Energiegewinnung abgebaut – allerdings relativ langsam.

Cholesterin

Cholesterin ist ein Stoff, den der Körper (die Leber) selbst herstellen kann, der ihm aber auch über die Nahrung zugeführt wird. Cholesterin wird vom Körper u. a. als Grundstoff für Hormone und für die Herstellung der Gallensalze (Gallensäuren) benötigt. Es ist außerdem an der Entstehung von Arteriosklerose (▸ S. 120) und damit von Krankheiten wie dem Herzinfarkt beteiligt.

Damit Cholesterin im Blut zirkulieren kann, muss es an bestimmte Transportpartikel, die **Lipoproteine**, gebunden sein. Diese sind es, die darüber entscheiden, ob das Cholesterin zur Entstehung von Arteriosklerose beitragen kann. Es gibt Lipoproteine von geringer Dichte (Low-density Lipoproteins, **LDL**) und von sehr geringer Dichte (Very-low-density Lipoproteins, **VLDL**). Mit den VLDL-Transportpartikeln wird das Cholesterin von der Leber ans Blut abgegeben (Abb. 1). Im Blut schließlich wird das VLDL in LDL umgewandelt. VLDL und LDL versorgen die Körperzellen mit Cholesterin. Ist ihre Cholesterinfracht zu groß (etwa weil zu viel Cholesterin in der Nahrung enthalten war), wird das Cholesterin an den Arterieninnenwänden abgelagert, wodurch es die Arteriosklerose begünstigt. In der Blutbahn zirkulieren noch weitere Lipoproteine von hoher Dichte (High-density Lipoproteins, **HDL**). Diese sind in der Lage, den LDL Cholesterin abzunehmen bzw. es von den Arterienwänden zu lösen. Damit beugen sie der Arteriosklerose vor.

Fettstoffwechselstörungen

Von einer Fettstoffwechselstörung **(Hyperlipoproteinämie)** spricht man, wenn die Cholesterin- oder die Triglyzeridkonzentration im Blut bestimmte Werte übersteigt.

Bei einem hohen Cholesterinspiegel ist davon auszugehen, dass vor allem das LDL-Cholesterin in größeren Mengen im Blut vorhanden ist, während die Menge des HDL-Cholesterins bei zu viel LDL-Cholesterin abnimmt. Auch Triglyzeride begünstigen ab einer bestimmten Blutkonzentration die Entstehung von Arteriosklerose. Bei einem Wert von mehr als 250 mg Gesamtcholesterin (Serumcholesterin) pro Deziliter Blut sowie bei mehr als 155 mg LDL- bzw. weniger als 35 mg HDL-Cholesterin pro Deziliter Blut spricht man von einer Fettstoffwechselstörung. Ursache kann eine erbliche Veranlagung sein **(primäre Hyperlipoproteinämie)** oder die Folge einer anderen Krankheit (z. B. Diabetes mellitus) bzw. fettreicher Ernährung **(sekundäre Hyperlipoproteinämie)**. Die Behandlung besteht in der Einschränkung cholesterin- bzw. triglyzeridreicher Nahrungsmittel (Abb. 2), der Reduzierung von Übergewicht und der Verringerung des Alkoholkonsums. Eventuell müssen hohe Blutfettwerte medikamentös gesenkt werden, z. B. durch Medikamente, die die Aufnahme von Cholesterin im Darm hemmen.

▸1 Cholesterinhaushalt

Die Leber holt aus dem Blut LDL und wandelt Cholesterin in Gallensäure um. Diese gelangt über die Gallenwege in den Zwölffingerdarm.

Die mit Cholesterin vollständig beladenen HDL übertragen das Cholesterin auf LDL.

HDL können Cholesterin direkt aus „Plaques" herauslösen und das Risiko eines Gefäßverschlusses senken.

HDL nehmen überschüssiges Cholesterin aus den Zellen auf.

○VLDL = Very-low-density Lipoproteins
○LDL = Low-density Lipoproteins
○HDL = High-density Lipoproteins
Cholesterin

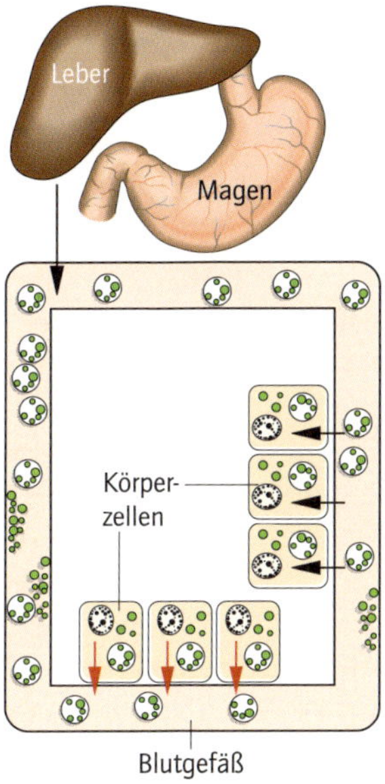

Die Leber stellt Cholesterin her, ein geringer Teil stammt aus der Nahrung.

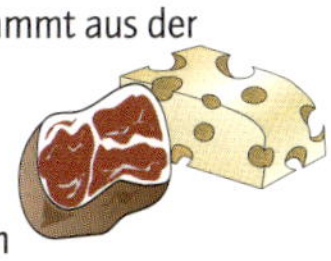

Die Leber gibt Cholesterin in Form von VLDL ans Blut ab.

VLDL wird in LDL verwandelt.

LDL kann Cholesterin an Körperzellen abgeben.

Wenn die LDL-Moleküle zu viel Cholesterin haben, laden sie es an die Innenwände der Gefäße ab (Koronargefäßverengungen, Herzinfarkt).

▸2 Cholesterinarme Diät

Nahrungsmittel	Empfehlenswert	Weniger empfehlenswert
Obst, Gemüse	frisches Gemüse und Tiefkühlgemüse in Wasser gekocht, Obst	Obstsorten mit hohem Zucker- und Kaloriengehalt wie Weintrauben
Kartoffeln, Teigwaren	Kartoffeln, Reis, Nudeln (ohne Ei), ohne Fett zubereitet	Pommes frites, Kroketten, Bratkartoffeln, Reibekuchen, Kartoffelchips
Salate	Rohkostsalat	Salate mit Mayonnaise, fast alle Fleisch-, Fisch-, Nudel-, Kartoffelsalate
Brot	normale Brotsorten, Vollkornprodukte	stark fetthaltiges Gebäck (Croissants, Schinkenhörnchen, Blätterteigtaschen)
Kuchen, Süßwaren	fettarme Teige ohne Ei	Ei- und stark fetthaltige Teige (Biskuit, Blätterteig, Nuss-Nugat-Creme)
Käse	Magerquark, Käse bis 30 % i. Tr.	fetter Käse
Fette	Margarinen mit hohem Anteil ungesättigter Fettsäuren, Oliven-, Sonnenblumen-, Soja-, Keim-, Distelöl	Butter, Schmalz, Speck, Kokos- oder Palmkernfett, Mayonnaise
Eier	Eiweiß	Eigelb
Milchprodukte	fettarme Milch und Milchprodukte	Vollmilch, Vollmilchprodukte, Sahne, Crème fraîche
Fleisch, Geflügel	mageres Rind-, Kalb- und (eingeschränkt) Schweinefleisch, Huhn, Hähnchen, Pute (ohne Haut)	fettes Fleisch, Ente, Gans, Innereien
Fisch	Kabeljau, Seelachs, Schellfisch, Scholle, Rotbarsch, Lachs	Aal, Bückling, Fischkonserven in Öl, Fischstäbchen
Wurst	magerer Schinken, Geflügelwurst	alle üblichen Wurstsorten (Salami, Mettwurst, Mortadella)

Körpergewicht

Das Körpergewicht eines Menschen schwankt in erster Linie mit der Masse seiner Fettdepots. Um dieses Depot und somit das Körpergewicht konstant zu halten, müssen Nahrungsaufnahme und Energieverbrauch präzise aufeinander abgestimmt sein.

Der tägliche Energiebedarf hängt von vielen Faktoren ab und ist bei jedem Menschen anders. Er richtet sich u. a. nach Geschlecht, Alter, Größe, Gewicht und nach der körperlichen Aktivität. Wird über einen längeren Zeitraum mehr oder weniger Nahrung aufgenommen, als Energie verbraucht wird, ändert sich das Körpergewicht.

Normalgewicht und Übergewicht

Ob jemand normalgewichtig ist, lässt sich leicht errechnen: entweder durch die **Broca-Formel** oder durch den **Bodymass-Index**, wobei aber bei sehr kleinen oder sehr großen Menschen der Bodymass-Index aussagekräftiger ist. Denn bei diesen Personen ergibt sich durch die Broca-Formel oft ein zu geringes bzw. zu hohes Normalgewicht. Nach der Broca-Formel (Abb. 1) erhält man das Normalgewicht, wenn man von der Körpergröße in Zentimetern die Zahl 100 abzieht. Das **Idealgewicht** nach Broca, das lange Zeit als besonders förderlich für die Gesundheit galt, erhalten Frauen, wenn sie von ihrem Normalgewicht noch einmal 15%, Männer, wenn sie 10 % von ihrem Normalgewicht abziehen. Allerdings legen heute Untersuchungen nahe, dass Menschen mit Normalgewicht gesünder leben. Übergewichtig sind nach der Broca-Formel all diejenigen, deren Körpergewicht 10 % über dem Normalgewicht liegt.

Zur Berechnung des Bodymass-Index nimmt man seine Körpergröße in Metern (z. B. 1,70 m) und multipliziert sie mit sich selbst (z. B. 1,7 m x 1,7 m = 2,89 m^2). Durch diese Zahl teilt man sein Körpergewicht in Kilogramm (bei 70 kg: 70 kg : 2,89 m^2 = 24,2 kg/m^2). Diese Zahl ergibt den Bodymass-Index. Liegt er zwischen 20 und 25 kg/m^2, ist man normalgewichtig, bei einer Zahl unter 20 kg/m^2 besteht Untergewicht, zwischen 25 und 30 kg/m^2 besteht Übergewicht, über 30 kg/m^2 behandlungsbedürftiges Übergewicht (Abb. 2).

Allerdings darf man diese Skalen nicht zu streng bewerten; so bedeutet eine geringfügige Überschreitung des Normalgewichts noch nicht zwingend, dass die Gesundheit gefährdet ist – so haben manche Menschen einen stabileren Knochenbau und sind deshalb schwerer, obwohl ihr Körper weniger Fettanteile besitzt als der Normalgewichtige. Zudem spielt auch die Verteilung des Körperfetts eine Rolle, wenn es darum geht, ob eine gesundheitliche Gefährdung vorliegt. So verteilt sich das Fett bei manchen Menschen vornehmlich um den Bauch **(Apfeltyp)**, bei anderen vor allem um Hüften und Oberschenkel **(Birnentyp)**. Übergewichtige, die zum Apfeltyp gehören (Taillenumfang : Hüftumfang >1), erkranken wissenschaftlichen Studien zufolge z. B. eher an Herzkrankheiten und leiden häufiger unter Bluthochdruck. Bei Übergewichtigen vom Birnentyp konnte kein erhöhtes Risiko festgestellt werden. Mithilfe eines Messgeräts (Abb. 3) lässt sich die Fettverteilung des Körpers relativ einfach feststellen. Übergewicht, das mehr als 15 % über dem Normalgewicht liegt, gefährdet jedoch ganz allgemein die Gesundheit: Die Gelenke verschleißen aufgrund des hohen Körpergewichts schneller, das Risiko für Arteriosklerose und Herzerkrankungen steigt.

Die meisten Diäten, die eine rasche Gewichtsabnahme versprechen, nützen für eine dauerhafte Gewichtsreduzierung nicht viel, da das verlorene Gewicht oft schnell wieder zugenommen wird. Sinnvoller ist es, die Ernährung umzustellen und über längere Zeit die Energiezufuhr einzuschränken, ohne dabei zu hungern oder dem Körper wichtige Nährstoffe vorzuenthalten. Diese Ernährungsweise sollte auch nach der Gewichtsabnahme beibehalten werden, jedoch mit erhöhter Kalorienzufuhr (2200–2500 kcal pro Tag bei leichter körperlicher Arbeit).

Untergewicht

Manche Menschen sind von Natur aus leicht untergewichtig, andere versuchen durch ständige Diäten ihr Gewicht modischen Idealen anzupassen. Bei einigen Personen, vor allem Frauen, kann das so weit führen, dass sie eine **Magersucht** (Anorexia nervosa) oder eine **Bulimie** (Ess-Brech-Sucht) entwickeln. Allerdings liegen diesen **Essstörungen** in der Regel noch weitere psychische Ursachen (z. B. geringes Selbstwertgefühl, übermäßiges Leistungsdenken) zugrunde. Magersucht äußert sich in erster Linie durch starke Gewichtsabnahme infolge weitgehenden Verzichts auf Nahrung, oft kombiniert mit exzessivem sportlichem Training. Bei der Bulimie wechseln sich Heißhungerattacken mit anschließendem Erbrechen ab. Bulimie wie auch Magersucht ziehen körperliche Schäden nach sich (Herz-Kreislauf-Probleme, Schädigung der Nieren). Die Behandlung besteht in der Regel in einer Psychotherapie, kombiniert mit der Therapie der körperlichen Symptome.

▸ 1 Broca-Formel

Normalgewicht (in kg) = Körperlänge (in cm) -100

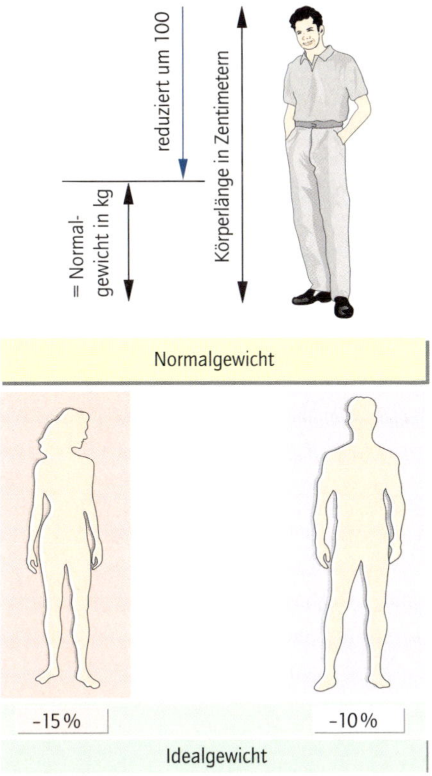

▸ 2 Bodymass-Index

- Zur Ermittlung des Bodymass-Index (BMI) wird die Größe (Linie 1) mit dem Gewicht (Linie 3) verbunden. Am Schnittpunkt mit der Linie 2 kann der BMI abgelesen werden.

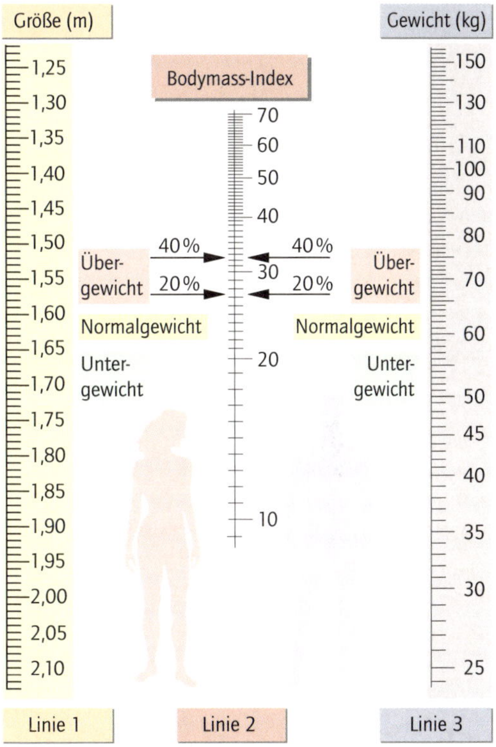

- Bewertung der unterschiedlichen Bodymass-Indizes.

Bodymass-Index (BMI)	
Untergewicht	BMI < 20 kg/m²
normal	BMI 20–25 kg/m²
Übergewicht	BMI > 25 kg/m²
behandlungs-bedürftiges Übergewicht	BMI > 30 kg/m² oder BMI 25–30 kg/m² und zusätzliche Risikofaktoren (z. B. durch Übergewicht hervorgerufene oder sich verschlimmernde Erkrankungen) oder psychischer Leidensdruck

Gewichtsregulierung

Entscheidend bei der Regulierung des Körpergewichts ist der Auf- bzw. Abbau des Fettdepots. Eine zentrale Rolle spielt hierbei das von den Fettzellen freigesetzte Proteohormon Leptin. Seine Plasmakonzentration steigt mit der Fettzellmasse. Leptin bindet sich an Leptinrezeptoren des Hypothalamus und bewirkt dort die Ausschüttung von Substanzen, die den Abbau von Fettdepots fördern und eine Steigerung des Energieumsatzes auslösen. Zudem hemmt Leptin im Hypothalamus die Freisetzung von Substanzen, die Hunger und Appetit steigern und den Energieverbrauch herabsetzen.

Eiweißstoffwechsel

Eiweiße (Proteine) sind die Grundbausteine des Körpers, aus denen sich die verschiedenen Gewebe größtenteils zusammensetzen. Ein Protein besteht aus einer Vielzahl von Molekülen, den Aminosäuren.

Von den 20 verschiedenen **Aminosäuren**, die im menschlichen Organismus am Aufbau der körpereigenen **Proteine** und an der Bildung von Stoffen wie den Enzymen und Hormonen mitwirken, können nur zwölf vom Organismus selbst hergestellt werden, die restlichen acht **(essenzielle Aminosäuren)** müssen über die Nahrung aufgenommen werden. Diese essenziellen Aminosäuren heißen **Isoleucin, Leucin, Lysin, Methionin, Phenylalanin, Threonin, Trypthophan** und **Valin**. Die mit der Nahrung zugeführten Eiweiße werden vom Verdauungstrakt in Aminosäuren gespalten, damit sie die Darmwand passieren und ins Blut gelangen können (‣ S. 178). Von dort werden sie an die Körperzellen verteilt. Unter bestimmten Bedingungen verwenden die Körperzellen Proteine nicht nur für den Aufbau von Gewebe und körpereigenen Stoffen, sondern auch zur Energieerzeugung.

Stoffwechselerkrankung Phenylketonurie

Die Phenylketonurie, auch Fölling-Krankheit genannt, ist eine erbliche Erkrankung des Eiweißstoffwechsels. Eines von 6000–10 000 Neugeborenen ist davon betroffen. Diese Kinder können die Aminosäure Phenylalanin nicht abbauen, sie reichert sich deshalb im Blut an. Dort geht die Aminosäure Verbindungen mit anderen Stoffen ein, die in größeren Mengen eine normale Entwicklung des zentralen Nervensystems verhindern. Als Folge bleiben die betroffenen Kinder in ihrer geistigen Entwicklung zurück, auch schwerwiegende geistige Behinderungen können sich einstellen. Die Phenylketonurie kann jedoch relativ problemlos mit einer von Phenylalanin freien Diät behandelt werden, die mindestens bis zum 15. Lebensjahr eingehalten werden muss. Die Krankheit wird heute in der Regel schon kurz nach der Geburt durch einen Bluttest, den **Guthrie-Test**, entdeckt.

Purinstoffwechsel

Purine sind Stoffe, die in Form der **Purinbasen Adenin** und **Guanin** ein wichtiger Bestandteil des Erbguts, genauer der Nukleinsäuren DNA und RNA, sind (‣ S. 16). Die Nukleinsäuren unterliegen einem ständigen Auf- und Abbau – schließlich sterben ständig Körperzellen ab und es bilden sich neue. So werden auch ständig Purinbasen freigesetzt – manche von ihnen werden wieder verwertet, andere werden vom Körper zu **Harnsäure**, einem Stoffwechselabbauprodukt, umgewandelt (endogene Harnsäuresynthese). Die Harnsäure kann vom Organismus nicht abgebaut werden, sie wird allerdings vor allem mit dem von den Nieren produzierten Urin, zum Teil auch über den Darm ausgeschieden. Außerdem nehmen wir Purine mit der Nahrung auf (exogene Purinzufuhr), die ebenfalls zum Teil in Harnsäure umgewandelt und dann ausgeschieden werden (Abb. 1).

Bei der Stoffwechselerkrankung **Gicht** kann die vom Körper aus den Nukleinsäuren und den Purinen aus der Nahrung hergestellte Harnsäure nicht in ausreichender Menge mit dem Urin ausgeschieden werden. Die Folge: Die Harnsäurekonzentration im Körper steigt. Ab einem Harnsäuregehalt von ca. 9 mg pro 100 ml Blut kommt es zur Auskristallisierung der Harnsäure. Unter Umständen setzen sich die Harnsäurekristalle in der Gelenkflüssigkeit ab und rufen eine Entzündung der Gelenkinnenhaut hervor. Diese Entzündung, die als **akuter Gichtanfall** bezeichnet wird, äußert sich mit heftigen Schmerzen, das Gelenk schwillt an, rötet sich und wird warm. Wird der Gichtanfall nicht behandelt, kann er sich längere Zeit hinziehen. Bei dem betroffenen Gelenk handelt es sich in den meisten Fällen um das Gelenk eines großen Zehs, aber auch das Sprunggelenk sowie die Fingergelenke sind häufiger betroffen. Unbehandelt kann es zur chronischen Form der Gicht kommen, die mit einer Zerstörung des Gelenkknorpels, der Knochen und der Sehnen einhergeht – u. a. können Hände und Füße betroffen sein, deren Gelenke sich auch versteifen können. Außerdem lagern sich Harnsäurekristalle in den Gelenken, aber auch in Weichteilen ab, die als Gichtknoten oder **Gichttophi** bezeichnet werden. In den Nieren können sich ebenfalls Harnsäurekristalle ablagern und zu einer Schädigung der Nieren **(Gichtnephropathie)** führen. Die Veranlagung für Gicht ist erblich – Männer sind häufiger von ihr betroffen als Frauen.

Die Behandlung des akuten Gichtanfalls erfolgt mit schmerzlindernden Medikamenten. Vorbeugend werden meist Medikamente verabreicht, die die Harnsäureproduktion hemmen. Gleichzeitig sollten Gichtkranke auf ihre Ernährung achten und purinreiche Lebensmittel (Abb. 3) weitgehend meiden, um zu verhindern, dass der Körper zu viel Harnsäure herstellt. Von Alkohol ist ebenfalls abzuraten, er hemmt die Harnsäureausscheidung und kann dadurch Gichtanfälle auslösen.

▸1 Harnsäuresynthese

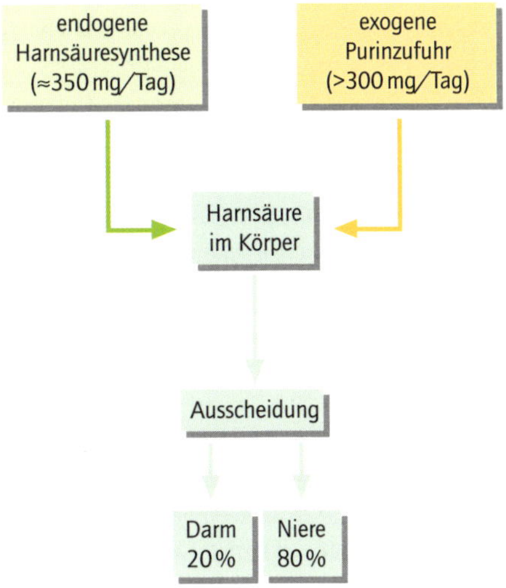

▸2 Puringehalt als Harnsäure in Lebensmitteln

Lebensmittel	Harnsäure (mg/100 g)	Harnsäure (mg/Portion)
Rindfleisch, roh	140	210 (150 g)
Schweinefleisch, roh	150	225 (150 g)
Kalbfleisch, roh	150	225 (150 g)
Kalbsbries, roh	900	900 (100 g)
Kalbsleber, roh	240	300 (125 g)
Lammfleisch	140	140 (100 g)
Rehfleisch	150	225 (150 g)
Huhn, gegrillt	230	345 (150 g)
Corned Beef	60	75 (125 g)
Schinken, gekocht	130	130 (100 g)
Forelle, ohne Haut	150	225 (150 g)
Sardellen, Konserve	260	52 (20 g)
Thunfisch, in Öl	180	90 (50 g)
Vollmilch	0	0
Camembert, 45 % F. i. Tr.	30	15 (50 g)
Emmentaler, 45 % F. i. Tr.	10	3 (30 g)
Vollei	5	3 (60 g)
Butter	0	0
Margarine	0	0
Kartoffeln, roh	15	23 (150 g)
Kartoffeln, gekocht	15	23 (150 g)
Spinat	50	100 (200 g)
Spargel	25	50 (200 g)
Blumenkohl	45	68 (150 g)
Erbsen, grün	150	225 (150 g)
Bohnen, grün	42	63 (150 g)
Linsen	160	40 (25 g)
Feldsalat	24	7 (30 g)
Kopfsalat	10	3 (30 g)
Äpfel	15	15 (100 g)
Bananen	25	25 (100 g)
Haselnüsse	40	8 (20 g)
Leinsamenbrot	45	18 (40 g)
Mischbrot	84	42 (50 g)
Brötchen, Weißbrot	70	31 (45 g)
Reis, gekocht	50	75 (150 g)
Nudeln, gekocht	30	45 (150 g)
Vollmilchschokolade	60	18 (30 g)
Marzipan	50	15 (30 g)
Kaffee, Tee	0	0
Bier	15	75 (500 ml)
Weißwein, Rotwein	0	0

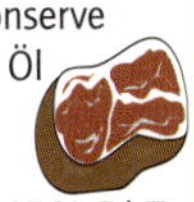
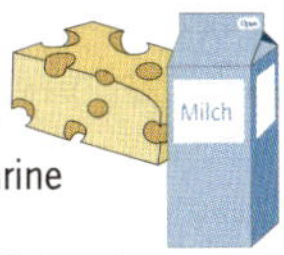

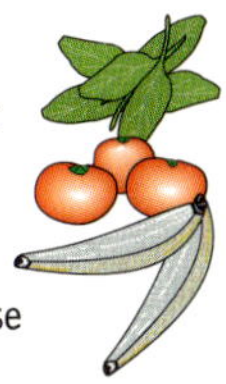
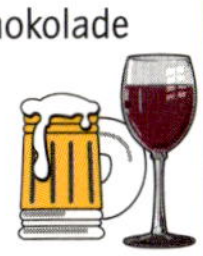

Proteinbilanz

Bei einer eiweißfreien, aber energetisch ausreichenden Ernährung verliert der menschliche Körper 13–17 g Eiweiß am Tag (absolutes Proteinminimum). Das Bilanzminimum (die für das Überleben notwendige Mindestmenge) beträgt 30–40 g Eiweiß täglich, es ermöglicht jedoch keine normale körperliche Leistung. Um den Körper optimal zu versorgen, werden etwa 70 g Proteine am Tag gebraucht (funktionelles Proteinminimum). Davon sollten mindestens ein Drittel tierische Proteine sein, da diese durch die essenziellen Aminosäuren vom menschlichen Organismus zu 80–100 % verwertet werden können – pflanzliche Proteine können dagegen nur zu 40–70 % verwertet werden. Bei schwerer körperlicher Arbeit, bei Erkrankung oder während einer Schwangerschaft verdoppelt sich der Eiweißbedarf.

Vitaminstoffwechsel

Bei den Vitaminen handelt es sich um Moleküle, die in Nahrungsmitteln enthalten sind bzw. zum Teil vom Körper selbst hergestellt werden können.

Die meisten Vitamine müssen jedoch mit der Nahrung aufgenommen werden, da sie unerlässlich für zahlreiche körperliche Funktionen sind. Ohne eine ausreichende Vitaminzufuhr kommt es teilweise zu lebensgefährlichen Erkrankungen.

Fett- und wasserlösliche Vitamine

Die Vitamine unterteilen sich in Verbindungen, die entweder in Wasser oder in Fett löslich sind. Zu den fettlöslichen Vitaminen gehören die Vitamine A, D, E und K. Damit diese Vitamine vom Körper aufgenommen werden können, muss in der Nahrung zusätzlich Fett enthalten sein. Die restlichen Vitamine sind wasserlöslich, können vom Darm sehr leicht ins Blut übertreten und werden bei Überschuss mit dem Urin ausgeschieden.

Vitamine und ihre Funktion

Jedes Vitamin erfüllt eine ganz besondere Funktion im menschlichen Körper, die in der Regel kein anderer Stoff ausüben kann (Abb. 1).

Unter der Bezeichnung **Vitamin A**, auch Retinol genannt, werden verschiedene Substanzen zusammengefasst. Dazu gehört das **Betakarotin**, ein Farbstoff, der in pflanzlichen Nahrungsmitteln vorkommt. Aus dieser Substanz kann der Körper Vitamin A herstellen, weshalb es auch **Provitamin A** genannt wird. In zu hohen Dosen kann Vitamin A in der Schwangerschaft Missbildungen beim ungeborenen Kind hervorrufen. Vitamin A wird für das Dämmerungssehen sowie den Aufbau von Haut und Schleimhäuten benötigt. Bei einem Mangel kommt es zu Nachtblindheit und trockener, schuppender Haut. Betakarotin wirkt als Oxidationsschutz auf die Körperzellen und beugt möglicherweise Krankheiten wie Krebs vor.

Vitamin D (Calciferol), ein fettlösliches Vitamin, besitzt Hormonwirkung. Es wird von der Haut unter Einwirkung des Sonnenlichts hergestellt und sorgt im Darm dafür, dass Kalzium, das für die Knochen wichtig ist, aus der Nahrung verwertet werden kann.

Vitamin E (Tokopherol) ist fettlöslich und kommt nur in pflanzlichen Nahrungsmitteln vor. Es zählt zu den Vitaminen, die die Zellen vor der schädlichen Oxidation schützen. Studien zufolge beugt es Arteriosklerose vor.

Vitamin K (fettlöslich) wird von den Darmbakterien hergestellt und ist an der Herstellung von Blutgerinnungsfaktoren beteiligt. Bei Vitamin K-Mangel kann es zu schwer zu stoppenden Blutungen kommen.

Zu den wasserlöslichen B-Vitaminen gehören die Vitamine B_1, B_2, Niazin, B_6, B_{12}, Folsäure, Pantothensäure und Biotin. **Vitamin B_1** (Thiamin) spielt eine wichtige Rolle im Kohlenhydratstoffwechsel und ist am Aufbau des Neurotransmitters Acetylcholin beteiligt, der Informationen von Nerven- zu Muskelzellen weiterleitet. Bei einem Mangel kommt es u. a. zu Muskelschwäche und die Konzentrationsfähigkeit lässt nach. Fehlen neben Thiamin noch weitere B-Vitamine, tritt Beriberi auf, eine Krankheit, die sich neben anderem mit Nervenentzündungen äußert. **Vitamin B_2** (Riboflavin) ist für die Energiegewinnung in den Körperzellen unerlässlich. Ein Mangel zeigt sich durch Hautentzündungen, Blutarmut und Entzündung der Augenhornhaut. **Niazin** ist die Bezeichnung für die Nikotinsäure und einen ihrer Abkömmlinge, das **Nikotinsäureamid**. Es ist an der Energieerzeugung durch die Körperzellen beteiligt und kann bei einer zu geringen Niazinzufuhr vom Körper aus der Aminosäure Tryptophan hergestellt werden. Ein Mangel an Niazin zeigt sich mit der Krankheit Pellagra, bei der es zu Hautentzündungen, Durchfall und geistigem Verfall kommt. **Vitamin B_6** (Pyridoxin) ist für den Eiweißstoffwechsel unerlässlich. Bei einem Mangel kommt es zu Hautentzündungen, auch epilepsieartige Krämpfe und Depressionen können auftreten. **Vitamin B_{12}** (Cobalamin) ist an der Blutbildung sowie dem Aufbau des Erbguts beteiligt, bei einem Mangel kommt es zu einer Form der Blutarmut, der perniziösen Anämie. Zur Verwertung von Cobalamin wird der vom Magen produzierte **Intrinsic factor** benötigt. **Folsäure** ist an der Blutbildung und am Aufbau des Erbguts beteiligt; bei einem Mangel während der drei ersten Schwangerschaftsmonate kann es zu Fehlbildungen beim Embryo kommen. Die **Pantothensäure** ist u. a. an der Herstellung von Cholesterin und Gallensäuren beteiligt und für den Stoffwechsel bedeutend. **Biotin**, das in der Nahrung vorkommt und von Darmbakterien hergestellt wird, ist für den Aufbau der Haut wichtig; es ist am Fettstoffwechsel an der Speicherung von Glukose in Form von Glykogen beteiligt.

Das wasserlösliche **Vitamin C** (Askorbinsäure) schützt die Zellen vor Oxidation (und möglicherweise vor einer krebsigen Entartung), es ist an der Wundheilung, am Aufbau von Hormonen sowie am Eiweißstoffwechsel beteiligt und stärkt vermutlich das Immunsystem.

▸1 Fett- und wasserlösliche Vitamine

	Vitamin	Funktion	Vorkommen	Mangelerscheinung	Empfohlene tägl. Zufuhr
fettlöslich	Vitamin A (Retinol)	Einfluss auf den Sehvorgang, Eiweißstoffwechsel	Gemüse, Innereien, Fischöl, Milch 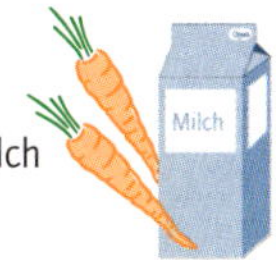	Nachtblindheit	1–1,5 mg
	Vitamin D (Calciferol)	Knochenbildung, Aufnahme von Kalzium und Phosphaten	Fisch, Eier 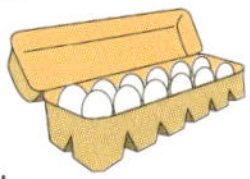	Rachitis	50 µg
	Vitamin E (Tokopherol)	Schutz der Nahrungs- und Körperfette	Fette, Öle		ca. 15 mg
	Vitamin K	Förderung der Blutgerinnung	Gemüse 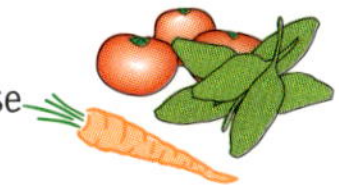	Störung der Blutgerinnung	80 µg
wasserlöslich	Vitamin B_1 (Thiamin)	Einfluss auf Abbau der Kohlenhydrate, Herzfunktion und Nerventätigkeit	Getreide, Fleisch, Leber, Hefe, Hülsenfrüchte	Beriberi (z. B. Polyneuritis)	1–2 mg
	Vitamin B_2 (Riboflavin)	Einfluss auf den gesamten Stoffwechsel und die Hormonproduktion	Milch, Hefe, Getreide, Leber 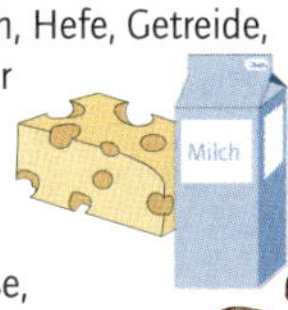	Anämie, Dermatitis, Keratitis	1,5–2 mg
	Niazin	zentrale Stellung im Stoffwechsel, Leberfunktion	Nüsse, Innereien, Milchprodukte 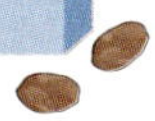	Pellagra	15–20 mg
	Vitamin B_6 (Pyridoxin)	Einfluss auf den Stoffwechsel	Getreide, Hefe, Gemüse, Ei, Fleisch, Innereien	neurologische Störungen	2 mg
	Vitamin B_{12} (Cobalamin)	Bildung der roten Blutkörperchen, Einfluss auf den Eiweißstoffwechsel	Fleisch, Innereien 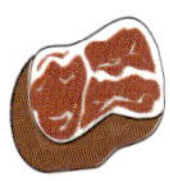	perniziöse Anämie	5–10 µg
	Folsäure	Aufbau von Nukleinsäuren und roten Blutkörperchen	Gemüse, Obst 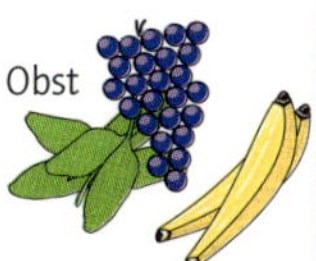	makrozytäre Anämie	300 µg
	Pantothensäure	Herstellung von Cholesterin und Gallensäure	Milch, Fleisch, Fisch, Eier 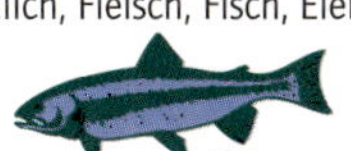		10 mg
	Vitamin H (Biotin)	Beteiligung am Stoffwechsel, Aufbau der Haut	Getreide, Gemüse, Fisch 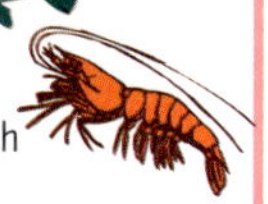	Dermatitis	2 mg
	Vitamin C (Askorbinsäure)	Beteiligung am Aufbau von Bindegewebe, Hormonen und Wundheilung	Kartoffeln, Gemüse, Obst 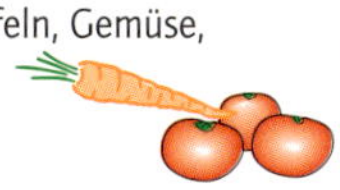	Infektionsanfälligkeit, Skorbut	75 mg

Mineralstoffwechsel

Zu den Stoffen, die mit der Nahrung aufgenommen werden müssen, weil der Organismus sie nicht selbst herstellen kann, zählen neben den Vitaminen die Mineralstoffe. Diese werden in die Mengen- und die Spurenelemente eingeteilt – von Ersteren benötigt der Körper relativ große, von der zweiten Gruppe nur sehr geringe Mengen.

Mineralstoffe

Die für den Körper wichtigen **Mengenelemente** sind **Kalzium, Phosphor, Natrium, Kalium, Chlor** und **Schwefel** (Abb. 1).

Kalzium ist wichtig für den Aufbau von Knochen und Zähnen und für die Reaktionsfähigkeit von Nerven- und Muskelzellen; außerdem ist es an der Blutgerinnung beteiligt. Wird nicht genug Kalzium mit der Nahrung aufgenommen, entzieht es der Organismus den Knochen, um vor allem die Versorgung von Nerven und Muskeln sicherzustellen. Vor allem bei Frauen nach den Wechseljahren kann es zu Knochenschwund kommen, wenn sie nicht genug Kalzium mit der Nahrung aufnehmen. Damit Kalzium vom Darm resorbiert werden kann, muss genug Vitamin D (▸ S. 156) zur Verfügung stehen.

Phosphor wird ebenfalls für den Knochenaufbau benötigt, aber auch für die Zellteilung – denn Phosphor ist Bestandteil der Nukleinsäuren, die das Erbgut tragen. An Phosphor herrscht bei einer normalen Ernährung kein Mangel, die meisten nehmen sogar zu viel Phosphor mit der Nahrung zu sich. Ist die Aufnahme von Kalzium und Phosphor nicht in etwa ausgewogen, sondern übersteigt die Phosphat- die Kalziumzufuhr, können die Knochen an Festigkeit verlieren.

Natrium ist neben Chlor (in Form von Chlorid) in Kochsalz (Natriumchlorid) enthalten. Es bindet Wasser in den Zellen und ist wichtig, damit Nerven- und Muskelzellen auf Reize reagieren können. Chlor ist auch am Wasserhaushalt der Zellen beteiligt. Oft wird zu viel von diesen Stoffen aufgenommen, was Bluthochdruck fördert.

Kalium ist für die Entwässerung der Zellen und damit für den Abtransport von Abbauprodukten aus den Zellen zuständig; außerdem ist es daran beteiligt, dass Nerven auf Reize reagieren und Muskeln sich zusammenziehen können. In der Regel wird der Kaliumbedarf über die Ernährung problemlos gedeckt. Ein Kaliummangel macht sich u. a. durch Muskelschwäche und Abgeschlagenheit bemerkbar.

Magnesium ist wie Kalzium und Phosphor Bestandteil der Knochen; außerdem wird es für den Aufbau vieler Enzyme benötigt. Zu einem Magnesiummangel kann es kommen, wenn die Ernährung sehr fett- oder eiweißreich ist. Er macht sich in erster Linie durch Muskelkrämpfe bemerkbar.

Schwefel ist für den Aufbau körpereigener Eiweiße unerlässlich.

Zu den wichtigsten **Spurenelementen** gehört **Eisen**, das zur Blutbildung benötigt wird. Bei Eisenmangel kommt es zur Blutarmut, denn es können nur geringe Mengen des Blutfarbstoffs Hämoglobin hergestellt werden, da für dessen Aufbau Eisen benötigt wird. Hämoglobin ist die Substanz, die den Sauerstoff zu den Körperzellen transportiert. **Jod** ist für die Schilddrüsenfunktion unerlässlich (▸ S. 268). Bei einem Mangel kommt es zur Bildung eines Kropfs. Fluor (in Form von Fluorid) wird für den Aufbau von Knochen und Zähnen benötigt; bei Fluoridmangel entwickelt sich Karies. **Zink** und **Kupfer**, aber auch **Mangan, Selen, Chrom** und **Molybdän** sind am Aufbau von Enzymen beteiligt. **Kobalt** ist für die Blutbildung notwendig – es wird in ausreichenden Mengen aufgenommen, wenn genug Vitamin B_{12} in der Nahrung enthalten ist, denn Kobalt ist Teil dieses Vitamins.

Ballaststoffe

Ballaststoffe sind für den menschlichen Organismus unverdauliche Nahrungsbestandteile, die meist in pflanzlichen Nahrungsmitteln vorkommen. Dazu gehört u. a. **Zellulose**. Obwohl sie vom Körper wieder ausgeschieden werden, erfüllen sie doch wichtige Funktionen: Sie füllen den Magen, machen satt und sie binden im Darm Wasser, beginnen zu quellen und sorgen dafür, dass der Darm gut gefüllt wird (Abb. 2). Dadurch wird der Nahrungsbrei rascher durch den Darm transportiert und einer Verstopfung wird vorgebeugt. Außerdem können Schadstoffe, die im Nahrungsbrei enthalten sind, durch die beschleunigte Darmpassage kürzere Zeit auf die Darmwände einwirken. Auf diese Weise wird auch das Darmkrebsrisiko gesenkt. Zu den Nahrungsmitteln, die reich an Ballaststoffen sind, gehören Vollkornprodukte, Gemüse, Salat, Obst und Kartoffeln. Wer es nicht gewöhnt ist, Ballaststoffe zu sich zu nehmen, leidet möglicherweise zunächst unter Blähungen. Denn Bakterien im Dickdarm verwerten noch einen Teil der unverdauten Nahrungsbestandteile, wobei Darmgase entstehen. Nach einiger Zeit hat sich der Körper jedoch an die vermehrte Ballaststoffzufuhr gewöhnt.

▸ 1 Lebensnotwendige Mineralstoffe

	Element	Körperbestand	Vorkommen (Nahrungsmittel mit besonders hohem Gehalt)	Mangelerscheinung	Empfohlene tägl. Zufuhr
Mineralstoffe (Mengenelemente)	Kalzium	1250 g	Milch, Milchprodukte, Gemüse (besonders Grünkohl, Brokkoli), Vollkorngetreide, Hülsenfrüchte	Störungen im Knochenbau, Muskelkrämpfe	0,8–1 g
	Phosphor	700 g	Milch, Milchprodukte, Getreide, Fleisch, Fleischwaren, Backpulver		1,2–1,5 g
	Natrium	100 g	Kochsalz, Brot, Backwaren, Käse, Wurstwaren		550 mg
	Chlor	100 g	Kochsalz, Fleisch, Wurst		
	Kalium	140 g		neuromuskuläre Symptome	2 g
	Magnesium	35 g	Gemüse, Fleisch, Milch, Hülsenfrüchte, Beerenobst, Bananen		300–350 mg
	Schwefel	200 g	tierisches Protein		
Spurenelemente	Eisen	4–5 g	Brot, Fleisch, Gemüse, Wurstwaren, Hülsenfrüchte	hypochrome Anämie	10–15 mg
	Jod	10 mg	Seefisch (Schellfisch, Scholle, Seelachs, Kabeljau), Muscheln, Milch, Eier	Struma (sehr häufig), Schilddrüsenunterfunktion (seltener)	180–200 µg
	Fluor	2–6 g	Trinkwasser, Lachs	Karies	1,5–4 mg
	Zink	2 g	Innereien, Muskelfleisch, Getreide, Milchprodukte, Schalentiere	Wachstumsstörungen, Haarausfall, verzögerte Wundheilung	12–15 mg
	Kupfer	80–100 mg	Innereien, Brot, Pilze, Hülsenfrüchte, Nüsse	mikrozytäre Anämie, Wachstumsstörungen	1,5–3 mg
	Mangan	10–40 mg	Getreide, Hülsenfrüchte, Gemüse (Wirsing, Spinat, Grünkohl), Beerenobst, Schwarztee		2–5 mg
	Selen	10–15 mg	Eigelb, Fleisch, Geflügel, Getreide	Störungen des Immunsystems	20–100 µg
	Chrom	6 mg	Fleisch, Käse, Vollkornprodukte		
	Molybdän	20 mg	Fleisch, Milch, Gemüse		
	Kobalt	2 mg	Vitamin B_{12}	makrozytäre Anämie	

▸ 2 Wirkung von Ballaststoffen

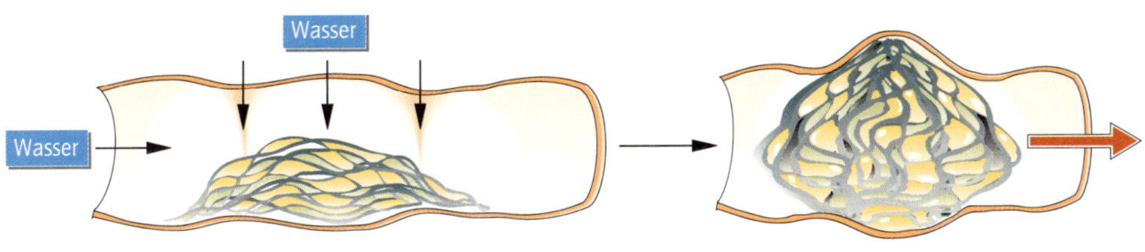

Ballaststoffe lassen den Nahrungsbrei quellen — Sie beschleunigen die Darmpassage

Verdauungstrakt

Allen Zellen des menschlichen Körpers muss Energie in Form von Nahrung zugeführt werden, damit sie ihre Aufgaben erfüllen können.

Die Nahrung muss so zerkleinert **(mechanische Verdauung)** und durch Verdauungssäfte in kleinste Bestandteile aufgespalten werden **(chemische Verdauung)**, dass sie durch die Darmwände ins Blut gelangen und von den Zellen verwertet werden kann. Stoffe aus der Nahrung, die die Darmwände nicht passieren können, werden wieder ausgeschieden. Diese Aufgaben übernehmen der Verdauungstrakt und Organe, die zur Verdauung benötigte Stoffe herstellen, aber nicht zum Verdauungstrakt gehören (z. B. Leber).

Abschnitte des Verdauungstrakts

Zum Verdauungstrakt gehören die miteinander verbundenen Organe, die die Nahrung bzw. den Nahrungsbrei und die Reststoffe (den Stuhl) durch den Körper schleusen. Der Verdauungstrakt beginnt mit der Mundhöhle, an die sich die **Speiseröhre** und der **Magen** anschließen. Vom Magen gelangt der Nahrungsbrei in den **Zwölffingerdarm**, der den ersten Abschnitt des **Dünndarms** bildet. An den Dünndarm schließt sich der **Dickdarm** mit dem **Mastdarm** (Rectum) und dem **After** an (Abb. 1). Beteiligt sind an der Verdauung zudem **Mundspeicheldrüsen**, **Bauchspeicheldrüse**, **Leber** und **Gallenblase**. Diese Organe stellen Substanzen her, die in den Verdauungstrakt geleitet werden und für die Aufspaltung der Nahrung wichtig sind.

Die Muskeln der Organe des Verdauungstrakts ziehen sich ständig unwillkürlich zusammen und durchmischen und zerkleinern so den Speisebrei. Da diese Kontraktionen wellenartig verlaufen **(Peristaltik)**, befördern sie den Speisebrei durch den Verdauungstrakt.

Zur Verdauung wird viel Flüssigkeit benötigt, denn der Speisebrei kann durch die Beimischung von Flüssigkeit u. a. besser transportiert werden. Insgesamt werden pro Tag ca. 9 l Flüssigkeit vom Verdauungstrakt umgesetzt. Davon werden etwa 2 l über Getränke und Nahrung aufgenommen, 2 l werden von den Mundspeicheldrüsen ausgeschüttet, der Rest wird von Magen, Leber, Bauchspeicheldrüse und Dünndarm freigesetzt. Allerdings wird der Großteil der Flüssigkeit durch Dünn- und Dickdarm wieder aufgenommen, nur ein kleiner Teil wird über den Stuhl ausgeschieden.

Aufbau des Verdauungskanals

Die Wände aller Organe des Verdauungstrakts sind, mit geringen Unterschieden, ähnlich aufgebaut (Abb. 2). Die innere Wandschicht **(Mukosa)** ist eine etwas aufgefaltete Schleimhautschicht, die kleine Ausstülpungen **(Zotten)** bildet. Dieser Aufbau aus Falten und Zotten dient der Oberflächenvergrößerung. Vor allem im Dünndarm sind viele Falten und Zotten zu finden, in den anderen Organen wenige, in der Speiseröhre keine. Die Mukosa besteht u. a. aus glatter Muskulatur, die nicht willentlich beeinflusst werden kann. An diese Schicht schließt sich die **Submukosa**, eine dünne Schicht aus Bindegewebe, an. Danach folgt die **Muskularis**, eine Muskelschicht; sie besteht im Mund, Rachen und in der Speiseröhre aus teilweise willentlich beeinflussbarer quer gestreifter Muskulatur, in den unteren Abschnitten des Verdauungstrakts aus glatter Muskulatur. Die Außenschicht **(Serosa)** die zum Bauchfell gehört, ist nur bei den Verdauungsorganen in der Bauchhöhle zu finden. Es handelt sich dabei um eine dünne Schicht, die Schleim absondert und verhindert, dass es bei Kontakt mit benachbarten Organen zu Reibung kommt. Im oberen Verdauungstrakt besteht die äußere Wand aus Bindegewebe.

Bauchfell

Magen, Dünndarm, Dickdarm und andere Organe liegen im **Bauchraum**. Dieser wird durch das Zwerchfell nach oben abgegrenzt, nach unten durch den Beckenboden. Der Bauchraum ist innen von einer dünnen Haut, dem Bauchfell **(Peritoneum)**, überzogen. Der Bereich, der vom Bauchfell umgrenzt ist, wird **Bauchhöhle** genannt, der Bereich dahinter, durch den z. B. das Rückenmark verläuft, heißt **Retroperitonealraum**.

Die Organe, die ganz in der Bauchhöhle liegen (Magen, Dünndarm, Leber, Milz), sind von Bauchfell umkleidet, genauer vom viszeralen (den Eingeweiden zugewandten) Blatt des Bauchfells – sie werden auch als **intraperitoneale Organe** bezeichnet. Da sie sich während der Embryonalzeit in die Bauchhöhle vorgeschoben haben, ist das Peritoneum an einer Seite leicht geöffnet – hier berührt sich das Bauchfell selbst. Durch diesen Bereich, der beim Dünndarm **Mesenterium**, beim Magen **Mesogastrium** genannt wird, verlaufen Blut- und Lymphgefäße sowie Nerven, die das Organ versorgen. Manche Organe sind nur teilweise vom Bauchfell überzogen – sie werden **retroperitoneale Organe** genannt (z. B. Bauchspeicheldrüse, Nieren). Organe, die nicht vom Bauchfell überzogen sind, heißen **extraperitoneale Organe** (z. B. Prostata).

▸1 Verdauungstrakt

▸ Vom Mund gelangt die aufgenommene Nahrung in die Speiseröhre und weiter in den Magen. Von dort wird der Nahrungsbrei an den ersten Abschnitt des Dünndarms, den Zwölffingerdarm abgegeben und wandert dann weiter in den Dickdarm, Mastdarm und schließlich in den After. Auf diesem Weg wird die Nahrung verdaut, das heißt, von unterschiedlichen Substanzen zersetzt, bis sie als Stuhl ausgeschieden wird.

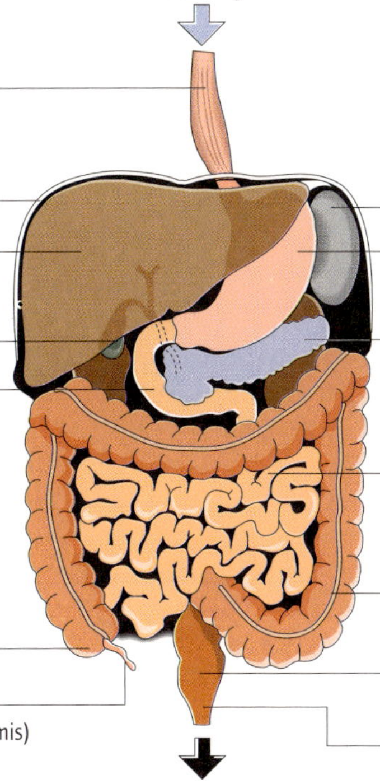

▸2 Aufbau des Verdauungskanals

▸ Die innere Wandschicht der Verdauungsorgane (Mukosa) ist eine aufgefaltete Schleimhautschicht, die meist kleine Ausstülpungen (Zotten) bildet. An die Mukosa schließt sich eine dünne Bindegewebsschicht (Submukosa) an. Darauf folgt eine Muskelschicht (Muskularis), die, je nach Lage, aus quer gestreifter oder glatter Muskulatur besteht. Die äußere Schicht (Serosa) ist nur bei den verdauungsorganen in der Bauchhöhle zu finden.

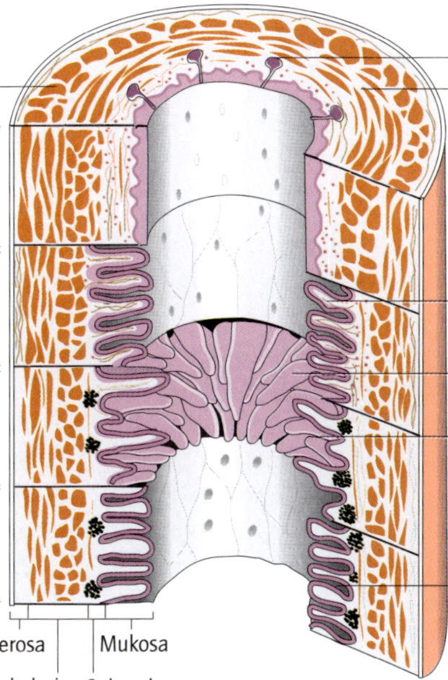

Versorgung der Verdauungsorgane

Es sind in erster Linie drei große Arterien und ihre Verzweigungen, die das Blut und damit den lebensnotwendigen Sauerstoff und Nährstoffe zu den Verdauungsorganen transportieren.

Gefäßversorgung

Die drei Arterien, welche die Organe des Verdauungstrakts versorgen, nennen sich **Truncus coeliacus** (versorgt Gallenblase, Leber, Magen, Bauchspeicheldrüse und Zwölffingerdarm), **Arteria mesenterica superior** (versorgt Magen, Bauchspeicheldrüse, Zwölffingerdarm, Dünndarm und Dickdarm) und **Arteria mesenterica inferior** (versorgt Dickdarm und Mastdarm). Alle drei Arterien zweigen von der Bauchaorta ab (Abb. 3a). Akute Durchblutungsstörungen des Darms können auftreten, wenn die Arteria mesenterica superior durch ein Blutgerinnsel verschlossen wird (Mesenterialinfarkt). Dieser Infarkt ist immer lebensgefährlich und führt zu den Symptomen des akuten Bauchs. Die Behandlung besteht in der Entfernung des Blutgerinnsels bzw. von Darmabschnitten.

Das verbrauchte venöse Blut der Verdauungsorgane wird in der **Pfortader** gesammelt (Abb. 3b), die in die Leber führt, wo das Blut gereinigt und entgiftet wird. Die Lymphgefäße verlaufen in etwa parallel zu den Arterien und treffen sich an der Cysterna chyli, um die Lymphe in den **Milchbrustgang** zu ergießen, der ins venöse System mündet.

Bauchfellentzündung

Die am meisten gefürchtete Erkrankung der Bauchhöhle ist die Bauchfellentzündung **(Peritonitis)**. Sie nimmt häufig einen tödlichen Verlauf.

Das Bauchfell überzieht die ganze Bauchhöhle und einen großen Teil der inneren Organe (Abb. 1). So ist beispielsweise der Dünndarm von dem so genannten **großen Netz** aus Bauchfell umgeben. Eine Entzündung des Bauchfells wird in den meisten Fällen durch Bakterien hervorgerufen. Diese können bei einem Darm- oder einem Magendurchbruch in die Bauchhöhle gelangen. Zu einem Darmdurchbruch kann es z. B. infolge einer **Blinddarmentzündung** (akute Appendizitis) kommen, beim Magen dagegen kann ein Magengeschwür die Öffnung zur Bauchhöhle hervorrufen. Eine **abakterielle Peritonitis** hingegen entsteht in den meisten Fällen durch die Perforation eines Organs, das Sekrete absondert. So kann beispielsweise Bauchspeichel oder Gallenflüssigkeit in den Bauchraum gelangen und die Entzündung hervorrufen.

Die Stärke der Beschwerden richtet sich danach, ob die Bauchfellentzündung lokal begrenzt ist (lokale Peritonitis) oder ob sie sich ausbreitet (diffuse Peritonitis). Im Fall einer lokalen Peritonitis treten heftige Bauchschmerzen auf, die auf einen Bereich des Bauchs begrenzt sind, eine diffuse Peritonitis äußert sich mit so starken Bauchschmerzen, dass der Betroffene weder stehen noch liegen oder sitzen kann. Außerdem verhärtet sich der Bauch.

Bei diesen Symptomen muss so schnell wie möglich der Arzt aufgesucht oder der Notarzt verständigt werden, denn eine Bauchfellentzündung ist in jedem Fall lebensgefährlich. Unter Umständen kann sie zum Schock sowie zur Darmlähmung führen. Die Behandlung besteht in einer Operation, bei der einerseits die Ursache für die Peritonitis – so weit wie möglich – behoben wird und andererseits der Bauchraum gespült sowie die Darmtätigkeit reaktiviert wird.

Akuter Bauch

Akuter Bauch oder **akutes Abdomen** nennt man alle plötzlich auftretenden, äußerst heftigen Bauchschmerzen, deren Ursache schnellstmöglich abgeklärt werden muss, da sonst Lebensgefahr für den Betroffenen bestehen kann. Zu den Ursachen eines akuten Abdomens (Abb. 2) gehören die Bauchfellentzündung, Entzündungen von im Bauchraum liegenden Organen (z. B. akute Appendizitis, akute Pankreatitis), der Darmverschluss sowie Durchblutungsstörungen des Darms oder Blutungen in den Bauchraum (z. B. aus dem Magen). Der akute Bauch äußert sich zudem in einer Verhärtung der Bauchmuskulatur. Die Behandlung ist abhängig von der Diagnosestellung.

Diagnostik bei Magen-Darm-Erkrankungen

Magen- und Darmerkrankungen können meist bereits auf ganz einfache Weise diagnostiziert werden. Vielfach kann schon das Abtasten des Bauchs (Palpation) viel zur Diagnosestellung beitragen (z. B. beim akuten Bauch). Durch das Abhören (Auskultation) wird ermittelt, ob Darmgeräusche zu hören sind – wenn nicht, kann dies auf eine lebensgefährliche Darmlähmung hindeuten. In vielen Fällen ist eine Ultraschalluntersuchung (Sonographie) notwendig, um eine abschließende Diagnose zu stellen.

▸1 Längsschnitt durch den Bauchraum

▸ Dieser Längsschnitt zeigt deutlich, dass die gesamte Bauchhöhle und der Großteil der inneren Organe vom Bauchfell überzogen sind (gekennzeichnet durch die weißen Umrandungen). Den Dünndarm beispielsweise umgibt das große Netz aus Bauchfell.

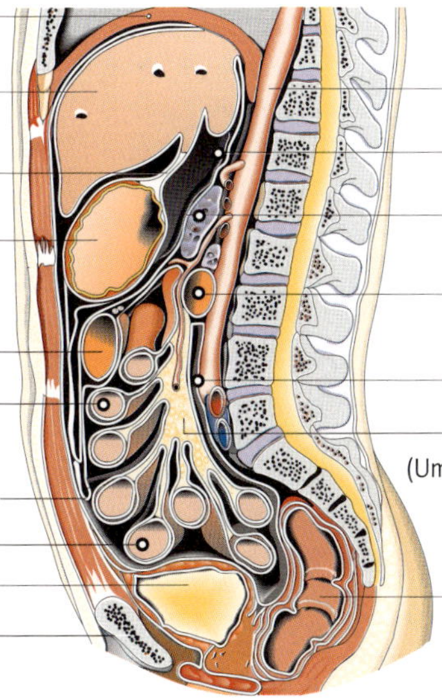

▸2 Ursachen eines akuten Bauchs

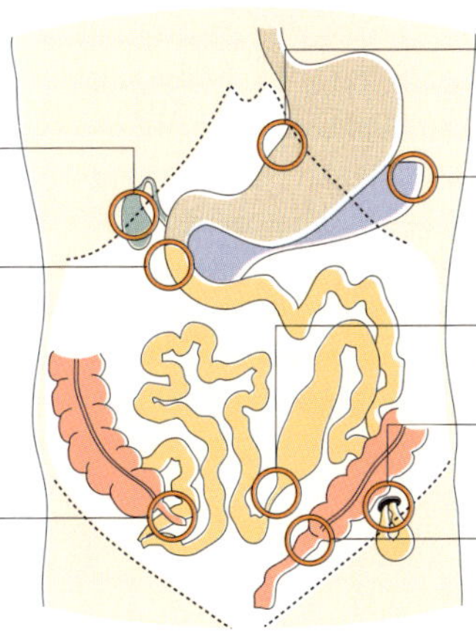

▸3 Gefäßversorgung des Bauchraums

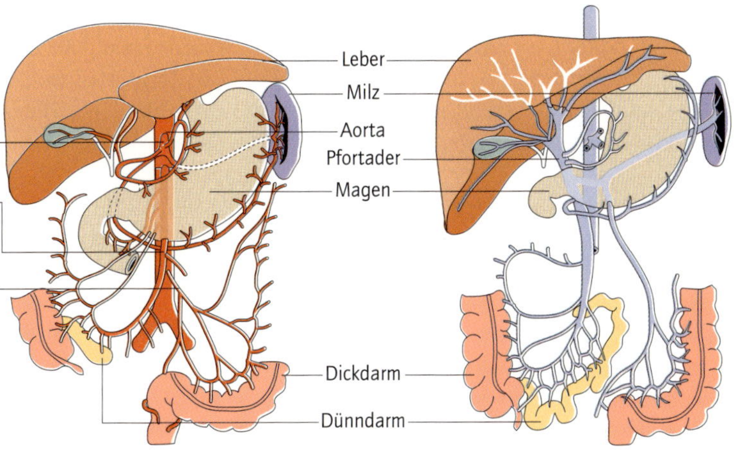

▸ a) arterielle Versorgung ▸ b) venöse Versorgung

Mund und Kaubewegungen

Den Anfang des Verdauungstrakts bilden die Lippen. Hier geht die verhornte Haut des Gesichts in die unverhornte Epithelschicht des oberen Verdauungstrakts über.

Die unter der Epithelschicht liegenden Blutgefäße sind von außen gut als Lippenrot zu erkennen. In den **Lippen** verläuft der ringförmige **Musculus orbicularis oris**, der zur mimischen Muskulatur gehört und die Lippen verschließt. An die Lippen schließt sich der **Mundvorhof**, der Bereich zwischen den Lippen, den Wangen und den Zähnen von Unter- und Oberkiefer, an.

Mundhöhle

Als eigentliche Mundhöhle wird der Raum bezeichnet, der sich an die Hinterseite der Zähne anschließt (Abb. 1). Das Dach der Mundhöhle bilden **harter** und **weicher Gaumen**, den Grund der Mundhöhle bildet die **Mundbodenmuskulatur**, zu der u. a. der Musculus mylohyoideus gehört, der zwischen rechter und linker Seite des Unterkiefers verläuft. Die hintere Grenze zum mittleren Abschnitt des Rachens stellen die zwei **Gaumenbogen** dar. Die Mundhöhle ist mit einer glatten Schleimhaut ausgekleidet. Die **Mundschleimhaut** im Bereich der Zähne wird als **Zahnfleisch** bezeichnet.

Zu den häufigsten Erkrankungen der Mundschleimhaut zählen der **Mundsoor** (Candidose) und **Aphten**, kleine Erosionen in der Schleimhaut, deren Ränder entzündlich gerötet sind. Beim Mundsoor besiedeln Hefepilze die Mundschleimhaut, was sich durch weiße Beläge bemerkbar macht, die abgewischt werden können. Aphten können z. B. durch Verletzungen oder Krankheitserreger (vor allem Herpesviren) hervorgerufen werden. Oft heilen sie von selbst ab; eine Behandlung ist nur bei Schmerzen bzw. einer Infektion erforderlich.

Zunge

Die Zunge ist ein Organ, das zum größten Teil aus Muskelgewebe besteht und mit Schleimhaut bedeckt ist. Sie ist am Kauen, Sprechen und Schlucken beteiligt und hat Geschmacks- und Berührungsrezeptoren. Die Zunge wird in folgende Abschnitte eingeteilt: in die mit dem Mundboden verbundene **Zungenwurzel**, den **Zungengrund** (Zungenunterseite), den **Zungenrücken** (Zungenoberseite) und die **Zungenspitze**. Das **Zungenbändchen** am Zungengrund sorgt dafür, dass sich die Zunge nur begrenzt anheben lässt. Das Muskelgewebe der Zunge wird unterteilt in **Binnen**- und **Außenmuskulatur**, wobei letztgenannte Muskeln u. a. mit dem Unterkiefer und dem Zungenbein verbunden sind. All diese Muskeln sorgen für die große Beweglichkeit der Zunge.

Ummantelt ist die Zunge von Schleimhaut, wobei die Schleimhaut des Zungengrunds glatt und die des Zungenrückens rau ist. Auf der Schleimhaut des Zungenrückens befinden sich nämlich zahlreiche Erhebungen **(Papillen)**. In manchen Papillen liegen **Geschmacksknospen**, die dafür zuständig sind, dass wir die Geschmacksrichtungen bitter, salzig, süß und sauer unterscheiden können. Bestimmte Bereiche der Zunge sind für diese Geschmacksrichtungen zuständig (▸ S. 256). Auch bei den Papillen gibt es – je nach Form – Unterschiede: **Wallpapillen**, **Fadenpapillen** und **Pilzpapillen** (Abb. 2). Während die Fadenpapillen vorwiegend für den Tastsinn der Zunge und damit auch für das Weiterschieben von Nahrung zuständig sind, beherbergen die meisten anderen Papillen Geschmacksknospen. Am Zungengrund im Bereich der Zungenwurzel ist lymphatisches Gewebe **(Zungenmandel)** zu finden, das zur Abwehr von Krankheitserregern beiträgt.

Gaumen

Der harte und der weiche Gaumen **(Gaumensegel)** grenzen die Mundhöhle zur Nasenhöhle ab. Der Gaumen spielt eine Rolle bei der Lautbildung, das Gaumensegel mit dem **Gaumenzäpfchen** in der Mitte verschließt den Nasenrachen während des Schluckakts. Der harte Gaumen wird vom Oberkieferknochen gebildet, der weiche Gaumen besteht aus Sehnen, Muskeln und Bindegewebe und bildet die Gaumenbogen. Zwischen dem vorderen und dem hinterem Gaumenbogen befinden sich die zwei aus lymphatischem Gewebe bestehenden **Gaumenmandeln**, die eine wichtige Rolle bei der Infektionsabwehr spielen.

Kauen

Am Kauvorgang sind nicht nur die Zunge und die Zähne, sondern auch bestimmte Muskeln (Abb. 3) beteiligt. Für die **Schneidebewegungen**, das Zerteilen von Nahrung durch Aneinanderpressen von Unter- und Oberkiefer, sind der **Schläfenmuskel** und der **Kaumuskel** verantwortlich. Für die **Mahlbewegungen** – die Vorwärts- und Rückwärtsbewegungen des Unterkiefers – ist in erster Linie der **seitliche Flügelmuskel**, aber auch der **mittlere Flügelmuskel** zuständig.

▸1 Mundhöhle

▸ Die Mundhöhle ist der Raum, der hinter den Zähnen liegt. Sie wird von dem harten und dem weichen Gaumen und der Mundbodenmuskulatur gebildet.

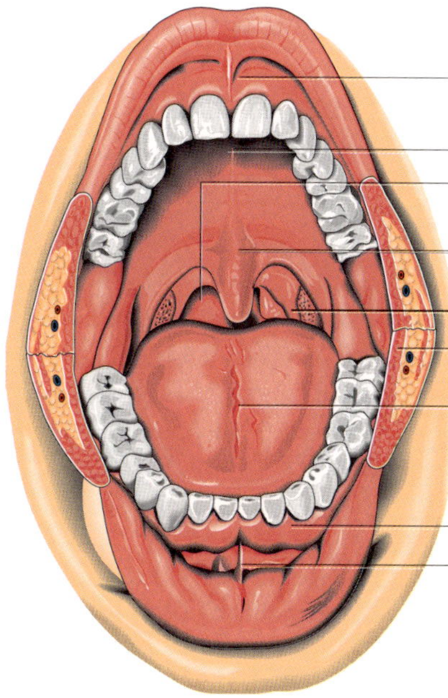

▸2 Zunge

▸ Die Zunge besteht in erster Linie aus Muskelgewebe und ist mit Schleimhaut bedeckt. Sie ist mit Geschmacks- und Berührungsrezeptoren ausgestattet und ist am Kauen, Sprechen und Schlucken beteiligt.

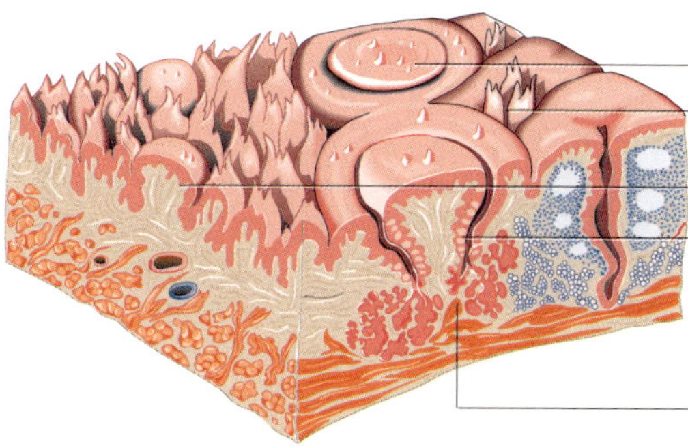

▸3 Kauvorgang

▸ Um zu Kauen, benötigen wir unsere Zähne, die Zunge sowie verschiedene Muskeln, die für die Schneide- und Mahlbewegungen des Kiefers zuständig sind. Für die Schneidebewegungen sind dies der Schläfen- und der Kaumuskel, für die Mahlbewegungen der seitliche und der mittlere Flügelmuskel.

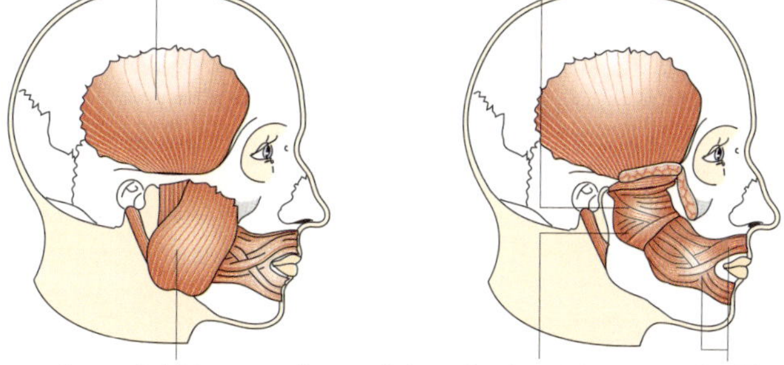

Zähne

Das menschliche Gebiss, das dem Zerkleinern der Nahrung dient, weist gegenüber dem Gebiss der meisten Tiere eine Besonderheit auf: Es besteht aus Schneide- und Mahlzähnen.

Das Gebiss von reinen Fleischfressern hingegen besteht nur aus spitzen Eckzähnen, das von Pflanzenfressern aus Mahlzähnen. Der Grund: Die menschliche Nahrung setzt sich aus Fleisch und pflanzlichen Nahrungsmitteln zusammen. Fleisch zerteilen die **Schneidezähne**, pflanzliche Kost zerkleinern die **Mahlzähne**.

Aufbau

Den aus dem Zahnfleisch herausragenden Teil eines Zahns bezeichnet man als **Zahnkrone**. Sie ist von **Zahnschmelz** überzogen, einer äußerst harten Substanz, die sich nahezu ausschließlich aus Mineralien (vor allem Kalzium, Phosphat, Fluor) zusammensetzt. Der Zahnschmelz kann nicht erneuert werden, da er beim Erwachsenen keine sich teilenden Körperzellen enthält. Der Übergang von der Zahnkrone zum unteren Teil des Zahns, der **Zahnwurzel** (bzw. den Zahnwurzeln), wird **Zahnhals** genannt; hier endet der Zahnschmelz. Die Zahnwurzel, der Abschnitt des Zahns, der im Zahnfleisch liegt, ist einerseits von der **Wurzelhaut**, andererseits von **Zahnzement** überzogen, der dem Knochengewebe (‣ S. 52) ähnelt. In der Wurzelhaut eingelagerte Bindegewebsfasern, die mit dem Zahnzement verbunden sind, halten die Zahnwurzel elastisch in ihrem Zahnfach im Zahnfortsatz des Ober- bzw. Unterkiefers fest. An den Zahnzement schließt sich das **Zahnbein** (Dentin) an, eine harte Substanz, die ebenfalls dem Knochengewebe ähnelt und das Grundgerüst des Zahns bildet. Auch unterhalb des Zahnschmelzes ist das Dentin zu finden. In der Zahnwurzel befindet sich das **Zahnmark** (Zahnpulpa), in dem sich zahlreiche Nerven und Blutgefäße befinden, die das Zahnbein versorgen. Diese Nerven und Gefäße ziehen sich durch den **Wurzelkanal**, der von einer kleinen Öffnung an der Wurzelspitze zur Zahnpulpa führt (Abb. 1).

Ein Erwachsener besitzt im Idealfall 32 Zähne, die vier **Weisheitszähne** eingeschlossen – jeweils 16 in den Zahnfächern von Unter- und Oberkiefer. Kinder bis zum Schulalter besitzen hingegen nur 20 **Milchzähne**, die etwa ab dem sechsten Lebensmonat (manchmal schon früher) bis zum dritten Lebensjahr durchbrechen. Sowohl Erwachsene als auch Kinder besitzen in Unter- und Oberkiefer je vier Schneidezähne und zwei **Eckzähne.** Beim Erwachsenen folgen dann auf jeder Seite des jeweiligen Kiefers je zwei vordere und drei hintere **Backenzähne**, wobei Letztere auch als Mahlzähne bezeichnet werden – die hinteren dieser Mahlzähne nennen sich Weisheitszähne. Kinder hingegen besitzen im Unter- und Oberkiefer insgesamt jeweils nur vier Mahlzähne. Die bleibenden Zähne sind bei Kindern bereits im Kiefer angelegt. Etwa ab dem sechsten Lebensjahr fallen die Milchzähne nacheinander aus und die bleibenden brechen durch.

Zahnerkrankungen

Zahnerkrankungen sind weit verbreitet – jeder Zweite ist von **Parodontose** betroffen. Dabei handelt es sich um den Schwund des **Zahnhalteapparats** (Parodontium), der den Zahn in seinem Zahnfach hält und zu dem das Zahnfleisch, die Wurzelhaut und die den Zahn haltenden Bindegewebsfasern der Wurzelhaut gehören. Meist beginnt die Parodontose mit einer Entzündung des Zahnfleischs **(Gingivitis)**. Die Ursache liegt häufig in schlechter Zahnhygiene, sodass sich Zahnbelag **(Plaque)** am Zahnhals ablagert, wodurch sich das Zahnfleisch entzünden kann. Dieser verkalkt mit der Zeit und wird dann **Zahnstein** genannt. Durch die Ablagerungen am Zahnhals kann es schließlich zur oberflächlichen Entzündung des Zahnhalteapparats **(oberflächliche Parodontitis)** kommen, die immer mehr fortschreitet und den Zahnhalteapparat dadurch zerstört, sodass es zur Parodontose kommt (Abb. 2). Als Folge können die Zähne ausfallen.

Noch stärker verbreitet ist die Zahnfäule **(Karies)**, die den Zahnschmelz und schließlich auch das Zahnbein zerstört. Zu den Ursachen gehört hauptsächlich schlechte Mundhygiene; denn wenn die Speisereste auf den Zähnen, der Belag, nicht entfernt werden, können Bakterien aktiv werden, die für die Vergärung des Belags sorgen. Dabei kommt es zur Bildung von Säuren, die den Zahnschmelz bzw. das Zahnbein allmählich auflösen. Dies bereitet große Schmerzen, wenn die Zerstörung so weit fortgeschritten ist, dass sich in der Zahnsubstanz ein Loch befindet, das an die Zahnpulpa grenzt. Bei Durchbruch zur Zahnpulpa werden die Schmerzen noch stärker; schließlich befinden sich hier zahlreiche Nerven. Zur Vorbeugung von Parodontose und Karies ist gute Zahnpflege unerlässlich; zweimal täglich sollten die Zähne nach dem Essen geputzt werden.

‣ 1 Zahnaufbau

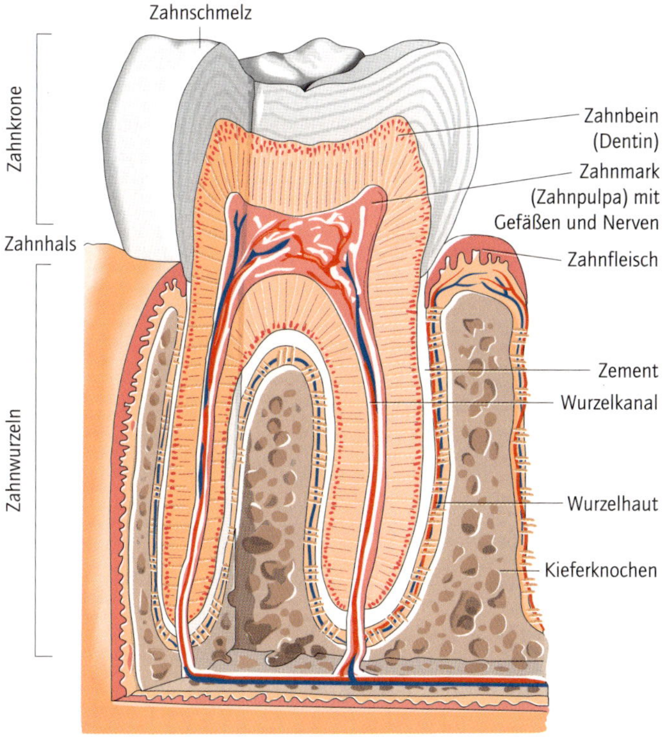

Milchzähne

Kinder bis zum Schulalter besitzen 20 Milchzähne, die etwa ab dem sechsten Lebensmonat (manchmal auch früher) bis zum dritten Lebensjahr durchbrechen. Kinder haben wie Erwachsene in Ober- und Unterkiefer je vier Schneide- und zwei Eckzähne. Es folgen dann im Unter- und Oberkiefer insgesamt jeweils vier Mahlzähne. Die bleibenden Zähne sind bei Kindern bereits im Kiefer angelegt. Etwa ab dem sechsten Lebensjahr fallen die Milchzähne nacheinander aus und die bleibenden Zähne brechen durch.

‣ 2 Zahnerkrankungen

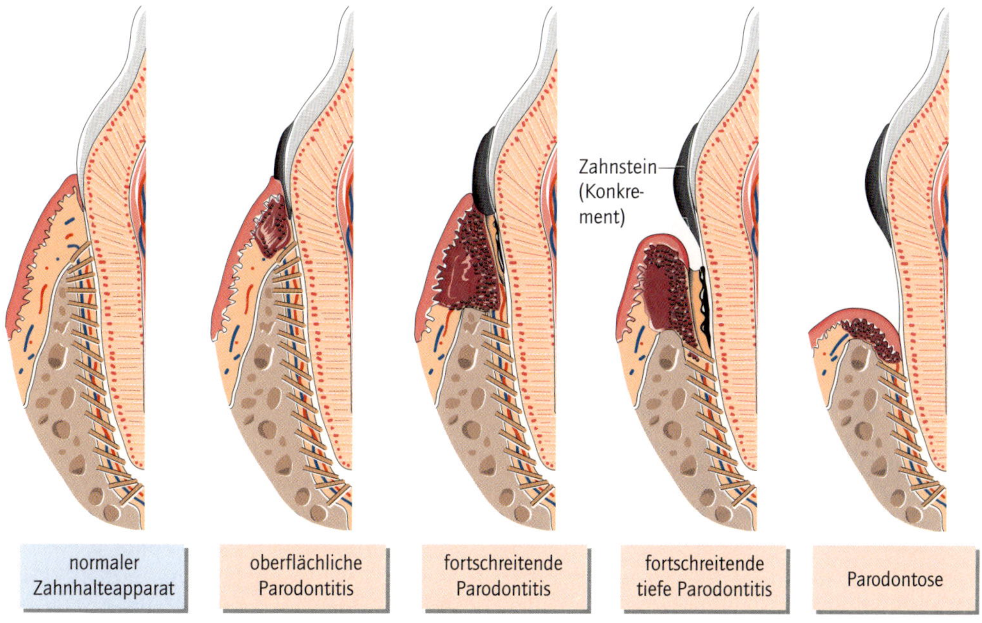

Speicheldrüsen und der Schluckakt

Der Speichel spielt eine wesentliche Rolle bei der Verdauung. Er sorgt dafür, dass auch trockene Speisen gut geschluckt werden können.

Außerdem enthält **Speichel** Stoffe, die schon mit der wichtigen Aufgabe beginnen, die Nahrung in kleinste Bestandteile aufzuspalten. Zum Teil macht er auch Bakterien, die in der Nahrung enthalten sind, unschädlich. Hergestellt wird der Speichel von den Speicheldrüsen.

Lage und Produktion der Speicheldrüsen

Die drei paarig angelegten Speicheldrüsen stellen täglich zwischen 1 und 2 l Speichel her. Über Ausführungsgänge leiten sie den Speichel in die Mundhöhle (Abb. 1). Die **Ohrspeicheldrüse** (Parotis), die größte der Speicheldrüsen, befindet sich unter der Haut unterhalb des Ohrs und ist diesem ein wenig vorgelagert. Sie stellt dünnflüssiges Speichelsekret her, das über einen Ausführungsgang in die Mundhöhle eingebracht wird, der in der Wangenschleimhaut endet. Die **Unterkieferspeicheldrüse** befindet sich hinten an der Innenseite des Unterkiefers, zum Teil unter der Mundbodenmuskulatur. Sie stellt Speichelflüssigkeit her, die etwas zähflüssiger als die der Ohrspeicheldrüse ist und über einen Ausführungsgang, der in der Nähe des Zungenbändchens mündet, in die Mundhöhle gelangt. Die **Unterzungendrüse** liegt oberhalb des Mundbodens unter der Zunge. Sie produziert ein relativ zähflüssiges Speichelsekret. Der Ausführungsgang der Unterzungendrüse mündet gemeinsam mit dem Ausführungsgang der Unterkieferspeicheldrüse nahe dem Zungenbändchen.

Der Speichel besteht zum größten Teil aus Wasser; er enthält aber auch u. a. das Enzym **Ptyalin**, das mit der Aufspaltung der Kohlenhydrate aus der Nahrung beginnt. Ein weiteres Enzym namens **Lysozym**, das auch in der Tränenflüssigkeit vorkommt, wirkt Bakterien abtötend (Abb. 2). Wie wässrig oder zähflüssig der Speichel letztlich ist, wird u. a. durch die Nahrung bestimmt, die aufgenommen wird. Trockene Nahrung z. B. muss mit relativ viel Flüssigkeit vermengt werden, damit es beim Schlucken keine Probleme gibt.

Für die Steuerung der Speichelherstellung ist das vegetative Nervensystem zuständig. Während der Einfluss des einen Anteils des vegetativen Nervensystems (Parasympathikus) dafür sorgt, dass größere Mengen wässrigen Speichels hergestellt werden, hemmt der Sympathikus die Speichelsekretion bzw. sorgt dafür, dass mehr zähflüssiger Speichel hergestellt wird. Erregt wird der Parasympathikus z. B. durch den Anblick und den Geruch appetitlicher Speisen. Oft löst bereits der Gedanke daran eine vermehrte Speichelsekretion aus. Damit die Mundhöhle nie trocken wird, stellen die Speicheldrüsen jedoch auch ohne diese äußeren Reize unter dem Einfluss des Parasympathikus ständig Speichel her.

Erkrankungen

Die häufigste Erkrankung der Speicheldrüsen ist der **Mumps**, eine durch Viren hervorgerufene Krankheit der Ohrspeicheldrüsen, die vor allem Kinder betrifft. Charakteristisch für Mumps ist das Anschwellen der Ohrspeicheldrüsen mit Schmerzen beim Kauen, außerdem kommt es zu Fieber und allgemeiner Mattigkeit. Da unter Umständen Komplikationen auftreten können, ist es sinnvoll, Kinder gegen Mumps impfen zu lassen. Ist die Krankheit erst einmal ausgebrochen, kann Wärme die Schmerzen lindern.

Die Speicheldrüsen können aber auch von Bakterien befallen werden, sodass es zu einer Entzündung **(Parotitis)** mit schmerzhaftem Anschwellen der Drüsen kommt. Auch Speichelsteine, die meist die Unterkieferspeicheldrüse betreffen, rufen eine Entzündung hervor. Eine durch Bakterien ausgelöste Entzündung wird meist mit Antibiotika behandelt, Speichelsteine müssen z. B. durch Öffnen des Ausführungsgangs entfernt werden.

Schluckakt

Das Schlucken wird meist willentlich eingeleitet und läuft dann reflexartig ab. Die zerkleinerte Nahrung wird durch die Zunge in Richtung Rachen geschoben. Daraufhin hebt sich das Gaumensegel und die Rachenmuskeln ziehen sich zusammen, sodass der Nasen-Rachen-Raum abgeschlossen wird und keine Nahrung in die Nase gelangen kann. Die Nahrung gelangt nun in den Rachen, in dem sich sowohl der Speiseweg in Form der Speiseröhre als auch der Luftweg in Form der Luftröhre befinden. Damit die Nahrung nicht in die Luftröhre gelangt, muss daher der Kehlkopf, der der Luftröhre aufsitzt, verschlossen werden. Dies geschieht durch Kontraktion der Mundbodenmuskulatur, in deren Folge sich der Kehlkopf hebt und sich an den Kehldeckel anschmiegt, sodass die Atemwege für die Speisen nicht durchgängig sind. Die Rachenmuskulatur zieht sich in wellenförmig verlaufenden Kontraktionen zusammen und transportiert so die Nahrung in die Speiseröhre.

▸ 1 Speicheldrüsen

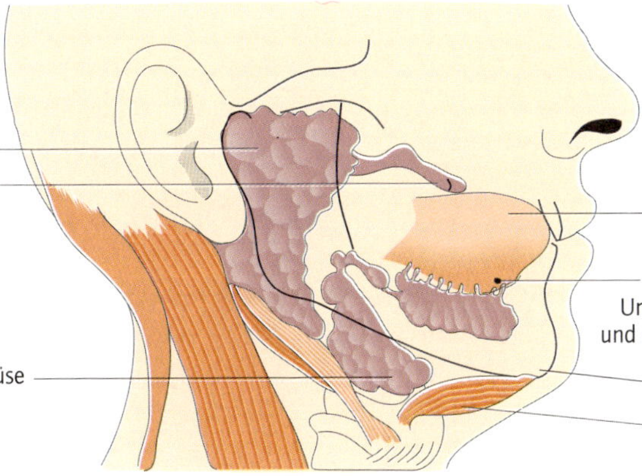

▸ 2 Zusammensetzung des Speichels

Stoff im Speichel	Funktion
Ptyalin	erste Aufspaltung der Kohlenhydrate aus der Nahrung
Lysozym	tötet Bakterien im Mundraum ab
Schleimstoffe	legen sich um die zerkleinerte Nahrung und sorgen für deren Gleitfähigkeit, damit sie besser geschluckt werden kann
Bikarbonat	sorgt dafür, dass der pH-Wert im Speichel nicht zu sauer wird, damit die Zähne nicht angegriffen werden
Fluoride	schützen den Zahnschmelz

Bedeutung von Speichel für Zähne

Zahnbeläge setzen sich aus Bestandteilen von Speichel, der Nahrung und den darin vorkommenden Bakterien zusammen. Der im Speichel gebildete Zucker ist ein idealer Nährboden für säureabspaltende Bakterien. Durch diesen Zucker entsteht nämlich eine Säurekonzentration, bei der sich wichtige Mineralien (z. B. Kalk) aus dem Zahnschmelz lösen können, der dem Zahn seine Widerstandsfähigkeit gibt, sozusagen seine äußere Schutzschicht bildet.
Die Aufgabe von Speichel ist nicht nur, die aufgenommene Nahrung mit Flüssigkeit zu druchsetzen, damit sie besser geschluckt werden kann, sondern er hat auch eine keimtötende Wirkung (aus diesem Grund benetzt man kleine Wunden zur ersten Desinfektion mit dem eigenen Speichel).
Verändert sich jedoch die Zusammensetzung des Speichels, ist die antibakterielle Wirkung herabgesetzt – auf diese Weise wird die Entstehung von Karies begünstigt.
Auch die Mundflora – die natürlichen Bakterien in der Mundhöhle – kann sich dahin gehend verändern, dass die Ausbreitung der säureabspaltenden Bakterien gefördert wird.

Speiseröhre

Nachdem die Nahrung den Rachen passiert hat, gelangt sie in die Speiseröhre. Dabei handelt es sich um einen mit Schleimhaut ausgekleideten Muskelschlauch, der einzig die Funktion hat, die Nahrung zum Magen zu transportieren.

Speiseröhrenverlauf und Nahrungstransport

Die Speiseröhre (**Oesophagus**) beginnt etwa am sechsten Halswirbel und verläuft dann parallel zur Luftröhre durch Hals und Brustkorb (Abb. 1). Vor dem Mageneingang tritt sie durch das Zwerchfell und mündet dann in den Magen. Die Speiseröhre besitzt drei Engstellen, an denen ihre Lichtung nicht geweitet werden kann, obwohl sie ansonsten recht dehnbar ist. Die erste Engstelle ist am Übergang vom Rachen zur Speiseröhre – hier liegt der Ringknorpel des Kehlkopfs vor der Speiseröhre (**Ringknorpelenge**). Die zweite Engstelle liegt im Brustkorb nahe dem Aortenbogen – hier verläuft die Speiseröhre zwischen Wirbelsäule und Aortenbogen (**Aortenenge**). Die dritte Engstelle befindet sich dort, wo sie durch das Zwerchfell tritt (**Zwerchfellenge**). An diesen Engstellen kann unter Umständen ein etwas größerer Nahrungsbissen stecken bleiben.

Damit nach dem Schlucken Nahrung in die Speiseröhre gelangen kann, muss sie zunächst den **oberen Ösophagussphinkter** passieren – hier liegt die Muskelspannung höher als in anderen Bereichen der Speiseröhre, weshalb die Speiseröhre auch meist verschlossen ist. Der obere Ösophagussphinkter erschlafft jedoch, wenn Nahrung zur Speiseröhre gelangt. Nun muss die Speiseröhrenmuskulatur aktiv werden, um die Nahrung weiterzutransportieren. Die Speiseröhrenlichtung ist von zwei Muskelschichten begrenzt. Innen befindet sich die Ringmuskulatur, außen die Längsmuskulatur. Die Ringmuskulatur, die unmittelbar unterhalb der Nahrung liegt, erschlafft und die dort befindliche Längsmuskulatur spannt sich an. Dadurch wird die Speiseröhrenlichtung unterhalb der Nahrung erweitert, sodass der Nahrungsbrei Platz hat. Dann kontrahiert die Ringmuskulatur direkt oberhalb der Nahrung und schiebt sie weiter in den zuvor geschaffenen Raum (Abb. 2). Durch diese Wellenbewegung, **Peristaltik** genannt, wird die Nahrung bis in den Magen weitertransportiert.

Damit der Nahrungsbrei aus dem Magen nicht in die Speiseröhre zurückfließen kann, wird die Speiseröhre u. a. durch die Zwerchfellmuskulatur verschlossen. Zudem mündet die Speiseröhre schräg in den Magen, wodurch sie bei gefülltem Magen nach oben gedrückt wird, sodass ein Rückfluss des Nahrungsbreis im Normalfall nicht möglich ist. Weiterhin ist die Muskelspannung der Speiseröhre am unteren Ende genau wie am Anfang erhöht (**unterer Ösophagussphinkter**).

Funktionsstörungen

Zu den häufigsten Erkrankungen der Speiseröhre gehört die **Refluxösophagitis**, eine Entzündung, die durch das Zurückfließen von Magensäure in die Speiseröhre hervorgerufen wird. Zu den Ursachen (Abb. 3) gehört vor allem eine Schwäche der Speiseröhrenmuskulatur im Bereich des Mageneingangs bzw. ein **Zwerchfellbruch** (Hiatushernie). Infolge des häufigen Rückflusses von Magensäure kommt es zu Verletzungen der Speiseröhrenschleimhaut, denn diese besitzt im Gegensatz zum Magen keinen Schutz gegen die Salzsäure des Magensafts. Es bilden sich daher Geschwüre auf der Schleimhaut, die sich – wird die Refluxösophagitis nicht gestoppt – auf die tiefer gelegenen Muskelschichten ausbreiten. Auch Krebs sowie gefährliche Blutungen aus der Speiseröhre können die Folge dieser Erkrankung sein. Eine Refluxösophagitis äußert sich vor allem durch häufiges **Sodbrennen** sowie durch Schmerzen hinter dem Brustbein. Die Behandlung besteht in der Gabe von säurebindenden Medikamenten (Antazida), Mitteln, die sich wie ein Film auf die Speiseröhre legen. Liegt eine Muskelschwäche der Speiseröhre oder eine Hiatushernie vor, kann eine operative Behandlung notwendig werden.

Bei anhaltenden Schluckbeschwerden sollte unbedingt eine endoskopische Untersuchung der Speiseröhre (Speiseröhrenspiegelung) durchgeführt werden, denn möglicherweise liegt die Ursache in einem Speiseröhrenkrebs (Ösophaguskarzinom), der meist durch Rauchen und den häufigen Konsum hochprozentiger Alkoholika begünstigt wird. Die Behandlung besteht – so weit möglich – in der operativen Entfernung des betroffenen Speiseröhrenabschnitts. Allerdings liegt die Überlebensrate selbst dabei nach fünf Jahren nur bei rund 25 %. Ist eine Operation nicht möglich, kommt eventuell eine Laserbehandlung infrage, durch die der Tumor teilweise abgetragen wird. Als zusätzliche Behandlung wird die Strahlentherapie eingesetzt.

Bei Lebererkrankungen wie der Leberzirrhose erweitern sich oft die Venen in der Speiseröhre (Ösophagusvarizen). Diese können platzen und so zu lebensgefährlichen Blutungen führen.

▸ 1 Speiseröhre und Luftröhre

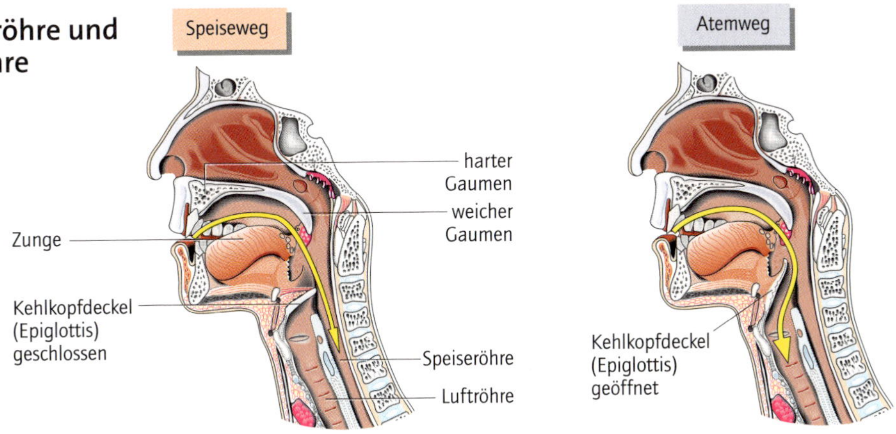

▸ 2 Transport der Nahrung

- Für den Nahrungstransport durch die Speiseröhre sind die zwei Muskelschichten der Speiseröhre zuständig: die innere Ringmuskulatur und die äußere Länsmuskulatur. Durch wechselseitiges Anspannen und Erschlaffen dieser beiden Muskelschichten wird die Nahrung in Wellenbewegungen in den Magen geleitet.

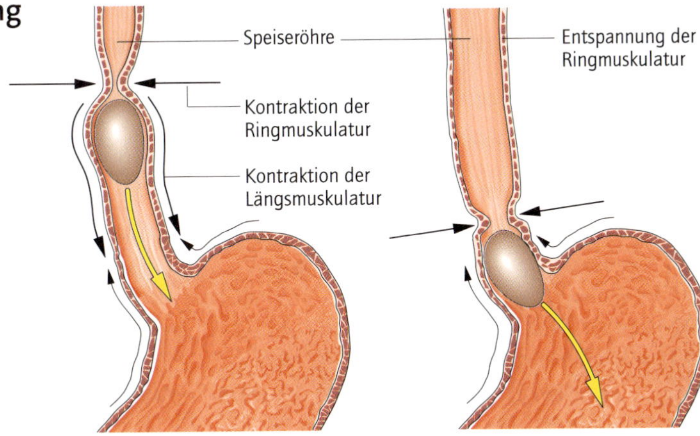

▸ 3 Ursachen für die Refluxösophagitis

Ursache	Wirkung
fettreiche Ernährung	vermehrte Magensäurebildung
zu üppige Mahlzeiten	Mageninhalt drückt auf den Verschluss des Magens zur Speiseröhre
Alkohol, Nikotin	Magenventil zur Speiseröhre erschlafft; Alkohol reizt die Speiseröhre
Übergewicht	erhöhter Druck auf den Verschluss des Magens zur Speiseröhre
enge Kleidung	Druck im Bauchraum wird erhöht und die Magensäure in die Speiseröhre gepresst
bestimmte Medikamente	Erschlaffen des muskulären Verschlusses zur Speisröhre
Zwerchfellbruch	Verschluss des Magens zur Speiseröhre kann defekt werden
chronische Verstopfung	mögliche Erhöhung des Drucks im Bauchraum
Schwangerschaft	Hormonelle Umstellung und erhöhter Druck im Bauchraum durch das Baby lösen oft Sodbrennen aus

Magen

Der Magen, der sich an die Speiseröhre anschließt, liegt unterhalb des Zwerchfells. Es handelt sich dabei um einen hakenförmigen Muskelsack, der die Aufgabe hat, die Nahrung aufzufangen und in kleinen Portionen weiter an den Zwölffingerdarm zu leiten.

Durch die Vorarbeit des Magens wird der Darm nicht überlastet. Das Fassungsvermögen des Magens beträgt etwa 1–2 l. Er ist außerdem für die Durchmischung und Zerkleinerung der Nahrung zuständig, bevor sie an den Darm weitergegeben wird. Die im Magensaft enthaltene Salzsäure tötet Krankheitserreger ab.

Aufbau

Die Stelle, an der die Speiseröhre schräg in den Magen eintritt, wird als **Magenmund** (Cardia) bezeichnet (Abb. 1). Daran schließt sich die **Magenkuppel** (Fornix) an und an diese wiederum der **Magenkörper** (Corpus). Den letzten Magenabschnitt bildet der Vorhof, das **Antrum**. Ein Ringmuskel, der **Pförtner** (Pylorus), verschließt den Magen zum Zwölffingerdarm hin. Er öffnet sich stets nur für die Mengen Nahrungsbrei, die der Darm auch auf einmal verwerten kann.

Die Magenwand besteht aus drei übereinander verlaufenden Muskelschichten: der äußeren Schicht mit längs verlaufenden Muskelfasern, der mittleren Schicht mit ringförmigen Muskelfasern und der inneren Schicht mit schrägen Muskelfasern (Abb. 2). Die Muskeln des Magens ziehen sich zusammen, kneten den Nahrungsbrei und vermischen ihn mit dem Magensaft, wodurch er zerkleinert und zum Pylorus geleitet wird.

Die Magenschleimhaut

Innen wird die Magenwand von einer Schleimhaut ausgekleidet. Im entleerten Zustand des Magens zeigen sich Schleimhautvertiefungen (Längsfalten), die Magenstraßen (Abb. 3). Vor allem im Magenkörper befinden sich in der Schleimhaut die Magengrübchen, die drei Arten von Zellen (Haupt-, Beleg-, Nebenzellen) enthalten (Abb. 4). Die Belegzellen stellen Salzsäure her, die dazu beiträgt, den Mageninhalt zu zersetzen. Die Hauptzellen produzieren das Enzym Pepsinogen, das sich bei Kontakt mit der Salzsäure in **Pepsin**, einen Eiweiß spaltenden Stoff, umwandelt und zur Eiweißverdauung notwendig ist. Die Nebenzellen haben die wichtige Funktion, einen Schleim zu bilden, der die Magenschleimhaut vor den Auswirkungen der Salzsäure bewahrt. Ohne diesen Schleim würde die Magenwand von der Salzsäure angegriffen und langsam zerstört. In den Drüsen des Antrums befinden sich die G-Zellen, die das Hormon **Gastrin** ausschütten. Es hat die Funktion, die Herstellung von Salzsäure anzuregen.

Magensaft

Der Hauptbestandteil des Magensafts, von dem bis zu 3 l pro Tag hergestellt werden, ist die Salzsäure, außerdem Pepsin, das zur Eiweißverdauung nötig ist. Durch den Magensaft wird der Mageninhalt weitgehend verflüssigt. Die Ausschüttung des Magensafts wird durch verschiedene Reize angeregt: Schon beim Geruch oder beim Geschmack von Nahrung wird infolge von Nervenimpulsen Magensaft hergestellt. Das Hormon Gastrin regt die Bildung von Salzsäure an, sobald sich Nahrung im Magen befindet. Damit die Produktion gestoppt wird, wenn genug Magensaft vorhanden ist, wird im Dünndarm das Hormon **Sekretin** hergestellt, wenn der Nahrungsbrei stark angesäuert ist. Es sorgt dafür, dass die Magensaftproduktion gehemmt wird.

Die Belegzellen des Magens stellen außerdem noch einen weiteren Stoff, den **Intrinsic factor**, her. Diese Substanz ist notwendig, damit das Vitamin B_{12} aus der Nahrung vom Körper aufgenommen werden kann.

Verdauung

Die Magenbewegungen dienen dazu, größere Nahrungsbrocken zu zerkleinern und mit Magensaft zu durchtränken. Letzterer verflüssigt die Nahrung weiter, denn diese kann den Magenpförtner nur in flüssigem Zustand passieren. Im Zustand der Nahrungsaufnahme ist der Pförtner, also der Übergang zwischen Magen und Zwölffingerdarm, geschlossen. Der Speisebrei schichtet sich von innen nach außen im Magenkörper. Dabei kann sich der Magen ausdehnen. Ist der Inhalt ausreichend verdaut, öffnet sich der Pförtner und die Muskulatur des Antrums befördert mittels peristaltischer Bewegungen den Mageninhalt in den Zwölffingerdarm (Abb. 5).

Eine Magenschleimhautentzündung (Gastritis) liegt vor, wenn sich Entzündungszeichen (Rötungen) auf der Schleimhaut zeigen. Die akute Gastritis wird vor allem durch Krankheitserreger, Medikamente oder Alkohol ausgelöst. Die chronische Gastritis wird meist durch Bakterien (Helicobacter pylori) verursacht, die den Schleim zerstören, der die Magenschleimhaut vor der Salzsäure schützt; die Schleimhaut bildet sich zurück.

▸1 Aufbau des Magens

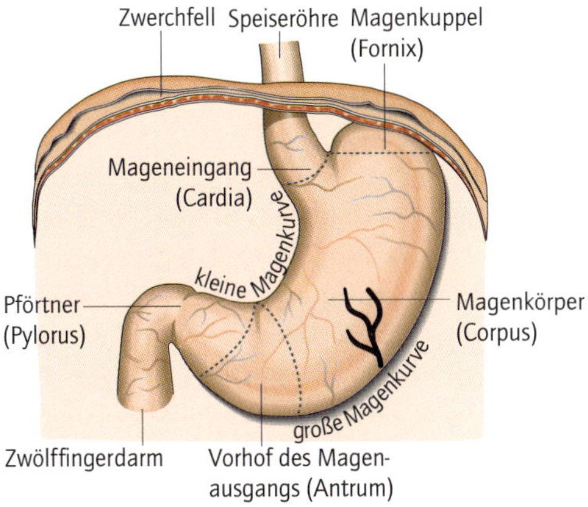

▸2 Aufbau der Magenwand

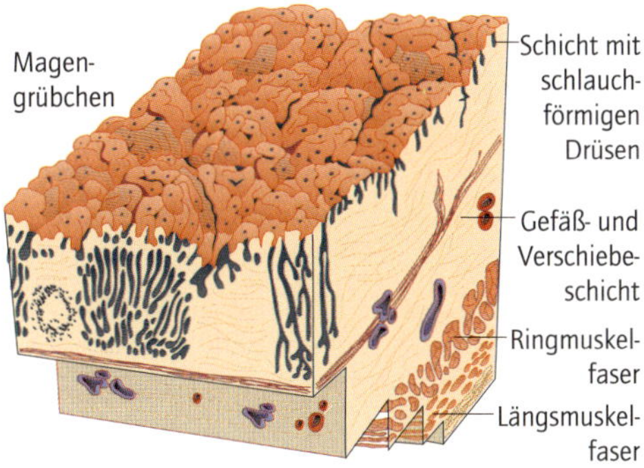

▸3 Die Magenstraßen

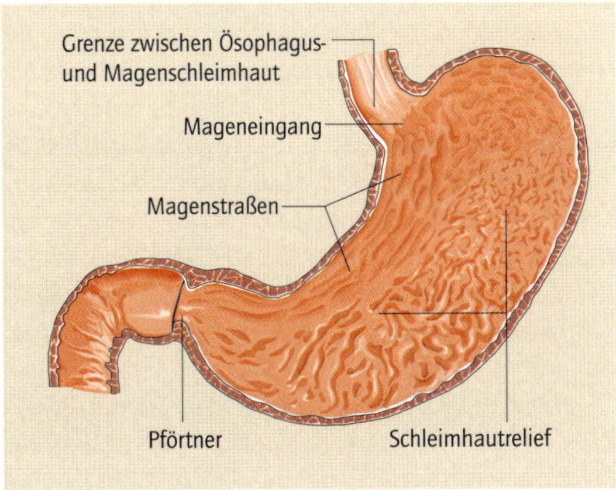

▸4 Magenschleimhaut

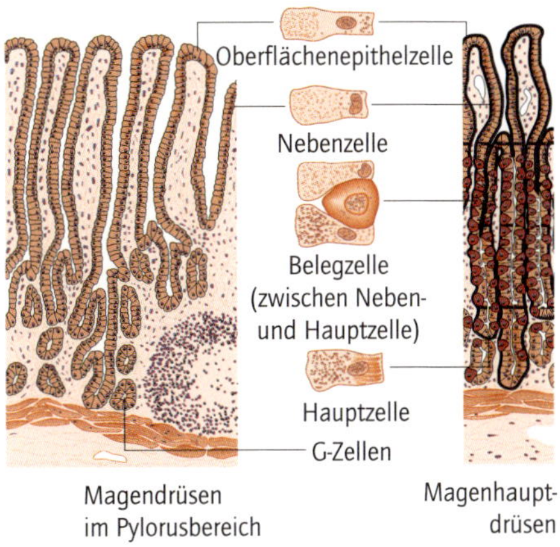

▸5 Der Magen bei Nahrungsaufnahme und bei Entleerung

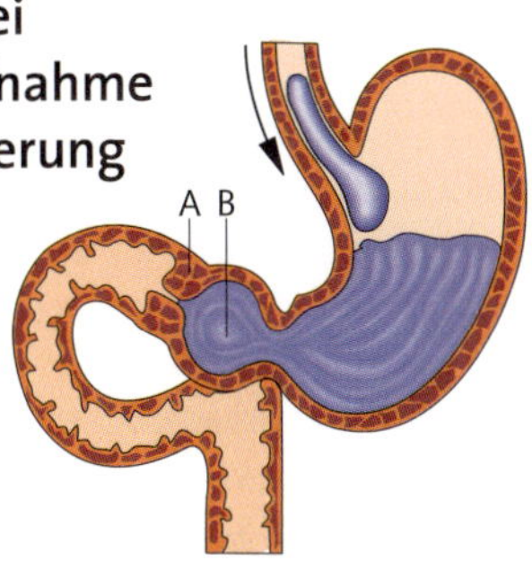

Magen im Zustand der Nahrungsaufnahme. Der Magenpförtner (A) ist geschlossen. Der Speisebrei schichtet sich von innen nach außen im Magenkörper und Antrum (B) an, wobei sich der Magen nach und nach weiter ausdehnt.

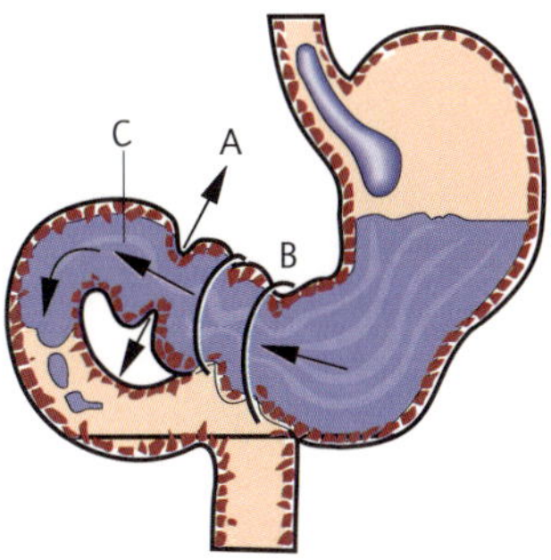

Magen bei der Entleerung. Der Magenpförtner (A) wird geöffnet. Die Muskulatur des Antrums (B) befördert den Mageninhalt in den Zwölffingerdarm (C).

Dünndarm

An den Magen schließt sich der Dünndarm an, der ca. 3 m lang ist und fast die gesamte Bauchhöhle füllt. Hier spielt sich die eigentliche Verdauung ab.

Die Aufgabe des Dünndarms besteht vor allem darin, die in kleinste Teile aufgespaltenen Nährstoffe aus dem Speisebrei aufzunehmen und an das Blut weiterzuleiten, das die Nährstoffe dann zu den Körperzellen transportiert. Auch der Großteil der Verdauungssäfte (Speichel, Galle) wird über den Dünndarm aufgenommen und an das Blut zurückgeleitet. Weiterhin transportiert er unverdauliche Nahrungsbestandteile in Richtung Dickdarm.

Abschnitte

Der Dünndarm gliedert sich in drei Teile (Abb. 1): Der erste Abschnitt, der an den **Magenpförtner** (Pylorus) ansetzt, wird wegen seiner Länge **Zwölffingerdarm** (Duodenum) genannt. Dieser hat die Form des Buchstabens C, in dessen „Bauch" sich ein Teil der **Bauchspeicheldrüse** befindet. In den Zwölffingerdarm münden die Gänge von Gallenblase und Bauchspeicheldrüse, die die Verdauungssäfte dieser Drüsen ins Duodenum leiten. Am Ende des Zwölffingerdarms befindet sich ein scharfer Knick, der **Flexura duodenojejunalis**. Dies ist der Übergang vom Duodenum in den zweiten Abschnitt, den **Leerdarm** (Jejunum). Das Jejunum geht ohne deutliche Grenze in den **Krummdarm** (Ileum) über, der die letzten 60 % der Dünndarmlänge einnimmt. An der **Ileozäkalklappe** geht der Dünndarm in den Dickdarm über.

Jejunum und Ileum sind in der Bauchhöhle beweglicher als das Duodenum. Der Grund: Während das Duodenum an der Rückwand mit der Bauchhöhle verwachsen ist, sind Jejunum und Ileum an einem Band aus Bauchfell, dem Mesenterium, aufgehängt. Im **Mesenterium** befinden sich die den Darm versorgenden Blut- und Lymphgefäße sowie Nerven. Das Mesenterium ist an der hinteren Bauchwand befestigt und zieht von links oben nach rechts unten. Dieser Abschnitt, an dem das Mesenterium befestigt ist, heißt **Mesenterialwurzel**.

Wand und Schleimhaut

Der Dünndarm besteht – wie die anderen Abschnitte des Verdauungstrakts – aus vier Wandschichten: von innen nach außen aus der Schleimhaut, der aus Bindegewebe bestehenden **Submukosa**, der **Muskularis** (bestehend aus einer Ring- und einer Längsmuskelschicht) und der **Serosa**, dem Bauchfellüberzug. In der Submukosa befinden sich Nerven, die ein Nervengeflecht, den **Meissner-Plexus**, bilden und die Schleimhaut versorgen. In der Muskularis liegt ein weiteres Nervengeflecht, der **Auerbach-Plexus**, dessen Nerven für die Kontraktion der Muskelschichten zuständig sind.

Die Schleimhaut des Dünndarms ist die Schicht, die die Nährstoffe ans Blut weiterleitet. Sie besteht aus Epithelzellen, die die Form eines hohen Zylinders haben und die Nährstoffe aufnehmen. Dazwischen liegen Schleim produzierende Becherzellen. Damit die Dünndarmschleimhaut ihre Aufgabe, Nährstoffe aufzunehmen, erfüllen kann, muss sie eine sehr große Fläche besitzen. Daher bildet sie Falten (Plicae oder **Kerckring-Falten**), die kleine Schleimhautausstülpungen **(Zotten)** tragen, in denen winzige Blut- und Lymphgefäße verlaufen. Diese strecken sich während des Verdauungsvorgangs, ziehen sich kurz darauf wieder zusammen und filtern so die Moleküle aus der Nahrung. Zudem bildet die Schleimhaut Einstülpungen, **Krypten** genannt, in denen sich die so genannten **Lieberkühn-Drüsen** befinden. Diese haben vorwiegend die Aufgabe, Verdauungssekrete und Schleim herzustellen. Außerdem beherbergen sie die **Panet-Körnerzellen**, die antibakteriell wirkende Stoffe herstellen, sowie Zellen, die Hormone herstellen. Im Zwölffingerdarm befinden sich kaum Krypten, stattdessen aber die in der Submukosa liegenden **Brunner-Drüsen**. Diese stellen einen Schleim her, der den Magensaft weitgehend neutralisiert (Abb. 2).

Die stärkste Oberflächenvergrößerung des Dünndarms kommt dadurch zustande, dass die Epithelzellen der Schleimhaut selbst kleine Ausstülpungen **(Mikrovilli)** bilden. Im Ileum verringert sich die Zahl der Falten und Zotten der Schleimhaut, dafür liegen hier **Lymphfollikel**, die das für die Abwehr von Infektionen zuständige lymphatische Gewebe des Darms **(Peyer-Plaques)** bilden.

Ist der Dünndarm entzündet (Enteritis), kommt es zur Absonderung von viel Flüssigkeit und so zu Durchfall. Die Behandlung besteht vor allem darin, dem Körper die verlorene Flüssigkeit zu ersetzen.

Der Dünndarm arbeitet weitgehend unabhängig vom zentralen Nervensystem, die Zottenbewegungen werden durch den Meißner-Plexus gesteuert. Die Vermengung des Speisebreis geschieht durch das Hin- und Herbewegen der Längsmuskeln und Kontraktionen der Ringmuskulatur. Dehnungsreize aktivieren den Auerbach-Plexus, der die Muskeln innerviert. Weitertransportiert wird der Speisebrei durch die Peristaltik des Darms.

▸ 1 Aufbau des Dünndarms

▸ Der Dünndarm gliedert sich in drei Abschnitte: An den Magenausgang (Pylorus) schließt sich der Zwölffingerdarm (Duodenum, 1. Abschnitt) an. Der Zwölffingerdarm geht an der Flexura duodenojejunalis in den 2. Abschnitt, den Leerdarm (Jejunum) über. Es folgt der 3. Abschnitt mit dem Krummdarm (Ileum), der vom Dickdarm durch die Ileozäkalklappe getrennt ist.

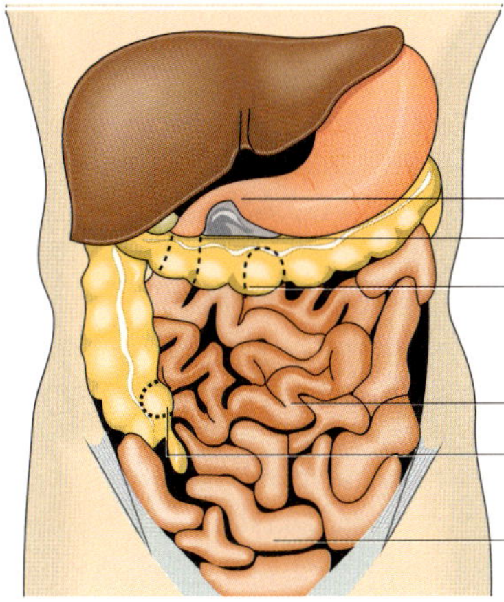

▸ 2 Wand und Schleimhaut des Dünndarms

▸ Die Wand des Dünndarms besteht aus vier Schichten: Schleimhaut, Submukosa, Muskularis und Serosa). Für die Aufnahme der Nährstoffe ist eine möglichst große Resorptionsfläche von Vorteil. Die Oberfläche der Dünndarmschleimhaut ist über die Ausbildung von Falten und Zotten gut für diese Funktion angepasst. Vergrößert wird die Oberfläche der Dünndarmschleimhaut über die Ausbildung von Krypten und Mikrovilli.

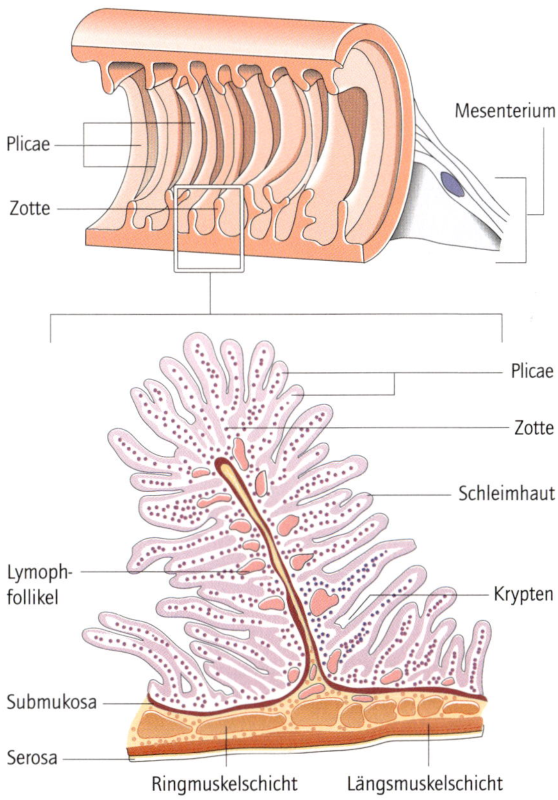

Gallenwege

Die Galle ist ein von der Leber hergestelltes Sekret, das einerseits für die Fettverdauung notwendig ist, durch das andererseits aber auch Stoffwechselabbauprodukte sowie Giftstoffe in den Zwölffingerdarm abgegeben und ausgeschieden werden. Gespeichert wird die Galle in der Gallenblase.

Aufbau und Funktion

Aus der Leber gehen zwei Gänge ab, die die **Galle** transportieren – sie werden als **rechter** und **linker Ductus hepaticus** bezeichnet. Diese beiden Gänge schließen sich jedoch sehr rasch zusammen und bilden den **Ductus hepaticus.** Von diesem zweigt der **Gallenblasengang** ab, der zur Gallenblase hinführt. Der eigentliche Ductus hepaticus verläuft jedoch noch weiter, wird nach der Abzweigung des Gallenblasengangs nun aber als **Gallengang** oder Ductus choledochus bezeichnet. Dieser zieht sich durch den im „C“ des Zwölffingerdarms (▸ S. 174) liegenden Abschnitt der Bauchspeicheldrüse und mündet gemeinsam mit deren Ausführungsgang im Zwölffingerdarm. An dieser Austrittsstelle **(Vater-Papille)** ist die Muskelwand des Gallengangs verdickt, sodass sie wie ein Schließmuskel wirkt, wenn im Darm keine Galle zur Verdauung benötigt wird. Dieser Schließmuskel wird als **Sphincter oddi** bezeichnet. Auch zwischen den Mahlzeiten fließt ständig Galle in den Gallengang, denn die Leber stellt dieses Sekret dauerhaft her. Es staut sich am Sphincter oddi in den Gallengang zurück und wird über den Gallenblasengang in die Gallenblase geleitet, wo die Galle gespeichert wird, bis es erneut Verwendung für sie gibt. Tritt jedoch der Fall ein, dass die Galle kaum noch in den Zwölffingerdarm entleert werden kann (z. B. weil der Abschnitt der Bauchspeicheldrüse geschwollen ist, durch den sich der Gallengang hindurchzieht), kommt es zum Aufstau der Gallenflüssigkeit und infolgedessen zur **Gelbsucht**.

Die Gallenblase

Bei der Gallenblase handelt es sich um einen mit Schleimhaut ausgekleideten Sack aus dünnem Muskelgewebe. Sie liegt unterhalb der Leber und ist mit der Bindegewebskapsel, welche die Leber umgibt, verwachsen. Die Gallenblase setzt sich zusammen aus dem zum Gallenblasengang führenden **Gallenblasenhals**, dem **Gallenblasenkörper** (Corpus) und dem **Gallenblasengrund** (Fundus, Abb. 1). Sie besitzt ein Fassungsvermögen von lediglich 40–100 ml. Aus diesem Grund muss die Lebergalle, die in die Gallenblase fließt, eingedickt werden, denn sonst könnte die Gallenblase sie nicht vollständig speichern (Abb. 2a). Die Zellen der Gallenblasenschleimhaut tragen deshalb kleine Ausstülpungen, die der Lebergalle den Großteil der Salze und des Wassers entziehen und ans Blut abgeben. Die in der Gallenblase verbleibende Flüssigkeit, die Blasengalle, liegt daher in weitaus konzentrierterer Form vor. Wird Galle im Zwölffingerdarm benötigt, setzt dieser das Hormon CCK frei. Dieses Hormon bewirkt, dass sich die Muskeln der Gallenblase zusammenziehen, wodurch Galle in den Gallengang gedrückt wird (Abb. 2b). Außerdem sorgt CCK dafür, dass der Sphincter oddi erschlafft.

Gallensteine

Viele Erkrankungen der Gallenwege werden durch Gallensteine hervorgerufen. Gallensteine entstehen, wenn ein Stoff in der Galle plötzlich in größeren Mengen vorkommt als üblich. Dann ist die Löslichkeit dieser Substanz nicht mehr gewährleistet und der Stoff kristallisiert zu einem Stein aus. Häufig bestehen Gallensteine aus Cholesterin. Zu den Ursachen für die Entstehung von Gallensteinen auf Cholesterinbasis gehören eine erhöhte Cholesterinzufuhr mit der Nahrung sowie eine erbliche Veranlagung. Je nachdem wo sich der Stein befindet, macht er dem Betroffenen mehr oder weniger große Probleme. Liegt ein Stein z. B. in der Gallenblase (Abb. 3a), bemerkt der Betroffene davon meist nichts. Gelangt er in den Gallenblasenhals und verschließt ihn (Abb. 3b), kommt es zu einer schmerzhaften **Gallenkolik**, denn die Gallenblase zieht sich krampfartig zusammen, um das Abflusshindernis zu entfernen. Gelingt dies nicht, kann die Folge eine **Gallenblasenentzündung** (Cholezystitis) sein. Bleibt der Stein dagegen im Gallengang hängen und blockiert ihn (Abb. 3c), löst dies Gelbsucht aus. Verstopft der Stein den gemeinsamen Gang von Galle und Bauchspeicheldrüse (Abb. 3d), kann es zusätzlich zu einer Bauchspeicheldrüsenentzündung kommen.

Gallensteine können in der Regel durch Ultraschall- und Röntgen-Kontrastuntersuchung ausfindig gemacht werden, bei der der Patient ein Kontrastmittel schlucken muss, das über die Leber in die Gallenwege gelangt. Manche Gallensteine können medikamentös aufgelöst werden, oft ist jedoch die Entfernung der Gallenblase erforderlich, was relativ unproblematisch ist, da sie kein lebenswichtiges Organ ist.

▸1 Gallenblase und Gallenwege

▸ Die Gallenblase ist mit der Bindegewebskapsel der Leber verwachsen. Im Gallenblasenhals mündet der Gallenblasengang, der vom Ductus hepaticus – im weiteren Verlauf Gallengang genannt – abzweigt. Dieser tritt zusammen mit dem Ausführungsgang der Bauchspeicheldrüse in den Zwölffingerdarm ein (die Mündungsstelle wird Vater-Papille genannt).

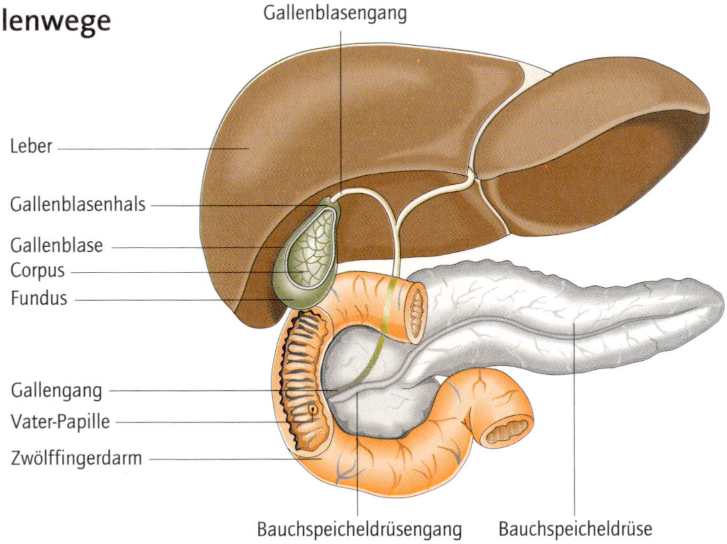

▸2 Funktion der Gallenblase

▸ a) Speicherung der Lebergalle

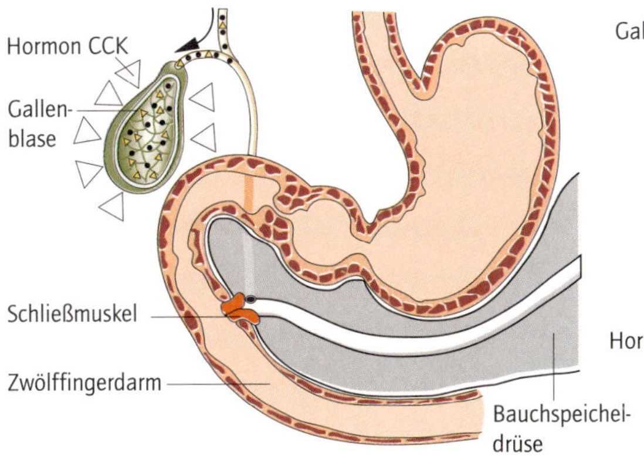

▸ b) Ausschüttung der Blasengalle

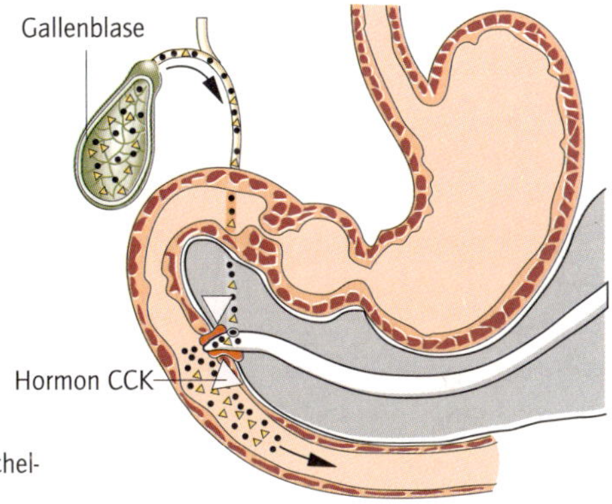

▸3 Erkrankungen der Gallenwege

▸ a) ▸ b) ▸ c) ▸ d)

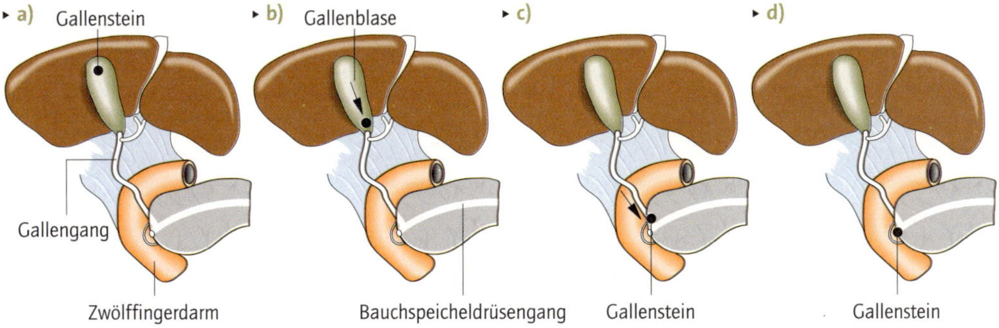

Verdauungssäfte und Nährstoffverdauung

Zur Aufspaltung von Eiweißen, Fetten und Kohlenhydraten sind die Galle sowie der von der Bauchspeicheldrüse (Pankreas) hergestellte Bauchspeichel (Pankreassaft) notwendig.

Erst nach der Aufspaltung durch diese Sekrete können die Nährstoffe die Darmwand passieren und vom Blut aufgenommen werden. Auch das vom Dünndarm abgesonderte Sekret trägt zur Verdauung bei.

Galle und Fettverdauung

Die von der Leber hergestellte Galle ist für die Aufspaltung und Aufnahme von Fetten aus der Nahrung unerlässlich. Die Galle besteht vorwiegend aus Wasser und beinhaltet neben den für die Fettaufspaltung notwendigen Stoffen Abfallprodukte des Körpers; so z. B. das **Bilirubin**, einen Farbstoff, der bei dem Abbau des Blutfarbstoffs Hämoglobin entsteht. Für die Fettverdauung notwendig sind die in der Galle enthaltenen **Gallensalze**, die auch als **Gallensäuren** bezeichnet werden. Sie entstehen aus dem fettähnlichen Stoff Cholesterin, der nicht nur – wie viele meinen – in der Nahrung enthalten ist, sondern auch vom Körper selbst gebildet werden kann. Die Gallensalze sorgen dafür, dass sich so genannte **Mizellen** bilden. Dabei handelt es sich um Fetttröpfchen, die von wasserlöslichen Molekülen umgeben sind, sodass sie nicht zusammenfließen können. Die Mizellen bringen die Fette zur Darmschleimhaut und sorgen dafür, dass sie von den Zotten aufgenommen werden können. Die Gallensalze selbst verbleiben zunächst im Dünndarm. Sie werden im unteren Dünndarmabschnitt zum Großteil wieder aufgenommen und über die Pfortader zur Leber transportiert, sodass diese nur wenig neue Gallensalze herstellen muss (**enterohepatischer Kreislauf**, Abb. 1). Für die Fettaufspaltung sind neben den Gallensalzen noch weitere in der Galle enthaltene Stoffe wie das **Lezithin** zuständig.

Bauchspeicheldrüse und Verdauung

Der von der Bauchspeicheldrüse hergestellte **Pankreassaft** enthält verschiedene Enzyme, die für die Aufspaltung von Fetten, Kohlenhydraten und Eiweißen notwendig sind. Außerdem sorgt der Pankreassaft maßgeblich dafür, dass die Magensäure neutralisiert wird, damit es nicht zur „Selbstverdauung" des Darms kommt. Die wichtigsten Enzyme im Bauchspeichel sind **Trypsin** und **Chymotrypsin**. Erst durch ein weiteres vom Zwölffingerdarm hergestelltes Enzym namens **Enterokinase** wird Trypsinogen zu Trypsin, das wiederum die Umwandlung von Chymotrypsinogen in Chymotrypsin bewirkt. Im Bauchspeichel selbst sind sie zunächst als **Trypsinogen** und **Chymotrypsinogen** enthalten (Abb. 2). Trypsin und Chymotrypsin spalten große Eiweißmoleküle (Proteine) in kleinere Stücke (Oligo- und Polypeptide). Der Dünndarm stellt ein weiteres Enzym her, das von den Peptiden einzelne Aminosäuren abspaltet, sodass sie vom Dünndarm aufgenommen werden können. Über die Pfortader gelangen sie zunächst in die Leber und wandern dann in den Blutkreislauf.

An der Aufspaltung der Fette aus der Nahrung ist nicht nur die Galle, sondern auch der Pankreassaft beteiligt. Er ist u. a. dafür zuständig, die zu den Fetten gehörenden **Triglyzeride** in kleinere Moleküle (u. a. Monoglyzeride) zu spalten. Für den Beginn der Aufspaltung anderer Fettstoffe wird der Bauchspeichel ebenfalls benötigt. Danach können sich unter Einfluss der Galle Mizellen bilden, sodass das Fett aufgenommen und über die Pfortader durch die Leber in den Blutkreislauf transportiert wird. Allerdings werden nicht alle Fettsäuren über die Zotten aufgenommen – einige Fettsäuren aus den Mizellen werden von den Zellen der Dünndarmschleimhaut wieder zu größeren Fettsäuren zusammengebaut und mit einem Eiweißmantel umgeben. Diese **Chylomikronen** sind wasserlöslich und werden von den Darmzotten nicht ans Blut, sondern in die Lymphbahn abgegeben (Abb. 3). Unter Umgehung der Leber gelangen diese Stoffe über die Lymphbahnen, darunter den Milchbrustgang, in den Blutkreislauf.

Die Kohlenhydrate aus der Nahrung, die aus Polysacchariden bestehen, werden durch **Alphaamylasen** aus Speichel, Bauchspeichel sowie Enzymen (u. a. **Glukosidasen**), die von der Dünndarmschleimhaut hergestellt werden, in das Monosaccharid (Einfachzucker) **Glukose** und weitere Einfachzucker aufgespalten. Diese werden von den Zotten aufgenommen und an die Blutgefäße weitergeleitet. Über die Pfortader passieren sie die Leber und gelangen in den Blutkreislauf (Abb. 3). Salze aus den Verdauungssäften **(Elektrolyte)** werden im Jejunum wieder aufgenommen. Fettlösliche Vitamine gelangen mit den in den Mizellen enthaltenen Fetten in den Blutkreislauf, wasserlösliche Vitamine passieren die Darmzotten durch Diffusion. Nur für die Aufnahme von Vitamin B_{12} ist der vom Magen hergestellte Intrinsic factor notwendig.

▸1 Enterohepatischer Kreislauf

▸ Die in der Galle enthaltenen Gallensalze (Gallensäuren) sind für die Fettverdauung unerlässlich. Sie werden aus Cholesterin gebildet und sorgen für die Bildung von Mizellen, die die Fette zur Darmschleimhaut bringen, damit sie von den Zotten aufgenommen werden können. Die Salze selbst bleiben im Dünndarm, werden dort im unteren Abschnitt größtenteils wieder aufgenommen und über die Pfortader wieder zurück zur Leber geleitet.

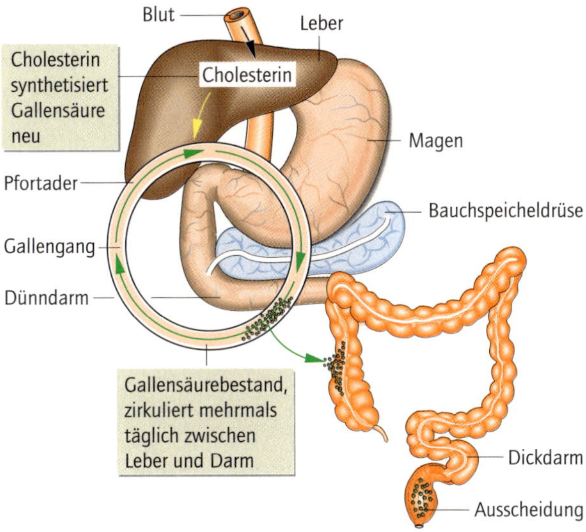

▸2 Prinzip der Eiweißspaltung

▸ Die für die Eiweißspaltung wichtigen Enzyme Trypsin und Chymotrypsin sind zunächst als Trypsinogen und Chymotrypsinogen im Bauchspeichel enthalten. Trypsinogen wird erst durch das im Zwölffingerdarm hergestellte Enzym Enterokinase zu Trypsin umgewandelt. Dieses wiederum sorgt für die Umwandlung von Chymotrypsinogen in Chymotrypsin.

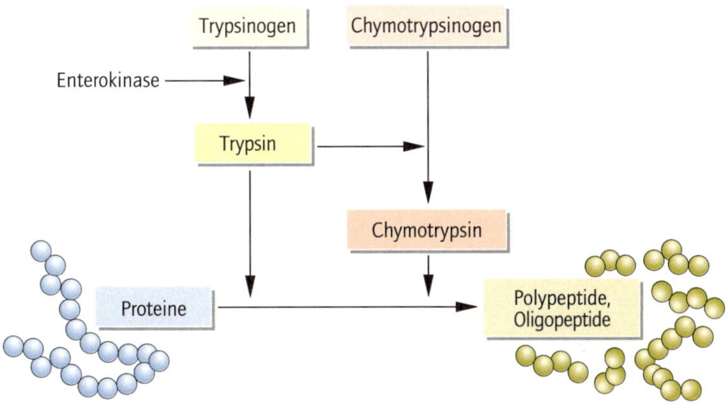

▸3 Nährstoffaufnahme in den Dünndarmzotten

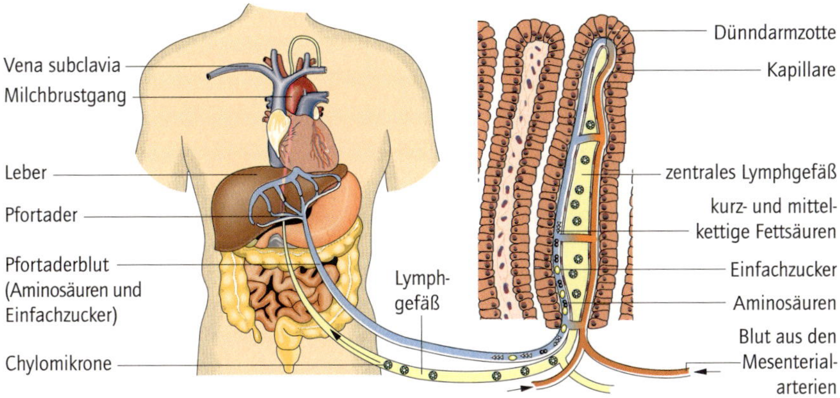

Dickdarm

Der Dickdarm schließt sich an den Dünndarm an. Seine Aufgabe besteht darin, den nährstoffarmen Speisebrei einzudicken.

Der Dickdarm ist dafür zuständig, überschüssige Flüssigkeit sowie Mineralstoffe **(Elektrolyte)** zurück in den Blutkreislauf zu leiten. Außerdem ist sein letzter Abschnitt – **Mast-** oder **Enddarm** (Rectum; ▸ S. 182) genannt – dafür zuständig, den **Stuhl** bis zur Darmentleerung durch den After zu speichern.

Aufbau und Bewegungen

Der Dünndarm geht auf der rechten Seite des Unterbauchs in den Dickdarm über. Die **Ileozäkalklappe**, eine Schleimhautklappe zwischen Dünn- und Dickdarm, verhindert, dass Nahrungsbrei in den Dünndarm zurückfließt. Der erste Abschnitt des Dickdarms, der etwas unterhalb des Dünndarms liegt und nach unten endet, ist der **Blinddarm**. Er besitzt ein kurzes Anhängsel, den so genannten **Wurmfortsatz** (Appendix), der lymphatisches Gewebe beinhaltet und in der Kindheit der Abwehr von Infektionen dient. Über dem Blinddarm schließt sich der Hauptteil des Dickdarms, der **Grimmdarm** (Colon), an. Dieser Abschnitt teilt sich in einen aufsteigenden Teil **(aufsteigender Dickdarm)**, einen quer verlaufenden Teil **(Querdarm)**, einen absteigenden Teil **(absteigender Dickdarm)** sowie in einen S-förmig gekrümmten Abschnitt, der als Sigma **(S-Darm)** bezeichnet wird. Daran schließt sich der Mastdarm mit dem After **(Anus)** an. Die Biegungen des Dickdarms heißen **rechte** und **linke Kolonflexur** (Abb. 1).

Innen besteht der Dickdarm zunächst aus einer Schleimhaut mit Einstülpungen **(Dickdarmkrypten)**, die einen Schleim herstellen, der für den Weitertransport des Nahrungsbreis benötigt wird. Epithelzellen der Darmschleimhaut bilden zur Darmlichtung hin kleine Ausstülpungen (Mikrovilli), die Flüssigkeit und Mineralstoffe aus dem Stuhl ziehen. Die äußere Längsmuskulatur umhüllt nicht den gesamten Darm, sondern nur bestimmte Abschnitte. Sie ist in drei Muskelstränge, die **Tänien**, aufgeteilt. Der Bauchfellüberzug **(Serosa)** zeigt Ausstülpungen, die so genannten **Appendices epiploicae**. Vermischt wird der Nahrungsbrei im Dickdarm durch **peristaltische Wellen**. Ausgelöst werden diese Wellen von dem Dehnungsreiz, den der Stuhl verursacht. Der Stuhl wiederum wird durch **Massenbewegungen** vorantransportiert, das heißt, er wird durch Einschnürung eines größeren Darmabschnitts rasch weitergeleitet.

Funktionsstörungen und Erkrankungen

Eine Entzündung des Wurmfortsatzes wird umgangssprachlich als Blinddarmentzündung bezeichnet, der Fachbegriff lautet Appendizitis. Ursache ist oft eine Stauung von Darminhalt im Wurmfortsatz. Die Appendizitis äußert sich mit heftigen Schmerzen im rechten Unterbauch, Fieber, Erbrechen, harter Bauchdecke. Die Behandlung besteht in der operativen Entfernung des Wurmfortsatzes, um den Durchbruch dieses Organs zu verhindern.

Dickdarmpolypen, kleine Geschwülste, sind meist gutartig, können jedoch krebsig entarten. Vor allem Polypen mit breiter Basis (Abb. 2a) und zottenähnliche Polypen (Abb. 2b) entarten oft. Bei gestielten Polypen (Abb. 2c) ist das Krebsrisiko geringer. Bei Entdeckung können die meisten Polypen mit einer Elektroschlinge abgetragen werden. Bei Dickdarmkrebs, der sich z. B. durch Blut oder Schleim im Stuhl äußert, wird der betroffene Dickdarmabschnitt entfernt. Vor allem bei Krebs des Mastdarms muss oft ein künstlicher Darmausgang geschaffen werden, bei dem der Darmausgang an die Bauchoberfläche genäht wird.

Zu den chronisch entzündlichen Darmerkrankungen gehören **Morbus Crohn** und **Colitis ulcerosa**. Während in der normalen Dickdarmschleimhaut keine Geschwüre zu finden sind (Abb. 3a), kommt es beim Morbus Crohn zur Bildung großflächiger Geschwüre, die sich auf alle Schichten der Darmwand ausbreiten können (Abb. 3b). Zum Teil bilden sich Gänge zwischen Darm und Haut **(Fisteln)** oder anderen Organen. Bei der Colitis ulcerosa bleibt die Geschwürbildung auf die Schleimhaut beschränkt (Abb. 3c). Behandelt werden beide Krankheiten medikamentös, erst wenn es zu Komplikationen kommt bzw. die Entzündung weit fortgeschritten ist, muss eventuell der Dickdarm entfernt werden.

Dickdarmdivertikel sind Ausstülpungen der Darmwand, die meist infolge von Gewebsschwäche entstehen. Gelangt Stuhl in die Divertikel, können sie sich entzünden **(Divertikulitis)** und es kann zum lebensgefährlichen Durchbruch des Darms kommen. Eine Divertikulitis zeigt sich u. a. durch krampfartige Bauchschmerzen. Die Behandlung besteht in der Gabe von Antibiotika; kehrt die Entzündung immer wieder, muss eventuell der betroffene Darmabschnitt entfernt werden.

▸1 Dickdarm

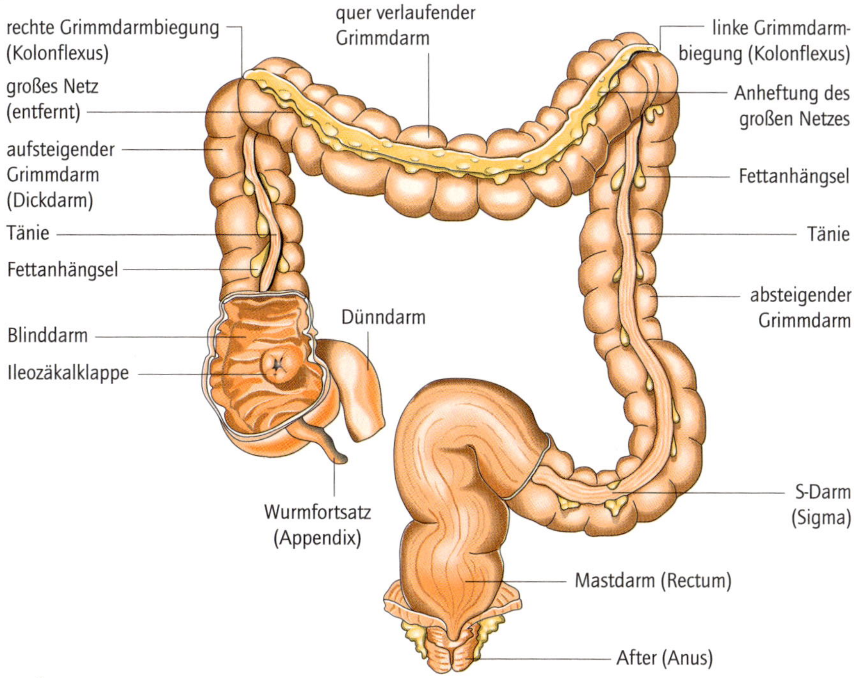

▸2 Dickdarmpolypen

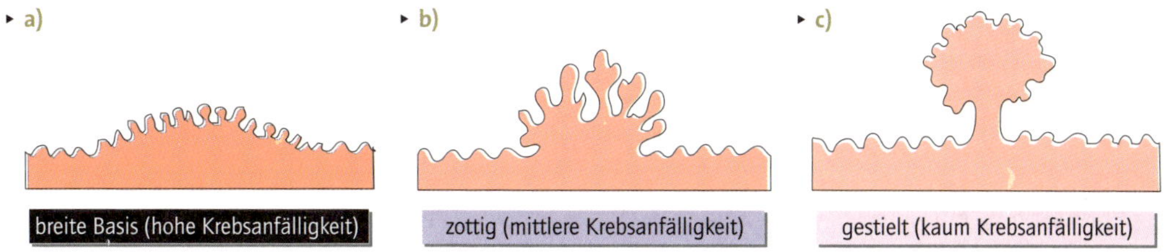

▸3 Morbus Crohn und Colitis ulcerosa

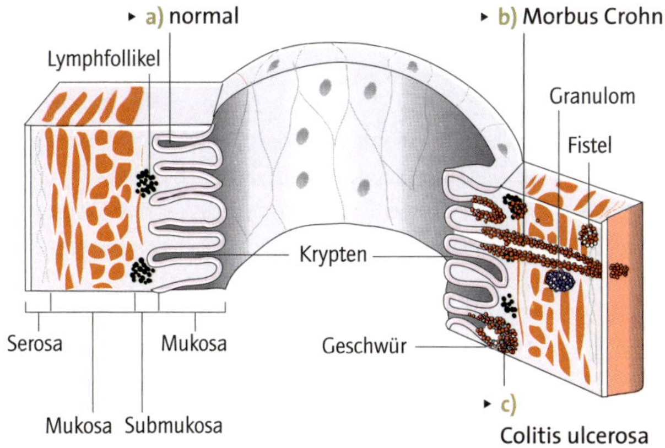

Darmverschluss

Beim Darmverschluss (Ileus) kann der Darm den Nahrungsbrei nicht transportieren. Ursache ist ein Hindernis (Tumoren, Narben; mechanischer Ileus) oder eine funktionelle Störung (z. B. Durchblutungsstörung), die den Darm lähmt (paralytischer Ileus). Es muss das Hindernis beseitigt bzw. der Darm mithilfe von Medikamenten zur Arbeit angeregt werden.

Mastdarm

Der Mast- oder Enddarm (Rectum), der letzte Dickdarmabschnitt, ist für die Speicherung des Stuhls sowie für dessen Entleerung zuständig.

Aufbau

Der obere Abschnitt des **Mastdarms** (Abb. 1) wird **Ampulle** genannt. In diesem Darmabschnitt wird der Stuhl bis zur Ausscheidung gespeichert. Mit dem **After** (Anus) mündet der Darm nach außen. Damit der Stuhl nicht unentwegt ausgeschieden wird, muss der Mastdarm verschlossen werden. Hierfür ist einerseits der **innere Schließmuskel** zuständig, der von der Darmmuskulatur selbst gebildet wird und nicht dem Willen unterworfen ist, andererseits der **äußere Schließmuskel**, der von der Beckenbodenmuskulatur, die den Mastdarm, die Geschlechtsorgane sowie die Harnröhre umgreift, gebildet wird und dessen Kontraktion willentlich gesteuert werden kann. Die Schleimhaut des Rektums ist im oberen Abschnitt wie die übrige Dickdarmschleimhaut aufgebaut, im Bereich des Analkanals besitzt sie Talg- und Schweißdrüsen. Im Analkanal liegen unter der Schleimhaut ringförmig angeordnete Schwellkörper **(hämorrhoidale Schwellkörper)**, die mit Blut gefüllt sind und zur Abdichtung des Anus beitragen. Sie bilden eine sägezahnförmige Linie (**Sägezahnlinie** oder Linea dentata). Den Übergang zur äußeren Haut bildet die sensible Haut des Analkanals **(Anoderm)**, die dazu beiträgt, den Stuhl zurückzuhalten.

Hämorrhoiden

Die hämorrhoidalen Schwellkörper füllen sich mit Blut, wenn es im Enddarm zur Ansammlung von Stuhl oder Gasen kommt (Abb. 2). Beim Stuhlgang werden sie zur Seite gepresst und das Blut fließt aus ihnen zurück in die Kapillaren. Nicht selten kommt es jedoch zur Erweiterung dieser Schwellkörper; das Blut kann nicht mehr vollständig aus den Schwellkörpern zurückfließen. Beim Entleeren des Darms kann es zu Einrissen der Schwellkörper kommen, die sich durch hellrote Blutauflagerungen auf dem Stuhl bemerkbar machen. In diesem Fall spricht man von Hämorrhoiden 1. Grades. Wenn die Schwellkörper beim Stuhlgang aus dem After rutschen, sich aber von selbst wieder zurückziehen, werden sie als Hämorrhoiden 2. Grades bezeichnet. Bei Hämorrhoiden 3. Grades gelangen die Schwellkörper beim Stuhlgang nach außen und müssen wieder zurückgeschoben werden. Bei Hämorrhoiden 4. Grades sind die Schwellkörper nach außen vorgefallen und können nicht mehr zurückgeschoben werden. Meist kommt es nun auch zu unwillkürlichem Stuhlabgang. Harter Stuhl, Verstopfung, wenig Bewegung und eine sitzende Tätigkeit zählen zu den Faktoren, die die Entstehung von Hämorrhoiden begünstigen. Die Behandlung besteht in schweren Fällen in der Verödung des vergrößerten Hämorrhoidalknotens (Abb. 3). Dabei wird ein Mittel direkt in den Knoten oder in die darunter liegenden Blutgefäße injiziert, das den Knoten absterben lässt. Bei der **Gummibandligatur** wird ein Gummiring über den Knoten gezogen, der die Blutzufuhr unterbindet und zum Absterben des Hämorrhoidalknotens führt (Abb. 4). Operativ werden Hämorrhoiden ebenfalls entfernt.

Stuhl und Stuhlentleerung

Der Stuhl setzt sich größtenteils aus Wasser und aus Ballaststoffen (unverdaulichen Nahrungsbestandteilen) zusammen. Zudem enthält er u. a. Bakterien, Fäulnis- und Abbauprodukte, die die Leber über die Galle an den Darm abgibt, um den Körper zu entgiften.

Ist die Ampulle des Mastdarms mit Stuhl weitgehend gefüllt, kommt es zum Stuhldrang. In der Ampulle befinden sich Dehnungsrezeptoren, die über die Nerven dem Rückenmark und dem Gehirn mitteilen, dass der Stuhl ausgeschieden werden muss. Das vegetative Nervensystem (der Parasympathikus) lässt daraufhin den inneren Schließmuskel erschlaffen. Ist eine Person noch nicht zur Stuhlentleerung bereit, kann der Stuhl durch die willentliche Kontraktion des äußeren Schließmuskels zurückgehalten werden. Kommt es zum Stuhlgang, ziehen sich die Längsmuskeln des Mastdarms zusammen, Zwerchfell und Bauchmuskeln werden willentlich angespannt.

Unter **Durchfall** versteht man die Ausscheidung von wässrigem Stuhl häufiger als dreimal pro Tag. Auslöser von akutem Durchfall sind meist Krankheitserreger; chronischer Durchfall ist oft Folge einer Nahrungsmittelunverträglichkeit. Von **Verstopfung** spricht man dagegen, wenn der Stuhlgang länger als drei Tage auf sich warten lässt. Die Ursache liegt meist in ballaststoffarmer Ernährung; im schlimmsten Fall kann ein Darmverschluss vorliegen. Zu **Blähungen** kommt es, wenn die Bakterien im Darm mehr Gase herstellen als üblich. Ausgelöst werden Blähungen durch Nahrungsmittel, die schlecht vertragen werden, aber auch durch Erkrankungen der Leber oder der Bauchspeicheldrüse.

▸ 1 Aufbau des Mastdarms

▸ Im oberen Abschnitt des Mastdarms, der Ampulle, wird der Stuhl bis zur Ausscheidung gespeichert. Der innere und der äußere Schließmuskel sind dafür zuständig, dass der Mastdarm verschlossen bleibt und sich nur zur Ausscheidung öffnet. Die Schwellkörper im Analkanal, die eine sägezahnförmige Linie (Sägezahnlinie) bilden, tragen zur Abdichtung des Anus bei.

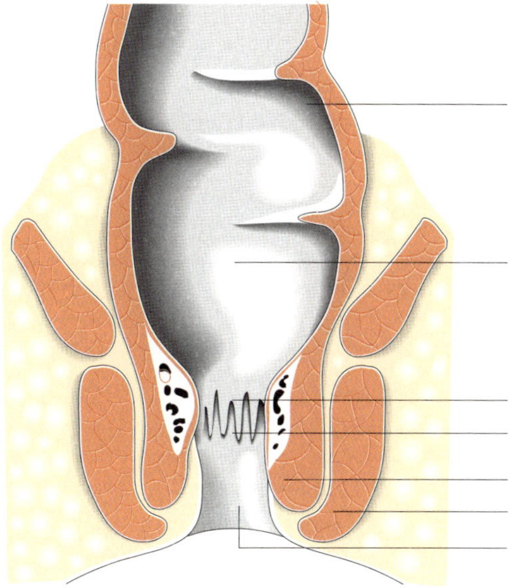

▸ 2 Grade der Hämorrhoiden

▸ a) ▸ b) ▸ c) ▸ d)

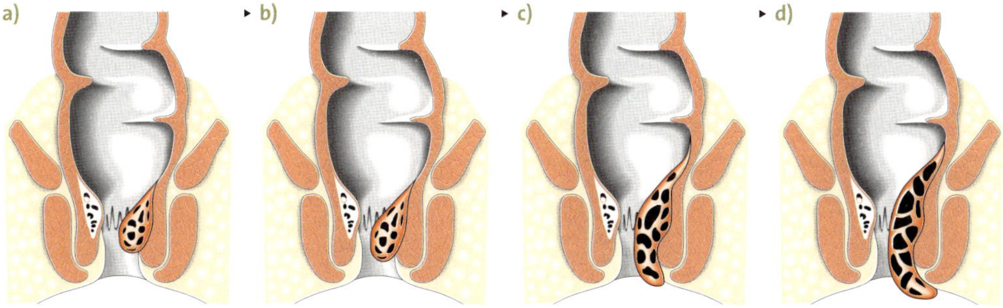

▸ 3 Verödung

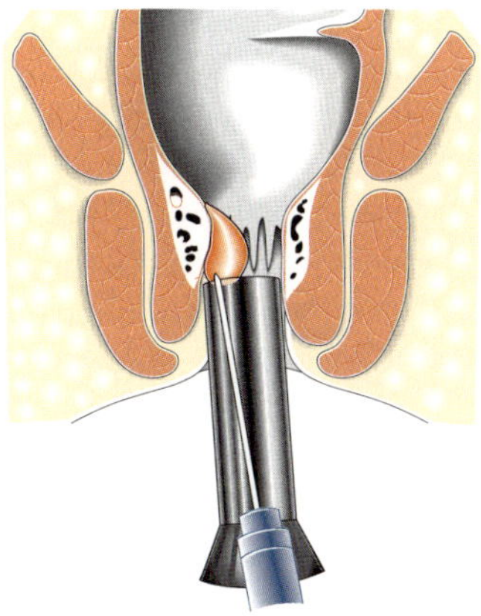

▸ 4 Gummibandligatur

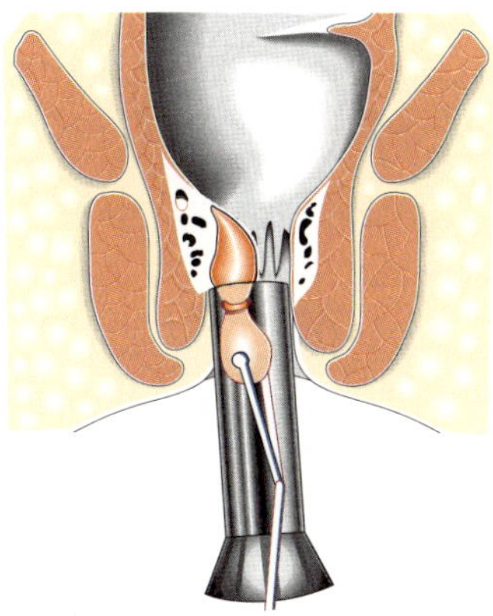

Bauchspeicheldrüse

Die Bauchspeicheldrüse (Pankreas) spielt sowohl bei der Verdauung von Eiweißen und Kohlenhydraten als auch von Fetten eine große Rolle.

Aufbau und Funktion

Das **Pankreas** wiegt zwischen 80 und 90 g und ist zwischen 15 und 20 cm lang. Das Organ liegt zwischen Zwölffingerdarm und Milz (Abb. 1). Es besteht aus drei Abschnitten: Kopf, Körper und Schwanz. Der Kopf liegt eingebettet in das vom Zwölffingerdarm gebildete „C". Der Pankreaskörper schließt an den Kopf an und verläuft quer im Oberbauch. Vor allem Kopf und Körper haben die Aufgabe, Verdauungsenzyme zu bilden, die durch einen Ausführungsgang **(Pankreasgang)**, der sich durch die ganze Drüse zieht, am Ende mit dem Gallengang zusammenläuft und an der Vater-Papille in den Zwölffingerdarm eintritt, in den Darm abgegeben werden. Da das Pankreas Sekrete an ein anderes Organ (Darm) abgibt, fungiert es einerseits als **exokrine Drüse**. Der Pankreasschwanz jedoch, der sich bis zur Milz hinzieht, ist andererseits auch als **endokrine Drüse** (Drüse, die Sekrete nach innen abgibt) tätig. Dort vor allem sind nämlich die **Langerhans-Inseln** zu finden, die die Hormone **Insulin**, **Glukagon** und **Somatostatin** produzieren. Diese steuern den Kohlenhydratstoffwechsel.

Pankreasenzyme

90 % der Proteine im Pankreassaft sind Verdauungsenzyme, die verschiedene Substrate spalten. Die proteolytischen Enzyme **(Peptidasen)** stellen dabei den größten Anteil. Die vom Pankreas hergestellten Eiweiß spaltenden Verdauungsenzyme werden in ihrer inaktiven Form (Proenzyme: **Chymotrypsinogen** und **Trypsinogen**) freigesetzt und erst im Zwölffingerdarm in ihre aktive Form (**Chymotrypsin** und **Trypsin**) überführt. Verantwortlich für die Aktivierung der Proenzyme ist das vom Darm produzierte Enzym **Enterokinase**. Der Grund: Das Pankreas besteht vorrangig aus Eiweißen und würde sich selbst zerstören, wenn es die aktiven Enzyme freisetzte. Die Enzyme Chymotrypsin und Trypsin sind so genannte **Endoproteasen**, das heißt, sie schneiden bestimmte Aminosäureverbindungen im Eiweißmolekül und zerlegen dieses hierdurch in größere Bruchstücke. Zudem gibt es die **Exopeptidasen** (z. B. die **Carboxypeptiasen A** und **B**), die einzelne Aminosäuren von den Enden der Eiweiße abspalten.

Die Enzyme des Kohlenhydratstoffwechsels werden in ihrer aktiven Form sezerniert. Das Enzym **a-Amylase** spaltet **Stärke** und **Glykogen** in **Maltose** und **Maltotriose**, die von den Enzymen des Dünndarmepithels weiter abgebaut werden.

Das wichtigste Enzym der Fettspaltung ist die **Pankreaslipase**. Sie wird als aktives Enzym sezerniert und spaltet **Triacylglycerine** zu **Monoacylglycerin** und freien Fettsäuren. Die Regulation der Pankreassaft-Sekretion erfolgt über die Hormone **Secretin** und **Cholecystokinin** sowie neuronal über den Nervus vagus. Secretin stimuliert die Freisetzung von Bikarbonat, Elektolyten und Wasser, wohingegen Cholecystokinin hauptsächlich die Sekretion von Enzymen aus dem Drüsengewebe stimuliert. Die neuronale Aktivierung über den Nervus vagus bewirkt die Freisetzung eines enzymreichen Sekrets, wie es etwa der Wirkung von Cholecystokinin entspricht.

Hormone für den Kohlenhydratstoffwechsel

Die Langerhans-Inseln im Pankreas sind kleine Zellinseln, die sich aus unterschiedlichen Zellen mit verschiedenen Aufgaben zusammensetzen. Diese kleinen Inseln, die vor allem im Pankreasschwanz vorkommen, sind über die kleinen Läppchen, in die die Bauchspeicheldrüse sich gliedert, verteilt (Abb. 3). Zwischen den Zellinseln liegen enzymbildende, beerenförmige Zellanhäufungen. Die Langerhans-Inseln sind mit einem Durchmesser von durchschnittlich 0,2 mm winzig. Sie bestehen aus drei verschiedenen Zelltypen. Die **A-Zellen** produzieren das Hormon Glukagon. Es erhöht den **Blutzuckerspiegel**, eine Regelgröße, die weitgehend konstant gehalten werden muss. Glukagon sorgt dafür, dass die in Leber und Muskeln in Form von **Glykogen** gespeicherte Glukose wieder in Glukose umgewandelt und über das Blut den Körperzellen zur Verfügung gestellt wird. Allerdings ist Glukagon nicht das einzige Hormon mit einer den Blutzuckerspiegel steigernden Wirkung. Auch Adrenalin, Noradrenalin und Kortisol besitzen diesen Effekt. Die **B-Zellen** der Langerhans-Inseln stellen das Insulin her – das einzige Hormon im Körper, das den Blutzuckerspiegel senkt, indem es dafür sorgt, dass die Körperzellen Glukose aufnehmen und aus im Blut zirkulierender Glukose Fett und Glykogen hergestellt wird. Ein Mangel an Insulin führt zur **Zuckerkrankheit** (Diabetes mellitus). Die **D-Zellen** schließlich stellen das Hormon Somatostatin her, das vor allem die Freisetzung des Wachstumshormons (▸ S. 264) hemmt, aber auch eine hemmende Wirkung auf die Verdauung ausübt.

▸ 1 Bauchspeicheldrüse

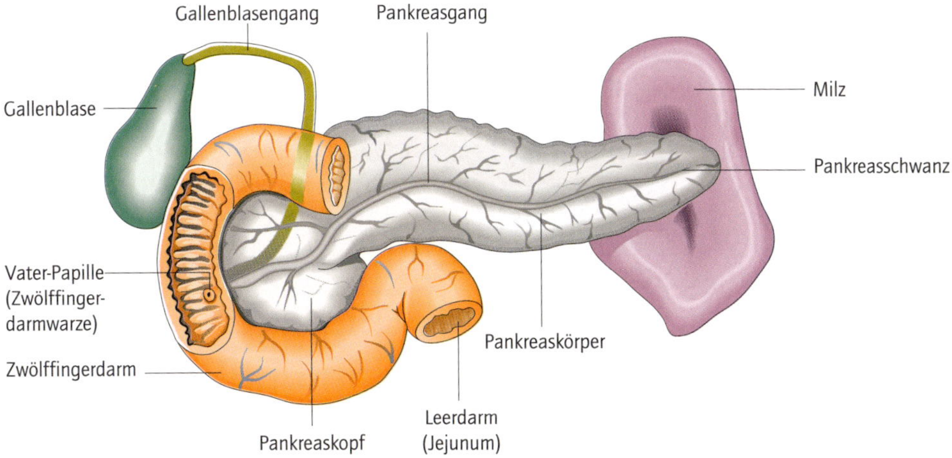

▸ 2 Enzyme der Bauchspeicheldrüse

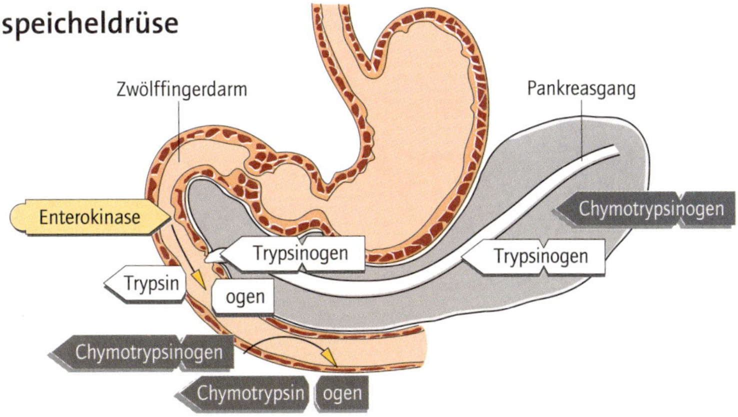

▸ 3 Inselorgane der Bauchspeicheldrüse

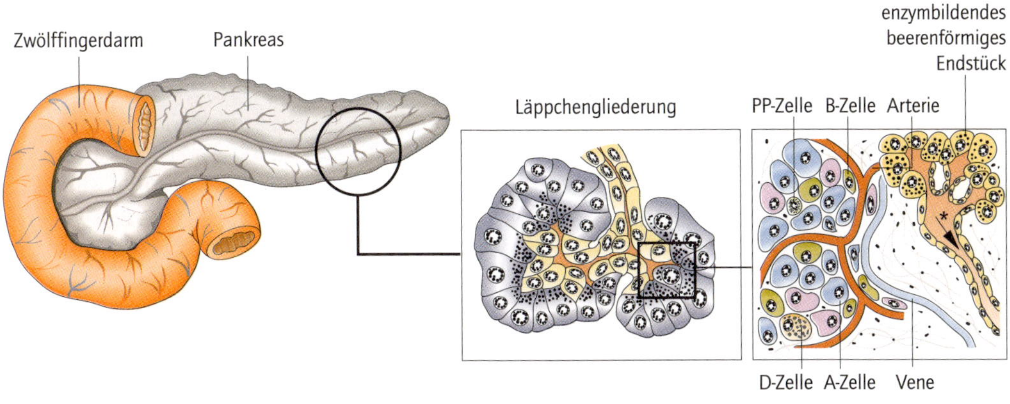

Leber

Die Leber (Hepar) wiegt ca. 1500 g. Der größte Teil der Leber, der rechte Leberlappen (Lobus dexter), liegt unter dem Zwerchfell und ist mit diesem teilweise verwachsen. Der linke Leberlappen (Lobus sinister) zieht sich bis in den linken Oberbauch.

Unter dem **rechten Leberlappen** befindet sich die **Gallenblase**, unter dem **linken Leberlappen** die **Bauchspeicheldrüse**. Die Leber spielt eine wichtige Rolle für den Stoffwechsel von Eiweißen, Kohlenhydraten und Fetten, zudem sorgt sie für die Entgiftung des Körpers über die Nieren und die Galle, denn schließlich stellt sie den Gallensaft (‣ S. 178) her.

Aufbau

Neben dem rechten und dem linken Leberlappen existieren noch zwei weitere, kleinere Leberlappen – diese liegen an der Unterseite der Leber zwischen rechtem und linkem Leberlappen und nennen sich **quadratischer Lappen** (Lobus quadratus) und **geschwänzter Lappen** (Lobus caudatus). Zwischen diesen beiden Lappen liegt eine kleine Einbuchtung **(Leberpforte)**. Hier treten die **Leberarterie** und die **Pfortader** in die Leber ein, die beiden **Lebergallengänge** (linker und rechter Ductus hepaticus; ‣ S. 176) verlassen die Leber (Abb. 1).

Über die Leberarterie wird die Leber mit sauerstoffreichem Blut versorgt. Die Pfortader sammelt das Blut aus den venösen Gefäßen der Verdauungsorgane und leitet es in die Leber, die es von schädlichen Produkten, die bei der Nährstoffaufnahme entstanden sind, größtenteils befreit (entgiftet) und dafür sorgt, dass in großer Menge aufgenommene Nährstoffe in eine Speicherform (**Glykogen** oder Fett) überführt werden. Anschließend wird das gereinigte Pfortaderblut genau wie das Leberarterienblut über die Lebervenen in den Blutkreislauf (in die von der Leber umschlossene untere Hohlvene) geleitet, die das Blut zum Herzen transportiert.

Feinbau

Die Leberlappen bestehen aus vielen winzigen **Leberläppchen** (Durchmesser maximal 2 mm; Abb. 2). Dabei handelt es sich um sechseckige Gebilde, die zum Großteil aus Leberzellen bestehen. An den Ecken der Leberläppchen befinden sich die **Periportalfelder** – das sind kleine Öffnungen, durch die jeweils kleine, parallel angeordnete Verzweigungen der Pfortader und der Leberarterie sowie ein kleiner Gallengang verlaufen, die zusammen als **Glisson-Trias** bezeichnet werden.

Während die Pfortader und die Leberarterie Blut zu den Leberläppchen führen, transportieren die kleinen Gallengänge den von den Leberzellen hergestellten Gallensaft ab. Dieser fließt aus den im Leberläppchen befindlichen **Gallenkapillaren** (Abb. 3), deren Wände von der Membran gegenüber- und nebeneinander liegender Leberzellen gebildet werden, in den kleinen Gallengang eines Periportalfelds, der schließlich in den rechten oder den linken Ductus hepaticus mündet. Getrennt von den Gallenkapillaren verlaufen die **Lebersinusoide**, kleinste Blutgefäße der Leber, die Blut aus der Pfortader gemeinsam mit arteriellem Blut zur Zentralvene des Leberläppchens transportieren. Sie sind von den Leberzellen durch einen winzigen Hohlraum **(Disse-Raum)** getrennt, dessen äußere Grenzen Endothel- sowie **Kupffer-Sternzellen** bilden. Im Disse-Raum findet die eigentliche Entgiftung des Bluts statt. Durch kleine Öffnungen zwischen den Endothel- und den Sternzellen filtern die Leberzellen mit ihren Ausstülpungen (Mikrovilli) Stoffe aus dem Blut heraus, die entweder über die Galle oder die Nieren ausgeschieden werden sollen. Die Kupffer-Sternzellen sind Teil des Immunsystems und können Krankheitserreger oder andere Fremdkörper erkennen und unschädlich machen.

Entgiftungsfunktion

Zu den zahlreichen Stoffen, die von den Leberzellen aus dem Blut gefiltert werden, gehören u. a. Ammoniak aus dem Dickdarm und Milchsäure. Die Leberzellen nehmen diese und ähnliche Stoffe, von denen einige für den Organismus sehr gefährlich sind, auf, bauen sie entweder über enzymatische Vorgänge ab oder zu unschädlichen Stoffen um. So wird z. B. das Nervengift Ammoniak in Harnstoff und eine Aminosäure namens Glutamin umgewandelt.

Manche Stoffe, wie Harnstoff, der gut wasserlöslich ist, werden von den Leberzellen wieder ans Blut abgegeben, um dann von den Nieren aus dem Blut gefiltert und mit dem Urin ausgeschieden zu werden. Andere Substanzen, die im Blut kaum löslich sind, werden von den Leberzellen in die Gallenkapillaren geleitet, wo sie durch die Gallensalze gelöst werden. Der Gallensaft wird in den Darm geleitet und mit dem Stuhl ausgeschieden. Die Leber filtert auch medikamentöse Wirkstoffe aus dem Blut, die in Tablettenform aufgenommen wurden. So kann sich die Wirksamkeit eines Medikaments verringern.

▸ 1 Aufbau der Leber

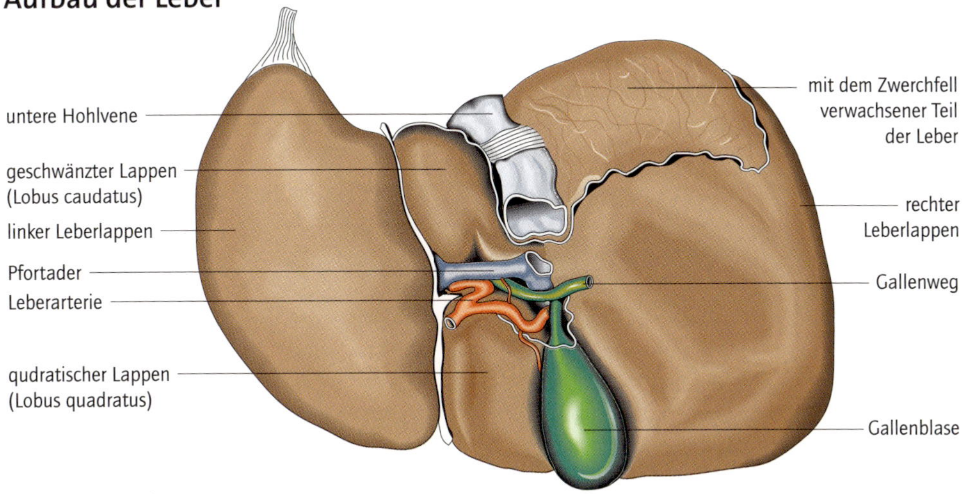

▸ 2 Leberläppchen

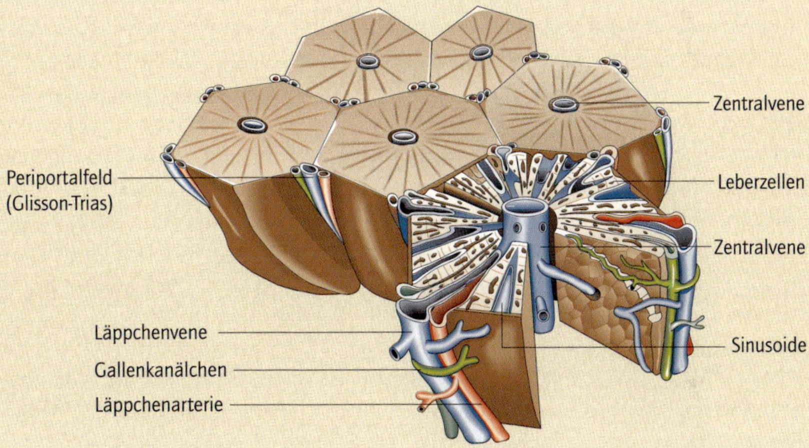

▸ 3 Leberzellen mit Blut- und Gallenkapillaren

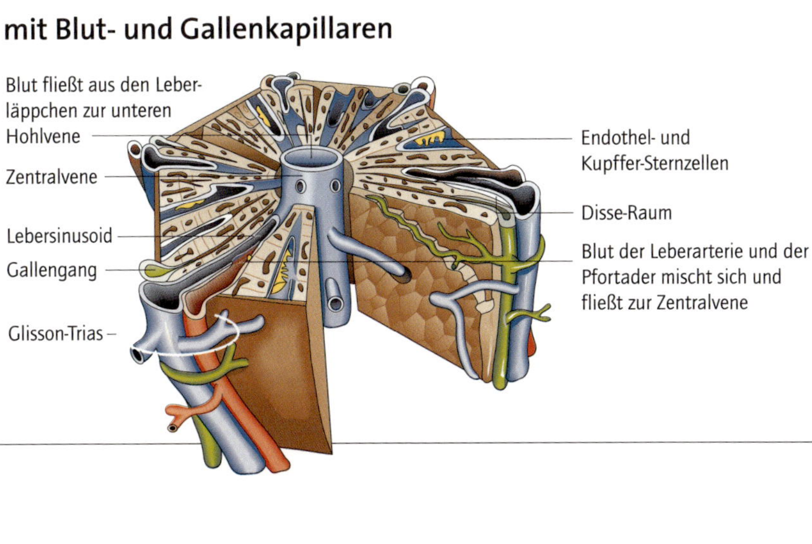

Stoffwechsel der Leber

Die Leber spielt nicht nur bei der Entgiftung des Bluts eine große Rolle, sie ist auch in der Lage, Nährstoffe, die in großen Mengen im Blut vorkommen und zurzeit vom Körper nicht verwertet werden können, in eine Speicherform umzuwandeln.

Außerdem sorgt die Leber dafür, dass bei einem Mangel Nährstoffe und andere Substanzen, die von den Körperzellen benötigt werden, wieder ins Blut abgegeben werden. So ist sie z. B. am **Kohlenhydratstoffwechsel** beteiligt, indem sie Glukose aus dem Blut filtert und in **Glykogen** umwandelt, das sowohl von der Leber als auch den Muskeln gespeichert werden kann. Falls Glukose benötigt wird, wandelt die Leber Glykogen wieder um. Außerdem kann die Leber aus anderen Nährstoffen (z. B. aus den kleinsten Eiweißbausteinen, den Aminosäuren) – falls nötig – Glukose herstellen. Auf diese Weise trägt sie dazu bei, den **Blutzuckerspiegel** konstant zu halten. Am **Fettstoffwechsel** ist die Leber insofern beteiligt, als sie freie Fettsäuren in Triglyzeride – die Speicherform des Fetts – umwandelt und falls nötig wieder in freie Fettsäuren spaltet. Eine wichtige Rolle kommt der Leber auch beim **Eiweißstoffwechsel** zu: Sie baut Eiweiße aus der Nahrung in vom Körper benötigte Eiweißstoffe um, z. B. stellt sie die Blutgerinnungsfaktoren her.

Bilirubin

Der **Gallenfarbstoff** Bilirubin zählt zu den wichtigsten Abfallstoffen des Körpers, die mit dem in der Leber hergestellten Gallensaft ausgeschieden werden. Bilirubin ist das Abfallprodukt, das entsteht, wenn der rote Blutfarbstoff **Hämoglobin**, der aus abgestorbenen roten Blutkörperchen stammt und gleichzeitig Träger des Sauerstoffs im Blut ist, abgebaut wird (Abb. 1). Das Hämoglobin wird in der Milz und im Knochenmark von Zellen des Immunsystems (Makrophagen) durch Abspaltung des Eiweißanteils, des Globins, in Bilirubin umgewandelt. Die Milz leitet das Bilirubin an die Pfortader weiter, die es in die Leber transportiert. Da das Bilirubin nur schwer wasserlöslich ist, kann es vom Blut in der Pfortader nur transportiert werden, wenn es an einen anderen Eiweißstoff gebunden ist, der in der Leber abgetrennt wird. Die Leberzellen spalten diesen Eiweißstoff nun wieder ab und verbinden das Bilirubin mit **Glukuronsäure** (Konjugation), die zu einer besseren Wasserlöslichkeit des Bilirubins führt. Über die Galle wird es nun an den Dünndarm weitergegeben. Im Dickdarm wird es unter Einwirkung der Darmbakterien in **Sterkobilinogen** und schließlich in **Sterkobilin** umgewandelt, das mit dem Stuhl ausgeschieden wird und ihm seine charakteristische braune Farbe verleiht. Eine gewisse Menge der Abbauprodukte des Bilirubins gelangen durch den Darm wieder ins Blut und werden schließlich mit dem Urin ausgeschieden (**Urobilinogen** und **Urobilin**).

Gelbsucht

Normalerweise übersteigt der Bilirubingehalt des Bluts einen bestimmten Wert nicht. Sind mehr als 2 mg Bilirubin pro 100 ml Blut zu finden, kommt es zur Ablagerung des Bilirubins im Gewebe, zunächst in der Bindehaut der Augen, die sich gelb verfärben. Steigt die Bilirubinkonzentration weiter an, kommt es zur Gelbverfärbung der Haut. Einerseits kann die Gelbsucht **(Ikterus)** durch das übermäßige Absterben von roten Blutkörperchen entstehen, die den roten Blutfarbstoff Hämoglobin freisetzen, der in Bilirubin umgewandelt wird **(prähepatischer Ikterus)**, andererseits kann eine Störung der Leberfunktion ursächlich für die Gelbsucht sein (intrahepatischer Ikterus). Oft ist eine durch Viren ausgelöste Leberentzündung **(Hepatitis)** schuld. Die Hepatitis vom Typ A heilt meist von selbst aus, Typ B verläuft häufig chronisch (Schutz bietet die Impfung), bei Typ C kommt es oft zu bleibenden Leberschäden, Typ D tritt nur in Kombination mit Typ B auf und Typ E verläuft in ca. 2 % der Fälle tödlich. Virushepatitiden werden je nach Typ durch verunreinigte Nahrungsmittel, durch Blut- oder Sexualkontakte übertragen. Die Behandlung besteht u. a. in der Ausschaltung weiterer leberschädigender Gifte (z. B. Alkohol).

Weitere Erkrankungen

Vor allem durch übermäßigen Alkoholkonsum wird die Leber geschädigt – er führt zunächst zur Leberverfettung und schließlich zur Schädigung der Leberzellen (**Leberzirrhose**, Abb. 2). Bei stark geschädigter Leber hilft oft nur eine Transplantation. Bei vielen Krebserkrankungen, z. B. Dickdarm- und Magenkrebs, können sich Metastasen in der Leber ansiedeln. Diese verdrängen das gesunde Lebergewebe und führen zum Ausfall der Leberfunktion. Entdeckt werden Metastasen oft durch eine Sonographie oder eine Leberspiegelung. Die Behandlung besteht in der Entfernung des betroffenen Teils der Leber sowie der Gabe von zellschädigenden Medikamenten (Chemotherapie).

▸ 1 Bilirubinstoffwechsel

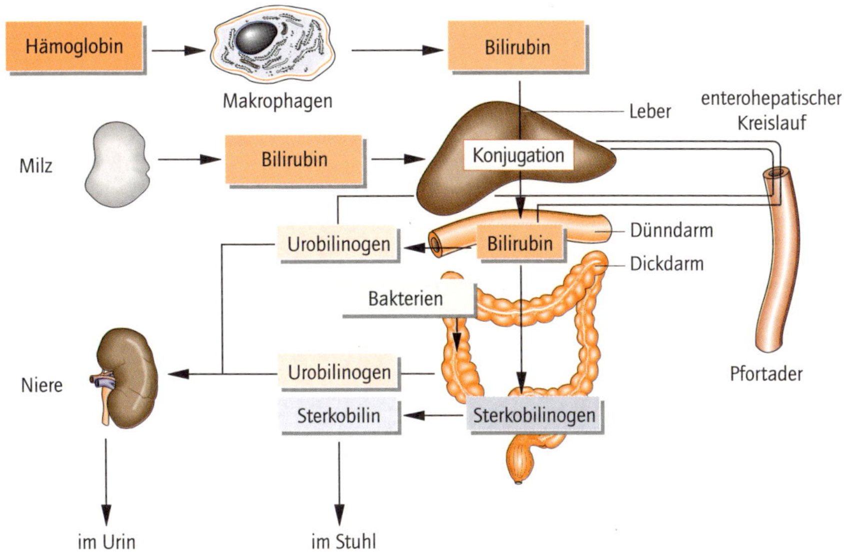

▸ 2 Symptome der Leberzirrhose

- Zu den Symptomen einer Leberzirrhose gehören in erster Linie eine Vergrößerung der Milz und die Entstehung von Krampfadern in der Speiseröhre. Es kann zu einer Erweiterung der Venen im Bauchbereich sowie zu Wasser im Bauch kommen. Weitere Anzeichen können gerötete Handinnenflächen oder eine verminderte Schambehaarung sein.

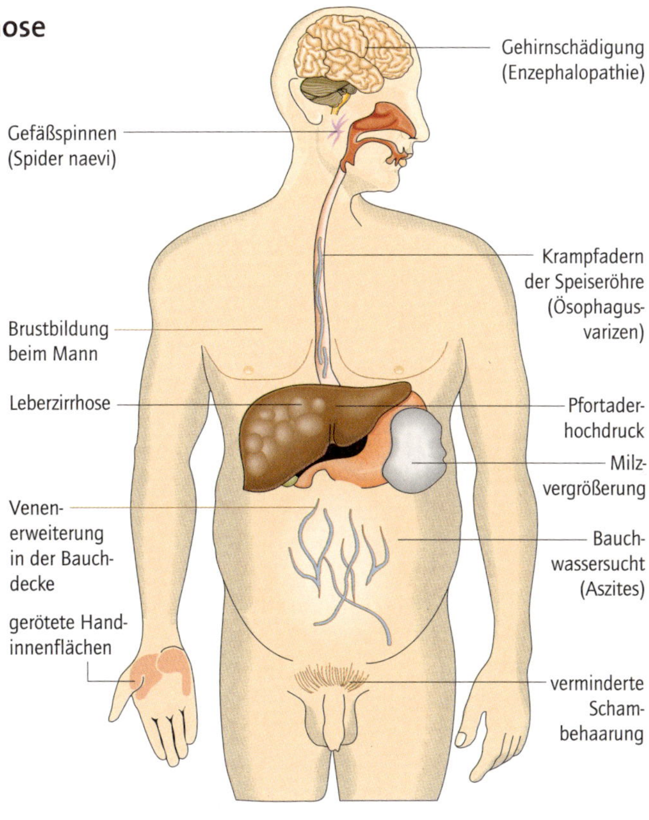

Aufbau der Niere

Die beiden Nieren und die Harnwege erfüllen für den Körper lebenswichtige regulierende Aufgaben: Über den von den Nieren produzierten Harn werden Endprodukte des Stoffwechsels ausgeschieden, außerdem sorgt die Ausscheidung von Fremdsubstanzen (z. B. Medikamente, Schadstoffe) für eine Entgiftung des Körpers.

Die **Nieren** halten den Wasser-, Elektrolyt- und Säure-Basen-Haushalt des Körpers im Gleichgewicht, sie produzieren die Hormone **Renin** (wichtig für Elektrolythaushalt und Blutdruck) sowie **Erythropoetin** (wichtig für die Blutbildung) und machen Vitamin D für den Körper nutzbar. Der medizinische Fachausdruck für das Wissen von den Nieren und ihren Krankheiten lautet **Nephrologie**. Die **Harnwege** fallen in das Gebiet der **Urologie**. In der Praxis überschneiden sich diese beiden Fachgebiete allerdings.

Lage und Aussehen

Die beiden Nieren liegen, zum großen Teil von den Rippen geschützt, unterhalb des Zwerchfells links und rechts der Wirbelsäule im Raum hinter der Bauchhöhle (Retroperitonealraum), also im Bereich des Rückens (Abb. 1). Sie sind bohnenförmig gekrümmt, rotbraun und durchschnittlich 11 cm lang und 150 g schwer. Oben sitzen die hormonproduzierenden Nebennieren auf. Im Inneren liegen von innen nach außen Nierenbecken, Nierenmark und **Nierenrinde**. In einer Vertiefung am Rand in der Mitte der Niere, dem Nierenhilus, münden Gefäße (Nierenarterie und -vene, Lymphgefäße), Harnleiter und Nerven. Hier schließt sich das **Nierenbecken**, ein Hohlraum, an, das den Urin sammelt. Es besitzt kelchförmige Ausstülpungen **(Nierenkelche)**, in die die **Papillen** der **Markpyramiden** des **Nierenmarks** münden. Die Papillen leiten den Urin ins Nierenbecken. Die Nieren sind von einer schützenden Nierenkapsel aus Fett- und Bindegewebe umgeben (Abb. 2).

Damit die Niere ihre Funktionen erfüllen kann, ist sie von einem komplizierten System von Blutbahnen durchzogen. Die Nierenarterie zweigt sich in immer feinere Arterien auf. Schließlich münden mikroskopisch kleine Arteriolen knäuelförmig im Inneren der rund 1 Mio. Nierenkörperchen (**Glomerulus**, Mehrzahl Glomeruli) in der Nierenrinde, in denen durch Filtrieren des Bluts der **Primärharn** entsteht.

Feinstruktur

Die kleinste Arbeitseinheit der Niere wird als **Nephron** bezeichnet. Jedes Nephron setzt sich aus dem Nierenkörperchen und dem dazugehörigen **Tubulusapparat**, kleinsten Harnkanälen, zusammen. Das kugelförmige Nierenkörperchen ist ca. 0,2–0,3 mm groß und mit dem Auge als roter Punkt in der Nierenrinde wahrnehmbar. Die Nieren enthalten über 1 Mio. Nephrone. Endergebnis der Nephrontätigkeit ist der auszuscheidende Harn.

Nierenkörperchen

Jedes Nierenkörperchen (Abb. 3) besteht in seinem Inneren aus einem verschlungenen Knäuel mikroskopisch kleiner Blutgefäße (Glomerulus). Umhüllt ist der Glomerulus von der **Bowman-Kapsel**, die als eine Art Auffangbecken den Beginn des Harnröhrensystems bildet. Durch verschiedene Membranen (Kapillarendothel, Basalmembran, inneres Blatt der Bowman-Kapsel) wird das Blut aus den Glomerulusschlingen filtriert. Wasser und kleine Plasmamoleküle treten aus, rote und weiße Blutkörperchen, Blutplättchen und große Plasmamoleküle werden zurückgehalten. (Eiweiße können diese Filter in der Regel nicht passieren, wenn doch, trüben sie den Urin und zeigen eine Erkrankung an.) Die entstehende Flüssigkeit wird Primärharn oder **Glomerulusfiltrat** genannt. Ein- und Austrittsstelle des Bluts wird als Gefäßpol des Nierenkörperchens bezeichnet. Am gegenüberliegenden Harnpol tritt das Filtrats ins Harnröhrensystem aus.

Tubulusapparat

Der Tubulusapparat beginnt am Harnpol zunächst mit einem Röhrchen (proximaler Tubulus), das aus der Nierenrinde niereneinwärts bis ins Nierenmark führt. Dort beschreibt der Kanal einen U-förmigen Bogen (Überleitungsstück) und führt als distaler Tubulus wieder in entgegengesetzter Richtung zurück. Zusammen wird dieser Abschnitt als **Henle-Schleife** bezeichnet. Die Schleife ist von einem engen Kapillarnetz aus Arteriolen umgeben. Am Gefäßpol berührt das Röhrchen dann noch einmal das Nierenkörperchen. Diese Kontaktstelle wird **juxtaglomerulärer Apparat** genannt. Im Tubulusapparat wird der Primärharn stark konzentriert, mit Stoffwechselprodukten angereichert und als **Sekundärharn** weitergeleitet. Im juxtaglomerulären Apparat wird im Kontakt mit der Arteriole das Hormon Renin gebildet.

In Sammelrohren wird der Sekundärharn noch einmal konzentriert und ins Nierenbecken geleitet. Von dort aus gelangt er über den Harnleiter in die Harnblase.

▸ 1 Lage der Nieren und Harnleiter

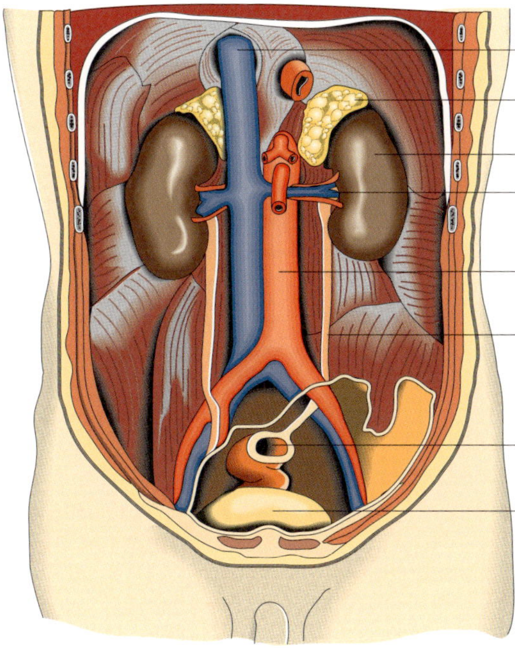

▸ 2 Längsschnitt durch eine Niere

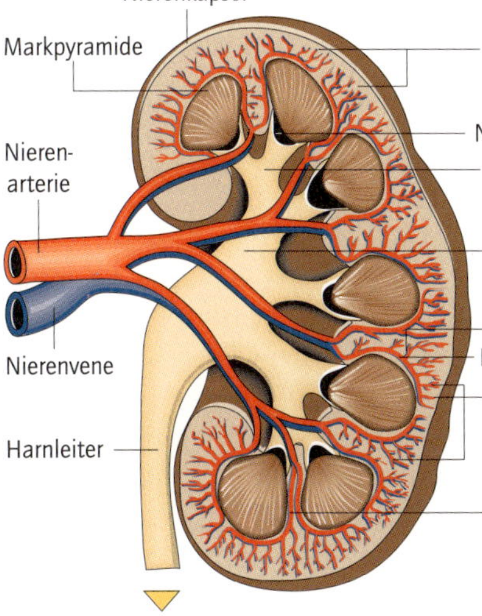

▸ 3 Nierenkörperchen

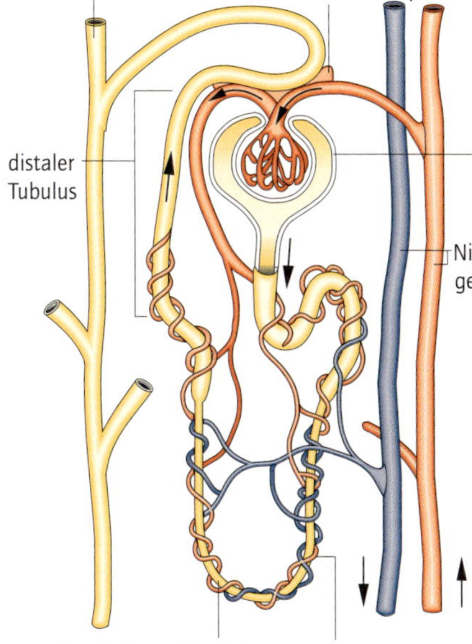

Funktionsweise der Niere

Die Nieren sind dafür zuständig, das Blut zu filtern und von bestimmten Stoffwechselabbauprodukten zu reinigen.

Filtrationsdruck

In jedem **Nierenkörperchen** (Glomerulus) – Gesamtzahl rund 1 Mio. – wird das Blut filtriert und der Primärharn gewonnen (Abb. 1). Der dabei herrschende Druck spielt eine wichtige Rolle für die Selbstregulierung dieses Systems. Um in den Nierenkörperchen Flüssigkeit aus dem Blut durch die verschiedenen Filtermembranen (grobe Endothelzellen, die feinere Basalmembran und das innere Blatt der Bowman-Kapsel) zu pressen, ist ein bestimmter Druck notwendig. Der wirksame Druck in den zu einer Art Knäuel verschlungenen Blutbahnen im Nierenkörperchen **(glomerulärer Filtrationsdruck)** beträgt etwa 8 mmHg (Abb. 2). Er entsteht aus dem Blutdruck in den Glomerulusschlingen (etwa 50 mmHg), vermindert um Gegenkräfte im Nierenkörperchen (kolloidosmotischer Druck im Blutplasma, hydrostatischer Druck in der Bowman-Kapsel). Die herausgefilterte Flüssigkeit ist der Primärharn, auch Glomerulusfiltrat genannt.

Jede Minute erzeugen die Nieren des jungen Erwachsenen auf diese Weise insgesamt 120 ml Filtrat. Dieser Wert wird **glomeruläre Filtrationsrate** genannt. Am Tag summiert sich die genannte Menge auf 180 l.

Selbstregulierung des Filtersystems

Wenn der wirksame Filtrationsdruck im Nierenkörperchen zu hoch ist, wird zu viel Filtrat durch die Membranen gedrückt und die Urinmenge steigt; seine Konzentration wird aber geringer. So verliert der Körper zu viel Wasser und droht auszutrocknen. Ist der Druck dagegen zu gering, können nicht mehr alle Schadstoffe durch die Filtermembranen gedrückt werden, die Urinproduktion nimmt ab **(Oligurie)** oder kommt zum Erliegen **(Anurie)**. Es kann ein akutes Nierenversagen eintreten.

Da der Druck des ankommenden Bluts in den Schlingen des Nierenkörperchens nun tatsächlich schwankt, haben die Nieren ein höchst wirksames System der Selbstregulierung (Autoregulation), das den Wert jeweils automatisch auf die benötigten 50 mmHg einstellt. Diese Feinregulierung wird im Wesentlichen durch die Muskeln der Blutgefäße im Glomerulus erreicht. Abhängig vom Blutdruck ziehen sie sich zusammen oder entspannen sich und verändern so den Filterdruck (Abb. 3).

Die Selbstregulierung arbeitet zuverlässig, solange der Blutdruck in den Arterien zwischen 80 und 190 mmHg liegt. Wird jedoch ein Blutdruck von 80 mmHg unterschritten, versagen die Nieren ihren Dienst.

Rückgewinnung im Tubulusapparat

Zwar werden täglich 180 l Glomerulusfiltrat hergestellt, aber nicht als Harn ausgeschieden. Dies würde zur Austrocknung führen und es gingen Salze und Nährstoffe verloren, die in diesem **Primärharn** enthalten sind. 99 % des Wassers werden daher zurückbehalten, nur der Rest wird zu **Sekundärharn** und auch andere wichtige Stoffe aus dem Filtrat werden zurückgewonnen.

Dieser Prozess läuft im Tubulusapparat ab (▸ S. 190). Das Harnkanälchen führt zunächst vom Nierenkörperchen weg und dann nach einem U-Bogen in entgegengesetzter Richtung zurück, bevor es schließlich in ein Sammelrohr zum Nierenbecken mündet. Die u-förmige **Henle-Schleife** ist von einem Netz von Blutgefäßen umschlungen.

Zurückgewonnen werden aus dem Primärharn neben dem Wasser Salze (u. a. Natrium), Zucker, Aminosäuren und andere organische Substanzen. Der Rückgewinnungsprozess wird durch die Hormone **Aldosteron** und **Adiuretin** gesteuert. Die gelösten Stoffe treten durch die Zellen der Harnröhrchen in die umgebenden Blutbahnen über. Das Wasser gelangt zum Teil durch osmotischen Druck zurück ins Blut. Wasser und andere gelöste Stoffe (wie Chlorid) werden auch vom übertretenden Natrium mitgerissen. Der größte Teil der ausgefilterten Stoffe wird so wieder in den Blutkreislauf zurückgeführt (Abb. 4). Der Sekundärharn enthält neben Wasser vor allem **Harnstoff** und **Harnsäure**. Diese Rückgewinnung bzw. **Harnkonzentration** findet in der Henle-Schleife, zum Teil aber auch in den anschließenden Sammelrohren statt.

Von jedem ausgefilterten Stoff kann dieses System nur bestimmte Höchstmengen wieder ins Blut zurückführen. Bei Diabetikern wird die Obergrenze beim Zucker oft überschritten (▸ S. 148). Reste des Zuckers gelangen dann in die Harnblase **(Glukosurie)**, wo sie einen Nährboden für Bakterien abgeben und Harnwegsentzündungen auslösen können. Der Rückgewinnungsmechanismus kann u. a. durch entwässernde Medikamente **(Diuretika)** beeinträchtigt werden. Sie verringern oft die Natriumrückführung ins Blut und damit den Wasserübertritt und erhöhen so die Urinmenge. Außerdem wird zu viel Kalium ausgeschieden, das ersetzt werden muss.

▸1 Funktion der Nierenkörperchen

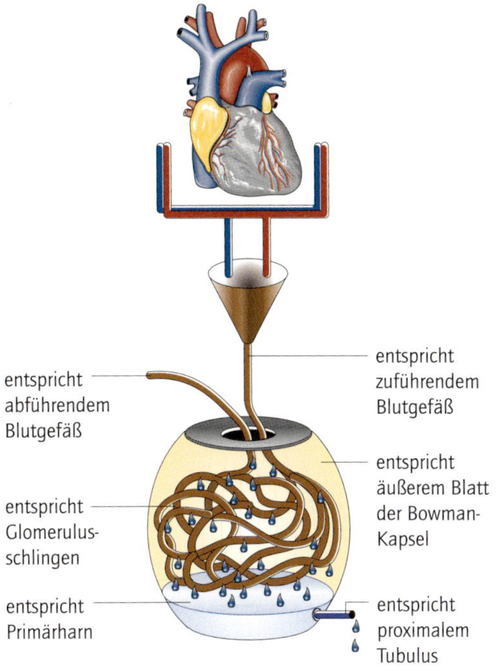

▸2 Glomerulärer Filtrationsdruck

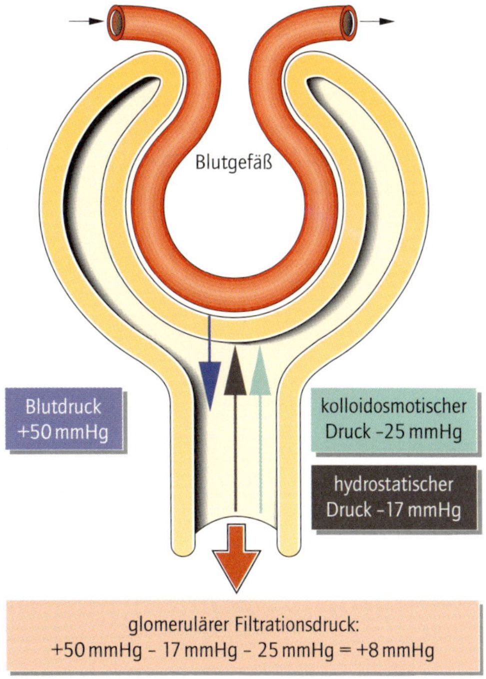

▸3 Selbstregulierung des Filtersystems

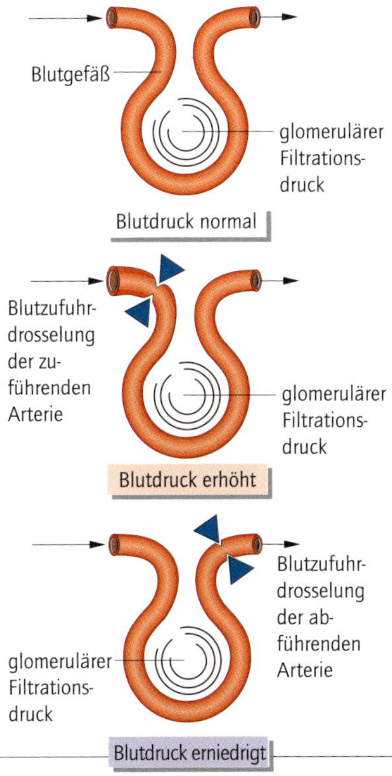

▸4 Transportvorgänge im Tubulussystem

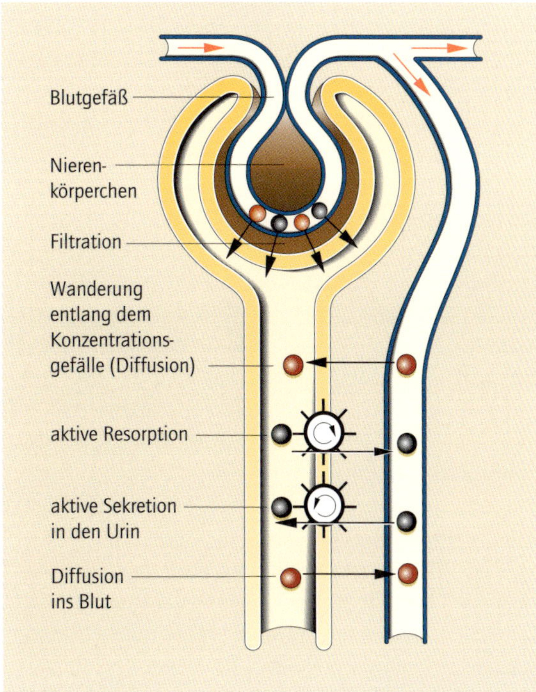

Urin und Krankheitserkennung

Nach der Filterung des Bluts und der anschließenden Rückführung von Wasser und wichtigen Nährstoffen in den Blutkreislauf durch die Nieren verbleibt als Reststoff der auszuscheidende Harn (täglich etwa 1,5 l). Seine Zusammensetzung kann wichtige Hinweise auf Erkrankungen der Nieren, aber auch anderer Organe geben.

Normale Zusammensetzung

Urin besteht vor allem aus Wasser, daneben aus Harnstoff, Harnsäure und Kreatinin, außerdem Kochsalz und anderen Salzen und schließlich Phosphaten und organischen Säuren. Der Wasseranteil im Urin beträgt 95 %. Der Harnstoff ist ein Endprodukt des Eiweißstoffwechsels und entsteht in der Leber (tägliche Ausscheidung im Urin liegt bei etwa 25 g). Harnsäure ist ein weiteres Stoffwechselabbauprodukt (1 g). Kreatinin stammt aus dem Muskelstoffwechsel und dem Fleisch der Nahrung (1,5 g). Unter den Salzen hat Kochsalz den größten Anteil (10 g). Darüber hinaus enthält der Urin größere Mengen an Phosphaten (3 g).

Die gelbliche Färbung geht in erster Linie auf die Stoffe **Urobilinogen** (ein Abbauprodukt des Blutfarbstoffs) und **Urochrom** (ein Stoffwechselprodukt) zurück. Eine rötliche oder bräunliche Verfärbung weist auf eine Blutung in Nieren oder Harnwegen hin. Eine weißliche Verfärbung bzw. Trübung kann bedeuten, dass eine Infektion vorliegt und große Mengen weißer Blutkörperchen enthalten sind – dies muss jedoch nicht zwangsläufig krankhaft sein.

Bestandteile bei Erkrankungen

Folgende Bestandteile im Urin können auf Erkrankungen hinweisen: Eiweiße, Zucker, rote und weiße Blutkörperchen, **Ketonkörper**, bestimmte Kristalle, so genannte **Zylinder**, Hefen, Bakterien (Abb. 1). Der Nachweis erfolgt z. B. über Teststreifen mit Chemikalien, die durch Farbveränderung reagieren, oder die mikroskopische Untersuchung des Urinsediments, das sich durch Zentrifugieren als fester Bestandteil absetzt.

Enthält der Urin mehr als 150 mg Eiweiße (Proteine) am Tag **(Proteinurie)**, so kann dies darauf hinweisen, dass die Nieren nicht ordnungsgemäß arbeiten (z. B. nach einer Infektion); Ursache können aber auch Medikamente, Überanstrengung oder andere innere Erkrankungen sein. Folge der erhöhten Eiweißausscheidung ist ein Proteinmangel im Blut, der Ödeme und eine Erhöhung des Blutfettgehalts nach sich zieht **(nephrotisches Syndrom)**.

Zucker (Glukose) im Urin **(Glukosurie)** kann auf einen nicht oder falsch behandelten Diabetes hinweisen. Rote Blutkörperchen (Erythrozyten) im Urin **(Hämaturie)** lassen mehrere Deutungen zu: Erkrankung der Nieren, z. B. Nierenkrebs, Erkrankung oder Verletzung der Harnwege, z. B. durch eine Infektion, Nierensteine, erhöhte Blutungsneigung, Verunreinigung durch Menstruationsblut. Befinden sich weiße Blutkörperchen (Leukozyten) in größerer Zahl im Urin **(Leukozyturie)**, ist die Ursache in der Regel eine Infektion der Nieren oder Harnwege. Ketonkörper deuten auf eine Störung des Stoffwechsels beim Fettabbau hin, insbesondere bei Diabetikern. Kristalle sind eigentlich kein Krankheitszeichen, können allerdings auf den Beginn von Nierensteinbildung hinweisen. Zylinderförmige Gebilde (z. B. aus roten oder weißen Blutkörperchen, Eiweißen) stammen aus den Nieren und sind meist Anzeichen einer Nierenerkrankung. Hefen und Bakterien weisen auf eine Infektion hin.

Bakterien im Urin

In einer normalen Urinprobe sind immer auch harmlose Bakterien aus der Harnröhre enthalten. Daher wird Mittelstrahlurin untersucht. Dafür muss das Wasserlassen unterbrochen werden. Nach der Unterbrechung wird der Urin gewonnen. Andere Möglichkeiten, reinen Urin zu gewinnen, sind Katheterisierung der Harnröhre und Punktion der Harnblase.

Nierensteine

Durch Ausfällung und Ablagerung von Salzen des Urins kommt es zu Nierensteinen (Nephrolithiasis). Im Extremfall können große Steine das gesamte Nierenbecken ausfüllen. Mögliche Ursachen sind Störungen in der Kalziumausscheidung, ein ungünstiger pH-Wert des Urins oder sonstige Störungen in der Zusammensetzung des Urins. Die Folge sind anfallartig auftretende, meist heftige Schmerzen im Bereich von Rücken, Lenden oder Oberschenkeln **(Nierenkoliken)**.

Große Nierensteine müssen entfernt, kleinere können mit dem Urin herausgespült werden; zur Verstärkung des Harnflusses muss man viel trinken (1,5–4 l täglich), Bewegung und die Beachtung einer geeigneten Diät sind empfehlenswert. In manchen Fällen können die Steine auch mit einer Schlinge herausgezogen werden.

▸ 1 Bestandteile des Urinsediments

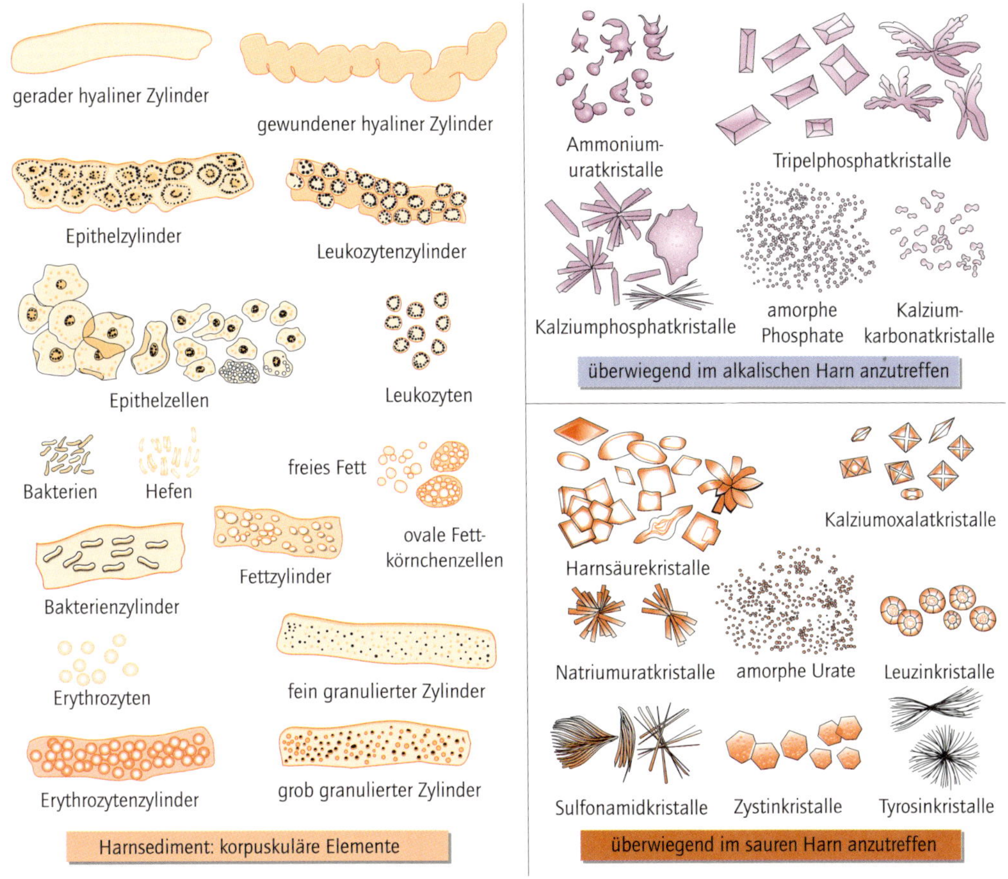

▸ 2 Stoßwellenlithotripsie

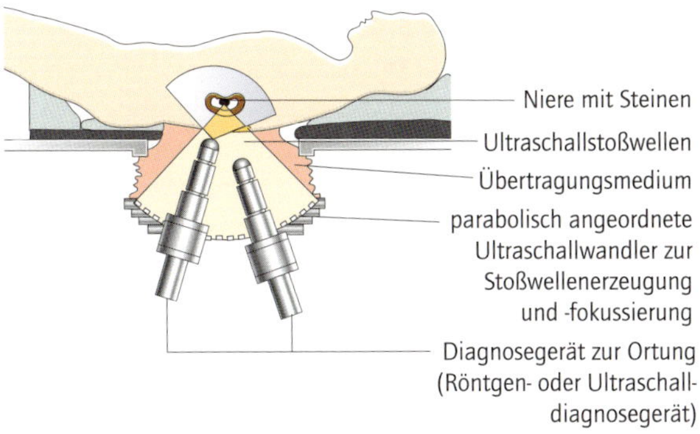

Stoßwellenlithotripter

Stoßwellenlithotripter (Nierensteinzertrümmerer) arbeiten bei der so genannten extrakorporalen Stoßwellenlithotripsie (ESWL) mit starken Stoßwellen, die außerhalb des Körpers erzeugt werden. Die zertrümmerten Nierensteine können im Anschluss an die Behandlung nach und nach mit dem Urin ausgeschieden werden. Harnsäuresteine lassen sich mitunter auch medikamentös auflösen.

Ableitende Harnwege

Über Nierenbecken und Harnleiter wird der in den Nieren entstandene Urin zur Harnblase geleitet und von dort durch die Harnröhre entleert.

Nierenbecken

Der Harn wird in den Nieren zunächst in Sammelrohre geleitet, die sich zu Papillengängen vereinigen. Acht bis zehn **Nierenkelche** im Inneren jeder Niere fangen den Urin dann auf und leiten ihn weiter ins Nierenbecken. Dort wird der entstandene Urin gesammelt.

Das Nierenbecken fasst etwa 3–10 ml Urin. Muskeln in den Wänden des Nierenbeckens sorgen für den Weitertransport des Urins über den Harnleiter in die Blase.

Harnleiter

Das Nierenbecken mündet am Nierenhilus in den Harnleiter **(Ureter)**. Der Harnleiter ist 30 cm lang und hat einen Durchmesser von etwa 3 mm. Auch in seinen Wänden sorgen Muskeln für den Weitertransport des Urins durch peristaltische Wellen. Sind festgeklemmte **Nierensteine** zu transportieren, erhöht sich ihre Aktivität und trägt damit zu den schmerzhaften **Nierenkoliken** bei. Die Einmündung des Harnleiters in die Blase ist als Ventil gestaltet, das einen Rückfluss des Urins verhindert. Funktioniert dieser Sperrmechanismus nicht, z. B. aufgrund einer Fehlbildung, können beim Wasserlassen durch den Rückfluss (Reflux) Krankheitserreger in die Niere gelangen.

Die Harnblase

Die beiden Harnleiter münden im **Blasendreieck** (Trigonum vesicae) in die Rückseite der Harnblase (Vesica urinaria, Abb. 1). Die Blase liegt hinter dem Schambein im Becken. Ihr Dach wird vom Bauchfell (Peritoneum) bedeckt und kann sich nach oben ausdehnen. Sie ist ein Hohlkörper und fasst bis zu 800 ml Urin. Normalerweise ist sie mit 300 ml nur bis zu einem Drittel gefüllt. Harndrang entsteht ab einer Füllung von 200–400 ml. Ab 800 ml Inhalt kann der Harndrang nicht mehr willentlich kontrolliert werden.

Die Blasenwand besteht aus einem Gewebe kräftiger Muskulatur (Detrusor vesicae). Am Blasenausgang verdichtet sie sich zum **inneren Schließmuskel** (Sphincter urethrae internus). Der Verschluss wird zudem durch einen **äußeren Schließmuskel** (Sphincter urethrae externus) im Beckenboden verstärkt. Bei Frauen mit einer Schwäche der Beckenbodenmuskulatur kann sich die Blase zusammen mit der Gebärmutter absenken und damit zur Inkontinenz beitragen. Gezielte Beckenbodengymnastik kann dem entgegenwirken.

Am Blasenausgang vorne im Blasendreieck beginnt die **Harnröhre** (Urethra), die zur Ausscheidung des Urins dient. Der aggressive Urin kann, insbesondere in Verbindung mit chronischen Blasenentzündungen und bei starkem Rauchen, mitunter Blasentumoren verursachen. Manchmal ist eine Entfernung des Tumors z. B. mithilfe eines Zystoskops möglich, sonst muss ein künstlicher Ersatz für die Blase geschaffen werden.

Blasenentleerung

Die Entleerung der Blase (Miktion) erfolgt in vier Schritten: Zuerst zieht sich die Muskulatur der Harnblase zusammen, dann öffnet sich, unterstützt durch die Muskelkontraktion, der innere Schließmuskel vor der Harnröhre. Anschließend öffnet sich auch der äußere Schließmuskel. Zum Schluss kann der Harn über die Harnröhre abfließen, wobei die Entleerung durch Bauch- und Beckenbodenmuskulatur unterstützt wird. Mit der **Harnflussmessung** wird festgestellt, ob die Blase auf normale Weise entleert wird (Abb. 2). Ist die Harnröhre z. B. verengt, wird der Urin nur allmählich abgegeben, genauso sieht es auch bei einer behinderten Blasenentleerung aus.

Ausgelöst wird der Prozess der Blasenentleerung vom Gehirn. Dehnungsrezeptoren in der Blasenwand registrieren die zunehmende Füllung des Blasenraums. Über Nervenbahnen wird diese Information an den Hirnstamm weitergeleitet. Bei einer Blasenfüllung von ca. 350 ml entsteht im Großhirn das Gefühl des Harndrangs und über das Rückenmark wird der Reflex zur Blasenentleerung ausgelöst. Es ergehen die Befehle zum Zusammenziehen der Blasenmuskulatur und zum Erschlaffen des inneren und äußeren Schließmuskels.

Der Reflex zur Blasenentleerung kann willentlich unterdrückt werden, der folgende Prozess läuft automatisch ab. Bei der willkürlichen Unterdrückung werden hemmende Impulse von Großhirnrinde und Mittelhirn über das Rückenmark an die Blasenmuskulatur gesandt. Die willentliche Steuerung des Wasserlassens muss erlernt und kann auch wieder verlernt werden. Vor allem bei älteren Menschen kann diese Kontrolle versagen; es kommt zur **Inkontinenz**. Dies gilt auch für bettlägerige Krankenhauspatienten, denn der verringerte Druck auf den inneren Schließmuskel infolge des Liegens kann dazu führen, dass dieser nicht mehr genügend trainiert wird.

▸1 Aufbau der Harnblase (Frau)

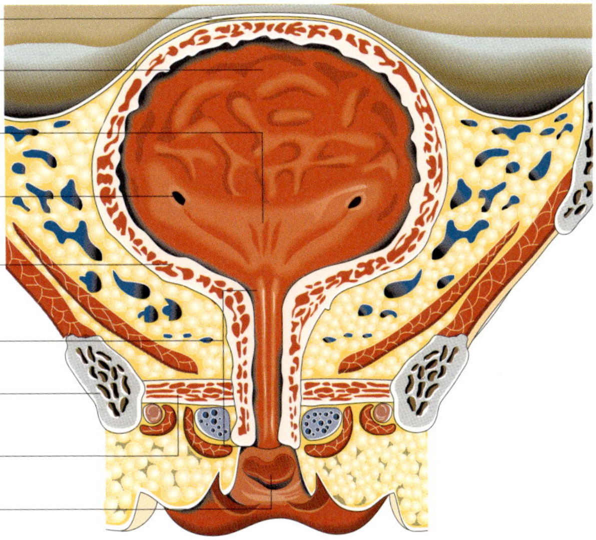

▸2 Harnflussmessung

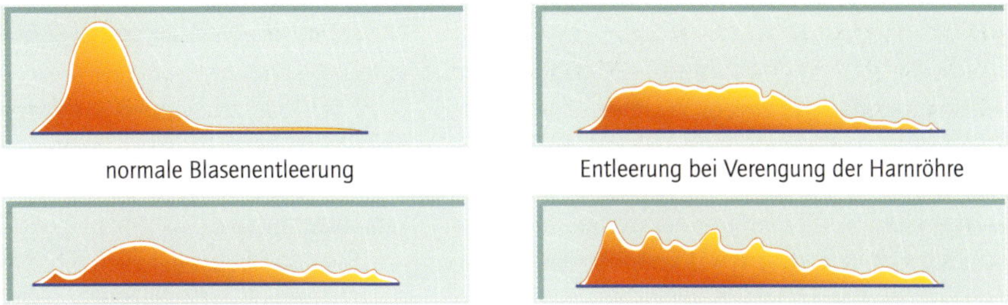

Harninkontinenz

Bei der Harninkontinenz kann der Reflex zur Blasenentleerung nicht mehr willentlich unterdrückt werden. Diese Störung tritt vor allem bei älteren Menschen auf. Unterschieden werden Stressinkontinenz, Urge-Inkontinenz und Überlaufinkontinenz.
Die Stressinkontinenz ist eine Erhöhung des Bauchinnendrucks. Auslöser können z. B. Husten, Lachen oder Treppensteigen sein. Ursache ist meist eine Gebärmuttersenkung oder eine Prostataoperation.
Bei der Urge-Inkontinenz (urge, engl.: Drang) tritt der Harndrang überfallartig auf und kann nicht mehr gestoppt werden. Die Störung lässt sich mitunter auf einen erlittenen Schlaganfall oder Harnwegsentzündungen zurückführen.
Zur Überlaufinkontinenz kommt es, wenn die Blase nicht mehr vollständig entleert werden kann, sich dadurch immer mehr mit Urin füllt und dieser ab einem bestimmten Punkt aus der Blase fließt. Der in der Blase gesammelte Urin kann zudem Infektionen auslösen. Zu den Auslösern zählen Medikamente, Nervenschädigungen oder ein Prostataadenom.
Kann die Inkontinenz nicht erfolgreich behandelt werden, gibt es verschiedene Hilfsmittel, die den Urin auffangen (z. B. Einlagen, Auffangbeutel).

Wasser- und Elektrolythaushalt

Der Flüssigkeitsbedarf des Körpers schwankt, je nach den vorherrschenden Temperaturen, der körperlichen Belastung und der Ernährung. Ein Ausgleich findet im Tubulusapparat der Nieren statt.

Die Steuerung des **Flüssigkeitsbedarfs** erfolgt durch das Hormon **Adiuretin**. Je mehr Adiuretin ausgeschüttet wird, desto mehr Wasser wird nach der Blutfilterung ins Blut zurückgeführt, anstatt mit dem Harn ausgeschieden und umgekehrt.

Wasserbedarf und -abgabe

Im Durchschnitt werden vom Menschen täglich 2,5 l Wasser aufgenommen und ausgeschieden (Abb. 1) – aufgenommen werden 1,5 l durch Getränke, 0,6 l mit der Nahrung und 0,4 l über Oxidationswasser aus dem Stoffwechsel. Ausgeschieden werden 1,5 l über den Urin und 0,2 l über den Darm sowie 0,5 l mit der Atemluft und 0,3 l über die Haut. Der tatsächliche Wassergehalt im Körper lässt sich anhand des Blutdrucks in den Venen schätzen.

Wassermangel

Bei Wassermangel **(Dehydratation)** wird die ausgeschiedene Wassermenge nicht ausreichend durch Flüssigkeitsaufnahme ersetzt. Es droht eine Austrocknung des Körpers. Besonders gefährdet sind Säuglinge. Mögliche Ursachen sind z. B. ein gestörtes Durstempfinden, starkes Schwitzen, Erbrechen, Durchfall, Fieber. Auch Alkohol entzieht dem Körper Wasser. Wassermangel macht sich z. B. durch trockene Haut und Schleimhäute sowie dunklen (stark konzentrierten) Urin bemerkbar, in fortgeschrittenem Stadium durch niedrigen Blutdruck und schnellen Puls. Insbesondere Wasser und Tee eignen sich zum Flüssigkeitsausgleich.

Wasserüberschuss

Wasserüberschuss **(Hyperhydratation)** heißt, dass die Nieren das vom Körper aufgenommene Wasser nicht in ausreichendem Maß ausscheiden können. Bei gesunden Nieren ist es nicht möglich, zu viel zu trinken. Beim Wasserüberschuss kommt es zu Wassereinlagerungen im Gewebe (Ödeme). Ursachen können z. B. eine Herzschwäche, eine Nieren- bzw. Lebererkrankung sein. Anzeichen sind Aufgedunsenheit und Gewichtszunahme. Neben einer Verringerung der Trinkmenge müssen im Notfall entwässernde Medikamente (Diuretika) genommen werden.

Mineralstoffhaushalt

Die wichtigsten im Körper vorkommenden Mineralstoffe **(Elektrolyte)** sind **Natrium**, **Kalium** und **Kalzium**, ferner **Magnesium**, **Chlorid** und **Phosphat** (Abb. 2). Da die Elektrolyte im Wasser gelöst vorkommen, sind Störungen des Wasserhaushalts praktisch immer mit Störungen des Elektrolythaushalts (besonders des Natriumhaushalts) verbunden.

Zu einem Überschuss an Natrium **(Hypernatriämie)** kommt es meist bei Wassermangel **(Dehydratation)**. Kreislaufversagen droht. Zu dieser **hypertonen Dehydratation** führt häufig fehlendes Durstgefühl. Oft hilft es bereits, viel Tee mit Zucker zu trinken. Mangel an Natrium wird **Hyponatriämie** genannt. Ist er mit Wassermangel verbunden, ist von **hypotoner Dehydratation** die Rede; meist tritt sie bei übermäßiger Einnahme von Entwässerungsmitteln **(Diuretika)** auf. Zum Ausgleich werden z. B. salzhaltige Suppen oder Natriumlösungen verabreicht. Bei Natriummangel mit Wasserüberschuss handelt es sich um **hypotone Hyperhydratation**; sie ist meist auf zu geringe Urinproduktion zurückzuführen, bedingt durch Herzschwäche oder eine Erkrankung von Nieren oder Leber. Hier sind eine Beschränkung der Flüssigkeitsaufnahme sowie Entwässerungsmittel angezeigt. Der Körper selbst schüttet zur Bekämpfung eines Natriummangels vermehrt das Nierenhormon **Renin** aus, das wiederum **Aldosteron** freisetzt. Dieses verstärkt die Rückführung von Natrium und Wasser ins Blut.

Sowohl ein Mangel als auch ein Überschuss an Kalium können zu Herzrhythmusstörungen führen. Mangel an Kalium **(Hypokaliämie)** ist oft auf lang dauernde Einnahme von Entwässerungs- oder Abführmitteln zurückzuführen, mitunter auf starkes Erbrechen oder Durchfall (Abb. 3). Er führt außerdem zu Muskelschwäche (auch im Darm). Entgegenwirken kann die Einnahme von kaliumhaltigen Nahrungsmitteln (z. B. Bananen) oder Medikamenten. Überschuss an Kalium **(Hyperkaliämie)** ist besonders bedrohlich. Dazu kommt es meist bei Nierenversagen. Im Notfall werden intensivmedizinische Behandlung und Entwässerungsmittel erforderlich.

Kalziummangel **(Hypokalzämie)** kann zu Krämpfen und dauerhaft zur Erweichung und Brüchigkeit der Knochen führen. Ursache können Hormonstörungen (vor allem Vitamin-D-Mangel) und Entwässerungsmittel oder erhöhter Kalziumbedarf sein. Magnesiummangel **(Hypomagnesiämie)** führt zu Krämpfen und Herzrhythmusstörungen. Schuld sind u. a. falsche Ernährung.

▸1 Wasserbilanz des Körpers

Wasserzufuhr täglich 2,5 l

0,4 l Oxidationswasser
0,6 l mit der Nahrung
1,5 l Getränke

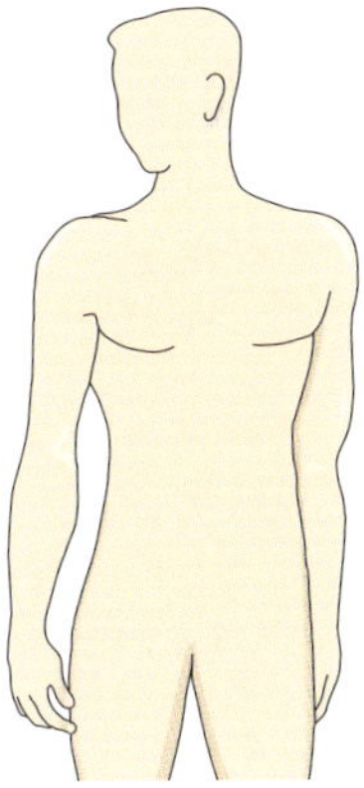

Wasserausfuhr täglich 2,5 l

0,2 l mit dem Stuhl
0,8 l über Atmung und Haut
1,5 l als Urin

▸2 Elektrolyte und ihre Bedeutung

Elektrolyt Normalwerte im Serum	Bedeutung für den Organismus
Natrium (Na^+) (135–145 mmol/l)	• häufig vorkommendes Kation außerhalb der Zelle • wichtiges Kation für den osmotischen Druck im Extrazellulärraum
Kalium (K^+) (3,6–4,8 mmol/l)	• häufig vorkommendes Kation in den Zellen • wichtig bei Entstehung des Aktionspotenzials und Erregungsübertragung am Herzen und im Nervensystem
Kalzium (Ca^{2+}) (2,3–2,6 mmol/l)	• Mitwirkung am Aufbau von Knochen und Zähnen • entscheidend bei neuromuskulärer Erregungsübertragung und bei der Muskelkontraktion
Magnesium (Mg^{2+}) (0,7–1,1 mmol/l)	• Unterstützt die Erregungsüberleitung an den Muskeln
Chlorid (Cl^-) (97–108 mmol/l)	• häufig vorkommendes Anion außerhalb der Zelle • für den osmotischen Druck im Extrazellulärraum wichtiges Anion
Phosphat (PO_4^{3-}) (0,84–1,45 mmol/l)	• Baustein von ATP, Zellmembran und Knochenmineral

Mittelwerte beim Gesunden

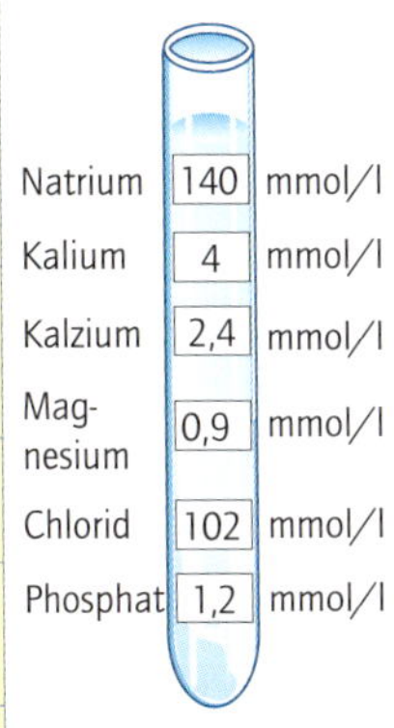

▸3 Ursachen des Kaliummangels

▸ In vielen Fällen ist ein Kaliummangel die Folge einer sich über einen längeren Zeitraum erstreckenden Einnahme von Entwässerungs- oder Abführmitteln. Manchmal können auch starkes Erbrechen oder Durchfall die Ursache sein.

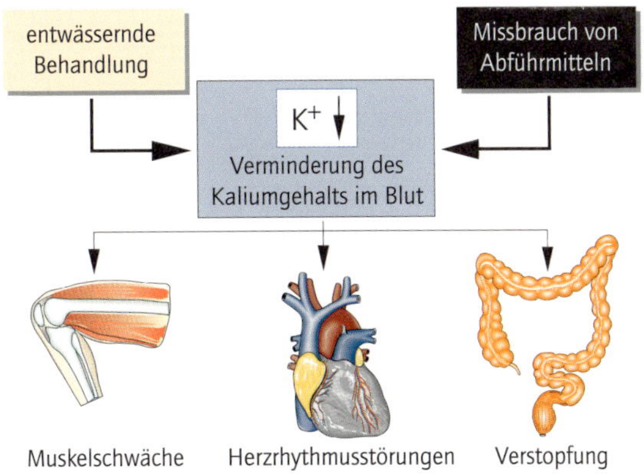

Säure-Basen-Haushalt

Die Stoffwechselprozesse des Körpers funktionieren nur, wenn der pH-Wert des Bluts innerhalb eines bestimmten engen Bereichs liegt.

Regulierung

Der **pH-Wert des Bluts** muss zwischen 7,36 und 7,44 liegen (Abb. 1). Bei einem pH-Wert unter 7,36 herrscht ein Säureüberschuss (**Azidose**). Das Gegenstück der Säuren sind die Basen, ein Zuviel an ihnen (**Alkalose**) ist durch einen pH-Wert über 7,44 gekennzeichnet.

Das Gleichgewicht zwischen Säuren und Basen im Körper ist ständigen Schwankungen unterworfen. So fallen bei allen Stoffwechselprozessen laufend überzählige (saure) Wasserstoffionen (H^+) an. Außerdem führt eine überwiegend vegetarische Ernährung zu einem eher alkalischen, überwiegender Fleischkonsum zu einem eher sauren pH-Wert. Für eine Regulierung stehen dem Körper drei Wege zur Verfügung: über die Puffersysteme des Bluts, über die Nieren und über die Atmung.

Zu den Puffersystemen des Bluts zählen wiederum drei Wirksubstanzen: der **Bikarbonatpuffer**, der **Proteinpuffer** und das **Hämoglobin.** Drei Viertel der Regulierung übernimmt dabei der Bikarbonatpuffer (Abb. 2): Die überzähligen Wasserstoffionen verbinden sich mit den Bikarbonationen zu **Kohlensäure**. Die Kohlensäure zerfällt anschließend in die Bestandteile Wasser und Kohlendioxid (CO_2). Das **Kohlendioxid** wird schließlich durch die Atmung ausgeschieden.

Die Nieren sind in der Lage, sowohl saure als auch alkalische Substanzen über den Harn auszuscheiden, zum Teil ebenfalls durch Bindung von Ionen, z. B. durch einen Phosphatpuffer.

Die Atmung schließlich kann durch Vertiefung und Beschleunigung ihres Tempos für einen verstärkten Ausstoß des sauren Kohlendioxids sorgen.

Sind die Puffersysteme des Bluts überlastet, kommt es zu den Störungen Übersäuerung und Säureverlust im Säure-Basen-Haushalt (Abb. 3). Sie können jeweils durch den Stoffwechsel (metabolisch) oder die Atmung (respiratorisch) bedingt sein.

Übersäuerung

Bei einer Übersäuerung (Azidose) sinkt der pH-Wert des Bluts unter 7,36. Ist die lebensbedrohliche Übersäuerung im Stoffwechsel (metabolisch) begründet, kommen vor allem die folgenden Ursachen infrage: **Ketoazidose** des Diabetikers (diabetisches Koma), Nierenversagen, Vergiftungen, starker Durchfall. Erste Anzeichen sind eine vertiefte, beschleunigte Atmung, mit der die Lunge versucht, vermehrt saures Kohlendioxid auszustoßen. Bei einer Übersäuerung versuchen die drei Regulierungssysteme (Puffersysteme des Blute, Nieren, Atmung) einen Ausgleich zu schaffen. Gelingt der Ausgleich, wird von einer kompensierten Azidose gesprochen. Wird ein Ausgleich nicht geschafft, liegt eine dekompensierte Azidose vor. Intensivmedizinische Behandlung ist nötig. Über Infusionen werden Pufferlösungen (z. B. Natriumbikarbonat) zugeführt, bei Diabetikern auch Insulin.

Bei einer durch die Atmung bedingten Blutübersäuerung **(respiratorische Azidose)** gelingt es der Lunge nicht, genügend saures Kohlendioxid abzuatmen. Die Lunge ist entweder erkrankt (z. B. an Bronchialasthma) oder durch Medikamente in ihrer Funktion beeinträchtigt. Die Störung macht sich u. a. durch Atemnot bemerkbar. In schweren Fällen ist eine künstliche Beatmung auf der Intensivstation erforderlich.

Säureverlust

Das Gegenteil zur Übersäuerung (Alkalose) tritt ein, wenn der Blut-pH-Wert über 7,44 steigt. Ist eine Alkalose durch den Stoffwechsel (metabolisch) bedingt, so meist durch den massiven Säureverlust nach starkem Erbrechen. Anzeichen sind Mangel an Kalium und Kalzium sowie starker Durst. In leichteren Fällen genügt es, die Ursache des Erbrechens zu behandeln, sonst müssen die verlorenen Mineralstoffe über Infusionen oder Tabletten wieder zugeführt werden.

Eine in der Atmung (respiratorisch) bedingte Alkalose kommt meist durch übersteigertes Atmen **(Hyperventilation)** zustande. Die Ursachen der Hyperventilation sind meist psychosomatisch (z. B. Prüfungsstress), seltener entsteht sie durch Erkrankungen wie Meningitis. Durch zu schnelles, stoßweises Atmen wird zu viel Kohlendioxid ausgestoßen, gleichzeitig kommt es zu Kalziumverlust **(Hypokalzämie)**. Die Störung zeigt sich in der unübersehbar gesteigerten Atmung, Atemnot und Angst, die wiederum zu noch schnellerem Atmen führt. Vor allem ist die Atemstörung zu behandeln. Bei der psychisch bedingten Hyperventilation sollte in eine große Plastiktüte geatmet werden. Beim Einatmen wird so das ausgestoßene Kohlendioxid wieder aufgenommen. Daneben ist vor allem das Beruhigen wichtig, durch Zureden oder zur Not durch Medikamente. Ein Ausgleich des Kalziumverlusts ist hier nicht erforderlich.

▸ 1 pH-Werte verschiedener Flüssigkeiten

	Konzentration H^+-Ionen	pH	Beispiele
sauer	10^{0}	0	
	10^{-1}	1	Salzsäure (<1)
	10^{-2}	2	Magensaft (1,8)
	10^{-3}	3	Zitronensaft (2,8)
	10^{-4}	4	Wein (3,8)
	10^{-5}	5	Kaffee (5)
neutral	10^{-6}	6	Urin (5,5–7,0) Milch (6,5)
	10^{-7}	7	reines Wasser (7,0) Blut (7,34–7,46)
	10^{-8}	8	
	10^{-9}	9	
basisch	10^{-10}	10	
	10^{-11}	11	
	10^{-12}	12	Ammoniak (12,0)
	10^{-13}	13	Natronlauge (12,7)
	10^{-14}	14	

▸ 2 Bikarbonatpuffer

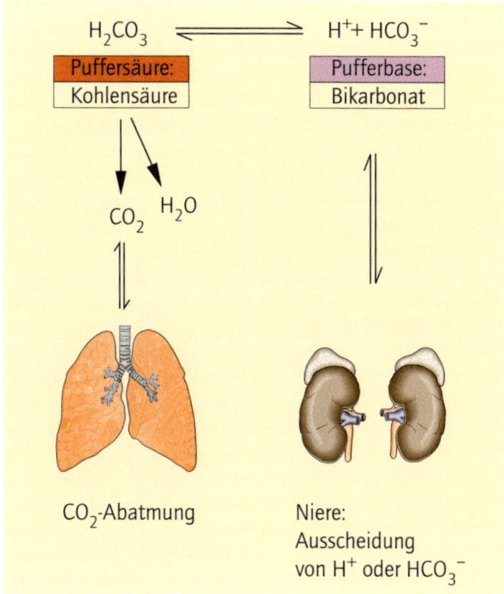

▸ 3 Ursachen von Alkalosen und Azidosen

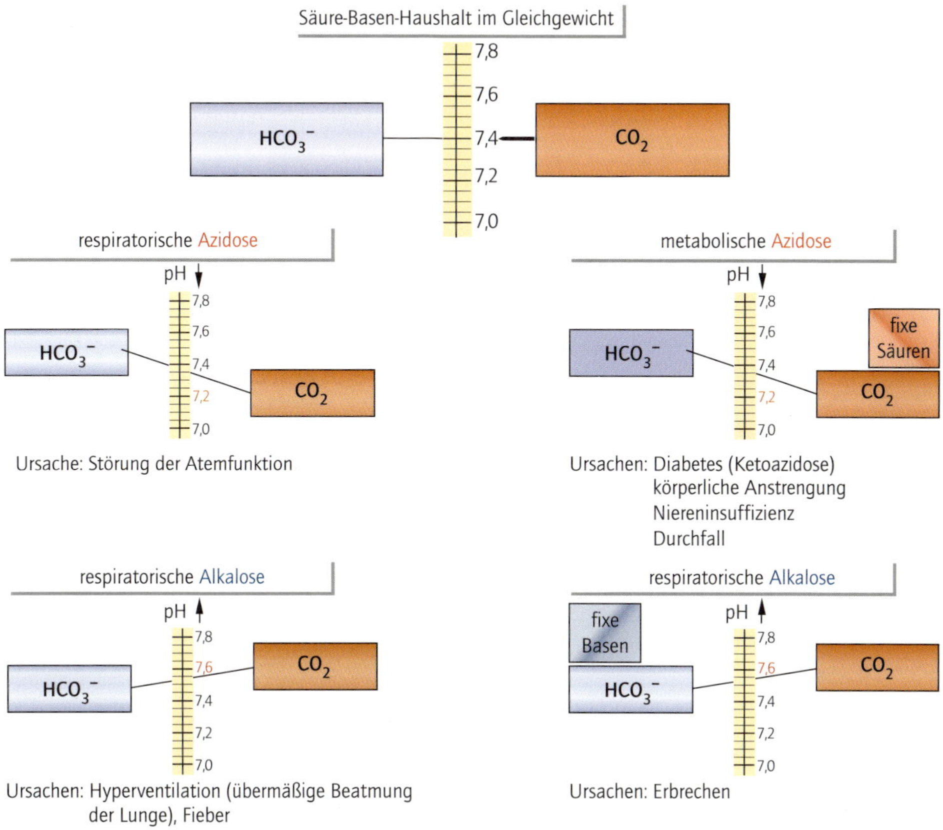

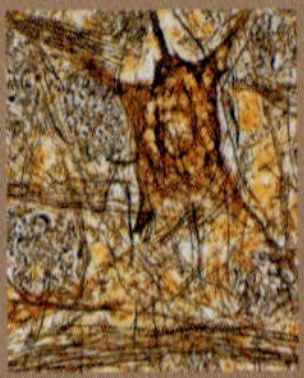 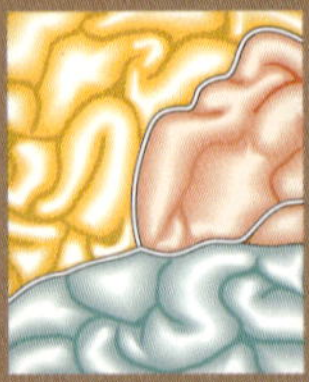 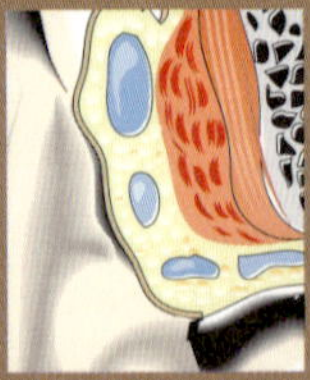 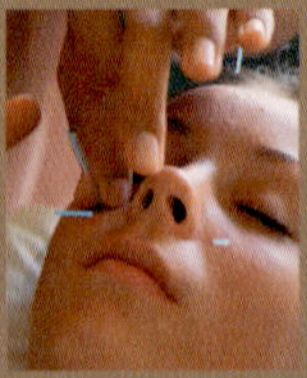

Nervensystem und Sinnesorgane

Dem Nervensystem obliegt die Kontrolle über alle Körperfunktionen. Mithilfe der Sinnesorgane (Augen, Ohren etc.) kann sich der Mensch in seiner Umgebung zurechtfinden. Das Zentrale Nervensystem (ZNS) hat Zugriff auf ein komplexes Netz peripherer Nerven: Über die sensorischen Rezeptoren leiten die Empfindungsnerven Informationen an das ZNS, die dann von den Bewegungsnerven an Organe und Muskeln weitergegeben werden.

Inhalt

NERVENSYSTEM

SINNESORGANE UND SINNESWAHRNEHMUNG

Aufbau und Funktionen des Nervensystems

Neben dem Hormonsystem (▸ S. 262) ist auch das Nervensystem zuständig für die Steuerung unterschiedlicher Körperfunktionen.

Im Gegensatz zum Hormonsystem leitet das Nervensystem Informationen sehr rasch an die Organe weiter, sodass schnell eine Reaktion erfolgt; bei der Informationsübermittlung durch Hormone kann es dagegen Jahre dauern, bis eine Körperantwort erfolgt.

Das Nervensystem nimmt Informationen auf, bewertet sie und teilt den Organen des Körpers Informationen mit. Dadurch wird es dem Organismus u. a. möglich, sich bestens an die Umwelt anzupassen. Die Informationen aus dem Körper werden den übergeordneten Zentren des Nervensystems durch die **afferenten Nervenfasern** zugeleitet, hingegen erreichen Informationen der übergeordneten Zentren des Nervensystems die Organe über die **efferenten Nervenfasern**.

Neben der Informationsübermittlung und -verarbeitung hat das Nervensystem noch weitere Aufgaben: Vor allem speichert es Informationen – diese gespeicherten Informationen werden als **Gedächtnis** bezeichnet. Der Mensch wird u. a. durch das Gedächtnis befähigt, neue Informationen mit den alten zu vergleichen, zu bewerten und neue Denk- und Handlungsmuster zu entwickeln. Hinzu kommt, dass Informationen vom Nervensystem mit Empfindungen wie Angst oder Freude verbunden werden, weil in unserem Gedächtnis Erfahrungen gespeichert sind, die diese Empfindungen auslösen. Im Gegensatz zu anderen Lebewesen haben Menschen durch ihr spezifisches Nervensystem die Fähigkeit, über Handlungen und Gefühle nachzudenken – diese Fähigkeit wird als **Bewusstsein** bezeichnet. Interessant ist auch, dass viele Reaktionen des Nervensystems erlernt und somit veränderbar sind. Das Nervensystem motiviert den menschlichen Organismus zudem zu Handlungen, ohne dass Reize von außen diese Handlungen auslösen. So lernt z. B. ein Baby aus eigenem Antrieb laufen.

Organisation des Nervensystems

Das Nervensystem teilt sich in das **zentrale Nervensystem (ZNS)** und das **periphere Nervensystem** (Abb. 1). Zum ZNS gehören das **Gehirn** und das **Rückenmark**, also die Zentren, die in erster Linie Informationen verarbeiten. Unter dem peripheren Nervensystem versteht man alle Anteile des Nervensystems, die nicht in Gehirn und Rückenmark liegen und vorwiegend der Informationsübermittlung dienen, Informationen aber nicht weiterverarbeiten. ZNS und peripheres Nervensystem stehen jedoch in engem Kontakt miteinander (Abb. 2) – so nimmt das periphere Nervensystem Außenreize oder Reize aus dem Körper auf **(Afferenzen)** und leitet diese Informationen an das ZNS weiter. Dieses verarbeitet oft in Bruchteilen von Sekunden die ankommenden Informationen und sendet Impulse aus, durch die der Körper auf den Reiz antworten kann **(Efferenzen)**. Als Beispiel: Steht ein lecker duftendes Essen auf dem Tisch, übermitteln u. a. Geruchs- sowie optische Rezeptoren diese Information über periphere Nerven dem ZNS, das nun, vereinfacht ausgedrückt, die Information zu den Muskeln des Arms weiterleitet, das Besteck zu ergreifen und das Essen zum Mund zu führen.

Neben der Unterteilung in ZNS und peripheres Nervensystem gibt es noch die Unterscheidung zwischen **willkürlichem** und **vegetativem Nervensystem** (Abb. 3). Das willkürliche Nervensystem ist dafür zuständig, Abläufe im Körper zu steuern, die wir bewusst durchführen; so können wir z. B. die Skelettmuskulatur durch das willkürliche Nervensystem beeinflussen. Das vegetative Nervensystem hingegen steuert vor allem die Funktion innerer Organe (z. B. der Lunge, des Verdauungstrakts), was ohne bewusste Steuerung abläuft.

Lernen und Gedächtnis

Dass unsere Nervenzellen Informationen speichern, dass wir lernen oder etwas im Gedächtnis behalten können, ist von mehreren Mechanismen abhängig. Einerseits verändern sich unter bestimmten Reizen Abschnitte der Nervenzellen, andererseits können durch die Ausschüttung bestimmter Boten- oder Überträgerstoffe Informationen gespeichert werden. Hinzu kommt, dass sich die Verbindungen der Nervenzellen **(Synapsen)** untereinander verändern können. So können sich z. B. neue Kontakte zwischen Nervenzellen bilden oder andere, die nicht benutzt werden, zurückbilden (Plastizität).

Die meisten Kontakte oder Verknüpfungen zwischen den Nervenzellen im Gehirn bilden sich in der Kindheit – das Neugeborene ist dabei ein noch relativ „unbeschriebenes Blatt“. Zwischen seinen Nervenzellen bestehen nahezu keine Verknüpfungen (Abb. 4), Neugeborene können deshalb nur langsam auf Reize reagieren. Erst im Lauf der ersten Lebensmonate bilden sich Verbindungen zwischen den Nervenzellen aus.

▸1 Nervensystem

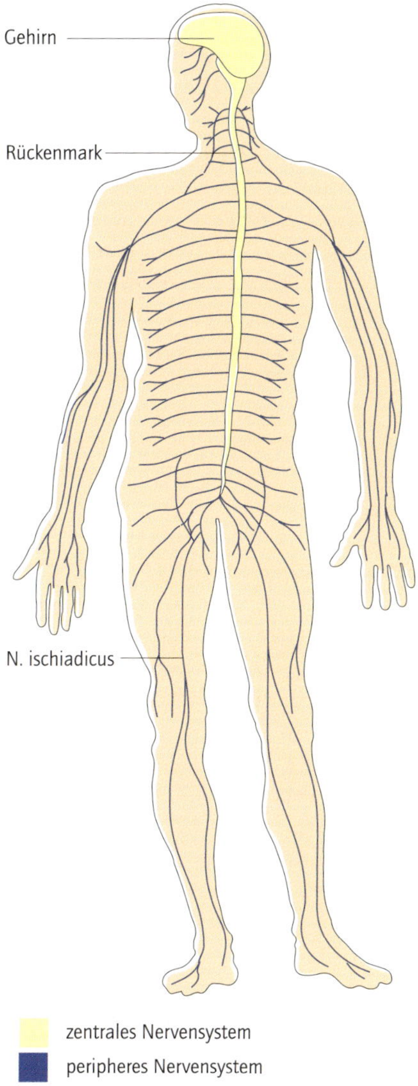

▸2 Reizverarbeitung

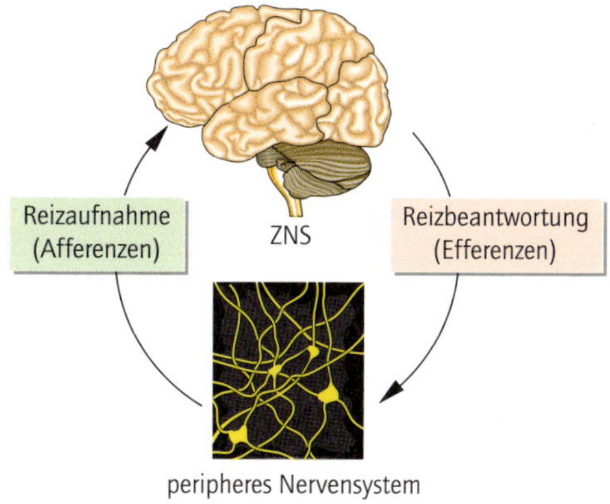

▸3 Willkürliches und vegetatives Nervensystem

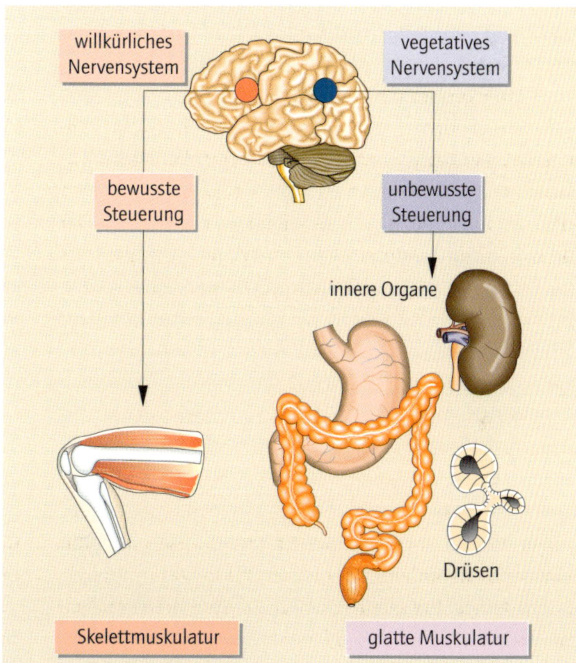

▸4 Entwicklung der Nervenzellen (Neuronen)

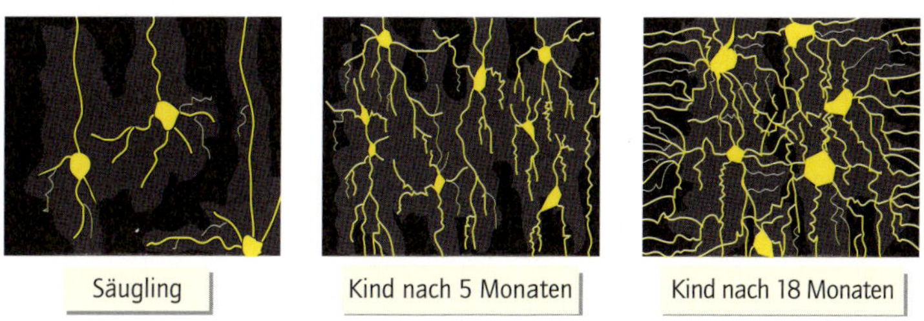

Nervengewebe und Nervenzellen

Das Nervengewebe teilt sich in zwei Zelltypen: Nervenzellen (Neurone) und Stützzellen (Gliazellen). Neurone sind dafür zuständig, Informationen durch die Bildung und Leitung von Erregungen weiterzutransportieren, die Stützzellen zu versorgen u. a. die Neurone mit Nährstoffen.

Nervenzellen und Nervenfasern

Nervenzellen sind höchst spezialisierte Zellen. Daher verlieren sie auch ihre Teilungsfähigkeit, wenn das Gehirnwachstum beendet ist. Ihre Zellmembran erzeugt elektrische Impulse und kann Informationen empfangen. Sie haben zahlreiche Fortsätze und Verbindungsstellen für den Kontakt mit anderen Nervenzellen.

Die **Neurone** werden unterteilt in **afferente Neurone**, die Informationen von anderen Körperstellen zum ZNS leiten, und **efferente Neurone**, die Impulse vom ZNS zu allen mit den Nervenfasern verbundenen Zellen leiten. Durch die efferenten Neurone steuert das ZNS die Tätigkeit von Zellen.

Jedes Neuron besitzt einen Zellkörper mit einem Zellkern und Zytoplasma, in dem die Zellorganellen liegen (Abb. 1). Zu ihnen gehören die **Nissl-Schollen**, die für die Proteinsynthese zuständig sind. Vom Zellkörper gehen Fortsätze, die **Dendriten** und das **Axon**, ab. Die Dendriten, kleine, weitverzweigte Fortsätze, sind für die Aufnahme von Impulsen anderer Zellen oder Rezeptoren zuständig, die dann zum Zellkörper und zum Axon weitergeleitet werden. Das Axon leitet dann Impulse zu anderen Zellen weiter. In Kontakt mit anderen Zellen tritt das Axon über die **Synapsen** – Schaltstellen, die der Signalübertragung dienen. Die Endverzweigungen der Axone sind zu **präsynaptischen Endknöpfen** verdickt, die chemische Botenstoffe enthalten.

Die Axone der Neurone des peripheren Nervensystems sind von Stützzellen **(Schwann-Zellen)** ummantelt. Zusammen bilden Axon und Neuron die **Nervenfaser**. Bei bestimmten Nervenfasern, den so genannten **markhaltigen Nervenfasern**, bilden die Schwann-Zellen eine dicke Isolierschicht aus **Myelin** (Myelin- oder **Markscheide** genannt, Abb. 2). Diese sorgt dafür, dass Impulse sehr rasch weitergeleitet werden können. Nur an Einschnürungen in der Markscheide, den so genannten **Ranvier-Schnürringen**, ist die Markscheide dünner und somit die Leitfähigkeit schlechter. Daher springt das elektrische Signal sozusagen von Schnürring zu Schnürring **(saltatorische Erregungsleitung)**. Die Weiterleitung des Signals ist wesentlich schneller als bei einer **marklosen Nervenfaser**.

Die Markscheide ist nur bei Nervenfasern vorhanden, bei denen eine rasche Signalübertragung notwendig ist. Führen Nervenfasern zu einem Muskel, heißen sie motorische Nervenfasern, führen sie von Sinnesorganen oder -rezeptoren zum ZNS, werden sie sensible oder **sensorische Nervenfasern** genannt. Viele Nervenfasern verlaufen parallel zueinander, sie bilden dann Nervenfaserbündel. Mehrere Nervenfaserbündel sind schließlich von Bindegewebe umhüllt und bilden einen **Nerv** (Abb. 3).

Auch im Gehirn gibt es markhaltige Nervenfasern; das Myelin, das sie umgibt, wirkt beim Betrachten weiß. Die Bereiche, in denen markhaltige Nervenfasern verlaufen, werden deshalb als weiße Substanz bezeichnet. Nebeneinander liegende Nervenzellkörper wirken dagegen grau **(graue Substanz)**.

Erkrankungen des Nervengewebes

Zu den häufigsten Erkrankungen des Nervengewebes zählt die **Polyneuropathie**, bei der Axone degenerieren oder Markscheiden sich auflösen. Zu den Ursachen zählen u. a. Diabetes mellitus, Vitaminmangel oder übermäßiger Alkoholkonsum. Leitsymptom ist ein taubes Gefühl oder Kribbeln, besonders in den Füßen.

Die **multiple Sklerose** (MS) ist eine Erkrankung, bei der schubweise die Markscheiden des ZNS zerstört werden. Die Folge: Impulse können weniger rasch oder gar nicht mehr weitergeleitet werden, es kommt u. a. zu Lähmungen und Sprachstörungen. Die Ursachen der MS sind noch nicht vollständig bekannt, vermutet wird eine Autoimmunerkrankung, das heißt, dass das Immunsystem sich gegen den eigenen Körper richtet. Die Behandlung besteht daher in der Gabe von Medikamenten, die die Tätigkeit des Immunsystems abschwächen.

Stützzellen

Die **Gliazellen** stützen die Neurone und ernähren sie. Zu ihnen zählen die **Astrozyten** im ZNS, die dafür sorgen, dass viele für die Neurone schädliche Stoffe nicht aus dem Blut ins Gehirn gelangen **(Blut-Hirn-Schranke)**. Außerdem bilden sie ein Stützgerüst für die Neurone im ZNS. Die **Oligodendrozyten** nehmen im ZNS die Aufgabe der Schwann-Zellen wahr: Sie bilden die Markscheiden der Axone. **Mikrogliazellen** machen ins ZNS eingedrungene Mikroorganismen unschädlich. **Ependymzellen** kleiden Hohlräume im ZNS aus.

▸1 Aufbau einer Nervenzelle

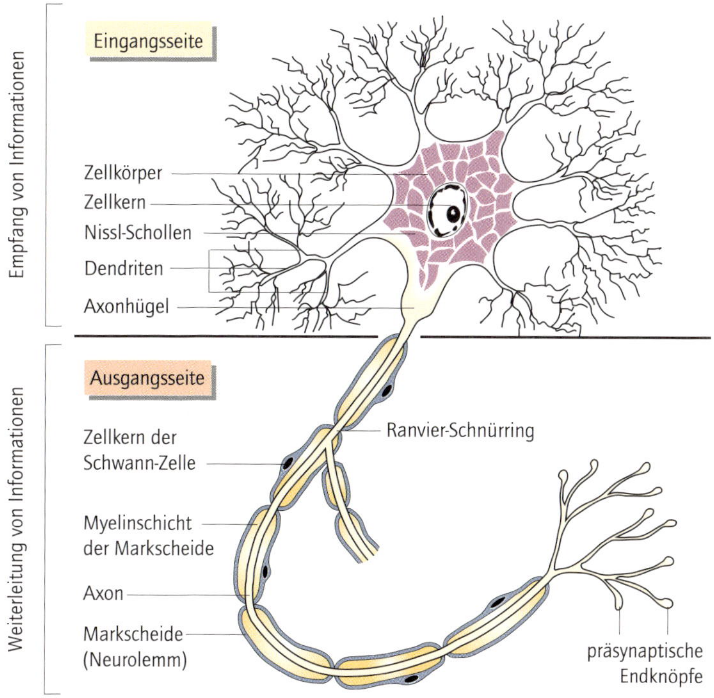

▸2 Markhaltige Nervenfaser

▸ Schnitt durch eine markhaltige Nervenfaser. Die Schwann-Zelle bildet eine dicke Isolierschicht aus Myelin rund um das Axon.

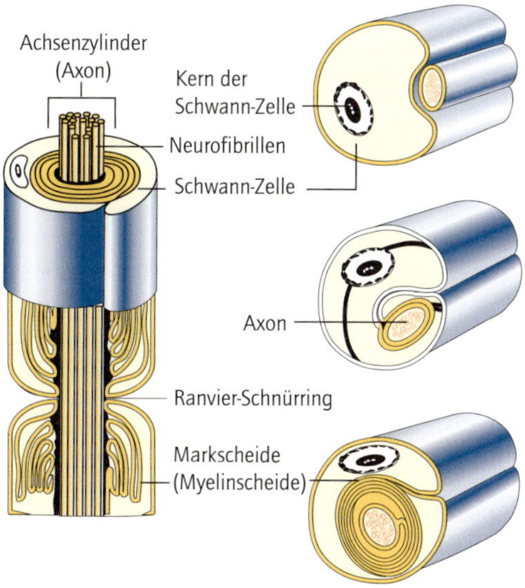

▸3 Aufbau eines Nervs

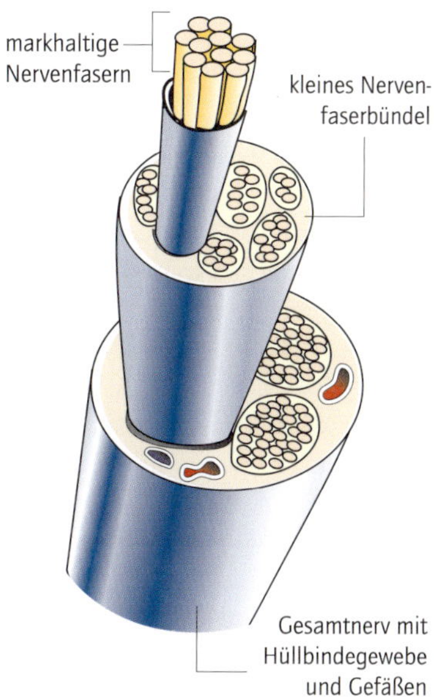

Nervenimpulse

Nervenzellen bilden elektrische Impulse, um Informationen an andere Nervenzellen zu geben, können aber auch Informationen durch die Freisetzung bestimmter Überträgerstoffe an andere Zellen weiterleiten.

Für die Aufnahme von Informationen sind die Dendriten und der Zellkörper, für die Bildung von Impulsen ist der Zellkörper und für die Weitergabe von Informationen das Axon verantwortlich.

Ruhepotenzial der Nervenzelle

Die äußere Hülle des Zellkörpers der Nervenzelle, die Membran, ist für verschiedene Stoffe unterschiedlich durchlässig. So ist sie für positiv geladene Kaliumionen viel durchlässiger als für positiv geladene Natriumionen. Für andere Ionen, die negativ geladen sind und sich im Zellinneren befinden (z. B. Chlorid, Phosphat und Eiweiße), ist sie dagegen gar nicht durchlässig. Da sich im Inneren der Zelle mehr Kaliumionen befinden als außerhalb im Extrazellulärraum, kommt es im Ruhezustand der Zelle infolge der Diffusion (▸ S. 22) zum Ausstrom von Kaliumionen (Abb. 1a). Die Natriumionen können nicht in gleichem Maße ein- und ausströmen wie die Kalumionen – es gibt jedoch in der Zellmembran Natriumkanäle, die sich unter bestimmten Umständen öffnen können, um mehr Natriumionen in die Zelle einzuschleusen. Die negativen Ionen **(Anionen)** hingegen können die Membran nicht passieren und bleiben in der Zelle. So kommt es im Inneren der Zelle an der Membran zu einer negativen Ladung, außerhalb der Zelle zu einer positiven. Auf diese Weise entsteht an der Zellmembran eine elektrische Spannung, die bei ca. −70 Millivolt (mV) liegt. Die elektrische Spannung der Membran im Ruhezustand bezeichnet man als Ruhepotenzial – die Natriumkanäle sind dabei geschlossen (Abb. 2).

Die Kaliumionen strömen im Ruhezustand der Zelle nicht unablässig aus dem Zellkörper – nimmt die negative Ladung an der Zellmembran im Zellinneren zu, strömen wieder Kaliumionen in die Zelle ein, sodass sich der Aus- und der Einstrom bald die Waage halten.

Generatorpotenzial, Aktionspotenzial und Repolarisation

Damit sich am Axon eine Erregung bildet, durch die Informationen weitergeleitet werden, muss sich die elektrische Spannung der Membran im Bereich des Ansatzpunktes des Axons, des **Axonhügels**, verändern. Allerdings wird die Bildung von elektrischen Impulsen und damit die Informationsweiterleitung erst dann ausgelöst, wenn die elektrische Spannung der Membran einen bestimmten Schwellenwert erreicht – solange dieser noch nicht erreicht ist, sich das Ruhepotenzial aber allmählich abschwächt, ist von einem Generatorpotenzial die Rede. Die Abschwächung des Ruhepotenzials wird als **Depolarisation** bezeichnet – nur in dieser Phase ist die Bildung und Weiterleitung der Erregung möglich. Eine Erhöhung des Ruhepotenzials bezeichnet man dagegen als **Hyperpolarisation**.

Depolarisiert, wird das Ruhepotenzial durch die Synapsen der Dendriten, an denen Impulse ankommen, die an den Zellkörper weitergeleitet werden. Im Bereich des Axonhügels liegen die bereits erwähnten Natriumkanäle. Diese öffnen sich urplötzlich, wenn die elektrische Spannung der Zellmembran den Schwellenwert erreicht (Abb. 3), schließen sich aber in Bruchteilen von Sekunden wieder. Diese kurze Zeit nutzen die außerhalb der Zelle befindlichen Natriumionen, um in die Zelle einzuströmen (u. a. weil im Inneren der Zelle eine geringere Natriumkonzentration herrscht), woraufhin sich die Ladungsverhältnisse in der Zelle und außerhalb umkehren (Abb. 1b). Das Innere der Zelle besitzt nun eine positive Ladung, der Extrazellulärraum eine negative Ladung – die elektrische Spannung der Membran liegt nun kurzzeitig bei 30 mV. Diese plötzliche Spannungsänderung bezeichnet man als Aktionspotenzial, das sich am Axon entlang fortsetzt, an andere Zellen weitergeleitet werden kann und Informationen überträgt. Das Aktionspotenzial kann sich nur in eine Richtung fortsetzen. Während der Entstehung des Aktionspotenzials und kurz nach dessen Beendigung kann kein neues Aktionspotenzial entstehen **(Refraktärperiode)**. Dies schützt die Nervenzelle vor Dauererregung.

Die Wiederherstellung des Ruhepotenzials nennt man Repolarisation: Die Durchlässigkeit der Zellmembran für Natriumionen hält nur sehr kurz an, dann schließen sich die Natriumkanäle. Im Anschluss daran erhöht sich die Durchlässigkeit für Kaliumionen kurzzeitig immens, woraufhin große Mengen von Kaliumionen aus der Zelle in den Extrazellulärraum wandern (Abb. 1c). Natrium hingegen strömt nur noch in den gewohnten Mengen ein. Durch den Ausstrom von Kalium kommt es rasch wieder zu einer negativen Ladung des Zellinneren, wodurch sich der Kaliumausstrom normalisiert und wieder ein Ruhepotenzial entsteht.

▸1 Ladungsverschiebung an der Zellmembran eines Neurons

▸ a) Ruhepotenzial ▸ b) Aktionspotenzial ▸ c) Repolarisation

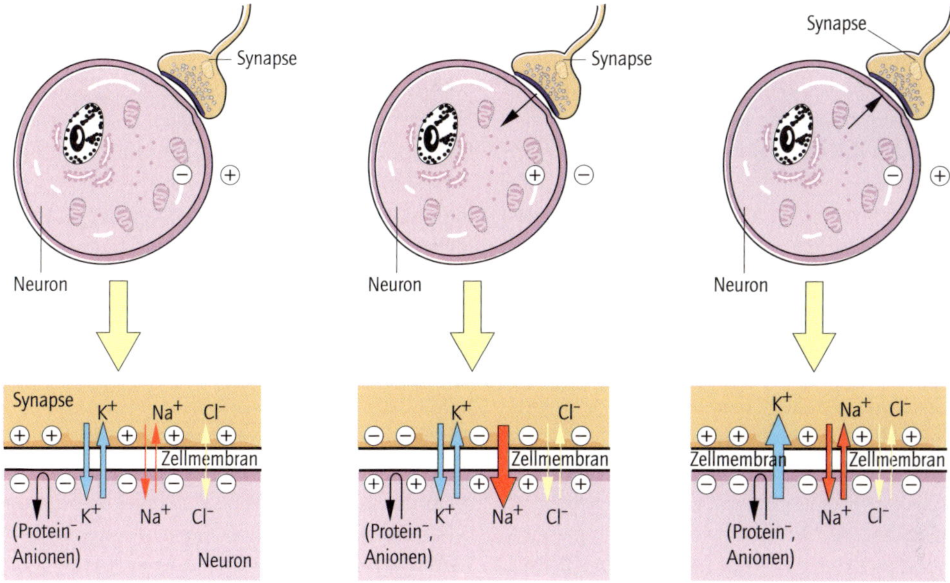

▸2 Ruhepotenzial der Nervenzelle

▸ Sind die Natriumkanäle geschlossen, liegt die elektrische Spannung der Membran im Ruhezustand. Dieser Zustand wird als Ruhepotenzial bezeichnet.

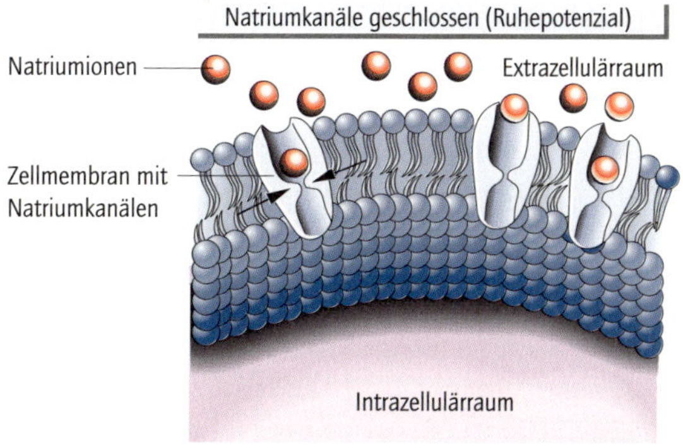

▸3 Aktionspotenzial der Nervenzelle

▸ Bei Öffnung der Natriumkanäle dringen Natriumionen in die Zelle ein. Dadurch kehren sich die Ladungsverhältnisse innerhalb und außerhalb der Zelle kurzzeitig um. Dieser Vorgang wird Aktionspotenzial genannt.

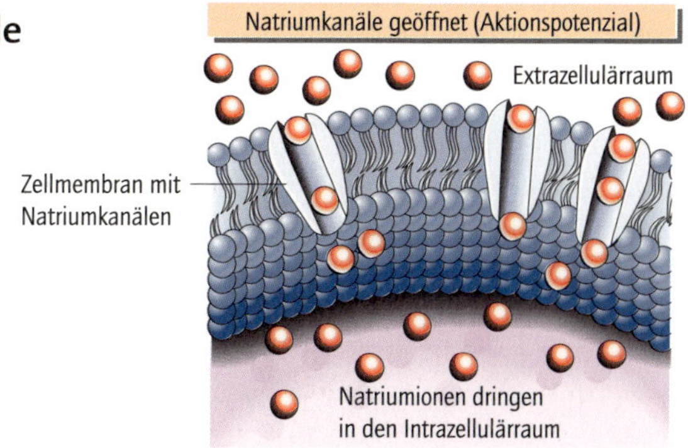

Synapsen

Nicht nur von der Membran des Zellkörpers auf den Axonhügel, auch im Axon müssen die Nervensignale (Aktionspotenziale) weitergeleitet werden. Das geschieht auf zwei unterschiedliche Weisen, je nachdem, ob es sich bei dem Axon um eine marklose oder markhaltige Nervenfaser handelt.

Bei marklosen Nervenfasern setzen sich **Aktionspotenziale** folgendermaßen fort: Wo ein Aktionspotenzial besteht, liegt die elektrische Spannung der Axonmembran im positiven Bereich bei 30 mV. Im benachbarten Axonbereich, wo noch ein Ruhepotenzial herrscht, liegt sie dagegen mit −70 mV im negativen Bereich. Der Spannungsunterschied führt dazu, dass Ionen aus dem positiv geladenen Membranabschnitt zum negativ geladenen Abschnitt strömen. So kommt es zur Depolarisation des nächsten Membranabschnitts und zur Fortleitung des Aktionspotenzials. Es wandert von einem Membranabschnitt zum nächsten, bis es die Verbindungsstellen zu anderen Zellen, die Synapsen, erreicht (kontinuierliche oder **elektrotonische Erregungsleitung**). Diese Form der Weiterleitung von Nervensignalen dauert relativ lange – die Signale können nur mit einer Geschwindigkeit zwischen 0,5 und 3 m/s weitertransportiert werden. Das reicht zwar aus, um beispielsweise den Verdauungstrakt zur Arbeit anzuregen, ist aber zu langsam, um schnelle Reaktionen, etwa bei der Muskulatur hervorzurufen.

Deshalb gibt es eine zweite Form der Weiterleitung von Aktionspotenzialen: die **saltatorische Erregungsleitung** in den markhaltigen Nervenfasern (▸ S. 206). Hier sorgt die Isolierung der Nervenfaser dafür, dass sich das Signal möglichst rasch ausbreiten kann: Es springt von einem **Ranvier-Schnürring** – einer Stelle am Axon, die nicht von der Markscheide bedeckt ist – zum nächsten. Dadurch wird eine Geschwindigkeit von 20 – 120 m/s erreicht.

Erregungsleitung an den Synapsen

Während sich die Erregung in der Nervenzelle auf elektrische Weise fortpflanzt (Abb. 2), wird sie zwischen Nerven- und anderen Zellen (in den Synapsen) chemisch weitergeleitet. Zwischen Nervenzellen wird die Erregung von den Synapsen der Ausgangsseite der Zelle, also am Axon, hin zu den Synapsen der Dendriten an der Eingangsseite der Nervenzelle geleitet. Zwischen Nerven- und Muskelzellen bildet das Axon der Nervenzelle am Ende **synaptische Endknöpfe**, die zusammen mit der Muskelfaser **motorische Endplatten** bilden, die das Signal an die Muskelfaser vermitteln (Abb. 1).

Zwischen Nervenzellen teilt sich das Axon in viele kleine Stränge, die an ihrem Ende je einen **präsynaptischen Endknopf** haben. Dieser enthält die **synaptischen Bläschen** (Vesikel), die chemische Botenstoffe **(Neurotransmitter)** enthalten. Die Transmitter werden, wenn ein Aktionspotenzial am präsynaptischen Endknopf ankommt, in einen weiteren Teil der Synapse, den **synaptischen Spalt**, der zwischen beiden Nervenzellen liegt, ausgeschüttet. Die Dendriten der zweiten Nervenzelle nehmen mit ihren mit speziellen Rezeptoren für Neurotransmitter ausgestatteten **postsynaptischen Membranen** die Neurotransmitter auf. Darauf öffnen sich Ionenkanäle, die mit den Rezeptoren der postsynaptischen Membran verbunden sind, wodurch sich die Spannung der Membran der zweiten Nervenzelle ändert – es entsteht das **postsynaptische Potenzial**. Der Neurotransmitter wird danach rasch abgebaut oder in den präsynaptischen Endknopf zurücktransportiert.

Das postsynaptische Potenzial ist nicht zwingend ein Aktionspotenzial, es hängt davon ab, ob der ausgeschüttete Neurotransmitter die postsynaptische Membran erregt und ein Aktionspotenzial auslöst oder ob er das Ruhepotenzial der postsynaptischen Membran weiter senkt. In letzterem Fall nennt man das entstandene Potenzial **inhibitorisches postsynaptisches Potenzial**, das die Zelle schwerer erregbar macht. „Zurückfließen" kann die Erregung in den Synapsen nicht, da nur die postsynaptische Membran Rezeptoren für die Neurotransmitter hat.

Giftstoffe für die motorische Endplatte

Durch Gifte bzw. Medikamente kann die Übermittlung eines Signals von der Nervenzelle auf die Muskelfaser gestört werden – Muskelschwäche bzw. Lähmung sind die Folge. Zu solchen Giften zählt z. B. Botulinustoxin (Wundstarrkrampf), das die Freisetzung des Botenstoffs aus den synaptischen Bläschen verhindert. Das indianische Pfeilgift Curare wiederum vertreibt den Botenstoff von den Bindungsstellen an den Muskelfasern, ohne ein Aktionspotenzial auszulösen. Bereits geringe Mengen reichen aus, um beim Menschen oder Tier eine schlaffe Lähmung der Muskulatur zu erzielen. Stoffe, die den raschen Abbau des Botenstoffs verhindern, können durch eine Dauerdepolarisation ebenfalls eine Lähmung auslösen. Diese Effekte werden bei der Wirkweise einiger Medikamente (z. B. bei Narkose) ausgenutzt.

▸1 Verzweigung eines motorischen Nervs

▸ Das Axon der Nervenzelle bildet an seinem Ende synaptische Endknöpfe, die an der Muskelzelle andocken und zusammen mit dieser die motorische Endplatte bilden. Über die motorische Endplatte werden die Reize von der Nervenzelle auf die Muskelfaser übertragen.

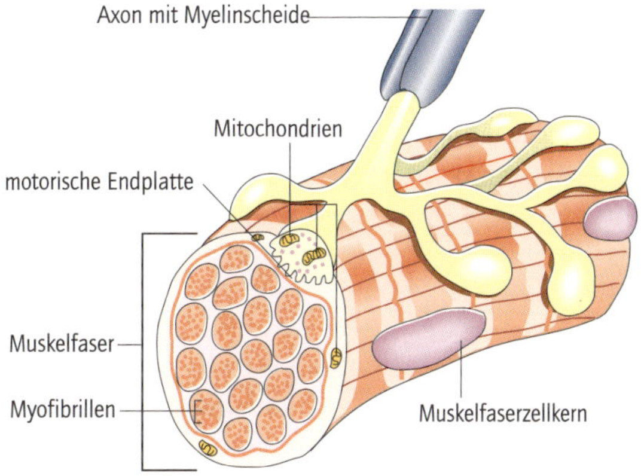

▸2 Erregungsleitung

▸ Es gibt zwei verschiedene Arten von Erregungsleitungen: die elektrische und die chemische Weiterleitung von Reizen. Die chemische Weiterleitung erfolgt zwischen Nervenzellen und anderen Zellen (z. B. Muskelzellen) über die Synapsen, die elektrische Weiterleitung findet innerhalb der Nervenzellen statt.

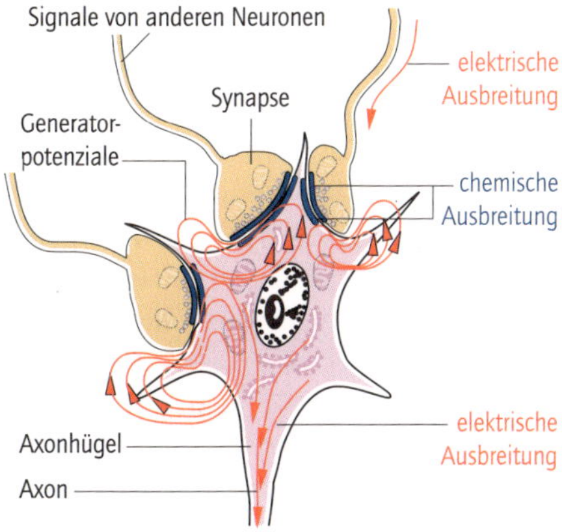

▸3 Nervenzellen unter dem Mikroskop

▸ Diese Mikroaufnahme zeigt zwei Nervenzellen des Großhirns mit den Axonen, die von ihnen ausgehen.

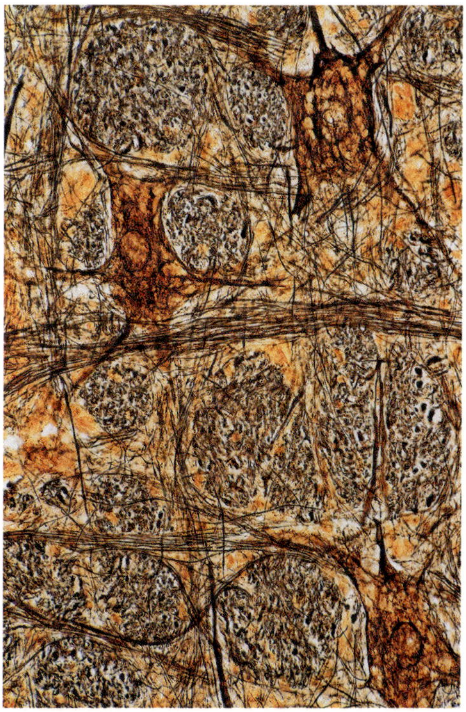

Neurotransmitter

Zu den Botenstoffen (Neurotransmittern) zwischen den Nervenzellen zählen verschiedene Stoffe – diese haben entweder die Funktion, die postsynaptische Membran der Nervenzelle, zu der sie übertragen werden, zu erregen (ein Aktionspotenzial weiterzuleiten) oder auf die postsynaptische Membran eine hemmende Wirkung auszuüben und damit die Auslösung eines Aktionspotenzials zu erschweren.

Botenstoffe zwischen den Nervenzellen

Neurotransmitter werden von den Nervenzellen selbst hergestellt. Die Neurone nutzen dazu die Eiweißbausteine (Aminosäuren) aus der Nahrung. Ein Neuron, das mit anderen Neuronen über Synapsen verbunden ist (Abb. 1), stellt meist mehrere Neurotransmitter her und speichert diese in den **präsynaptischen Endknöpfen** der Synapsen. Diese Neurotransmitter werden anschließend bei Bedarf in den synaptischen Spalt ausgeschüttet und dann von den Rezeptoren in der postsynaptischen Membran aufgenommen (Abb. 2). Werden mehrere Neurotransmitter in den präsynaptischen Endknöpfen hergestellt, heißen diese **Cotransmitter**.

Neurotransmitter spielen eine große Rolle für unser Wohlbefinden; so sorgt beispielsweise Serotonin dafür, dass wir uns wohl fühlen. Es ist deshalb äußerst wichtig, dass Neurotransmitter stets in etwa gleichen Mengen produziert werden. Die Synthese von Neurotransmittern kann durch Erkrankungen, aber auch z. B. durch das Fehlen von bestimmten Stoffen in der Nahrung gestört werden. Die Folge können Stimmungsveränderungen, körperliche Beschwerden und sogar schwere Erkrankungen sein.

Wirkung von Acetylcholin

Der erregend wirkende Neurotransmitter Acetylcholin ist für die Erregungsleitung von Neuronen auf Muskelzellen sowie zwischen den Nervenzellen im vegetativen Nervensystem von großer Bedeutung. Ein Enzym baut diesen Stoff wieder ab.

Acetylcholin wird oft zusammen mit weiteren Cotransmittern (**Substanz P** oder **Galanin**) aus den synaptischen Bläschen ausgeschüttet. Diese Substanzen können die Erregungsübertragung durch Acetylcholin entweder verstärken oder abschwächen.

Bei der Muskelerkrankung **Myasthenia gravis** werden die Acetylcholin-Rezeptoren in der motorischen Endplatte durch Antikörper, die vom Immunsystem hergestellt werden, besetzt oder zerstört, sodass der Neurotransmitter seine Wirkung nicht mehr richtig entfalten kann. Als Folge tritt in erster Linie Muskelschwäche auf, es kann aber auch zu Lähmungserscheinungen kommen, die – sobald sie die Atemmuskulatur betreffen – zum Tod führen können. Behandelt wird die Krankheit u. a. mit einem Medikament, das die Herstellung des Enzyms hemmt, welches das Acetylcholin abbaut. Auf diese Weise kann der Neurotransmitter längere Zeit auf die Rezeptoren der motorischen Endplatte einwirken und die gewünschte Reaktion hervorrufen. Muskelrelaxanzien, die vor einer Narkose verabreicht werden, besetzen ebenfalls die Acetylcholin-Rezeptoren und sorgen für die Entspannung der Muskeln.

Noradrenalin, Serotonin, Dopamin, GABA

Zu den erregenden Neurotransmittern zählen weiterhin Noradrenalin, Serotonin und Dopamin. Während Noradrenalin vor allem für unsere psychische Belastbarkeit von Bedeutung ist und nach Beendigung der Tätigkeit wieder von den Vesikeln aufgenommen wird, sorgt Serotonin u. a. dafür, dass wir uns wohl fühlen, aber auch gut schlafen. Dopamin nimmt ebenfalls großen Einfluss auf die Psyche. Die Entstehung bestimmter Erkrankungen bringt man mittlerweile mit dem Fehlen von Neurotransmittern in Zusammenhang: So sind die Symptome der **Parkinson-Krankheit** auf eine zu geringe Produktion von Dopamin zurückzuführen, bei Depressionen produzieren die Neurone dagegen zu wenig Serotonin und Noradrenalin.

Die **Gamma-Aminobuttersäure** (GABA) gehört zu den hemmenden Neurotransmittern. Diese erhöhen an der postsynaptischen Membran die Kaliumleitfähigkeit, wodurch das Ruhepotenzial weiter sinkt und eine Erregung schwerer ausgelöst werden kann. Ihre Wirkung machen sich Beruhigungsmittel vom Typ der Benzodiazepine zunutze, die die GABA-Rezeptoren der postsynaptischen Membran besetzen können.

Neuropeptide

Neuropeptide sind ebenfalls an der Informationsübermittlung der Nervenzellen im Gehirn beteiligt; sie lösen jedoch keine Signale aus, sondern beeinflussen sie nur. Die dazugehörigen **Endorphine**, „körpereigene Drogen", sorgen z. B. dafür, dass wir heftige Schmerzen anfangs gar nicht wahrnehmen oder schwächer empfinden. Zudem sind sie für das Glücksgefühl zuständig.

▸ 1 Neuron mit Synapsen

▸ Die von einem Neuron hergestellten Neurotransmitter werden in den präsynaptischen Endknöpfchen gespeichert, bei Bedarf in den synaptischen Spalt ausgeschüttet und dann von den Rezeptoren der postsynaptischen Membran aufgenommen.

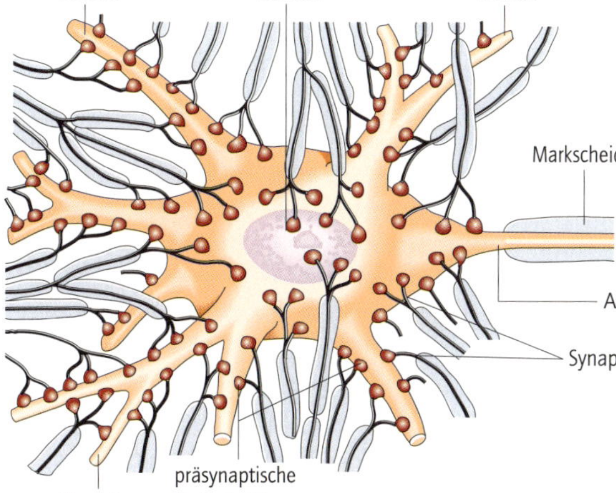

▸ 2 Aufbau einer Synapse

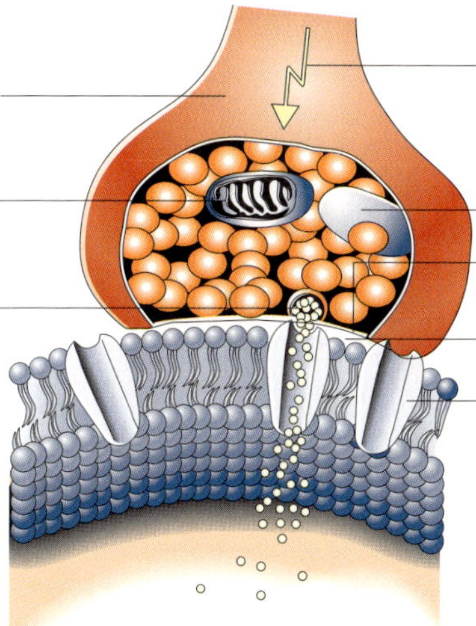

Nachahmung der Botenstoffe

Medikamente (Psychopharmaka) und Drogen können die Bildung und Wirkung von Neurotransmittern beeinflussen. Sie haben die Fähigkeit, Botenstoffe zu imitieren – allerdings mit einem anderen Wirkprofil – und auf diese Weise andere Reaktionen bei den Konsumenten hervorzurufen.
Heroin, das intravenös verabreicht werden muss, führt so beispielsweise einen Rauschzustand mit Hochstimmung herbei, dem ein Zustand angenehmer Beruhigung folgt. Künstlich hergestellte so genannte Designerdrogen wie z. B. die „Partydroge" Ecstasy werden dagegen in Pillenform eingenommen und rufen einen starken Bewegungsdrang und ungewöhnliche Redseligkeit hervor.
Von einem Drogenkonsum jeglicher Art ist dringend abzuraten, da Veränderungen der Persönlichkeit häufig die Folge sind. Auch können bereits bei sehr geringem Konsum körperliche Schäden und schwerwiegende Erkrankungen (z. B. Parkinson) die Folge sein. Nicht selten führt die missbräuchliche Einnahme von Drogen, gleich welcher Art, sogar zum Tod des Konsumenten.

Narkose

Eine Narkose (Anästhesie) beschreibt das Ausschalten des Schmerzempfindens des Patienten, z. B. vor einer Operation. Bei einer Vollnarkose wird zudem das Bewusstsein ausgeschaltet und medikamentös eine Muskelerschlaffung hervorgerufen.

Lokalanästhesie

Bei einer Lokalanästhesie (örtlichen Betäubung) wird nur das Schmerzempfinden der Körperteile ausgeschaltet, an denen die Operation stattfinden soll. Der Patient ist während des Eingriffs bei vollem Bewusstsein und muss nicht beatmet werden. Im Regelfall wird die Schmerzleitung der Nervenfasern durch eine Injektion für die Dauer der Operation unterbrochen. Es gibt auch Lokalanästhetika, die zur Betäubung auf den schmerzenden Körperteil aufgetragen werden können – diese werden aber meist nur zur Schmerztherapie eingesetzt. Nach der Injektion eines lokalen Anästhetikums setzt zuerst das Schmerzempfinden aus, anschließend das Gefühl für Temperaturunterschiede. Das Empfinden für Berührung wird nicht ausgeschaltet, sodass ein Druckgefühl bei den Eingriffen in der Regel gespürt wird.

Wie alle Medikamente können Lokalanästhetika Nebenwirkungen nach sich ziehen. Zu den häufigsten gehören allergische Reaktionen mit Übelkeit und Abfall des Blutdrucks sowie Herzrhythmusstörungen und ein metallischer Geschmack auf der Zunge.

Rückenmarksnahe Anästhesie

Zu den rückenmarksnahen Anästhesieverfahren zählen die Spinal- und die Periduralanästhesie, die sich für Operationen des Unterleibs und der Beine eignen. Der Vorteil dieser Narkosearten: Der Patient ist bei Bewusstsein und atmet selbst. Es kommt dabei nur zur vorübergehenden Ausschaltung der im Operationsfeld verlaufenden Nervenfasern.

Bei der **Spinalanästhesie** wird ein lokal wirkendes Narkosemittel in den mit Liquor (Gehirn-Rückenmarks-Flüssigkeit) gefüllten **Subarachnoidalraum** (Hirnwasserraum) injiziert. Der Patient muss während der Injektion mit nach vorn gekrümmtem Rücken sitzen oder auf der Seite liegen (Abb. 1). Vor der Injektion wird die Haut mit einem lokalen Anästhetikum betäubt. Nach etwa 15 Minuten beginnt die Anästhesie zu wirken.

Bei der Periduralanästhesie **(PDA)** werden Nervenfasern durch die Injektion eines Anästhetikums in den Epiduralraum, den Raum zwischen knöchernem Dornfortsatz und harter Hirnhaut, blockiert. Das Narkosemittel muss zunächst durch Diffusion zu den Spinalnerven gelangen, weshalb die Wirkung der Anästhesie erst bis zu 30 Minuten nach der Injektion eintritt. Die Periduralanästhesie eignet sich daher nur für geplante Eingriffe, nicht für Notfalloperationen. Häufig wird ein Katheter gelegt, um während der Operation Anästhetikum nachspritzen zu können, falls die Wirkung nachlässt.

Die Risiken der Spinalanästhesie und der PDA liegen vor allem darin, dass sich das Anästhetikum bis zum Hirn ausbreitet und zu einer Lähmung der Atmung führen kann.

Vollnarkose

Während einer Vollnarkose müssen die Vitalfunktionen des Organismus wie Blutdruck, Herztätigkeit oder Sauerstoffgehalt des Bluts ständig überwacht werden. Diese Aufgabe leistet das Narkosegerät, das alle Narkosegase und Sauerstoff liefert und über vielfältige Absaug- und Beatmungsmöglichkeiten verfügt.

Für eine Vollnarkose werden heute bei kürzeren Eingriffen Injektionsanästhetika verwendet; die Inhalationsanästhesie setzt eine Reihe von Narkosegasen wie Halothan oder Isofluran ein, meist als Mix. Gleichzeitig werden dem Patienten Medikamente verabreicht, die zur Erschlaffung der Muskulatur führen, die so genannten Muskelrelaxanzien. Vor Durchführung einer Vollnarkose werden dem Patienten häufig Beruhigungsmittel (z. B. Benzodiazepine), in manchen Fällen auch Opioide verabreicht.

Nach Beendigung der Narkose erhält der Patient unter Umständen noch Medikamente, welche die Wirkung der Muskelrelaxanzien ausschalten. In vielen Fällen ist eine maschinelle Beatmung des Patienten unter Vollnarkose notwendig, wenn Muskelrelaxanzien injiziert werden, die die Muskulatur erschlaffen lassen und damit natürlich auch die eigenständige Atmung außer Kraft setzen.

Bei Narkosen von kurzer Dauer kann eine Maskennarkose ausreichen, bei der die Beatmung des Patienten über eine Gesichtsmaske erfolgt. Für Narkosen von bis zu zwei Stunden eignet sich zur eventuellen Beatmung auch eine Larynxmaske (Kehlkopfmaske), die in den Rachen eingeführt wird. Bei längeren Eingriffen zieht man die Intubationsnarkose vor, bei der der Patient über einen Tubus, der in der Luftröhre gelegt wird, eine künstliche Beatmung erhält (Abb. 2).

▸ 1 Spinal- und Epiduralanästhesie

▸ Die Spinalnadel durchdringt die harte Hirnhaut, die Epiduralnadel wird in den Raum zwischen knöchernem Dornfortsatz und harter Hirnhaut geschoben.

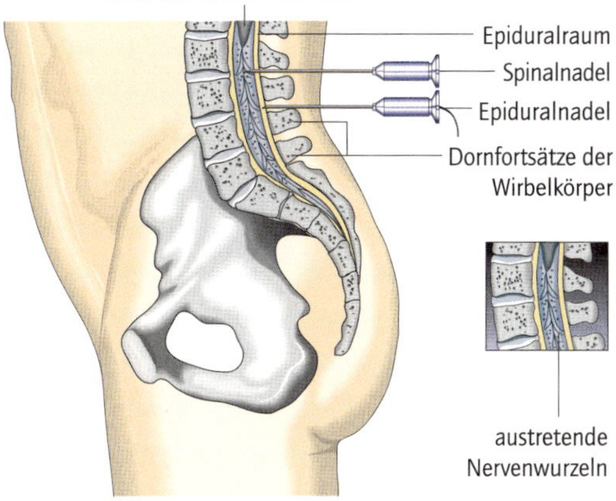

▸ 2 Intubationsnarkose

▸ Bei der Intubationsnarkose wird dem Patienten ein Tubus in die Luftröhre eingeführt, über den er künstlich beatmet und mit Narkosegasen versorgt wird.

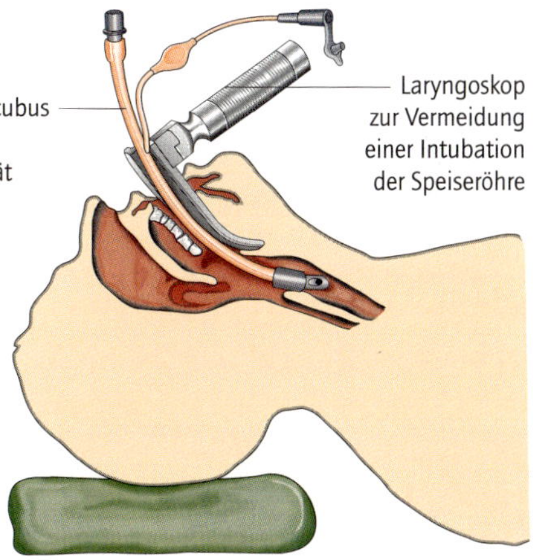

Narkoserisiken

Medizinische Eingriffe sind nicht frei von Risiken – das gilt auch für die Narkose. Die hier genannten Risiken treten jedoch nur in Einzelfällen auf.

- Zu den allgemeinen Risiken infolge einer Narkose zählen Übelkeit und Erbrechen. Es ist dringend anzuraten, vor der Narkose nüchtern zu bleiben.
- Bei der Intubationsnarkose können sich nach der Operation vorübergehend Halsschmerzen, Heiserkeit oder Schluckbeschwerden einstellen.
- Im Bereich der Einstichstelle können als Reaktion auf das Narkosemittel Thrombosen oder Embolien auftreten, auch kann es zu Gefühlsstörungen, Blutergüssen oder Infektionen kommen. Thrombosen und Embolien können auch im gesamten Gefäßsystem (z. B. infolge eines Blutstaus) auftreten.
- Bei einer Anästhesie in Rückenmarksnähe kann es zu Kopfschmerzen oder Rückenbeschwerden kommen. Ebenso können Nervenschädigungen durch Kanüle oder Anästhetikum auftreten.
- Wie jedes Medikament kann auch das Narkosemittel eine allergische Reaktion hervorrufen.
- Lebensbedrohliche Narkoserisiken sind Herz- und Kreislaufversagen, z. B. ausgelöst durch eine allergische Reaktion oder schwere Herzrhythmusstörungen. Auch kann es zu einer Minderdurchblutung lebenswichtiger Organe und zu Hirnschäden kommen.

Großhirn

Das Gehirn, der Steuerungsapparat aller Körperfunktionen, ist in verschiedene Abschnitte unterteilt: das Großhirn als oberstes Zentrum des Gehirns, das Zwischenhirn, das Mittelhirn, das Kleinhirn und das verlängerte Mark.

Aufbau

Das Großhirn ist der größte Teil des Gehirns (Abb. 1). Es wölbt sich über die anderen Gehirnabschnitte. Die **Großhirnrinde**, die das gesamte Großhirn bis zu einer Tiefe von 3 mm bedeckt, besteht aus vielen Falten, welche die Fläche des Gehirns vergrößern. In ihr liegt der Großteil aller Nervenzellen des Gehirns. Die Großhirnrinde wirkt grau, weshalb sie als **graue Substanz** bezeichnet wird. Zur grauen Substanz gehören auch Neuronansammlungen in tieferen Abschnitten des Großhirns **(Kerne)**. Die Falten der Großhirnrinde nennen sich **Hirnwindungen** (Gyrus), die Furchen, durch die Hirnwindungen voneinander getrennt sind, **Sulcus**. Unterteilt wird das Hirn durch die sehr tiefe **Längsfurche** (Fissura longitudinalis) in zwei Hälften: die **rechte** und die **linke Hemisphäre**, die eine einzige Verbindung, den **Balken** oder Corpus callosum, besitzen. Die mittlere Fläche beider Hemisphären heißt **Facies medialis**, die von der **Mantelkante** abgehende Fläche **Facies lateralis**.

Man unterscheidet vier **Großhirnlappen** (Abb. 2): Der **Stirnlappen** liegt an der Vorderseite des Kopfs und wird durch die **Zentralfurche** (Sulcus centralis) vom dahinter liegenden **Scheitellappen** getrennt. Vom Scheitellappen zieht sich eine Furche (**Großhirnfurche** oder Sulcus lateralis) seitlich herunter, der darunter liegende Großhirnlappen heißt **Schläfenlappen**. Der am hinteren unteren Ende befindliche **Hinterhauptslappen** wird vom Scheitel- und den Schläfenlappen durch die **Scheitel-Hinterhauptsfurche** (Sulcus parieto-occipitalis) abgetrennt.

Die in der Großhirnrinde liegenden Nervenzellen sind in größere Abschnitte **(Rindenfelder)** zusammengefasst, deren Nervenzellen alle ähnliche Aufgaben besitzen (z. B. sorgen die motorischen Rindenfelder für die Kontraktion der Muskeln). Auch die vier **Basalganglien** (▸ S. 218) zählen zum Großhirn. Unter der **weißen Substanz** versteht man Bahnen aus Nervenfasern, die sich zwischen verschiedenen Bereichen des Gehirns, aber auch zwischen Gehirn und bestimmten Regionen des Körpers entlangziehen.

Rindenfelder

Bei den Rindenfeldern unterscheidet man zwischen motorischen und sensorischen, zwischen **primären** und **sekundären Rindenfeldern** sowie den Rindenfeldern der Sinnesorgane (Abb. 3). Die Nervenzellen des **primären motorischen Rindenfelds** sind dafür zuständig, die bewussten Bewegungen zu steuern, die des **primären sensorischen Rindenfelds** für die Aufnahme der bewussten Empfindungen z. B. der Haut. Die Neurone der **sekundären motorischen Rindenfelder** können einspringen, wenn Nervenzellen des primären motorischen Rindenfelds nicht mehr funktionieren; hier liegen jedoch auch Nervenzellen, die für das Sprechen verantwortlich sind **(Broca-Sprachzentrum)**.

Die **sekundären sensorischen Rindenfelder** speichern Empfindungen und vergleichen sie mit neuen. Zu den **Rindenfeldern der Sinnesorgane** gehören das **Seh-** und das **Hörzentrum**. Das Sehzentrum nimmt das Gesehene auf und verarbeitet die Bilder, zudem beinhaltet es das **Lesezentrum**. Ist der Anteil des Sehzentrums geschädigt, in dem das Gesehene aufgenommen wird, kommt es zu Blindheit **(Rindenblindheit)**. Ist hingegen der Anteil geschädigt, der die Bilder verarbeitet, kann man z. B. keine Vergleiche mehr zwischen vorher Gesehenem und im Moment ankommenden Bildern anstellen **(Seelenblindheit)**. Auch das Hörzentrum ist in zwei Anteile unterteilt: Der eine nimmt die Laute auf, der andere vergleicht sie u. a. mit bisher Gehörtem. Im Hörzentrum liegt auch das **Wernicke-Zentrum**, das für das Verstehen der Sprache zuständig ist. Zwischen den einzelnen Rindenfeldern bestehen Verbindungen **(Assoziationsgebiete)**. Diese sorgen z. B. dafür, dass wir Schlüsse aus dem bisher Erlebten ziehen und neue Handlungsentwürfe entwickeln können.

Vom primären motorischen Rindenfeld ziehen zwei Nervenbahnen zum Rückenmark: die **Pyramidenbahn** und die **extrapyramidale Bahn**. Erstere leitet die Signale für die bewussten Bewegungen der Muskeln weiter, Letztere übermittelt vor allem Signale für unwillkürliche Bewegungen der Muskeln.

Erkrankungen

Fallen Bereiche des Großhirns aus, kommt es zur **Demenz**, zum Teil – wie bei der **Alzheimer-Demenz** – auch zum Verlust des Empfindens für die eigene Persönlichkeit. Eine Heilung ist bisher nicht möglich. Auch Krampfanfälle (z. B. bei **Epilepsie** oder Fieberkrämpfen) sind auf Störungen des Großhirns zurückzuführen.

▸ 1 Aufbau des Großhirns

Medianschnitt durch das Gehirn

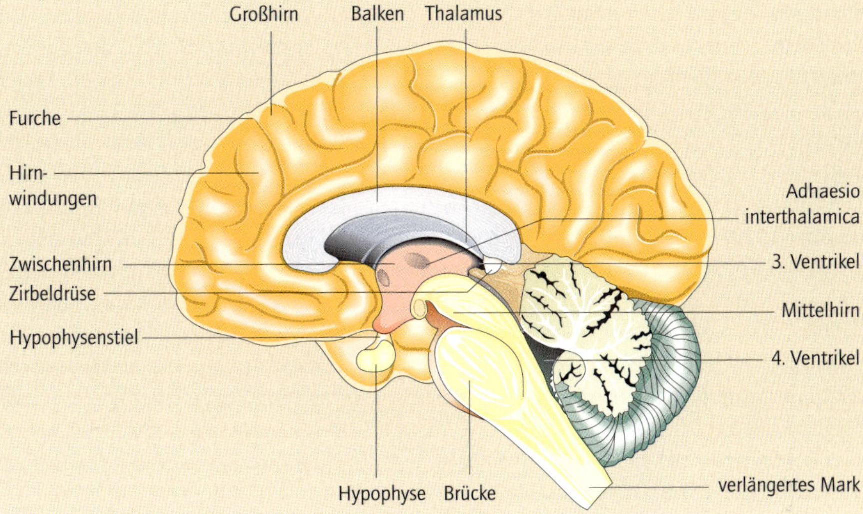

▸ 2 Aufteilung der Großhirnlappen

- Bei der Seitenansicht des Gehirns fallen vor allem die Zentral- und die Seitenfurche als tiefe Furchen auf, anhand derer die Einteilung in die Großhirnlappen erfolgt.

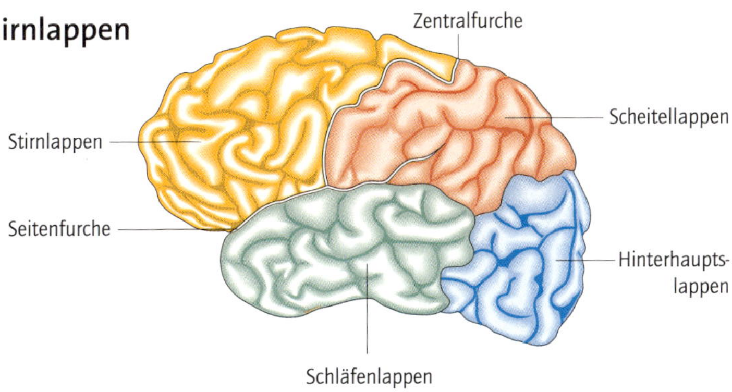

▸ 3 Funktionen der Großhirnrinde

- Anhand der großen Furchen können auch Bereiche lokalisiert werden, in denen besondere Fähigkeiten des Menschen angelegt sind: Sehen, Hören, Sprechen, Bewegen, Empfinden, Lesen.

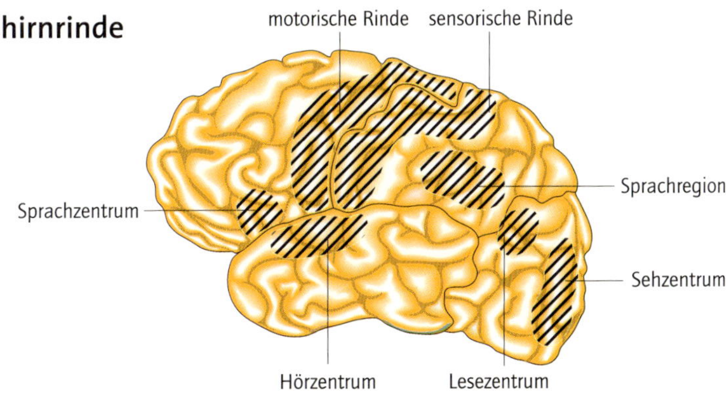

Basalganglien und das limbische System

Die Basal- oder Stammganglien werden von weiter zur Schädelmitte hin liegenden Ansammlungen von Nervenzellen (Kernen) des Großhirns und tiefer liegenden Kernen des Zwischenhirns gebildet.

Basalganglien

Die Basalganglien haben gemeinsam mit den extrapyramidalen Bahnen die Funktion, die unwillkürliche Steuerung der Muskulatur zu übernehmen. Zudem nehmen sie Einfluss auf die Muskelspannung (**Muskeltonus**) und in gewissem Maß auch auf die Steuerung der dem Willen unterworfenen Muskelbewegungen, denn die Basalganglien sind Teil des Systems, das eine Bewegung in Bruchteilen von Sekunden „durchspielt", bevor sie letztlich ausgeführt wird.

Zu den Basalganglien gehört der **Streifenkörper**, der aus dem **Schalenkern** und dem **Schweifkern** besteht (Abb. 1), zwei Kernen, die wiederum Bestandteile des Großhirns sind. Weiterhin gibt es den **Globus pallidus** (zum Zwischenhirn gehörig), der in Kombination mit dem Schalenkern als **Linsenkern** bezeichnet wird, und den **Mandelkern**, der zugleich zum **limbischen System** gehört. Die so genannte **schwarze Substanz** (Substantia nigra) gehört zwar nicht unmittelbar zu den Basalganglien, ist aber genau wie diese an der Planung und an dem oben genannten „Durchspielen" von Bewegungen mitbeteiligt.

Parkinson-Krankheit

Bei der Parkinson-Krankheit (**Schüttellähmung**) gehen Nervenzellen der Substantia nigra zugrunde, die den Neurotransmitter **Dopamin** produzieren. Daraufhin kommt es in diesem Bereich des Gehirns zu einer Dopamin-Unterversorgung. Normalerweise hemmt Dopamin die Tätigkeit der Neurone des Streifenkörpers, bei der Parkinson-Krankheit können sie jedoch ungehemmt ihrer Tätigkeit nachgehen. Das hat zur Folge, dass die Abläufe von Bewegungen gestört werden. So kommt es zu einem Erstarren der Mimik (Maskengesicht), der Körper ist leicht nach vorn gebeugt, beim Gehen bewegen sich die Arme nicht mit, die Schritte werden kürzer, die Füße werden beim Gehen nicht mehr vollständig vom Boden gehoben (Abb. 2). Außerdem ist der Muskeltonus erhöht und vor allem die Hände zittern, selbst wenn sie ruhig gehalten werden (**Ruhetremor**).

Mit den genannten Symptomen gekoppelt sind geistige Veränderungen. So kommt es bei Parkinson-Kranken häufig zu Depressionen, zudem laufen Denkprozesse nicht mehr so rasch ab wie beim Gesunden. Auch das vegetative Nervensystem wird bei der Parkinson-Krankheit beeinflusst. So schwitzen die Betroffenen stark, oft leiden sie unter einem erhöhten Speichelfluss.

Die Behandlung der Parkinson-Krankheit besteht darin, dem Patienten Vorläufer des Dopamins zu verabreichen, damit es in den betroffenen Hirnregionen zumindest wieder zu einer teilweise ausreichenden Versorgung mit diesem Neurotransmitter kommt.

Geheilt werden kann die Erkrankung jedoch nicht, oft verlieren auch die Medikamente mit der Zeit an Wirkung. Neben der medikamentösen Therapie ist in jedem Fall Krankengymnastik, manchmal sogar Sprechtraining nötig. Oft werden Parkinson-Kranke dennoch nach meist Jahre langer Krankheitsdauer pflegebedürftig. Darauf müssen sich auch die Angehörigen einstellen.

Das limbische System

Das limbische System wird auch als „Sitz der Gefühle" bezeichnet. Es ist mitverantwortlich für starke Emotionen und es setzt Reaktionen wie Angst in Gang.

Innere Organe, die über das vegetative Nervensystem gesteuert werden, werden ebenfalls vom limbischen System beeinflusst – bei Angst z. B. ist es vermutlich an der Entstehung von Verdauungsproblemen (insbesondere Durchfall) beteiligt.

Das limbische System ist ein sehr alter Teil des Gehirns, der sich aus dem Riechhirn entwickelt hat. Andere Abschnitte, z. B. das Großhirn, haben sich wesentlich später entwickelt. Es besitzt eine enge Verbindung zum Hormonsystem, das wesentlich durch den Hypothalamus gesteuert wird (▸ S. 262). Dadurch ist es auch für die Entstehung von Verhaltensweisen zuständig, die für das Überleben verantwortlich sind – so ist es maßgeblich daran beteiligt, beim Menschen sexuelle Wünsche auszulösen.

Das limbische System setzt sich zusammen aus Teilen des Großhirns, des Zwischenhirns und des Mittelhirns (Abb. 3). Zum limbischen System gehören u. a. der **Hippocampus**, der ebenfalls zu den Basalganglien zählende Mandelkern sowie Abschnitte des **Hypothalamus**, der zum Zwischenhirn gehört. Zum Hypothalamus werden u. a. auch die **Mamillarkörper** gerechnet, welche eine Nervenverbindung, den **Fornix**, zum Hippocampus haben.

‣ 1 Basalganglien im Gehirn

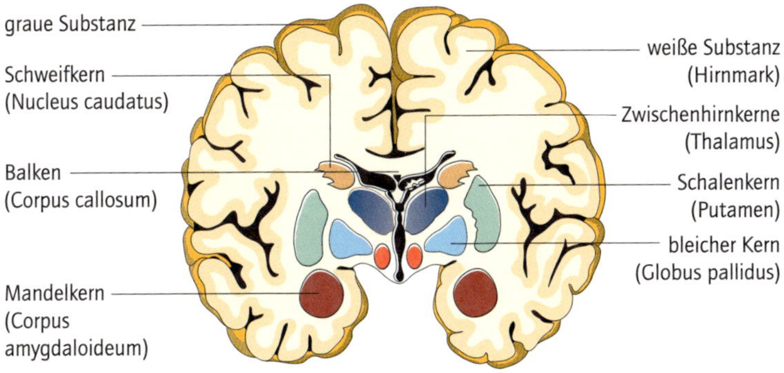

‣ 2 Parkinson-Krankheit

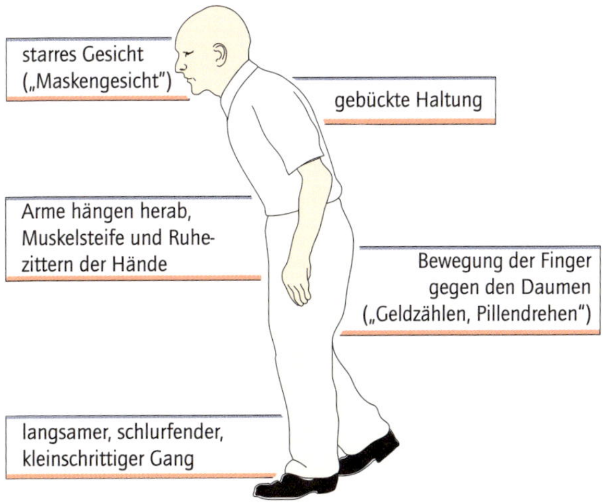

‣ 3 Das limbische System

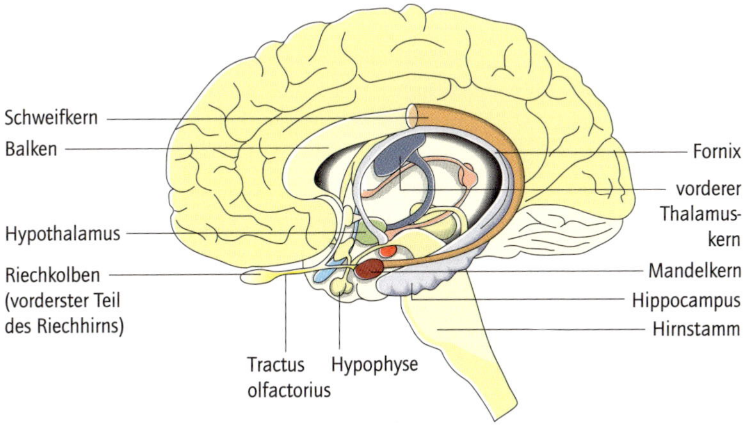

Zwischenhirn und Hirnstamm

Das Zwischenhirn liegt zwischen dem Großhirn und dem Hirnstamm und wird durch einen Hohlraum (3. Ventrikel), der Hirn-Rückenmarks-Flüssigkeit (Liquor) enthält, in zwei Abschnitte unterteilt. Zum Zwischenhirn zählen u. a. der Thalamus, der Hypothalamus mit der Hirnanhangsdrüse (Hypophyse) und die Zirbeldrüse (Epiphyse).

Zwischenhirn

Im **Thalamus** sowie im **Hypothalamus** finden sich vor allem Neuronenansammlungen (Kerne oder **graue Substanz**). Mit dem Großhirn ist der Thalamus über afferente (zuführende) Nervenbahnen verbunden. Alle Informationen, die im Rückenmark und den unteren Gehirnabschnitten ankommen, werden zunächst in den Thalamus geleitet, der sie sortiert und nur die wichtigen Signale über die Nervenbahnen an das Großhirn weiterleitet, damit es nicht mit Reizen überflutet wird. Die **Epiphyse** (Zirbeldrüse) (▸ S. 264) schüttet das Hormon **Melatonin** aus, das dazu beiträgt, den Tag-Nacht-Rhythmus des Organismus zu regulieren.

Der Hypothalamus, der über den **Hypophysenstiel** mit der **Hypophyse** (Hirnanhangsdrüse) verbunden ist und sich unten an den Thalamus anschließt, steuert über die Aussendung von Nervensignalen und über die Ausschüttung von Hormonen wichtige Körperfunktionen. Durch die Freisetzung so genannter **Releasing-hormone** (▸ S. 264) regt er vor allem den **Hypophysenvorderlappen** dazu an, Hormone auszuschütten, die wiederum andere Drüsen des Körpers zur Hormonausschüttung stimulieren (Abb. 1). Der Hypothalamus (genauer: seine Kerngebiete **Nucleus supraopticus** und **Nucleus paraventricularis**) stellt zudem zwei weitere Hormone (**Oxytocin**, das u. a. Wehen auslöst, und **Adiuretin**) her, die an den **Hypophysenhinterlappen** abgegeben werden; diese werden nicht auf dem Blutweg zur Hypophyse transportiert, sondern über Nervenfasern im Hypophysenstiel (**Neurosekretion**).

Abschnitte des Hirnstamms

Der Hirnstamm besteht aus drei Abschnitten: dem **Mittelhirn**, der **Brücke** und dem **verlängerten Mark** (Medulla oblongata), das mit dem Rückenmark verbunden ist (Abb. 2). An den Abschnitten des Hirnstamms beginnen bzw. zu ihnen hin ziehen sich zehn der zwölf **Hirnnerven** (▸ S. 224). Das Mittelhirn liegt zwischen dem Zwischenhirn und der Brücke. Es besteht aus dem **Mittelhirndach**, das Ansammlungen von Nervenzellen, **schwarze Substanz** (Substantia nigra) und den **roten Kern** (Nucleus ruber) enthält (Abb. 3). Diese Kerne sind für unwillkürliche Bewegungen zuständig, die als Reaktion auf Sinneseindrücke erfolgen. Der 3. Ventrikel verläuft als schmaler Gang (**Aquädukt**) durch das Mittelhirn und mündet in der Brücke im **4. Ventrikel**. Den zweiten Abschnitt des Mittelhirns bilden die **Hirnschenkel**, in denen Nervenbahnen verlaufen, so z. B. die Pyramidenbahn (▸ S. 216). Diese Nerven verbinden u. a. das Großhirn mit der Brücke sowie dem verlängerten Mark und dem Rückenmark.

Die sich an das Mittelhirn anschließende Brücke dient vor allem der Verbindung von Gehirnabschnitten. Zudem liegen hier Nervenzellenansammlungen, an denen einige Hirnnerven entspringen.

Unter der Brücke schließt sich das verlängerte Mark an, das vor allem Nervenbahnen enthält, die das Rückenmark mit dem Gehirn verbinden. In zwei Ausstülpungen, den **Pyramiden**, zieht die Pyramidenbahn entlang, die Teile des Großhirns mit den Muskeln verbindet.

Außerdem befinden sich im verlängerten Mark Kerngebiete, zu denen Hirnnerven hinziehen. Diese Kerngebiete erfüllen wichtige Funktionen, so ist hier das **Atemzentrum** zu finden, durch das die Atmung größtenteils gesteuert wird. Auch das **Schluckzentrum** liegt hier, genau wie die Zentren, die den Nies- und den Hustenreflex steuern und zum Teil lebenswichtige Funktionen erfüllen (z. B. reflexartiges Husten bei Verschlucken eines Fremdkörpers). Auch das **Brechzentrum** und das **Herz-Kreislauf-Zentrum** sind Teil des verlängerten Marks. Letzteres ist deshalb so wichtig, weil es (neben dem Herzen selbst) die Herzfrequenz und das Schlagvolumen des Herzens (▸ S. 116) beeinflusst. Zudem sind im verlängerten Mark Biosensoren zu finden, die z. B. den pH-Wert des Bluts messen, der in einem eng begrenzten Rahmen gehalten werden muss.

Während ein Ausfall des verlängerten Marks in der Regel zum Tod führt, kann ein Mensch u. a. mithilfe des verlängerten Marks weiterleben, wenn das Großhirn so geschädigt ist, dass es seine Funktionen nicht mehr erfüllen kann (**Teilhirntod**). Da sich im verlängerten Mark das Atemzentrum befindet, muss der Patient oft nicht einmal künstlich beatmet werden. Allerdings liegen die meisten Patienten, die als **Apalliker** bezeichnet werden, im Koma. Manchmal kommt es zur Spontanheilung, sonst tritt nach einiger Zeit der Tod ein.

▸1 Hypophyse und Hypothalamus

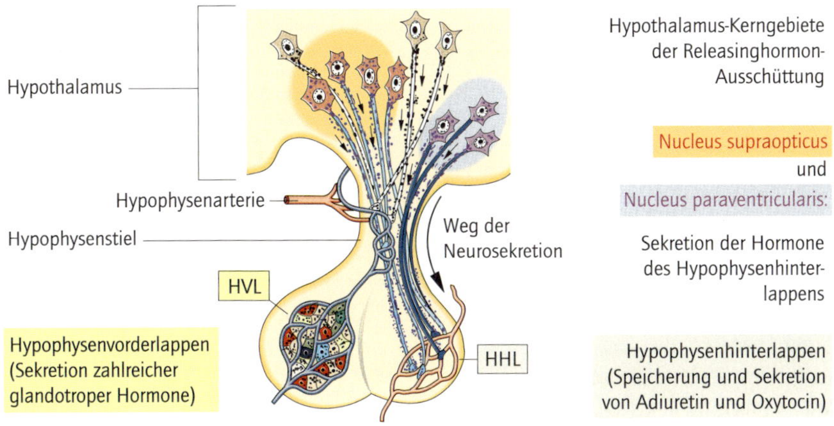

▸2 Funktionszentren im Hirnstamm

- Der Hirnstamm wird in Mittelhirn, Brücke und verlängertes Mark gegliedert; an diesen Abschnitten beginnen zehn der zwölf Hirnnerven, bzw. verlaufen dort hin.

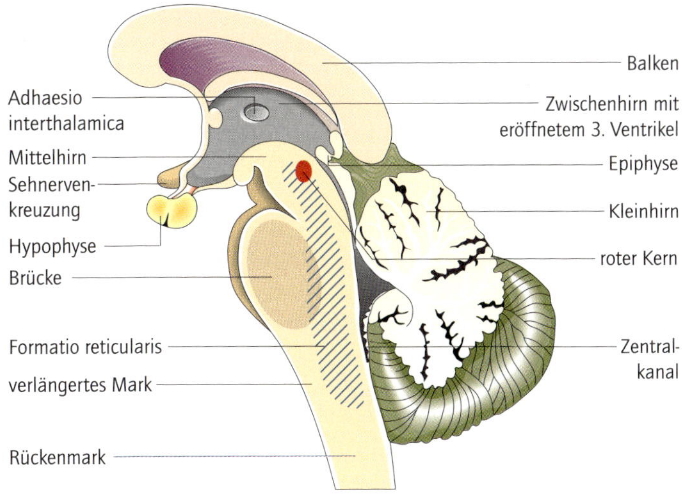

▸3 Schnitt durch das Mittelhirn (Blick von unten)

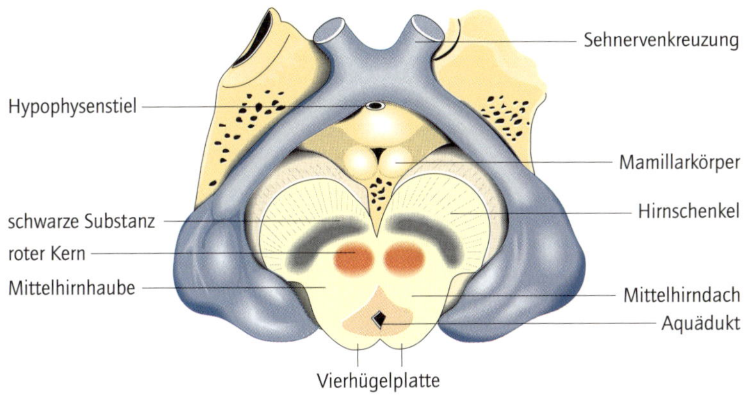

Formatio reticularis und Kleinhirn

Nicht direkt dem Hirnstamm zuzuordnen ist die Formatio reticularis – allerdings zieht sich dieses Netzwerk aus Nervenzellen im Hirnstamm vom verlängerten Mark bis zum Mittelhirn hoch.

Formatio reticularis ...

Die Formatio reticularis besteht aus vielen Nervenzellen, die jedoch nicht als Ansammlung, also als Kern, vorliegen, sondern sich über den Hirnstamm verteilen. Die Formatio reticularis sendet Signale an alle Abschnitte des Gehirns und empfängt auch von allen Signale. Zudem ist sie über Nervenbahnen, die durchs Rückenmark laufen, mit der Muskulatur verbunden. Sie beeinflusst deshalb den Muskeltonus.

Die Formatio reticularis reguliert in erster Linie, wann wir schlafen und wann wir wach sind **(Schlaf-wach-Rhythmus)**, aber auch den Zustand unseres Bewusstseins (z. B. Konzentration oder Schläfrigkeit). Sie wird auch als **aufsteigendes retikuläres Aktivierungssystem** (ARAS) bezeichnet, da bei Stimulation der Formatio reticularis unser Gehirn sofort mit Aktivität reagiert, z. B. werden wir aus dem Schlaf geweckt.

Durch Verletzungen oder Erkrankungen des Gehirns, aber auch infolge der Einnahme von Medikamenten oder Drogen kann es zu **Bewusstseinsstörungen** kommen – meist ist dann die Verbindung zwischen Formatio reticularis und anderen Hirnabschnitten geschädigt oder gestört. Zu diesen Störungen gehört das **Koma**, bei dem der Patient bewusstlos ist und durch keine äußeren Reize aufgeschreckt werden kann.

Das **Präkoma** ist eine weniger tiefe Bewusstlosigkeit, bei der der Patient Schmerzreize registriert. Beim **Sopor** befindet sich der Patient in einem schlafähnlichen Zustand; nur sehr starke Reize (Schmerz) können ihn wecken. Unter **Somnolenz** versteht man einen schläfrigen Zustand, aus dem der Patient durch äußere Reize geweckt werden kann. Die leichteste Form der Bewusstseinsstörung ist die **Benommenheit**. Der Patient wirkt schläfrig und ist in seinen Handlungen beeinträchtigt.

... als Hüterin des Schlafs

Die Formatio reticularis ist außerdem für die Regulierung des Schlaf-wach-Rhythmus zuständig. Auch im Schlaf macht unser Bewusstsein einmal eine „Pause“ – wir wissen nicht, was während des Schlafs geschieht, wir können uns höchstens manchmal an Träume erinnern.

Unterschieden werden zwei **Schlafstadien**: der **REM-Schlaf** (REM = rapid eye movement; schnelle Augenbewegung) und der **Non-REM-Schlaf** (ohne schnelle Augenbewegungen). Der REM-Schlaf ist eine Phase leichten Schlafs, in der die Augen unter den Lidern hin und her rollen, die Atmung und der Puls unregelmäßig sind, der Schläfer sich aber kaum bewegt. In diesen Phasen träumen wir. Im Non-REM-Schlaf dagegen träumt der Schläfer nicht, stattdessen wird der Schlaf immer tiefer, bis hin zum Tiefschlaf. Während der einzelnen Schlafphasen verändert sich die Hirnaktivität: Im leichten Schlaf sowie im REM-Schlaf finden sich immer wieder Phasen stärkerer Hirnaktivität. Mit zunehmender Schlaftiefe nehmen diese Episoden immer weiter ab. Im Tiefschlaf sind sie nicht mehr festzustellen. Die Phasen leichten Schlafs und Tiefschlafs wechseln einander während des Schlafs in einer Nacht ab – gegen Ende der Nacht werden die Tiefschlafphasen immer kürzer (Abb. 2). Während beim Baby und Kleinkind die REM-Phasen sehr lange dauern, nehmen sie mit zunehmendem Alter immer weiter ab – auch der Schlafbedarf insgesamt sinkt (Abb. 3). **Schlafstörungen** haben ihre Ursache oft in Stress, übermäßigem Alkohol- oder Medikamentenkonsum. Die Ursache für Schlafstörungen kann in speziellen **Schlaflabors** untersucht werden.

Kleinhirn

Das Kleinhirn befindet sich im hinteren Teil des Schädels. Es ist in erster Linie für die Bewegung der Muskeln zuständig; es koordiniert die Bewegungen, sorgt gemeinsam mit dem Gleichgewichtsorgan für die Aufrechthaltung des Körpers und beeinflusst den Muskeltonus. Es setzt sich, wie das Großhirn, aus zwei Hemisphären zusammen. Zwischen ihnen befindet sich ein Abschnitt, der einem Wurm ähnelt und deshalb als **Kleinhirnwurm** bezeichnet wird.

Genau wie das Großhirn ist auch das Kleinhirn von einer Rinde ummantelt. Nervenbahnen verbinden es sowohl mit dem Groß- und dem Mittelhirn als auch mit dem verlängerten Mark und dem zu den Ohren gehörenden Gleichgewichtsorgan.

Das Kleinhirn kann nicht nur durch Verletzungen oder Erkrankungen, sondern auch durch Missbrauch von Medikamenten und übermäßigen Alkoholkonsum geschädigt werden. Eine solche Schädigung äußert sich durch Unsicherheit beim Gehen und Zittern der Muskeln, z. B. wenn ein Gegenstand aufgehoben werden soll **(Intentionstremor)**.

▸1 Stadien des Schlafs

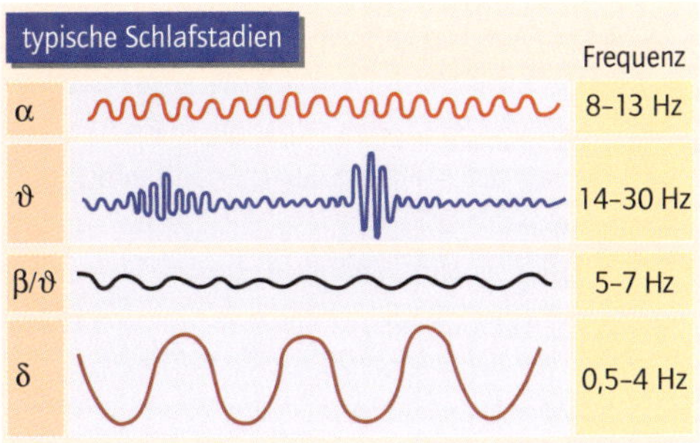

▸2 Schlafperioden

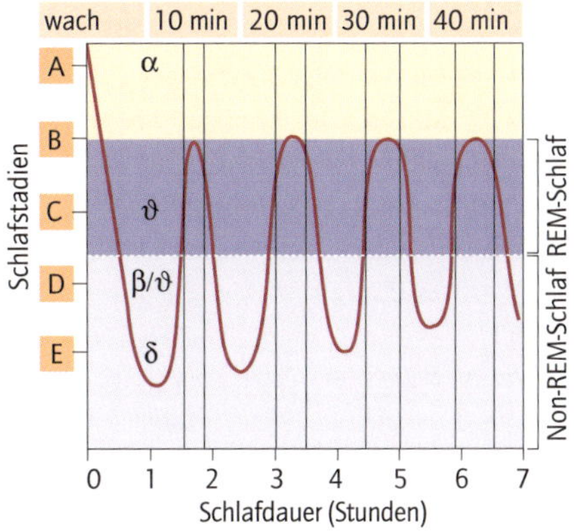

▸3 Schlafbedarf

- Bei Babys und Kleinkindern dauern die REM-Phasen noch sehr lange. Mit zunehmendem Alter sinkt der Schlafbedarf allgemein und auch die REM-Phasen nehmen immer weiter ab.

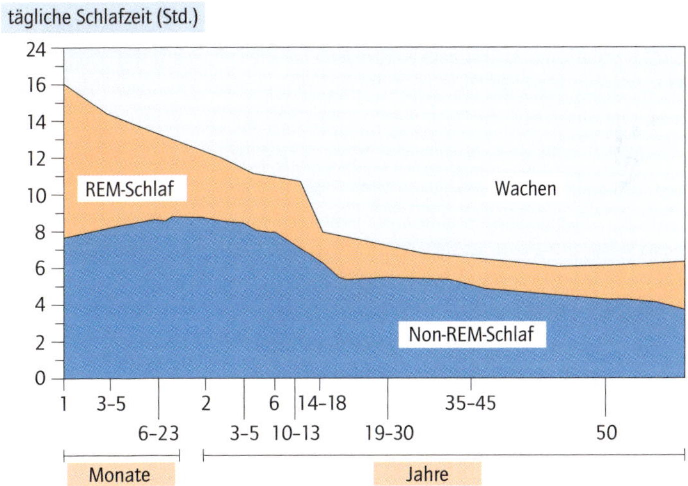

Schlaflabor

Ein Schlaflabor ist eine speziell ausgestattete Einheit in einem Krankenhaus, in der unter Aufsicht eine Analyse des Schlafverhaltens eines Patienten durchgeführt werden kann. Dazu werden bei dem Patienten während der Nacht die Hirnstromkurve (EEG), die Augenbewegungen (EOG), die Herzstromkurve (EKG), die Herzfrequenz, die Atembewegungen von Bauch und Brust und der Sauerstoffgehalt im Blut aufgezeichnet. Werden Schlafstörungen festgestellt, können die sie auslösenden Faktoren mit einer nächtlichen Maskenbeatmung behandelt werden.

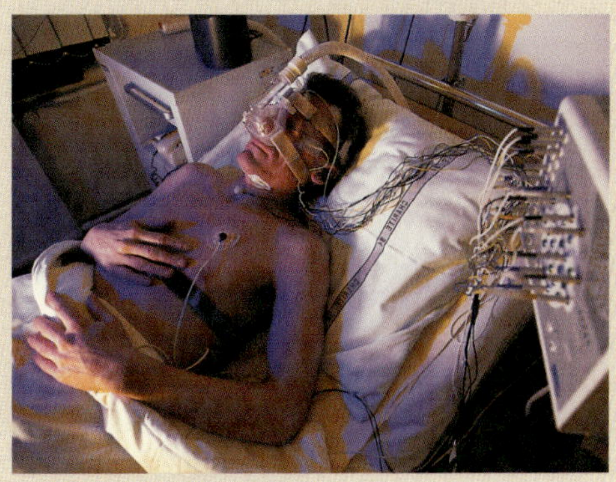

Hirnnerven und das vegetative Nervensystem

Es gibt zwölf Hirnnervenpaare – diese sind für die Funktionen der Muskeln des Kopfs und des Halses verantwortlich; gleichzeitig sind über sie die Sinnesorgane mit dem Gehirn verbunden; einige führen zudem zu inneren Organen und steuern deren Funktion.

Hirnnerven

Der I. Hirnnerv (**Riechnerv** oder Nervus olfactorius) ist kein Nerv im eigentlichen Sinn, sondern eine Ausstülpung des Großhirns, der in den Riechkolben mündet und sich von dort in Nervenfaserbündel aufteilt, die in die Nase führen. Hier nehmen Rezeptoren die Geruchseindrücke auf und leiten sie weiter zum Riechhirn, wo sie verarbeitet werden. Der II. Hirnnerv (**Sehnerv** oder Nervus opticus) beginnt in den Nervenfasern der Netzhaut der Augen und zieht sich bis ins Zwischenhirn. Die von ihm aufgefangenen Impulse werden ins Sehzentrum des Großhirns geleitet. Die Hirnnerven III (Nervus oculomotorius), IV (Nervus trochlearis) und VI (Nervus abducens) versorgen die Augenmuskulatur. Der III. Nerv sorgt u. a. für das Heben und Senken der Augenlider, außerdem für die Verengung der Pupille.

Der V. und der VII. Hirnnerv (**Nervus trigeminus** und **Nervus facialis**) bilden die **Gesichtsnerven**. Der Nervus trigeminus teilt sich in drei Äste auf. Der erste Ast (V_1 oder Nervus ophtalmicus) ist für die Sensibilität des Auges, der Augenhöhle und der Stirn zuständig, der zweite (V_2 oder Nervus maxillaris) u. a. für die Sensibilität der unter der Augenhöhle befindlichen Haut, der Oberkieferzähne und der Oberlippe und der dritte Ast (V_3 oder Nervus mandibularis) für die Sensibilität des Unterkiefers und die Innervierung der Mundboden- und Kaumuskulatur. Der Nervus facialis ist für die Mimik des Gesichts verantwortlich und versorgt u. a. die Tränendrüse. Zudem nimmt er Geschmacksempfindungen aus den vorderen zwei Dritteln der Zunge auf und leitet sie ans Großhirn weiter.

Der VIII. Hirnnerv ist der **Hör- und Gleichgewichtsnerv** (Nervus vestibulocochlearis). Er nimmt die Signale des Gleichgewichtsorgans im Ohr sowie die Geräusche und Laute aus der Umwelt auf.

Der IX. Hirnnerv (**Zungen-Rachen-Nerv** oder Nervus glossopharyngeus) versorgt die Ohrspeicheldrüse; er sorgt für die Sensibilität der Rachenschleimhaut und nimmt Geschmacksempfindungen vom hinteren Teil der Zunge auf. Zudem steuert er die Rachenmuskulatur. Der XII. Hirnnerv (**Zungennerv** oder Nervus hypoglossus) innerviert die Zungenmuskulatur und die oberen Zungenbeinmuskeln. Der XI. Hirnnerv (Nervus accessorius) versorgt die Muskulatur des Halses (Abb. 1). Der X. Hirnnerv, der **Nervus vagus**, ist mit seinen parasympathischen Fasern Teil des vegetativen (unwillkürlichen) Nervensystems; auf seinem Weg vom Hirnstamm verzweigt sich das Hirnnervenpaar, z. B. in den Nervus recurrens, der sich zum Kehlkopf zieht und dort die Muskulatur versorgt. Außerdem versorgt der Nervus vagus viele Organe. So innerviert er z. B. den Sinusknoten des Herzens, sorgt für die Sensibilität von Magen, Darm und Nieren und versorgt deren Muskulatur (Abb. 2).

Erkrankungen

Häufig sind die Gesichtsnerven von Erkrankungen betroffen. **Neuralgien**, Nervenschmerzen, stehen dabei an erster Stelle. Oft kommt es zur **Trigeminusneuralgie**, bei der im Bereich des Trigeminusnervs heftige Schmerzen auftreten. Bei der **Fazialislähmung** wird der Nervus facialis (einseitig) gelähmt, wodurch sich die von ihm versorgte Muskulatur nicht mehr bewegen lässt.

Vegetatives Nervensystem

Das vegetative Nervensystem lässt sich kaum durch den Willen beeinflussen. Es hat die Aufgabe, die inneren Organe und deren Funktionen zu steuern, ohne dass es eines Gedankens daran bedarf (z. B. Steuerung der Atmung, Verdauung, Kreislauf). Unterteilen lässt sich das vegetative Nervensystem in **Sympathikus** und **Parasympathikus**. Die meisten inneren Organe werden von beiden Teilen des vegetativen Nervensystems versorgt, da sie oft entgegengesetzte Wirkungen haben. Im ZNS enthalten der III., der VII., der IX. und der X. Hirnnerv parasympathische Nervenfasern, die über die Einwirkung auf die peripheren Anteile des vegetativen Nervensystems Organfunktionen (z. B. die Atmung) steuern. Vom Rückenmark werden die Impulse, die auf das vegetative Nervensystem einwirken, zunächst in ein **präganglionäres Neuron** weitergeleitet. Dieses zieht sich zu einer Ansammlung von Nervenzellen außerhalb des ZNS, einem vegetativen **Ganglion**, wo seine Synapsen die Signale an ein **postganglionäres Neuron** weitergeben, das die Impulse an das jeweilige Organ leitet. Das vegetative Nervensystem arbeitet nicht mit Synapsen an Zielorganen, sondern mit Neurotransmittern, die sich auf Rezeptoren am Zielorgan setzen.

▸1 Die zwölf Hirnnerven

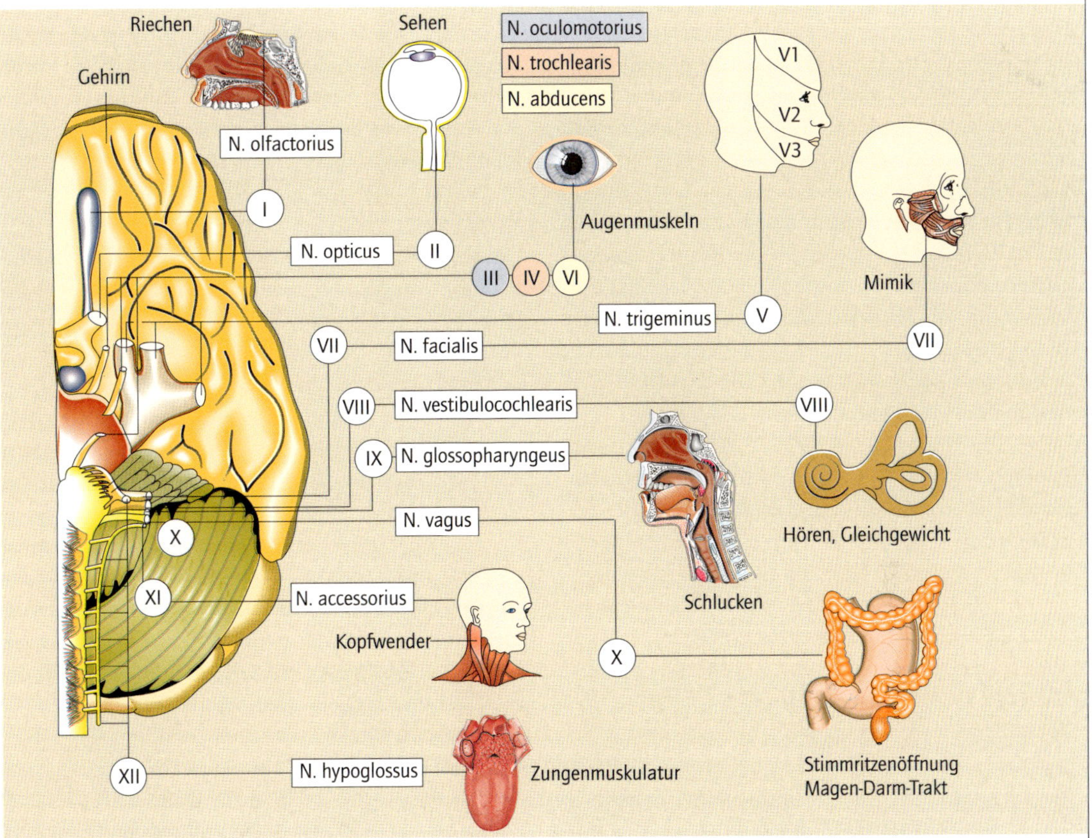

▸2 Verlauf des Nervus vagus

- Der Nervus vagus gibt in seinem Verlauf außerhalb des Kopfs entlang der Halsschlagader sensible und motorische Äste zum Rachen und Kehlkopf ab. Einer dieser Äste, der Nervus recurrens, umschlingt dabei zunächst die Hauptschlagader bzw. linke Halsschlagader und führt dann zum Kehlkopf zurück. Im weiteren Verlauf gibt er parasympathische Äste zu den Brust- und den Bauchorganen ab.

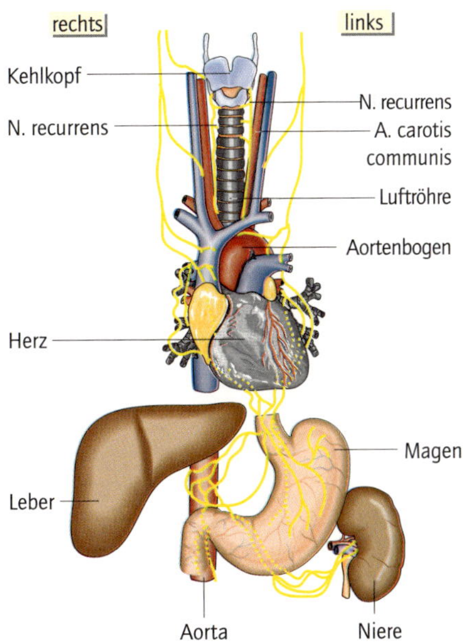

Sympathikus und Parasympathikus

Sympathikus und Parasympathikus bilden als Gegenspieler die beiden Anteile des vegetativen Nervensystems, welches die unbewusste Steuerung und Koordination der inneren Organe zur Aufgabe hat.

Sympathikus

Die Nervenfasern des Sympathikus ziehen sich von Kernen der im Rückenmark enthaltenen grauen Substanz, den **Seitenhörnern**, zu den Organen. Allerdings entspringen die sympathischen Nervenfasern nur in einem Teil des Rückenmarks, nämlich dem Abschnitt, der von der Brustwirbelsäule (**Brustmark**) und der oberen Lendenwirbelsäule (**oberes Lendenmark**) umfasst wird. Von der Brustregion ziehen sich die Axone der **präganglionären Neurone** (▸ S. 224) bis hin zu Nervenzellansammlungen, den **Grenzstrangganglien**. Zu beiden Seiten der Wirbelsäule verläuft solch ein **Grenzstrang** aus Nervenknoten. In den Ganglien treffen die präganglionären auf die **postganglionären Neurone**, welche die Signale aufnehmen und zu den einzelnen Organen weiterleiten. Hauptneurotransmitter ist dabei das Noradrenalin. Die Nervenfasern verlaufen dabei parallel zu den Rückenmarksnerven (**Spinalnerven**). Vom unteren Rückenmark ziehen sich die Axone der präganglionären Neurone nicht zu den Grenzstrangganglien, sondern zu anderen Nervenknoten im Unterleibsbereich, den **prävertebralen Ganglien**. Die postganglionären Axone, die diesen Ganglien entspringen, ziehen sich nicht direkt zu den Organen, die sie beeinflussen, sondern verflechten sich miteinander sowie mit Nervenfasern des Parasympathikus zu **Nervengeflechten**. Unter anderem bilden sie das **Sonnengeflecht**.

Das **Nebennierenmark** nimmt eine Sonderstellung ein. Es enthält nur präganglionäre Fasern, da es selbst ein „sympathisches“ Organ ist. Die Zellen des Nebennierenmarks entsprechen den sympathischen Ganglien. Sie produzieren und speichern als Überträgerstoff Adrenalin und Noradrenalin, die in Stresssituationen ausgeschüttet werden.

Wird der Sympathikus erregt, z. B. bei Stress oder Flucht (Fluchtadrenalin), kommt es zum Blutdruckanstieg, zu beschleunigtem Herzschlag und beschleunigter Atmung sowie zur Erweiterung der Pupillen, zur Aufrichtung der Körperhaare, zur Steigerung der Schweißproduktion sowie zur Hemmung der Darmbewegung und zur Sekretionsaktivität innerer Drüsen.

Bei vorzeitigen Wehen beispielsweise werden Medikamente eingesetzt, die auf den Sympathikus wirken – sie nennen sich **Tokolytika** und bewirken eine Erschlaffung der Uterusmuskulatur. Allerdings können sie als Nebenwirkungen Blutdruckanstieg und Herzrasen hervorrufen, da die Mittel auch auf andere vom sympathischen Nervensystem beeinflusste Organe wirken.

Parasympathikus

Der Parasympathikus besitzt Anteile, die im Kopfbereich entspringen, und solche, die im Beckenbereich beginnen. Die präganglionären Neurone im Kopfbereich liegen dabei im Hirnstamm und verlaufen gemeinsam mit den Hirnnerven zu den **parasympathischen Ganglien**. Im Beckenbereich liegen die präganglionären Neurone im unteren Rückenmarksabschnitt (**Sakralmark**). Alle parasympathischen Ganglien befinden sich in der Nähe der Organe, die durch den Parasympathikus beeinflusst werden. Der Neurotransmitter ist Acetylcholin.

Der Parasympathikus hat folgende Aufgaben: Herabsetzen des Herzschlags, Pupillenverengung, Förderung der Magen- und Darmbewegung, Zusammenziehen der Bronchien, Auslösen der Erektion, Blutgefäßerweiterung, Hemmung der Schweißproduktion.

Die als Medikamente eingesetzten **Parasympatholytika** zur Hemmung des Parasympathikus sind Atropin, das z. B. bei der Reanimation eingesetzt wird, und Buskopan, das bei Koliken durch Hemmung der glatten Muskulatur krampflösend wirkt. Bei einer übermäßigen Sekretion von Magensaft, die die Entstehung von Magengeschwüren begünstigt, können **Anticholinergika** helfen. Die Informationsübermittlung zwischen den Nervenzellen des Parasympathikus wird nämlich durch den Botenstoff Acetylcholin vermittelt; Anticholinergika hemmen die Freisetzung von Magensäure, indem sie in den Nervenzellen des Parasympathikus die Acetylcholin-Rezeptoren besetzen, sodass der Botenstoff nicht andocken kann.

Head-Zonen

Da die Nervenfasern des vegetativen Nervensystems im Rückenmark dort entspringen, wo auch Fasern des willkürlichen Nervensystems beginnen, können Schmerzen in den inneren Organen auch Schmerzen in einem Hautbezirk hervorrufen, der von Fasern des willkürlichen Nervensystems versorgt wird und umgekehrt (Abb. 2). Solche miteinander „verbundenen“ Bereiche werden als Head-Zonen bezeichnet.

▸ 1 Das vegetative Nervensystem

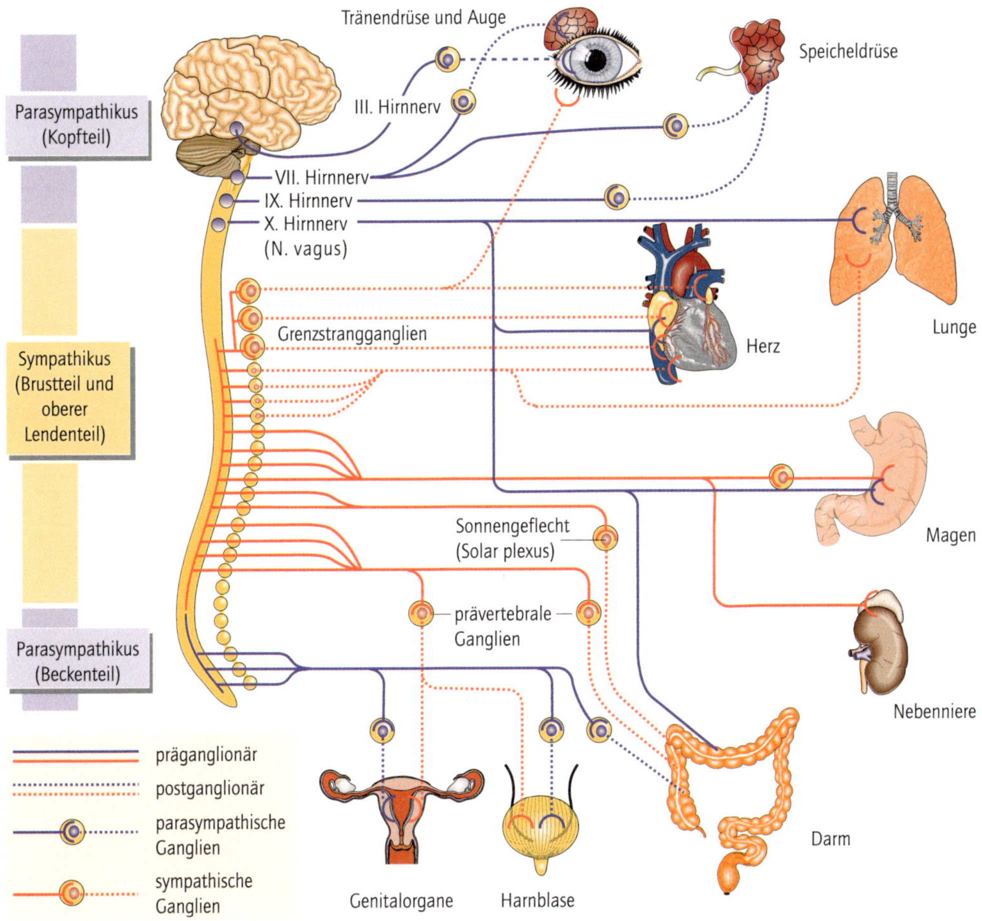

▸ 2 Head-Zonen

▸ Die markierten Felder zeigen die Bereiche der Haut, in denen Schmerzen infolge von Schmerzen der inneren Organe auftreten können und umgekehrt. Es handelt sich dabei um die so genannten Head-Zonen.

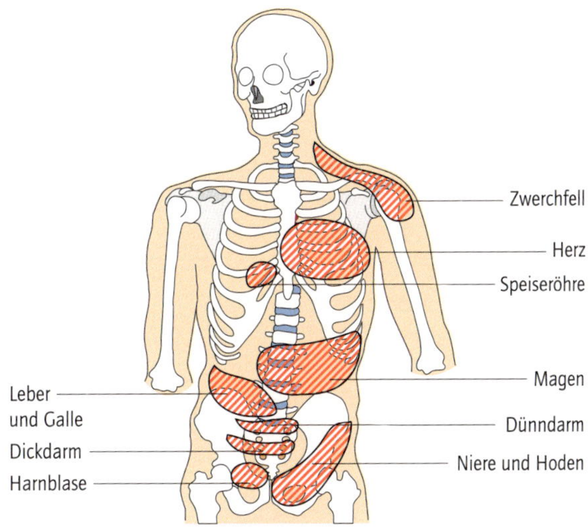

Rückenmark

Das Rückenmark ist einerseits dafür zuständig, Nervensignale vom Gehirn an die peripheren Nerven und umgekehrt zu übertragen, andererseits sendet auch das Rückenmark selbst Impulse aus.

Muskelreflexe (z. B. das Zurückziehen der Hand von der heißen Herdplatte) werden in der Regel durch das Rückenmark ausgelöst, da es zu lange dauern würde, wenn die Impulse erst zum Gehirn übertragen werden müssten, damit dieses den Reflex auslöst.

Aufbau

Das Rückenmark besteht aus einem Strang Nervengewebe; es schließt sich an das verlängerte Mark an und verläuft durch den Wirbelkanal der Wirbel bis zum zweiten Lendenwirbel. Es teilt sich in 31 Segmente (Abb. 1); immer dort, wo jeweils die zwei Nervenwurzeln der Rückenmarksnerven **(Spinalnerven)** entspringen, beginnt ein neues Segment. Da das Rückenmark in der Entwicklungsphase in der Länge weniger zunimmt als die Wirbelsäule, liegen die 31 Segmente nicht auf derselben Höhe wie die gleichnamigen Wirbel, sondern sind nach oben verschoben. Wie die Wirbelsäule teilt sich das Rückenmark in acht Halssegmente (C1–C8), zwölf Brustsegmente (Th1–Th12), fünf Lendensegmente (L1–L5), fünf Kreuzbein- (S1–S5) und bis zu drei Steißbeinsegmente. Die dort entspringenden Nerven versorgen jeweils unterschiedliche Bereiche des Körpers.

Die Spinalnerven entspringen zu beiden Seiten jedes Segments. Sie bestehen aus **Vorder-** und **Hinterwurzel**, die sich zum eigentlichen Spinalnerv verbinden und das Rückenmark durch die Zwischenwirbellöcher (‣ S. 76) verlassen. Da die Wirbelsäule länger ist als die Segmente des Rückenmarks, ziehen sich Spinalnerven der Lenden-, Kreuzbein- und Steißbeinsegmente nach unten in die Länge und verlassen das Rückenmark durch „ihre" Zwischenwirbellöcher. Sie bilden dabei ein Nervenfaserbündel, **Cauda equina** (Pferdeschweif) genannt.

Das Rückenmark besteht aus Nervenbahnen **(weiße Substanz)** und Nervenansammlungen **(graue Substanz)**. Letztere liegt im Inneren des Rückenmarks, um sie herum ist die weiße Substanz angeordnet. Die graue Substanz ähnelt einem Schmetterling, dessen breitere, vordere „Flügel" das **Vorderhorn** bilden, aus dem die Vorderwurzel der Spinalnerven entspringt. Das Vorderhorn besteht aus Nervenzellen, die die Muskeln innervieren **(motorische Nervenzellen)**. Der hintere Flügel des Schmetterlings bildet das **Hinterhorn**, aus dem sich die Hinterwurzel der Spinalnerven zieht. Zum Hinterhorn verlaufen sensible Nervenfasern, die Empfindungen von Haut, Schleimhäuten, Muskeln, Gelenken und Verdauungstrakt ans Rückenmark übermitteln. In der Hinterwurzel jedes Segments liegt ein **Spinalganglion** mit Körpern der sensiblen Nervenzellen. Im mittleren Abschnitt des Schmetterlings **(Seitenhorn)** liegen die Neurone des vegetativen Nervensystems (‣ S. 224).

Die weiße Substanz umhüllt die graue Substanz. Sie bildet aufsteigende und absteigende Bahnen zwischen Rückenmark und Gehirn. Die Leitungsbahnen verlaufen in drei durch die Rückenmarksfurche und die „Schmetterlingsflügel" unterteilten Strängen, dem **Vorder-**, **Seiten-** und **Hinterstrang**. Die Bahnen, die in diesen Strängen zu den gleichen Zielen verlaufen, werden **Tractus** genannt (Abb. 2). Zu den aufsteigenden Bahnen gehören die Hinterstrang- und die Vorderstrangbahnen, zu den absteigenden Bahnen die **Pyramiden-** und die **extrapyramidalen Bahnen**. Manche Nervenimpulse gehen über das Spinalganglion auch ins Rückenmark. Dort werden die Impulse einer motorischen Nervenzelle übermittelt, die für eine schnelle Antwort (Reflex) sorgt.

Zu den häufig auftretenden Erkrankungen, die Schäden an den Spinalnerven auslösen, zählt der Bandscheibenvorfall, bei dem eine Bandscheibe Spinalnerven einklemmt. Die Symptome (z. B. Lähmungserscheinungen in den Beinen) sind davon abhängig, welcher Bereich der Nerven geschädigt ist.

Reflexsteuerung

Reflexe sind vom Willen unbeeinflusste Reaktionen des Körpers auf bestimmte Reize – sie haben vor allem Schutzfunktion. Es gibt auch Reflexe, die ständig ablaufen, z. B. die Aufrechterhaltung des Muskeltonus. Ein Reflex entsteht durch einen **Reflexbogen** (Abb. 3): Dabei wird durch einen Reiz ein sensibler **Rezeptor** angesprochen, der eine Erregung bildet und sie an sensible Nervenfasern leitet. Diese leiten den Impuls weiter, wo er auf motorische Nervenfasern umgeleitet wird, sodass die Reflexantwort (der eigentliche Reflex) durch das Zielorgan **(Effektor)** erfolgen kann. Unterschieden wird in **Eigen-** und **Fremdreflexe**: Bei Ersteren nimmt ein einziger Muskel den Reiz auf und führt den Reflex aus. Bei Fremdreflexen sind Rezeptor und Effektor in zwei verschiedenen Körperabschnitten zu finden (Abb. 4) – die Erregung wird über mehrere Nervenzellen geleitet.

▸ 1 Rückenmark und Spinalnerven

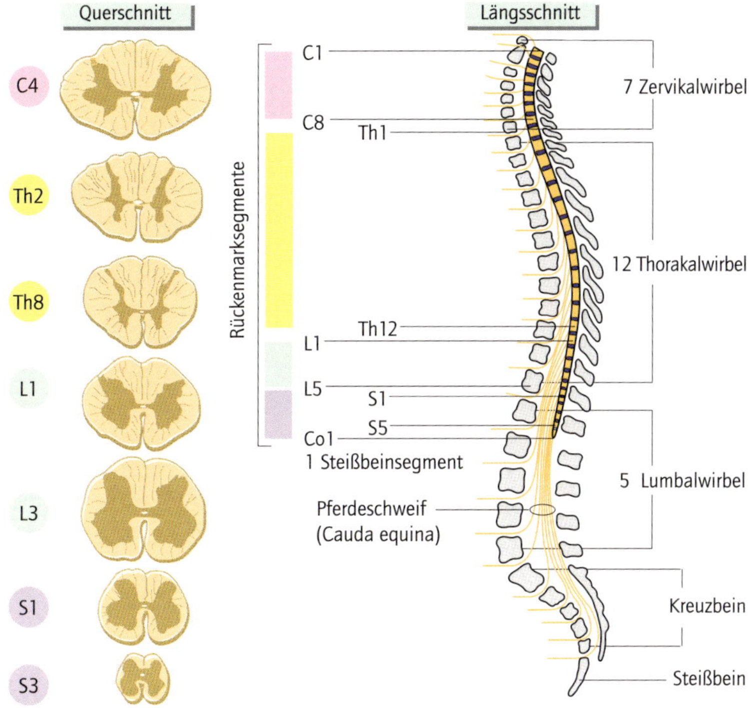

▸ 2 Rückenmark

- Das Rückenmark besteht aus der weißen Substanz und der grauen Substanz, deren Form einem Schmetterling ähnelt. Die weiße Substanz umgibt die graue Substanz und bildet aufsteigende und absteigende Bahnen zwischen Rückenmark und Gehirn. Diese Leitungsbahnen, die in drei verschiedenen Strängen verlaufen, werden Tractus genannt.

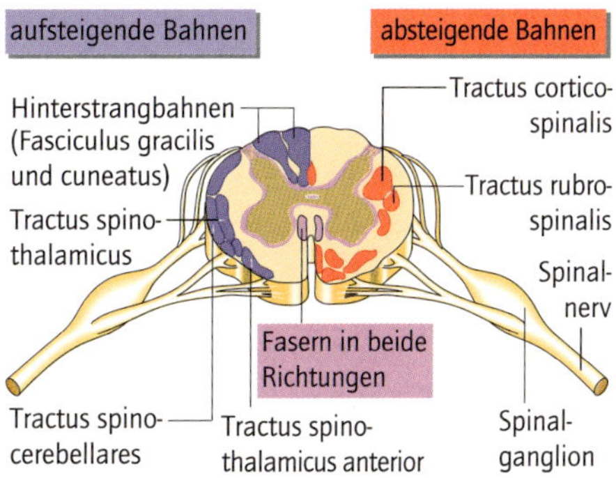

▸ 3 Reflexbogen

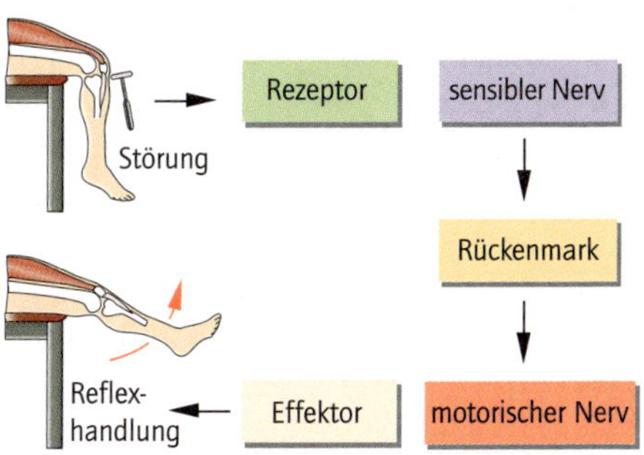

▸ 4 Fremdreflex

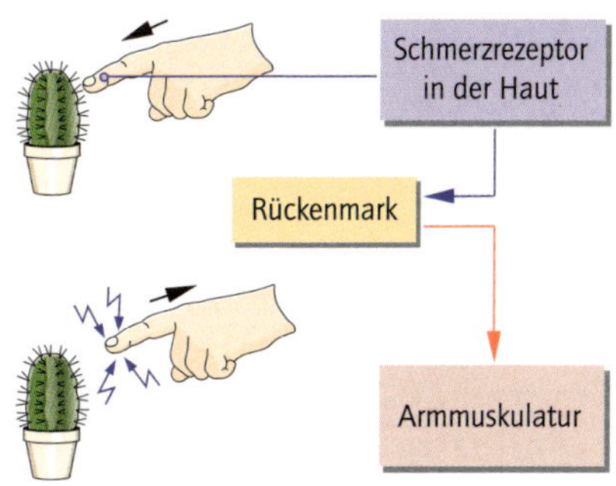

Lähmungen und Aphasie

Lähmungen des Körpers treten auf, wenn die motorischen Nervenzellen im ZNS (1. Motoneuron) – im primären motorischen Rindenfeld (▸ S. 216) – geschädigt sind, die willkürliche Bewegungen steuern, bzw. wenn die Pyramidenbahn, die die motorischen Impulse ans Rückenmark leitet, unterbrochen ist.

Manchmal liegt auch eine Schädigung der motorischen Neurone im Vorderhorn des Rückenmarks (2. Motoneuron) vor, die vor allem die Impulse des 1. Motoneurons weiterleiten, aber auch viele Reflexe steuern.

Formen der Lähmung

Lähmungen, bei denen das **1. Motoneuron** geschädigt ist, werden als **zentrale Lähmungen** bezeichnet. Ist das **2. Motoneuron** geschädigt, nennt man sie **periphere Lähmungen**. Es gibt aber auch Lähmungen, die durch Muskelerkrankungen hervorgerufen werden (**myogene Lähmungen**, Abb. 1).

Zentrale Lähmungen treten oft nach einem Schlaganfall auf. Liegt die Schädigung des 1. Motoneurons in der rechten Hirnhälfte, kommt es zu einer linksseitigen Lähmung, liegt sie in der linken Hirnhälfte, kommt es zur rechtsseitigen Lähmung. Zentrale Lähmungen sind dadurch gekennzeichnet, dass das 2. Motoneuron noch arbeitet, aber keine Impulse aus dem Gehirn mehr aufnehmen kann, da die Erregungsleitung unterbrochen ist. So sind Reflexe durchaus noch möglich. Auch der Muskeltonus, der durch Reflexe aufrechterhalten wird, bleibt bestehen. Da nun aber keine den Muskeltonus herabsetzenden Impulse aus dem Gehirn mehr beim 2. Motoneuron ankommen, ist die Muskelspannung wie bei einem Krampf erhöht; man spricht auch von einer **spastischen Lähmung**. Durch den erhöhten Muskeltonus setzen die gelähmten Muskeln bei der Krankengymnastik den Bewegungen, die mit ihnen durchgeführt werden, Widerstand entgegen. Daher kommt es trotz Lähmung nicht zu einem Muskelschwund.

Bei der peripheren Lähmung leitet das geschädigte Motoneuron keine Impulse mehr an die Muskeln weiter. Es gibt keine Reflexe mehr, weshalb auch der Muskeltonus herabgesetzt ist. Als Folge kommt es zum langsamen Schwund der Muskeln und sie wirken schlaff.

Bei einer myogenen Lähmung werden die Nervenimpulse in den Muskeln selbst nicht mehr übertragen. Die betroffenen Muskeln sind schlaff.

Neben der Einteilung in zentrale und periphere Lähmung unterscheidet man Lähmungen auch nach den betroffenen Körperteilen (Abb. 2). Bei einer **Monoparese** oder Momoplegie (Parese = Schwäche; Plegie = Lähmung) ist ein Gliedmaß betroffen. Bei der **Hemiparese** ist die rechte oder die linke Körperseite, bei der **Paraparese** beide Arme oder beide Beine und bei der **Tetraparese** sind alle Gliedmaßen betroffen.

Je nach Schwere der Lähmung sind verschiedene Rehabilitationsmaßnahmen, z. B. Krankengymnastik, notwendig, damit der Patient ein möglichst eigenständiges Leben führen kann.

Kinder- und Querschnittslähmung

Die Kinderlähmung (**Poliomyelitis**) ist eine durch Viren ausgelöste Krankheit, die unter Umständen Lähmungen hervorrufen kann, wenn die Viren das 2. Motoneuron im Rückenmark befallen. Es handelt sich dabei um eine periphere Lähmung. Die Krankheit ist dann lebensgefährlich, wenn auch das Atemzentrum von den Viren befallen ist. Schutz bietet eine Impfung, die alle zehn Jahre aufgefrischt werden muss.

Bei der **Querschnittslähmung** handelt es sich in erster Linie um eine zentrale Lähmung, denn es kommt zu einer Unterbrechung der Pyramidenbahn. Das 2. Motoneuron kann zusätzlich geschädigt sein. Je nachdem an welcher Stelle die Pyramidenbahn unterbrochen ist, sind entweder alle Gliedmaßen oder die Beine gelähmt.

Aphasie

Unter dem Begriff Aphasie versteht man **Sprachstörungen**, die durch Schädigungen der für das Sprechen zuständigen Hirnabschnitte hervorgerufen werden. Ursache ist oft ein Schlaganfall. Es gibt verschiedene Formen der Aphasie (Abb. 3): Wenn es den Betroffenen schwer fällt zu sprechen, sie aber das, was andere sagen, verstehen, liegt die Schädigung im Broca-Sprachzentrum und es handelt sich um eine **motorische Aphasie**. Ist dagegen das Wernicke-Zentrum geschädigt, geht das Sprachverständnis fast völlig verloren, die Betroffenen reihen oft Wörter aneinander, die zusammen keinen Sinn ergeben (**sensorische Aphasie**). Bei der **amnestischen Aphasie** liegt die Störung im Bereich von Schläfen- und Scheitellappen. Die Folge: Der Betroffene hat Schwierigkeiten, manche Wörter zu finden, kann jedoch noch flüssig sprechen und versteht alles. Die **globale Aphasie** zieht den Verlust des Sprachverständnisses nach sich und die Betroffenen können kaum noch sprechen.

‣1 Formen der Lähmung

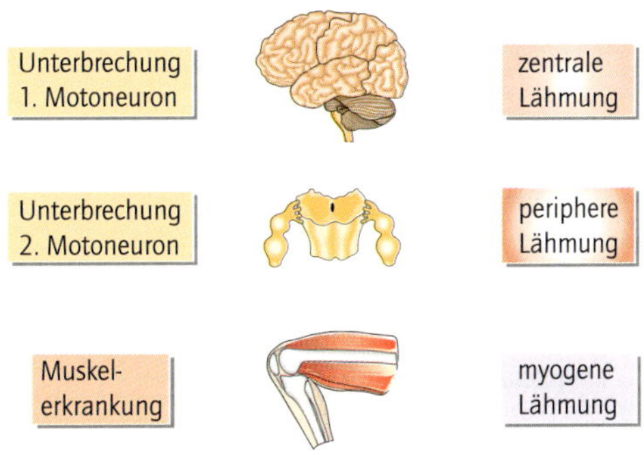

‣2 Klassifizierung der Lähmung

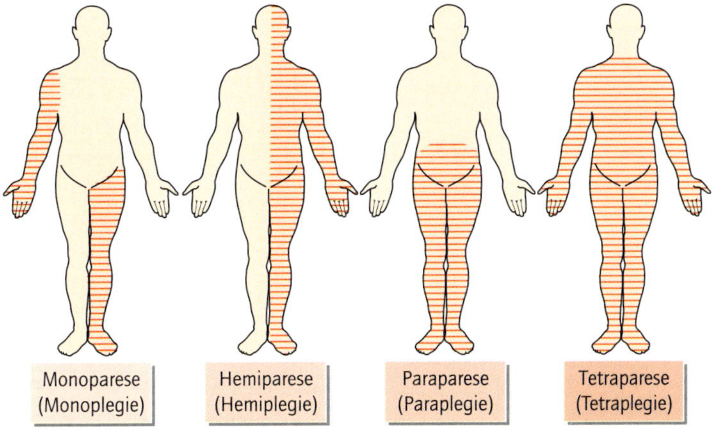

‣3 Formen der Aphasie

	motorische Aphasie (Broca-Aphasie)	sensorische Aphasie (Wernicke-Aphasie)	amnestische Aphasie	globale Aphasie
Schädigungsort im ZNS	Broca-Sprachzentrum im Stirnlappen	Wernicke-Sprachzentrum im Schläfenlappen	Scheitel- und Schläfenlappen	Störung des gesamten Sprachzentrums
Sprachverständnis	wenig beeinträchtigt	erheblich beeinträchtigt oder fast fehlend	wenig oder nicht beeinträchtigt	erheblich beeinträchtigt oder fast fehlend
Sprachproduktion	stark vermindert	meist gesteigert	wenig oder gar nicht verändert	stark vermindert
Sprachanstrengung	groß	gering (müheloses Sprechen)	Wortfindungsstörungen, sonst nicht verändert	groß
Sprachmelodie	erheblich eingeschränkt	unverändert	unverändert	erheblich beeinträchtigt
Satzbau	erheblich beeinträchtigt (kurze Sätze, Telegrammstil, einzelne Wörter)	durcheinander	Satzunterbrechung oder -abbruch durch Suche nach Wörtern, sonst nicht beeinträchtigt. Viele Floskeln und Füllwörter	erheblich beeinträchtigt (Sprechen nur einzelner Wörter)
Laute und Wörter	v. a. Lautvertauschung	Bildung neuer Laute, Silben und Wörter, Umstellung, Wiederholung, Wortvertauschung	Suchen von Wörtern, Umschreiben des nicht gefundenen Begriffs	Stereotypien
Lesen	erheblich beeinträchtigt	erheblich beeinträchtigt	wenig oder nicht beeinträchtigt	nicht möglich
Schreiben	erheblich beeinträchtigt	erheblich beeinträchtigt	beeinträchtigt	nicht möglich

Peripheres Nervensystem

Zum peripheren Nervensystem werden sowohl die Spinalnerven mit ihren Ästen als auch die Hirnnerven gezählt.

Spinalnerven und ihre Verzweigungen

Die Spinal- oder **Rückenmarksnerven** verzweigen sich, wenn sie die Zwischenwirbellöcher verlassen haben. Sie bilden Äste, die zur hinteren und zur vorderen Körperseite führen (**hintere** und **vordere Äste**). Die hinteren Äste der Spinalnerven ziehen sich als sensible Fasern zur Haut des Rückens und als motorische Fasern zur tiefen Muskulatur im Rückenbereich hin. Der Großteil der vorderen Äste verzweigt sich mehrfach und bildet Nervengeflechte. Aus diesen Nervengeflechten (**Spinalnervenplexus**) verlaufen schließlich einzelne Nerven zu den Armen und Beinen. Die vorderen Äste der Spinalnerven der Segmente Th2–Th12 bilden die Zwischenrippennerven (Abb. 1).

Halsgeflecht und Armgeflecht

Das Halsgeflecht (**Plexus cervicalis**) wird aus Verzweigungen der vorderen Äste der vier Spinalnerven gebildet, die in den Segmenten C1–C4 entspringen. Aus dem Halsgeflecht ziehen sich motorische Nervenfasern zu Hals und Schultern sowie sensible Nervenfasern zur Haut des Halses und des Schulterbereichs. Für die Atmung ist der **Zwerchfellnerv** (Nervus phrenicus) wichtig, der aus dem Halsgeflecht zum Zwerchfell führt und die Anspannung des Zwerchfells bei der Einatmung steuert.

Das Armgeflecht (**Plexus brachialis**) entwickelt sich aus den Spinalnerven, die in den Segmenten C5–Th1 entspringen. Durch die motorischen Anteile des Plexus brachialis wird nahezu die gesamte Muskulatur des Schultergürtels versorgt. Die fünf großen Armnerven ziehen vom Plexus brachialis zum Arm. Zu ihnen gehört der **Nervus axillaris**, der Empfindungen der Haut über den Schultern ans Rückenmark leitet und zwei Armmuskeln versorgt. Die Muskeln, die den Unterarm beugen, werden durch den **Nervus musculocutaneus** versorgt, der Empfindungen der zum Daumen gerichteten Seite des Unterarms ans Rückenmark überträgt.

Für die Versorgung der Hand spielen die drei übrigen großen Armnerven eine wichtige Rolle: der **Speichennerv** (Nervus radialis), der **Ellennerv** (Nervus ulnaris) und der **Mittelnerv** (Nervus medianus; Abb. 2). Der Speichennerv entwickelt sich aus Fasern aller Spinalnerven, die zwischen den Segmenten C5 und Th1 entspringen. Er zieht sich von der Streckseite des Oberarms bis zum Unterarm und zum Handrücken. Allerdings teilt er sich etwa in Höhe des Ellenbogengelenks in zwei Äste auf. Er versorgt die Muskeln, die den Ober- und den Unterarm strecken, und übermittelt Empfindungen der Haut der Streckseite des Arms an das Rückenmark. Außerdem werden alle Streckmuskeln in den Hand- und Fingergelenken sowie die Empfindungen des Daumens und eines Teils des Handrückens ans Rückenmark weitergeleitet. Bei einem Bruch des Oberarms kommt es oft zu einer Lähmung des Speichennervs, der sich in der **Fallhand** äußert. Die Hand kann nicht mehr gestreckt werden.

Der Ellennerv verläuft an der Innenseite des Oberarms über den Unterarm zur Hand. Er versorgt die Beugemuskeln des Unterarms sowie einige kurze Handmuskeln, die zur Beugung der Hand sowie des kleinen und des Ringfingers notwendig sind. Außerdem überträgt er Empfindungen dieser Finger sowie eines Teils des Handrückens an das Rückenmark. Eine Lähmung des Ellennervs führt zur **Krallenhand** – die Finger (vor allem der kleine und der Ringfinger) sind im Grundgelenk überstreckt und im Mittelgelenk gebeugt.

Der Mittelnerv besteht aus Fasern der Spinalnerven, die in den Rückenmarkssegmenten C5 bis Th1 entspringen. Er zieht sich an der Innenseite des Arms entlang und versorgt die meisten Hand- und Fingerbeuger (mit Ausnahme des kleinen und des Ringfingers) sowie die Beuger des Unterarms. Zudem überträgt er Empfindungen von Hautbereichen zwischen Daumen und Ringfinger zum ZNS.

Lenden-, Kreuz- und Schamgeflecht

Das Lendengeflecht (**Plexus lumbalis**) wird durch Verzweigungen der Spinalnerven der Segmente L1–L4 gebildet. Seine Nervenfasern versorgen u. a. die äußeren Geschlechtsorgane sowie Hautgebiete und die Streckmuskulatur der Beine. Das Kreuzgeflecht (**Plexus sacralis**), das von den Spinalnerven L5–S3 gebildet wird, innerviert Gesäß und Beine. Sein wichtigster Nerv ist der **Ischiasnerv**, der sich vom Gesäß über die Rückseite des Oberschenkels entlangzieht und sich in der Kniekehle in zwei Äste teilt. Er versorgt die großen Muskeln des Gesäßes und die meisten Muskeln des Beins. Das Schamgeflecht (**Plexus pudendus**), dessen Nerven von S3–S5 entspringen, innerviert die äußeren Geschlechtsteile, den Damm und die im Becken liegenden Organe.

▸ 1 Peripheres Nervensystem

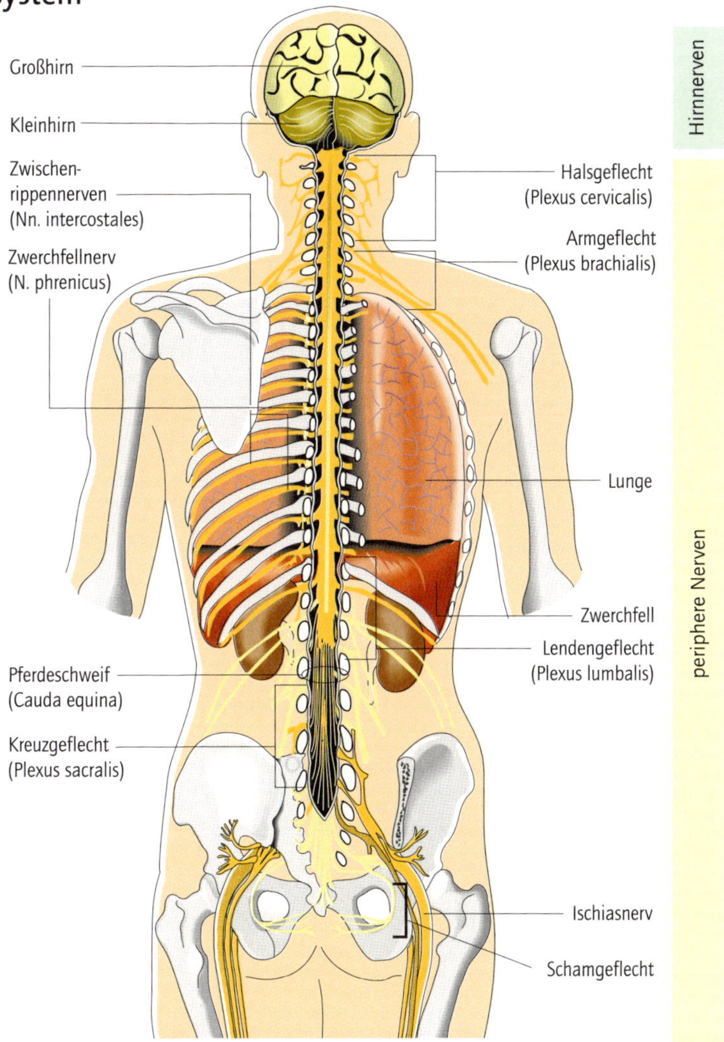

▸ 2 Versorgungsgebiete der Handnerven

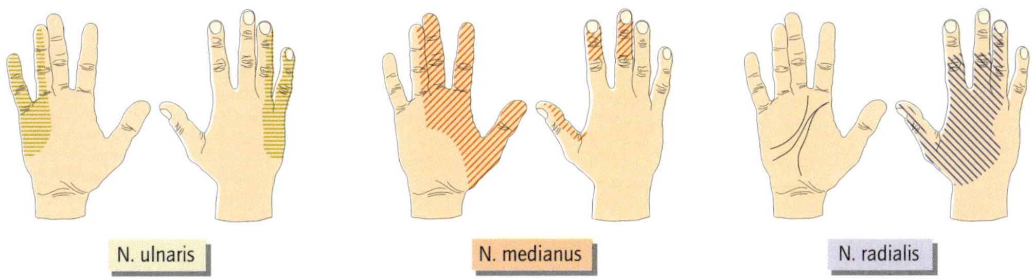

Hirnhäute

Neben der Knochenhülle (Schädel und Wirbel), die das ZNS umgibt, gibt es noch einen weiteren Schutz für die wertvollen Nervenzellen des Gehirns und des Rückenmarks: die drei Hirnhäute (Meningen).

Schützende Gewebe

Die äußere oder **harte Hirnhaut** (Dura mater), die aus stabilem Bindegewebe besteht, liegt dem Schädelknochen auf der Innenseite nahezu an. An sie schließt sich der **Subduralraum** an. Darunter liegt die **Spinnwebhaut** (Arachnoidea), die ebenfalls aus Bindegewebe besteht, aber einem Spinnennetz ähnelt. Unter der Spinnwebhaut befindet sich der **Subarachnoidalraum**, ein mit Hirn- und Rückenmarksflüssigkeit **(Liquor)** gefüllter Hohlraum. Als Letzte folgt die dünne, blutgefäßreiche **innere Hirnhaut** (Pia mater; Abb. 1). Diese liegt dem Gehirn direkt an, sodass sich zwischen den Spalten des Gehirns Hohlräume **(Zisternen)** bilden.

Die harte Hirnhaut besteht eigentlich aus zwei Blättern; im Schädel sind diese an den meisten Stellen miteinander verwachsen, doch an manchen bilden die beiden Blätter auch schmale Hohlräume **(Sinus)**, die dafür zuständig sind, das venöse Blut aus dem Schädel in die größeren Venen abzuleiten. Die **Durasepten**, bindegewebige Wände zwischen den verschiedenen Hirnabschnitten, werden ebenfalls von der harten Hirnhaut gebildet. Zu diesen Durasepten zählt die **Großhirnsichel**, die sich zwischen den beiden Großhirnhälften entlangzieht. Die **Kleinhirnsichel** trennt die beiden Kleinhirnhälften voneinander. Das **Kleinhirnzelt** liegt zwischen dem Groß- und dem Kleinhirn (Abb. 2).

Der Aufbau der Hirnhäute im Rückenmark **(Rückenmarkshäute)** ähnelt dem im Schädel. Es gibt nur einen größeren Unterschied: Die beiden Blätter der harten Hirnhaut sind hier voneinander getrennt. Das äußere Blatt liegt dem Wirbel im Wirbelkanal an, das innere ummantelt das Rückenmark bzw. die anderen Hirnhäute. Zwischen äußerem und innerem Blatt liegt ein mit Liquor gefüllter Hohlraum. In diesen Epiduralraum wird bei einer **Epiduralanästhesie** (auch **Periduralanästhesie** genannt) das Anästhetikum injiziert (Abb. 3).

Hirnhautentzündungen

Eine Hirnhautentzündung **(Meningitis)** kann durch unterschiedliche Krankheitserreger ausgelöst werden, die in den Schädel gelangt sind (meist über den Blutweg). Dazu zählen Bakterien und Viren, manchmal wird eine Hirnhautentzündung auch durch Pilze oder Protozoen hervorgerufen. Zu den Symptomen einer Meningitis gehören Nackensteife, Fieber, Erbrechen, heftige Kopfschmerzen und Bewusstseinsstörungen. Gesichert wird die Diagnose jedoch erst durch die Untersuchung des Liquors.

Auch wenn das Anheben des Kopfes des Patienten im Liegen das Anziehen der Beine hervorruft **(Brudzinski-Zeichen)** oder der Patient über Schmerzen in der Lendenwirbelsäule klagt, wenn ein Bein im Liegen nach oben gestreckt wird **(Lasègue-Zeichen)**, deutet dies auf eine Meningitis hin.

Die Therapie ist abhängig davon, um was für einen Erreger es sich handelt: Sind Bakterien Auslöser der Hirnhautentzündung, werden Antibiotika in hohen Dosen verabreicht, gegen manche Viren helfen Virostatika. Trotz aller Medikamente verlaufen auch heute Hirnhautentzündungen hin und wieder tödlich; oft bleiben Schäden (Gehör, Augen) zurück. In der Regel ist die bakterielle Meningitis gefährlicher als die virale.

Breiten sich die Erreger auf das Gehirn aus, kommt es zur **Gehirnentzündung** (Encephalitis). Die Symptome ähneln denen der Meningitis, sind aber noch stärker ausgeprägt. Auch Lähmungserscheinungen und Verwirrtheit können auftreten. Die Behandlung ist identisch mit der der Meningitis. Eine Gehirnentzündung ist immer lebensgefährlich.

Hirnblutungen

Zu Blutungen in den liquorgefüllten Subarachnoidalraum **(Subarachnoidalblutung)** kommt es meist nach Schädelverletzungen oder nach Platzen einer Aussackung einer Hirnarterie **(Hirnarterienaneurysma)**. Zu den Symptomen zählen plötzlich einsetzende, heftige Kopfschmerzen, Erbrechen oder Übelkeit, Bewusstseinsstörungen, später Bewusstlosigkeit. Eine solche Blutung ist stets lebensgefährlich, denn durch die zusätzliche Flüssigkeit erhöht sich der Druck auf das Gehirn, das nirgendwohin ausweichen kann, sehr stark. Die Diagnose wird mithilfe der Computertomographie, einer speziellen Röntgenuntersuchung und eventuell einer Liquoruntersuchung, gesichert.

Blutungen in den Subdural- und den Epiduralraum (**subdurales** bzw. **epidurales Hämatom**) sind ebenfalls lebensgefährlich. Beide Hämatome müssen operiert werden, wobei beim epiduralen Hämatom der chirurgische Eingriff so rasch wie möglich erfolgen muss.

▸1 Schädelknochen und Hirnhautregion

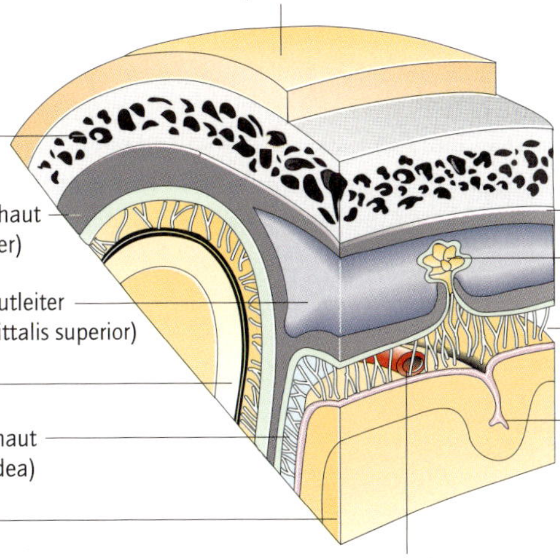

▸2 Auskleidung der Schädelhöhle

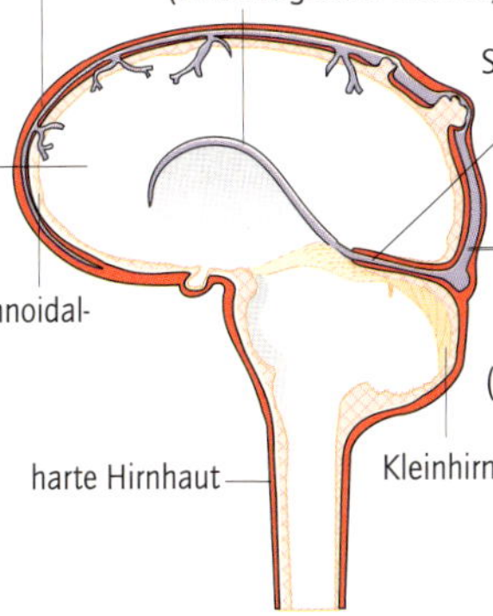

▸3 Rückenmarkshäute

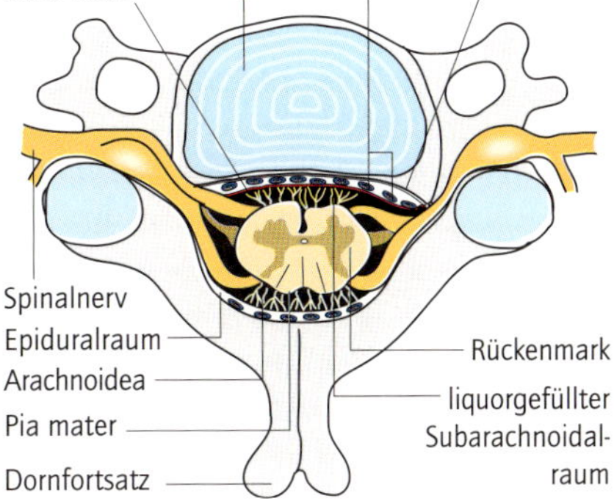

Meningokokkenmeningitis

Die Meningitis aufgrund einer speziellen bakteriellen Infektion mit so genannten Meningokokken kann nach unspezifischem Beginn in Form von Abgeschlagenheit, Kopf- und Gliederschmerzen und leichter Temperaturerhöhung zu einem rasch voranschreitenden Verlauf führen. Hierbei können aufgrund einer Einschwemmung von Krankheitserregern in die Blutbahn überall am Körper kleine Hautblutungen beobachtet werden (Waterhouse-Friderichsen-Syndrom). Insbesondere bei jungen Patienten kann der Verlauf so rasch sein, dass innerhalb von 24 Stunden trotz sofortiger Behandlung der Tod aufgrund einer ausgeprägten Hirnschwellung eintritt.

Sind Meningokokken als Ursache der Meningitis gesichert, müssen alle Personen, die in engem Kontakt zu der erkrankten Person gestanden haben, vorsorglich mit entsprechenden Antibiotika therapiert werden, um die Gefahr einer Ausbreitung zu verringern.

Ventrikelsystem

Unter der Bezeichnung Ventrikelsystem versteht man Hohlräume im ZNS, die Hirn- und Rückenmarksflüssigkeit (Liquor cerebrospinalis = Liquor) enthalten. Neben dem Ventrikelsystem gibt es weitere Hohlräume im Schädel und im Rückenmark, die mit Liquor gefüllt sind (Liquorräume).

Liquorräume und Liquor

Zu den Liquorräumen zählen die **äußeren Liquorräume** (**Subarachnoidalraum, Zisternen,** ▸ S. 234), die so genannt werden, weil sie nicht im Gehirn oder Rückenmark selbst liegen, sondern das Gehirn umgeben. Die **inneren Liquorräume** sind in Gehirn und Rückenmark zu finden (**Ventrikel, Zentralkanal des Rückenmarks**).

Zu den vier Ventrikeln gehören die **Seitenventrikel** (= 1. und 2. Ventrikel; Abb. 1) im Großhirn, die mit dem 3. Ventrikel im Zwischenhirn durch die **Zwischenkammerlöcher** verbunden sind. Der 3. Ventrikel wiederum ist mit dem 4. Ventrikel durch den **Aquädukt** verbunden, bei dem es sich um eine Verengung des 3. Ventrikels handelt. Der 4. Ventrikel ist über zwei seitliche und ein mittleres Loch **(Foramen Magendii)** mit dem Subarachnoidalraum verbunden, sodass ständig ein Liquoraustausch zwischen inneren und äußeren Liquorräumen stattfinden kann.

Gebildet wird der Liquor vom **Plexus choroidei**, einem Geflecht aus gefäß- und nervenreichen Einstülpungen der inneren Hirnhaut, das in allen Ventrikeln zu finden ist. Der Liquor, der ein Filtrat des Blutplasmas ist, besitzt die Aufgabe, das Gehirn und das Rückenmark zu schützen, indem er z. B. Stöße abfängt. Außerdem trägt er zur Versorgung des Hirn- und Rückenmarksgewebes bei, indem er Stoffe aus dem Blut an das Gewebe weiterleitet bzw. Stoffe aus dem Gewebe aufnimmt und ans Blut abgibt. Allerdings können nicht alle Stoffe aus dem Blut in den Liquor gelangen **(Blut-Liquor-Schranke)** – dieser Mechanismus dient dazu, das Nervengewebe vor schädigenden Einflüssen zu schützen.

Lumbalpunktion und Liquorabfluss

Bei Verdacht auf verschiedene Krankheiten (z. B. Hirnhautentzündung) ist es notwendig, den Liquor zu untersuchen, denn im Liquor sind dann die Krankheitserreger zu finden, deren Identifizierung wichtig für die Art der Therapie ist. Um den Liquor zu entnehmen, wird eine Lumbalpunktion (Abb. 2) durchgeführt: Dabei wird in Höhe des 3. oder 4. Lendenwirbels mit einer Punktionsnadel aus dem Subarachnoidalraum Liquor entnommen. Der Patient sitzt oder liegt dabei mit gebeugtem Rücken, sodass die Dornfortsätze der Lendenwirbelsäule stärker auseinander gleiten und leichter punktiert werden kann. Dass das Rückenmark ebenfalls punktiert wird, muss nicht befürchtet werden, denn es endet bereits oberhalb dieser Wirbel. Im Rückenmark befindet sich der Liquor übrigens sowohl im Subarachnoidalraum als auch im Zentralkanal (Abb. 3).

Täglich wird eine gewisse Menge Liquor neu produziert (bis zu 700 ml) – insgesamt befinden sich in den Liquorräumen jedoch nur etwa 150 ml. Das bedeutet, dass immer eine gewisse Menge Liquor abfließen muss, wenn neuer Liquor hergestellt wird. Der Abfluss geschieht über die **Arachnoidalzotten**, Ausstülpungen der mittleren Hirnhaut, der **Spinnwebhaut**. Diese Zotten leiten den Liquor in die **Sinus** in der harten Hirnhaut ab – das sind Kanäle, die mit Venen verbunden sind, sodass der Liquor wieder ans Blut abgegeben wird.

Wasserkopf

Unter der Bezeichnung Wasserkopf (Hydrozephalus) versteht man ein Ungleichgewicht zwischen Liquorproduktion und Liquorabfluss – es wird mehr Liquor hergestellt, als abfließen kann. Die Ursache für den Wasserkopf liegt bei Säuglingen meist in einer angeborenen Fehlbildung (Verschluss) der Kanäle, durch die der Liquor abfließt. Bei größeren Kindern und Erwachsenen kann es z. B. nach einer Tumorbildung oder einer Entzündung der Hirnhäute oder des Hirngewebes zu Verschlüssen der ableitenden Liquorwege kommen.

Kann der Liquor nur eingeschränkt oder gar nicht mehr abfließen, sammelt er sich in den Liquorräumen, was zu einer Druckerhöhung im Schädel **(intrakranielle Druckerhöhung)** führt – es gibt keine Möglichkeit für das Hirngewebe, nach außen auszuweichen, denn es ist von einer harten Knochenschicht umgeben. Dies führt zu heftigen Kopfschmerzen, Sehstörungen, Gedächtnisstörungen und Übelkeit. Bei raschem Voranschreiten kommen u. a. Bewusstseinsstörungen, Atemprobleme oder Lähmungen hinzu, denn meist bildet sich ein **Hirnödem**, das auf den Hirnstamm drücken kann und die Funktion wichtiger Gehirnzentren ausschaltet.

Behandelt wird diese Druckerhöhung durch Einführen eines Katheters in den Seitenventrikel, durch den der Liquor über die Vena jugularis in den rechten Herzvorhof oder in die Bauchhöhle abgeleitet wird.

▸1 Ventrikelsystem des Gehirns

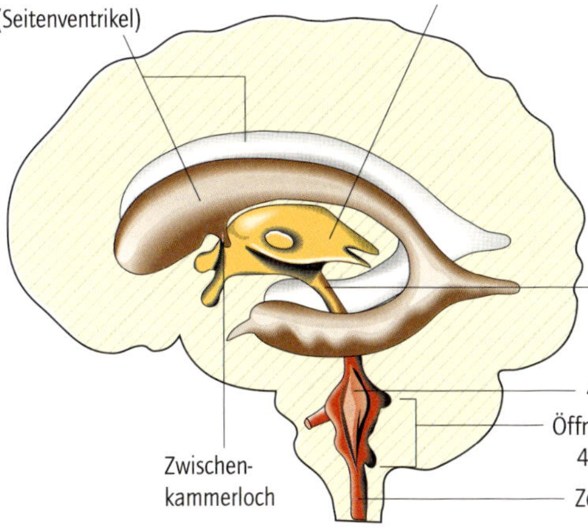

▸2 Lumbalpunktion

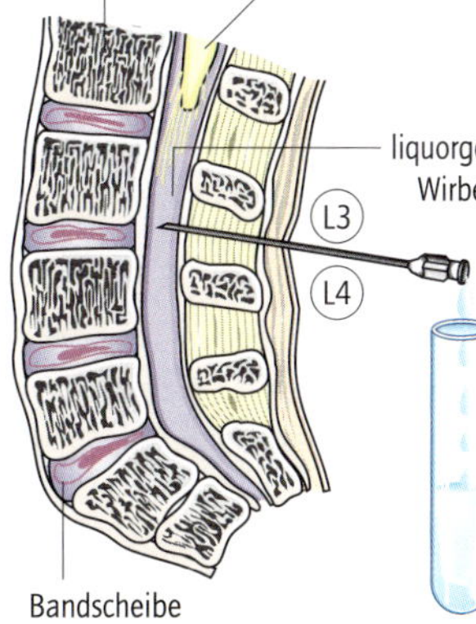

▸3 Gehirn und Rückenmark

- Bei Verdacht auf bestimmte Krankheiten muss eine Lumbalpunktion durchgeführt werden, um Liquor zu entnehmen. Dieser findet sich im Gehirn und im Rückenmark, genauer im Subarachnoidalraum, in den Zisternen, in den Ventrikeln und im Zentralkanal des Rückenmarks.

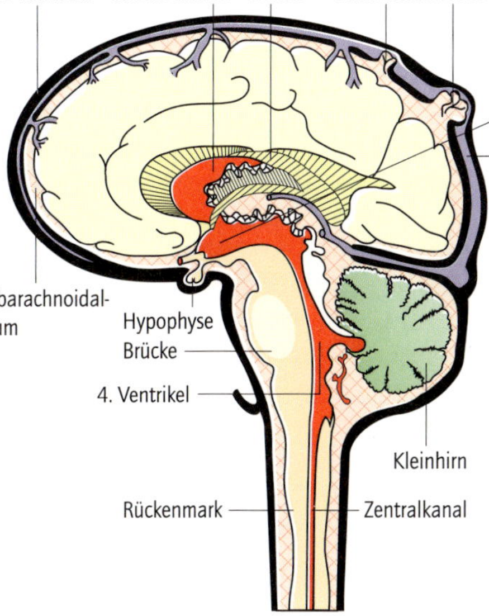

▸4 Behandlung des Wasserkopfs

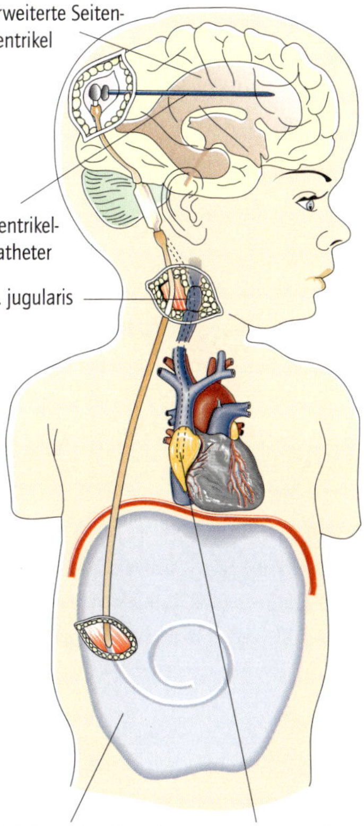

Blutversorgung des Gehirns

Das Gehirn muss immer gut mit Blut versorgt werden, denn sowohl sein Sauerstoff- als auch sein Energiebedarf sind aufgrund der großen Leistungen, die es vollbringt, enorm.

Schlagadern

Mit Blut versorgt wird das Hirn in erster Linie über die beiden inneren Halsschlagadern (**Kopfschlagadern; linke** und **rechte Arteria carotis interna**) und die **Schädelbasisarterie** (Arteria basilaris), die von den beiden **Wirbelarterien** (Arteriae vertebrales) gebildet wird (Abb. 1). Die Schädelbasisarterie verzweigt sich im Bereich des Mittelhirns in die beiden **hinteren Großhirnarterien** (Arteriae cerebri posteriores). Die Arteria carotis interna verzweigt sich in die **vordere** und die **mittlere Großhirnarterie** (Arteria cerebri anterior bzw. Arteria cerebri media), welche vordere und mittlere Bereiche des Gehirns mit Blut versorgen (Abb. 2). Die großen Schlagadern, die das Gehirn versorgen (Arteria carotis interna und Arteriae vertebrales), sind über einen Ring, den **Circulus arteriosus Willisii**, miteinander verbunden; die Verbindungsarterien (Arteria communicans anterior und Arteria communicans posterior) verlaufen aber nicht direkt zwischen diesen beiden Schlagadern, sondern zwischen ihren Ästen, den Großhirnarterien.

Dieser Verbindungsring zwischen den großen Arterien wird normalerweise nicht benötigt, falls jedoch einmal eine der großen Schlagadern z. B. infolge von Arteriosklerose (Verengung der Arterien) nicht mehr so gut durchblutet wird, können die anderen Arterien zumindest in gewissem Umfang die Blutversorgung des Gehirns mit übernehmen.

Venen

Das „verbrauchte" Blut gelangt über die kleinsten Blutgefäße des Gehirns, die Kapillaren, zu den venösen Blutleitern in der harten Hirnhaut, die als **Sinus** bezeichnet werden (Abb. 3). Sie werden vorwiegend aus harter Hirnhaut gebildet, sind deshalb relativ starr. Die Sinus leiten das Blut unterhalb der Schädeloberfläche in die **rechte** und die **linke Vena jugularis interna**, die das Blut zur oberen Hohlvene transportieren, das auf diesem Weg ins Herz gelangt.

Wenn sich einer der Sinus durch einen Blutpfropf verschließt **(Sinusthrombose)**, kann es durch die Erhöhung des Drucks in den Kapillargefäßen zur Durchlässigkeit der Kapillaren für rote Blutkörperchen kommen, sodass diese ins Hirngewebe gelangen, was sich als Blutung ins Hirngewebe bemerkbar macht. Zu den Symptomen einer Sinusthrombose gehören u. a. Kopfschmerzen. Infolge einer Schädigung von Hirngewebe kann es zu Ausfallerscheinungen der Nerven (Lähmungen) und Bewusstseinsstörungen kommen. Behandelt wird die Sinusthrombose vor allem durch die intravenöse Gabe des blutverdünnenden Heparins.

Schlaganfall

An einem Schlaganfall sterben auch heute noch sehr viele Menschen, denn infolge der Minder- oder fehlenden Durchblutung werden oft wichtige Abschnitte des Gehirns geschädigt oder sterben ab. Meist kommt es infolge arteriosklerotisch verengter Hirngefäße und ihrem anschließenden Verschluss zur Minderdurchblutung von Hirnarealen und damit zum Schlaganfall. Aber auch durch Platzen einer Hirnarterie kann ein Schlaganfall ausgelöst werden. Dabei ergießt sich zudem noch Blut ins Hirngewebe.

Die Symptome eines Schlaganfalls können sehr unterschiedlich ausfallen, je nachdem welche Hirnarterie betroffen ist und an welcher Stelle der Arterie ein Verschluss vorliegt. Denn davon hängt ab, welche Hirnareale geschädigt bzw. welche Hirnfunktionen beeinträchtigt sind. Am häufigsten ist der Verschluss der A. cerebri media. Zu den Folgen gehören meist eine halbseitige Lähmung, Sprachstörungen, häufig auch Bewusstseinsstörungen. Ist die Arteria cerebri anterior betroffen, tritt ebenfalls eine halbseitige Lähmung auf.

Ein drohender Schlaganfall kann sich ankündigen, wenn es zu den eben genannten neurologischen Ausfällen kommt, diese aber nach spätestens 24 Stunden nicht mehr bemerkbar sind (transitorische ischämische Attacke, **TIA**). Bilden sich die Ausfälle erst nach mehr als 24 Stunden wieder zurück, spricht man von einem so genannten prolongierten ischämischen neurologischen Defizit **(PRIND)**. Diagnostiziert wird ein Schlaganfall entweder mithilfe der Computertomographie (spezielle Schicht-Röntgenuntersuchung) oder Kernspintomographie des Gehirns.

Wer einen Schlaganfall erlitten hat, muss so schnell wie möglich intensivmedizinisch versorgt werden, eventuell muss eine schnelle Operation erfolgen. Zur Rückbildung der neurologischen Ausfälle sollte so früh wie möglich mit einer Rehabilitationsmaßnahme begonnen werden.

▸ 1 Hirnarterien im Bereich der Hirnbasis

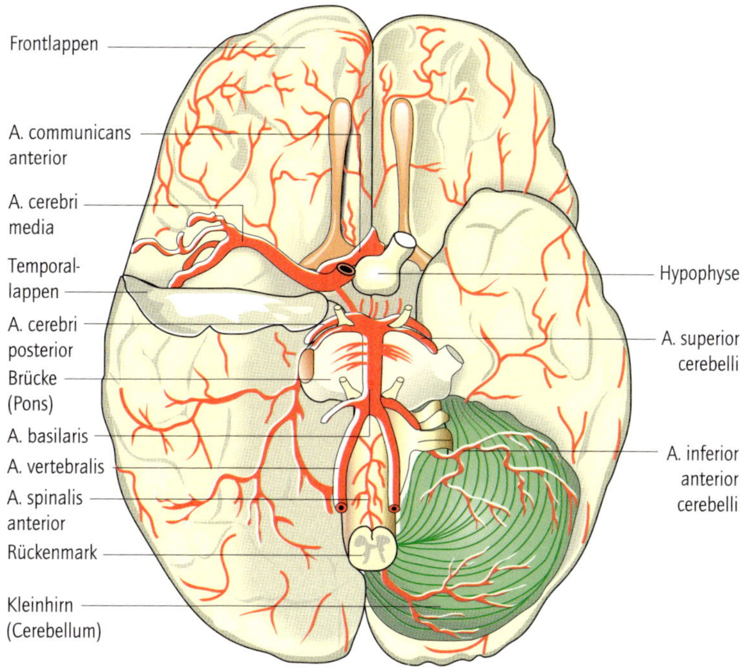

▸ 2 Arterielle Versorgung des Großhirns

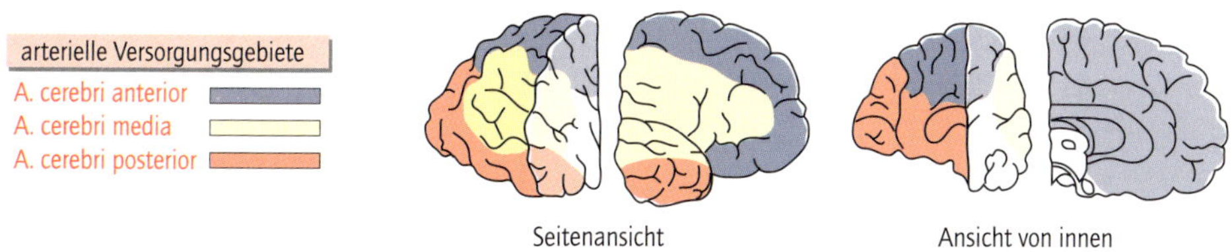

▸ 3 Venen des Gehirns

- Über die Kapillaren fließt das verbrauchte Blut zu den venösen Blutleitern in der harten Hirnhaut (Sinus genannt).
  Diese transportieren das Blut in die rechte und die linke Vena jugularis interna, die es zur oberen Hohlvene leiten, sodass es schließlich ins Herz gelangt.

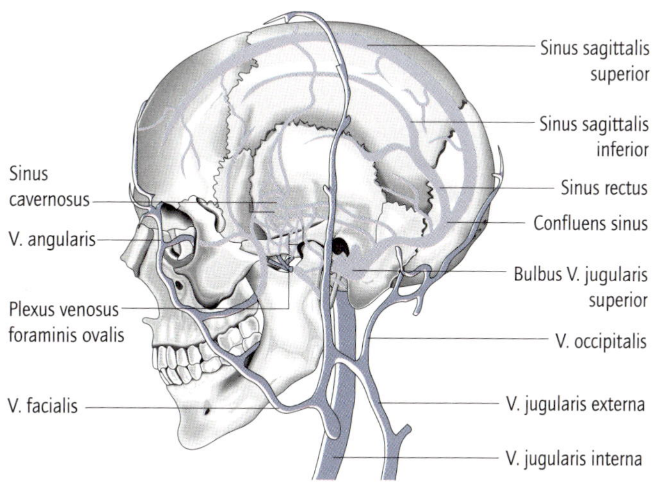

Auge: Muskeln und Schutzeinrichtungen

Über die Augen nehmen wir einen Großteil unserer Sinneseindrücke auf. Sie sind – neben den Ohren – die wichtigsten Sinnesorgane, während z. B. unser Geruchssinn längst nicht so stark ausgeprägt ist.

Die Augen vermitteln uns einerseits den Unterschied zwischen hell und dunkel, andererseits ermöglichen sie es uns (im Gegensatz zu den Augen mancher Tiere), Farben zu sehen. Beide Augen zusammen vermitteln uns zudem ein räumliches Bild der Umwelt, sodass es uns z. B. möglich wird, Entfernungen abzuschätzen.

Das Auge besteht aus der **Augenhöhle**, in der der **Augapfel** durch die **Augenmuskeln** fixiert wird, die zugleich für die Bewegung des Augapfels und damit für die Blickrichtungen zuständig sind. In der Augenhöhle befindet sich zudem Fettgewebe, das den Augapfel an seinem Platz hält. Der Augapfel ist von straffem Bindegewebe, der **Lederhaut** (Sclera) ummantelt, zu erkennen an der weißen Farbe. Nach vorn bildet das Bindegewebe die **Hornhaut** des Auges; daran schließen sich nach hinten die **Linse** und die **Netzhaut** an, die für das eigentliche Sehen zuständig sind. Der **Sehnerv** übermittelt die aufgefangenen Sinneseindrücke weiter an einen Abschnitt des Hirns, den Thalamus, der sie filtert und ans Großhirn weiterleitet, wo die Sehrinde liegt.

Muskulatur

Die sechs **Augenmuskeln** (Abb. 1) sind zuständig für die Bewegung des Augapfels. Unterschieden wird zwischen den beiden **schrägen** und den vier **geraden Augenmuskeln**, wobei Letztere den Augapfel nicht nur bewegen, sondern auch in der Augenhöhle halten. Die Augenmuskeln sorgen dafür, dass der Augapfel sich nach links und rechts, nach oben und unten bewegen und drehen kann, wodurch die Blickrichtungen ermöglicht werden.

Der obere gerade Augenmuskel ist in erster Linie dafür zuständig, den Blick zu heben (Abb. 2a), allerdings trägt er auch zu einer leichten Drehung des Auges nach innen bzw. zum Blick nach innen bei. Soll der Augapfel nur gehoben werden, muss zusätzlich der untere schräge Augenmuskel aktiv werden. Der untere gerade Augenmuskel sorgt dafür, dass wir den Blick senken, gleichzeitig jedoch dreht er das Auge leicht nach außen und bewegt es dabei nach innen (Abb. 2b). Der äußere gerade Augenmuskel sorgt für die Blickrichtung nach außen (Abb. 2c), der innere gerade Augenmuskel für den Blick nach innen zur Nasenspitze hin (Abb. 2d). Der untere schräge Augenmuskel dreht den Augapfel vor allem nach außen, bewegt ihn dabei jedoch auch etwas nach oben und zur Seite außen (Abb. 2e). Der obere schräge Augenmuskel dreht den Augapfel nach innen und bewegt ihn dabei leicht nach unten und außen (Abb. 2f).

Schielen

Beim Schielen **(Strabismus)** bewegen sich die Augäpfel nicht parallel. Bei einem Kind entsteht das Schielen meist durch unterschiedliche Seheindrücke jedes einzelnen Auges oder starke Weitsichtigkeit. Der Seheindruck des schlechteren Auges wird ausgeschaltet; beim Versuch der Schärfeeinstellung (Akkommodation) kommt es zugleich zu einer übermäßigen Aktivierung der inneren Augenmuskeln und so zum Einwärtsschielen. Das kindliche Schielen muss unbedingt behandelt werden, sonst kann es zu einer Verminderung der Sehkraft kommen, die später nicht mehr auszugleichen ist.

Im späteren Lebensalter entsteht das Schielen meist durch Lähmungen einzelner Augenmuskeln infolge von Krankheit oder Unfall. Es entstehen Doppelbilder.

Schutzeinrichtungen

Zum Schutz vor äußeren Einflüssen besitzt das Auge diverse Schutzeinrichtungen. Dazu zählen die **Augenbrauen**, die Fremdkörper und Schweiß abfangen. Die **Augenlider** können reflexartig geschlossen werden, um Fremdkörper abzuwehren; zudem schließen sie das Auge beim Schlafen und verteilen die Tränenflüssigkeit. Die **Augenwimpern** fangen u. a. Fremdkörper ab.

Die **Tränenflüssigkeit**, die das Auge in erster Linie feucht hält und auch dafür sorgt, dass die Hornhaut ausreichend mit Nährstoffen versorgt wird, wird von den **Tränendrüsen** gebildet, die sich in den Augenhöhlen befinden (Abb. 3). Die Tränenflüssigkeit wird an die Bindehaut des Augapfels abgegeben, von wo aus sie sich vor allem durch die Bewegung der Augenlider über den Augapfel verteilt. Die Tränenflüssigkeit fließt schließlich in den zur Nase liegenden Augenwinkel, von wo aus sie in die **Tränenkanälchen** geleitet wird. Diese führen in den **Tränensack**, der über den **Tränennasengang** mit der Nasenhöhle verbunden ist, sodass die Tränenflüssigkeit über die Nase den Körper verlassen kann. Beim Weinen, das durch den Parasympathikus (▸ S. 226) vermittelt wird, wird so viel Tränenflüssigkeit gebildet, dass sie über die Lidränder fließt.

▸1 Schnitt durch die Augenhöhle

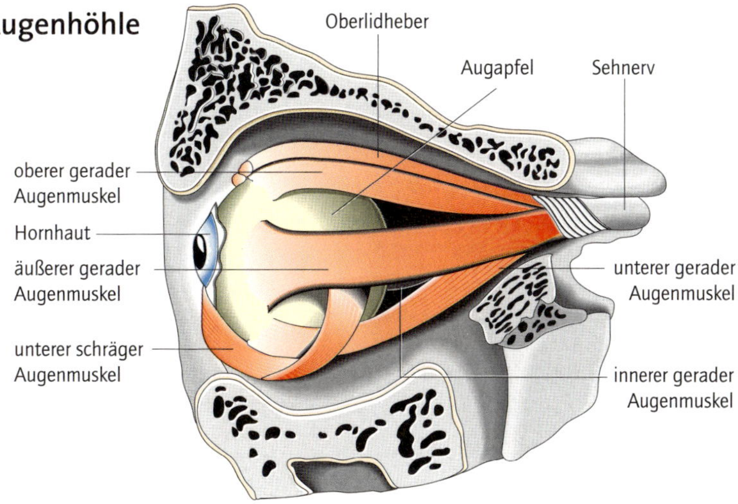

▸2 Wirkung des Augenmuskels

▸ a) oberer gerader Augenmuskel

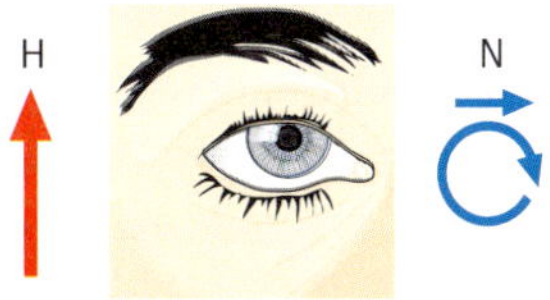

▸ b) unterer gerader Augenmuskel

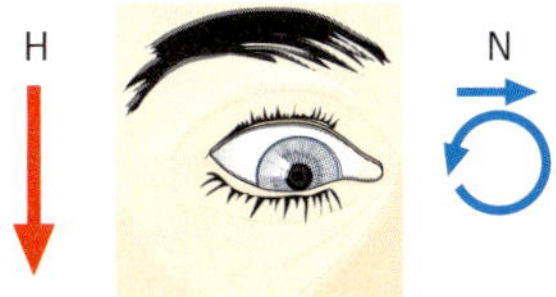

▸ c) äußerer gerader Augenmuskel

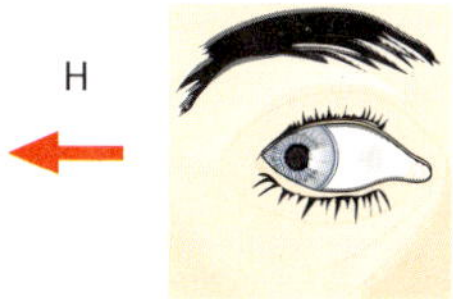

▸ d) innerer gerader Augenmuskel

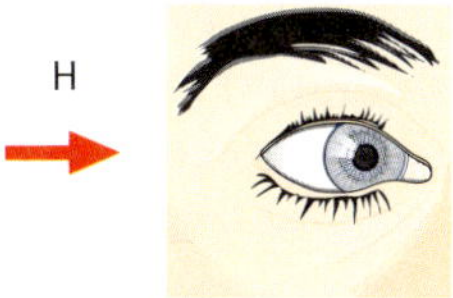

▸ e) unterer schräger Augenmuskel

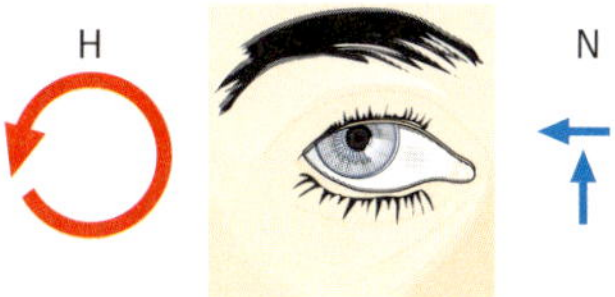

▸ f) oberer schräger Augenmuskel

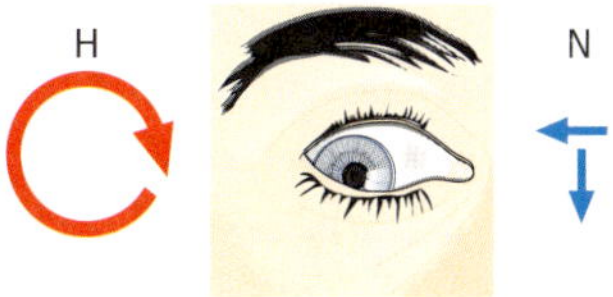

H = Hauptwirkung, N = Nebenwirkung

▸3 Schutzeinrichtungen des Auges

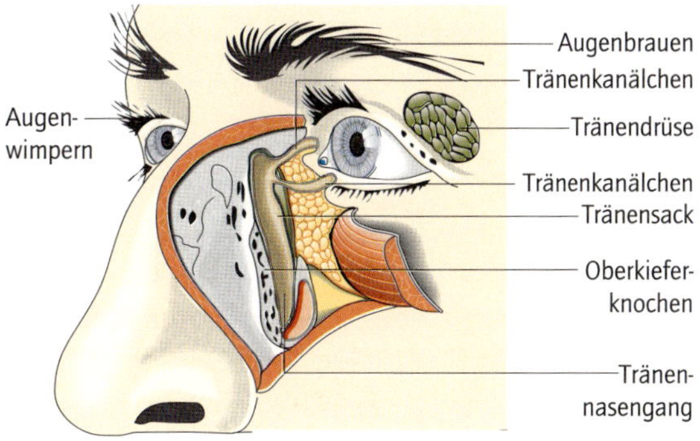

Auge: Augapfel

Der Augapfel ist ein kompliziertes Gebilde aus drei verschiedenen Schichten: der äußeren, der mittleren und der inneren Augenhaut.

Aufbau

Die **Lederhaut** (Sclera) und die **Hornhaut** (Cornea) bilden die äußere Augenhaut (Abb. 1), die mittlere Augenhaut setzt sich aus der **Aderhaut**, dem **Ziliarkörper** und der **Iris** (Regenbogenhaut) zusammen. Die innere Augenhaut besteht aus der **Netzhaut** (Retina) und dem **Pigmentepithel** (▸ S. 244).

Äußere Augenhaut

Die Lederhaut bildet das Augenweiße – sie besteht aus kollagenen Fasern (Bindegewebsfasern) und überzieht den gesamten Augapfel mit Ausnahme des vorderen Bereichs, dem die Hornhaut aufliegt. Durch den Druck, der im Auge herrscht (**Augeninnendruck**), wird die Lederhaut nahezu in Kugelform gehalten – durch Augeninnendruck und Lederhaut erhält der Augapfel somit seine Form.

Die Hornhaut ist leicht gewölbt und bedeckt den vorderen Abschnitt des Auges. Sie enthält keine Blutgefäße und besteht aus kollagenen Fasern, die im Gegensatz zu denen der Lederhaut jedoch durchsichtig sind. Nach innen und außen ist die Hornhaut jeweils von einer Epithelschicht bedeckt. An die Hornhaut grenzt die **Bindehaut**, die die Lederhaut in dem Bereich überzieht, der von außen zu sehen ist. Die Bindehaut zieht sich auch über die Innenseiten der Augenlider (**Bindehautsack**). Da in der Hornhaut viele Nerven enden, ist diese extrem schmerzempfindlich und reagiert auf kleinste Reizungen, beispielsweise durch Staubkörner. Sofort wird vermehrt Tränenflüssigkeit hergestellt und Fremdkörper werden weitgehend aus dem Auge und dem Bindehautsack gespült.

Die Bindehaut kann sich aber auch infolge von Reizungen durch Fremdkörper, durch das Eindringen von Krankheitserregern oder als Folge von Allergien entzünden. Eine solche **Bindehautentzündung** (Konjunktivitis) äußert sich vor allem durch Brennen, ein Fremdkörpergefühl im Auge, Rötungen und Tränenfluss. Bei einer Bindehautentzündung durch Bakterien sind in der Regel antibiotikahaltige Augentropfen wirksam, die in den Bindehautsack gegeben werden. Ist ein Fremdkörper die Ursache, muss er entfernt werden. Vor allem Viren können auf die Hornhaut übergreifen und dort zu einer Entzündung führen (**Keratitis**). Die Symptome ähneln denen der Bindehautentzündung, hinzu kommt manchmal eine Verschlechterung des Sehens durch Eintrübung der Hornhaut.

Mittlere Augenhaut und Kammerwasser

An die Lederhaut schließt sich die mittlere Augenhaut mit Aderhaut, Ziliarkörper und Regenbogenhaut an (Abb. 2, 3). Die Aderhaut, die den hinteren Teil des Auges nach innen umhüllt, liegt der Lederhaut an. Sie ist reich an Blutgefäßen, die die Netzhaut mit Sauerstoff versorgen. Die Aderhaut ist dunkel pigmentiert und sorgt dafür, dass es nicht zu Lichtreflexionen im Auge kommen kann. In Richtung Pupillenöffnung schließt sich der Ziliarkörper an die Aderhaut an. Der Ziliarkörper besteht aus Bindegewebsfasern, die als Aufhängung für die **Linse** des Auges dienen. Außerdem bildet er den ringförmigen **Ziliarmuskel**, der sich anspannen und auf diese Weise die Wölbung der Linse beeinflussen kann. Er sorgt so dafür, dass wir sowohl Objekte in der Nähe als auch in der Ferne scharf sehen können. Der Ziliarkörper ist nach innen hin aufgefaltet. In diesen Falten bildet sich das so genannte Kammerwasser als Filtrat aus dem Blutplasma, dessen Zusammensetzung der des Liquors ähnelt. Mit dem Kammerwasser, das zur Versorgung der gefäßlosen Hornhaut und der Linse dient, sind sowohl die **vordere** als auch die **hintere Augenkammer** gefüllt. Die Iris oder **Regenbogenhaut** liegt direkt vor dem Ziliarkörper – sie bildet zusammen mit der Hornhaut den **Kammerwinkel**, durch den das Kammerwasser in den **Schlemm-Kanal** abfließen kann. Dieser leitet das Wasser wieder in die venösen Blutgefäße zurück. Durch ein Gleichgewicht zwischen Produktion und Abfluss des Kammerwassers bleibt der Augeninnendruck in etwa gleich.

Beim **grünen Star** (Glaukom) erhöht sich der Augeninnendruck. Ursache ist meist eine Abflussstörung des Kammerwassers, die altersbedingt oder durch eine Krankheit (z. B. Diabetes mellitus) entstehen kann. Da durch den erhöhten Augeninnendruck der Sehnerv geschädigt wird, muss der grüne Star rasch behandelt werden, um einer Erblindung vorzubeugen. Entdeckt wird die Krankheit oft erst, wenn die Sehfähigkeit bereits nachgelassen hat. Behandelt wird sie mit Augentropfen, die die Kammerwasserproduktion drosseln und die Abflussbedingungen verbessern. Unter Umständen ist eine Operation notwendig.

▸ 1 Aufbau des Augapfels

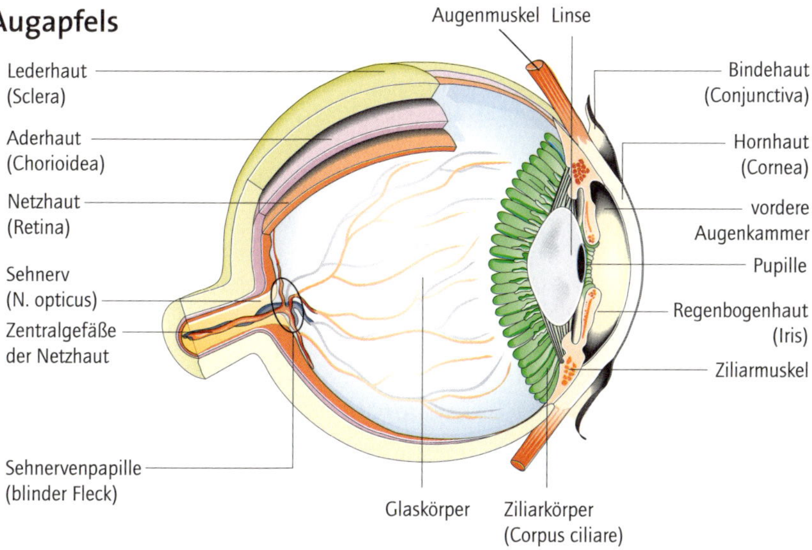

▸ 2 Iris und Linsenaufhängung

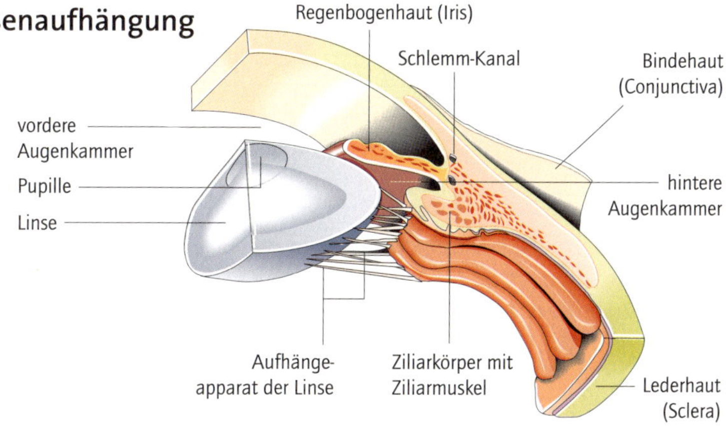

▸ 3 Augenlinse und Augenhäute

- Die beidseitig konvexe Linse ist hinter der Pupille durch den Ziliarkörper aufgehängt. Mit dem Ziliarmuskel ist sie über Fasern aus Bindegewebe verbunden. Die äußere Augenhaut wird von Lederhaut und Hornhaut gebildet, die mittlere Augenhaut aus Aderhaut, Ziliarkörper und Iris.

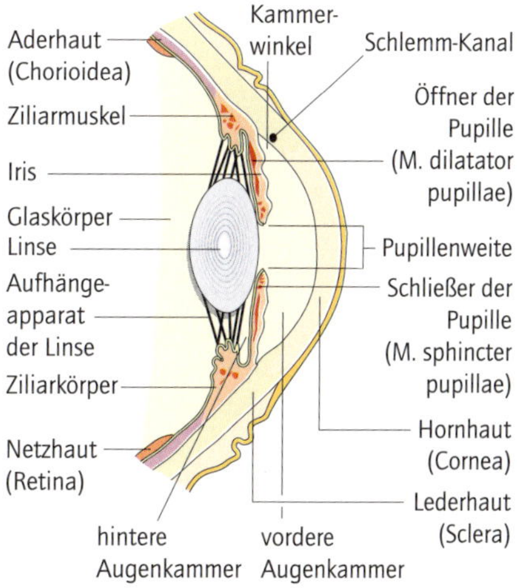

Auge: optischer Apparat

Die Regenbogenhaut mit der Pupille gehört zur mittleren Augenhaut. Die Fotorezeptoren der Netzhaut haben die Aufgabe, jedes Bild, das die Augen aufnehmen, über den Sehnerv an das Gehirn zu leiten.

Regenbogenhaut und Pupille

Die Regenbogenhaut besteht aus Bindegewebe und Muskelschichten; sie ist der farbige Teil des Augapfels. In ihrer Mitte befindet sich ein Loch, die Pupille, das je nach Lichteinfall durch zwei Ringmuskeln verengt oder vergrößert werden kann. Bei starkem Lichteinfall verengen sich die Pupillen der Augen (**Miosis**) durch die Anspannung des parasympathisch gesteuerten **Pupillenschließer**, ebenso wie beim Nahsehen (**Konvergenzreaktion**) und bei Müdigkeit (Abb. 1). Bei Dunkelheit wird das sympathische Nervensystem aktiv. Durch den **Pupillenerweiterer** vergrößern sich die Pupillen und mehr Licht fällt ins Auge.

Innere Augenhaut

Die innere Augenhaut besteht aus der **Netzhaut** und dem **Pigmentepithel**, das der Netzhaut aufliegt und sich bis zum Rand der Pupillen zieht. Die Netzhaut enthält die eigentliche bildaufnehmende Schicht mit den Fotorezeptoren. In diesem Bereich liegt auch der Austritt des Sehnervs (Papille), auch **blinder Fleck** genannt.

Das Pigmentepithel verhindert Lichtreflexionen innerhalb des Auges, damit nur das tatsächlich Gesehene zum Sehnerv geleitet wird. Das Pigmentepithel haftet durch den Augeninnendruck an der Netzhaut; richtig verbunden ist es mit ihr nur nahe der Papille.

Mit Nährstoffen und Sauerstoff wird die Netzhaut über die **zentrale Netzhautarterie** versorgt. Die zentrale Netzhautvene transportiert das „verbrauchte" Blut. Die äußeren Netzhautschichten werden auch über das Pigmentepithel versorgt.

Aufbau und Funktion der Netzhaut

Die Fotorezeptoren der Netzhaut (**Zapfen** und **Stäbchen**) liegen auf der dem Pigmentepithel zugewandten Fläche der Netzhaut. Dem Glaskörper zugewandt sind dagegen die Nervenfortsätze (**Axone**), die, zum Sehnerv gebündelt, das Auge am blinden Fleck (Papille) verlassen, wo keine Fotorezeptoren liegen. Die Fotorezeptoren, ebenfalls Nervenzellen, stehen mit einer Schicht weiterer Nervenzellen (**Bipolarzellen**) in Kontakt, die die aufgefangenen Impulse aufnehmen und weiterleiten. So kommen die Signale dann zu den **Ganglienzellen**, deren Axone sich zum Sehnerv verbinden. Weitere Zellen wie die amakrinen Zellen und die Horizontalzellen helfen bei der Verarbeitung der Informationen; die Stützzellen stützen das Gewebe (Abb. 2).

Die Zapfen sind für das Farbsehen zuständig, die Stäbchen für das Sehen in der Dämmerung. Die meisten Zapfen befinden sich dort, wo das Licht direkt auf die Netzhaut trifft. Dieser Bereich wird als **gelber Fleck** bezeichnet. Eine kleine Grube inmitten dieses Flecks, die **Sehgrube** (Fovea centralis), ist der Bereich des schärfsten Sehens – sie enthält nur Zapfen, keine Stäbchen. Dafür nimmt die Zahl der Stäbchen zum Rand der Netzhaut immer mehr zu, denn die Stäbchen können auch mit relativ wenig Licht bereits ein Bild zusammensetzen.

Optischer Apparat

Die beiderseits konvexe Linse, die hinter der Pupille durch den Ziliarkörper aufgehängt ist, besteht aus durchsichtigen Eiweißfasern. Sie ist über Bindegewebsfasern mit dem Ziliarmuskel verbunden. Dieser Muskel ist dafür zuständig, die Brechkraft der Linse zu vergrößern oder zu verkleinern. Hinter der Linse schließt sich der transparente Glaskörper an, der aus einer gallertigen, aber formstabilen Masse besteht.

Akkommodation

Damit auf der Netzhaut ein scharfes Bild entsteht, muss das einfallende Licht gebündelt werden. Bei einer Kamera kann der Abstand zwischen Objektiv und Film eingestellt werden, das Auge dagegen muss seine Brechkraft erhöhen. Hornhaut, Kammerwasser, Linse und Glaskörper brechen das Licht – insgesamt liegt die **Brechkraft des Auges** bei ca. 60 **Dioptrien**; auf der Netzhaut wird das Bild umgekehrt abgebildet. Unter Dioptrien versteht man den Kehrwert der in Metern gemessenen Brennweite einer Linse. Die Sehschärfe hängt davon ab, aus welchem Abstand zwei bestimmte Punkte noch zu erkennen sind. Für das Nah- und Fern-Sehen muss die Brechkraft des Auges ständig geändert werden. Wird ein Punkt in der Nähe betrachtet, zieht sich der Ziliarmuskel zusammen, die Linse wölbt sich vor (**Nahakkommodation**, Abb. 3a) und ihre Brechkraft erhöht sich. Schweift der Blick dagegen in die Ferne, erschlafft der Ziliarmuskel, die Aufhängefasern der Linse spannen sich und die Linse wird auseinander gezogen (**Fernakkommodation**, Abb. 3b).

▸ 1 Regulation der Pupillenweite

▸ Bei Dunkelheit und zur Ferneinstellung wird der Sympathikus aktiviert. Dieser steuert über den Pupillenerweiterer die Vergrößerung der Pupillen, sodass bei Bedarf mehr Licht ins Auge fällt.
Bei starkem Lichteinfall, Müdigkeit und zur Naheinstellung sorgt der vom Parasympathikus gesteuerte Pupillenschließer für eine Verengung der Pupillen.

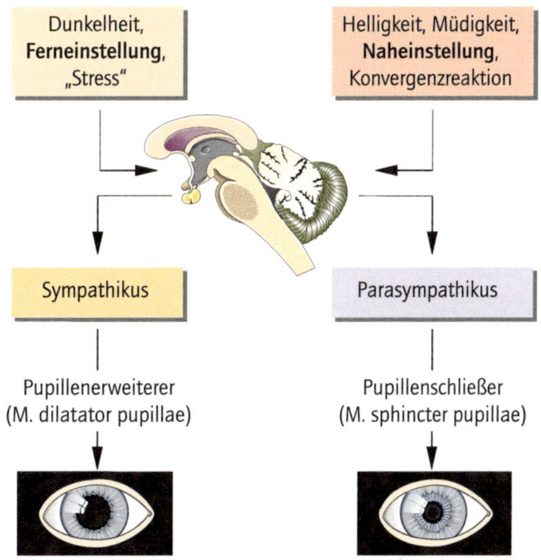

▸ 2 Schichten der Netzhaut

▸ Auf der dem Pigmentepithel zugewandten Fläche der Netzhaut liegen die Zapfen und Stäbchen. Dem Glaskörper zugewandt, an der Netzhautoberfläche, liegen die Axone. Zapfen und Stäbchen sind zudem mit den Bipolarzellen verbunden, die die aufgefangenen Impulse aufnehmen und an die Ganglienzellen leiten, deren Axone den Sehnerv bilden.

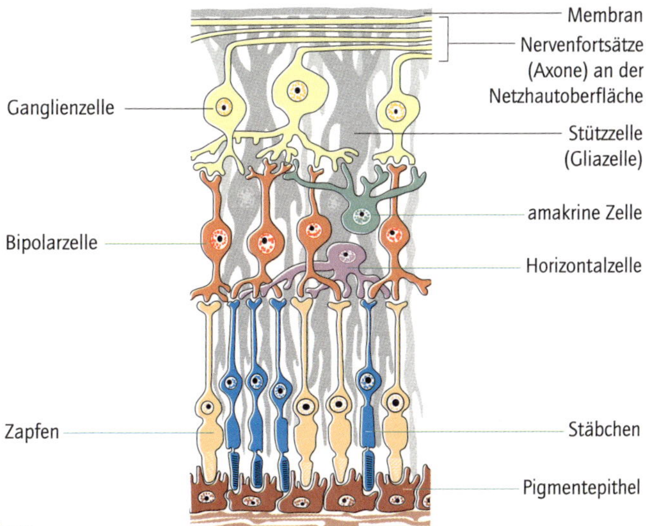

▸ 3 Prinzip der Akkommodation

▸ a) Nahakkommodation

▸ b) Fernakkommodation

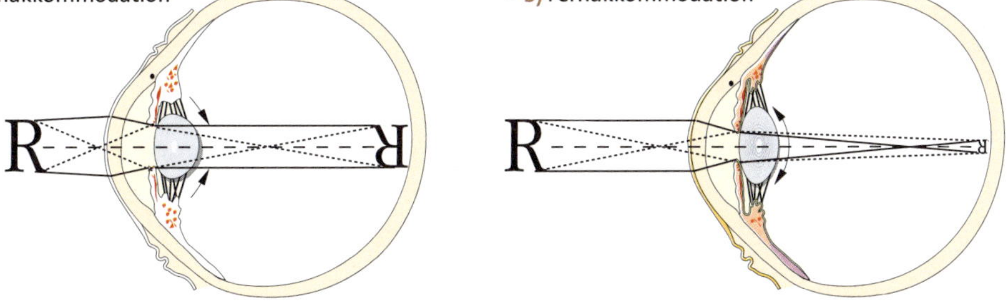

a) Ziliarmuskel gespannt
Aufhängefasern entspannt
Linse stärker gekrümmt

b) Ziliarmuskel entspannt
Aufhängefasern gespannt
Linse wird flacher

Auge: Wahrnehmung und Anpassung

Während beim Fern-Sehen die Augen parallel geradeaus blicken, um einen Gegenstand zu fixieren, sind die Pupillen beim Nah-Sehen zur Nase gerichtet.

Nur auf diese Weise kann ein Gegenstand auf einander entsprechenden Netzhautstellen beider Augen abgebildet werden und ein räumliches Bild entstehen. Diese Bewegung der Augäpfel zur Nase hin wird als **Konvergenzreaktion** bezeichnet.

Sehfehler

Bei Normalsichtigen werden die Lichtstrahlen – ob aus der Ferne oder Nähe – so gebündelt, dass direkt auf der Netzhaut ein Bild entsteht, das an den Sehnerv weitergeleitet wird. Bei Sehfehlern vereinigen sich die Lichtstrahlen jedoch entweder vor oder hinter der Netzhaut, sodass auf der Netzhaut nur ein unscharfes Bild ankommt (Abb. 1). Bei **Kurzsichtigkeit** ist meistens der Augapfel zu lang, sodass es – werden Gegenstände in der Ferne betrachtet – zum Scharfstellen des Bildes (zur Bündelung der Lichtstrahlen) schon vor der Netzhaut kommt. Bei **Weitsichtigkeit** ist es genau umgekehrt – das Bild naher Gegenstände wird hinter die Netzhaut projiziert, sodass diese unscharf erscheinen.

Ausgeglichen wird Kurzsichtigkeit durch eine Sehhilfe mit einer Zerstreuungslinse; bei Weitsichtigkeit ist eine Sehhilfe mit Sammellinse notwendig. Bei der **Blindheit** ist kein Sehvermögen mehr vorhanden. Blindheit kann entweder angeboren sein oder durch Erkrankungen bzw. Verletzungen entstehen.

Erregung der Fotorezeptoren

Wenn Lichtstrahlen auf die Netzhaut fallen, werden die Fotorezeptoren der Netzhaut, die **Zapfen** und **Stäbchen**, erregt. Sie setzen die ankommenden Sehinformationen in Nervensignale um, die an die anderen Nervenzellen der Netzhaut und über den Sehnerv zum Gehirn weitergeleitet werden.

Wenn Lichtstrahlen auf die Netzhaut treffen, zerfallen lichtempfindliche Stoffe in den Fotorezeptoren **(Sehfarbstoffe = Fotopigmente)**. So kommt es in den Fotorezeptoren zur Bildung eines Generatorpotenzials (▸ S. 208) und in den an die Fotorezeptoren anschließenden Nervenzellen (Neuronen) zur Entstehung eines Aktionspotenzials – es entsteht also ein Nervenimpuls, eine Erregung, die von den Fotorezeptoren weitergeleitet wird.

Die Zapfen sind vorwiegend für das Farbensehen, die Stäbchen für das Dämmerungssehen zuständig. Das Fotopigment der Stäbchen ist der **Sehpurpur** (Rhodopsin), der u. a. aus einem Stoff namens **Retinol** besteht, welcher aus dem in der Nahrung enthaltenen Vitamin A gebildet wird. Das Rhodopsin zerfällt, sobald nur etwas Licht auf die Netzhaut trifft. Es wird aber unter geringem Lichteinfluss rasch wieder aufgebaut, sodass weitere Lichtstrahlen die Stäbchen schnell wieder erregen können. Fällt viel Licht auf die Netzhaut (bei Tag), zerfällt mehr Rhodopsin, als wieder aufgebaut werden kann; daher sind dann vor allem die Zapfen aktiv.

Stäbchen und Zapfen ermöglichen, dass sich das Auge an veränderte Lichtverhältnisse anpassen kann. Bei geringem Lichteinfluss weitet sich die Pupille, sodass mehr Licht ins Auge fällt. Daraufhin erhöht sich die Empfindlichkeit der Zapfen und einige Zeit (bis zu einer halben Stunde) später haben sich auch die Stäbchen an die veränderten Lichtverhältnisse angepasst. In der Dämmerung baut sich das Rhodopsin rasch wieder auf, sodass die Stäbchen besonders aktiv sind. Das Licht trifft auf eine große Netzhautfläche, sodass viele Fotorezeptoren ein Neuron reizen. Dadurch erhöht sich die Empfindlichkeit des Auges für Lichtreize (Abb. 2). Bei Helligkeit sind die Stäbchen kaum aktiv, da nur wenig Sehfarbstoff verfügbar ist. Das Licht fällt durch eine verengte Pupille auf einen kleinen Netzhautabschnitt, sodass nur wenige Fotorezeptoren ein Neuron reizen. Dadurch verringert sich zwar die Empfindlichkeit des Auges für Lichtreize, die Sehschärfe nimmt aber zu.

Die Zapfen enthalten verschiedene Fotopigmente, je nachdem auf welche Wellenlänge des Lichts sie spezialisiert sind. Die unterschiedlichen Wellenlängen des Lichts lösen verschiedene Farbempfindungen aus; daher gibt es Zapfen, die für die Wahrnehmung von Gelbrot, Grün und Blauviolett zuständig sind (Abb. 3).

Sehbahn

Damit ein Bild entsteht, müssen die Nervenimpulse der Netzhaut an den rechten und linken Sehnerv geleitet werden. Die Sehnerven tauschen an der **Sehnervenkreuzung** Fasern aus und ziehen sich als **linke** und **rechte Sehbahn** weiter zum Thalamus sowie zum Mittelhirn. Der Thalamus leitet die Signale zur **primären Sehrinde** im Großhirn weiter, die aus den Informationen ein Bild zusammensetzt. Die zum Mittelhirn geleiteten Impulse rufen z. B. den Pupillenreflex, die Verengung oder Weitung der Pupillen, hervor.

▸1 Sehfehler

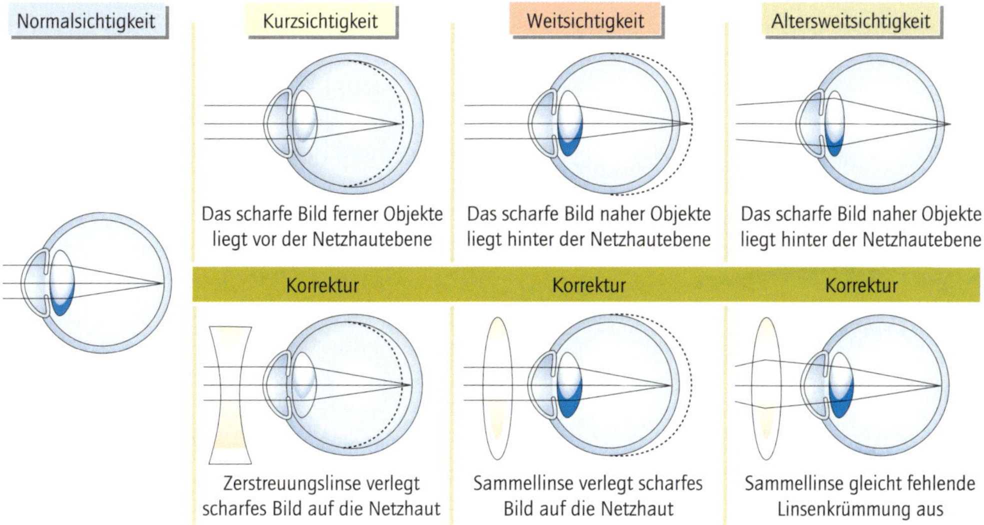

▸2 Wahrnehmung der Farben

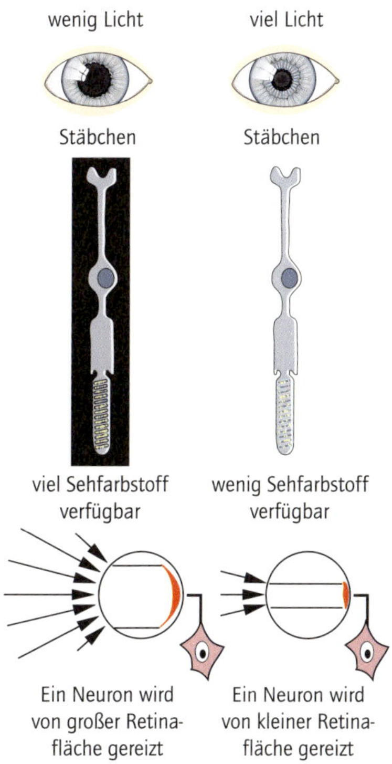

▸3 Hell-dunkel-Anpassung

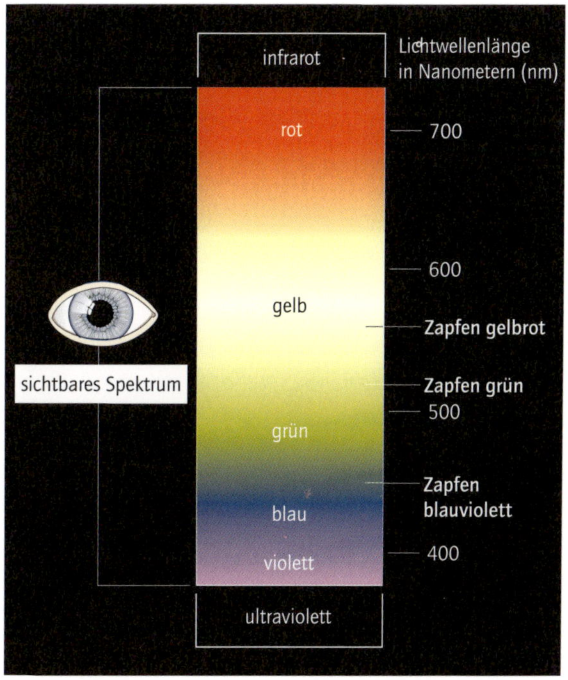

Ohr: äußeres Ohr und Mittelohr

Das Ohr gliedert sich in drei Abschnitte: das äußere Ohr, das Mittelohr und das Innenohr, in dem sich das Gleichgewichtsorgan befindet (Abb. 1).

Das Ohr hat zwei Funktionen – einerseits nimmt es den eintreffenden Schall (Töne, Geräusche) auf und wandelt ihn in Nervensignale um, die vom VIII. Hirnnerv (**Nervus vestibulocochlearis**) ans Gehirn geleitet werden, andererseits ist es für den Gleichgewichtssinn zuständig. Auch diese Impulse werden über den Nervus vestibulocochlearis ans zentrale Nervensystem geleitet.

Äußeres Ohr

Das äußere Ohr besteht aus der knorpeligen, mit Haut überzogenen **Ohrmuschel** (die Ohrläppchen bestehen aus Fettgewebe) und dem **äußeren Gehörgang**. Die Ohrmuschel ist wie ein abgeflachter Trichter geformt, um den Schall bestmöglich aufzufangen. Allerdings werden die Schallwellen zum Teil durch den Rand der Ohrmuschel gestreut, wenn sie von hinten oder von vorn kommen. Auf diese Weise kann die Richtung wahrgenommen werden, aus der die Geräusche kommen. Der äußere Gehörgang leitet die Schallwellen zum **Trommelfell**. Er ist mit Haut ausgekleidet und enthält Haare sowie **Zeruminaldrüsen**, die das **Ohrenschmalz** (Zerumen) herstellen. Das Ohrenschmalz transportiert Fremdkörper nach außen und kann Krankheitserreger unschädlich machen. Das Trommelfell, eine dünne, elastische Membran, trennt den äußeren Gehörgang vom Mittelohr.

Mittelohr

Das Mittelohr (Abb. 2) besteht vor allem aus einem mit Luft gefüllten Raum (Paukenhöhle) im Felsenbein des Schädels. In der **Paukenhöhle** befinden sich die **Gehörknöchelchen Hammer**, **Amboss** und **Steigbügel**. Die Paukenhöhle ist über einen Kanal, die **Ohrtrompete** (eustachische Röhre, Tube), mit dem Nasen-Rachen-Raum verbunden. Zum Mittelohr gehören auch die Hohlräume des Warzenfortsatzes (**Mastoidzellen**).

Die Paukenhöhle ist mit Luft gefüllt, damit das Trommelfell frei schwingen kann, wenn es durch Schallwellen in Schwingung versetzt wird. Über die Ohrtrompete wird das Mittelohr belüftet, damit im äußeren Gehörgang und in der Paukenhöhle der gleiche Luftdruck besteht, denn nur so kann das Trommelfell schwingen. Die Ohrtrompete öffnet sich beim Schlucken und Gähnen.

Die drei Gehörknöchelchen setzen sich zu einer Kette zusammen, die vom Trommelfell bis zur Grenze zum Innenohr reicht. Der Hammer ist mit seinem „Griff" in der Mitte des Trommelfells befestigt. Der eine Fortsatz des Hammers ist über ein Gelenk mit dem Amboss verbunden. Auch zwischen Amboss und Steigbügel besteht eine Gelenkverbindung. Der Steigbügel sitzt mit seinem Fuß einer kleinen Öffnung im Knochen zum Innenohr auf, die mit einer Membran überzogen ist und als **ovales Fenster** bezeichnet wird. Die Gehörknöchelchen leiten die Schwingungen des Trommelfells an das mit Flüssigkeit gefüllte Innenohr weiter. Die Luftschwingung wird hier in eine Knochenschwingung umgewandelt. Hinzu kommt außerdem, dass die Knöchelchen den Druck der Schallwellen verstärken (▸ S. 250), denn die Flüssigkeit im Innenohr ist schwerer in Schwingungen zu versetzen als Luft – die Geräusche sollen jedoch in Originallautstärke und nicht gedämpft an das Gehirn vermittelt werden. Zwei Muskeln halten die Gehörknöchelchenkette unter Spannung.

Häufige Mittelohrerkrankungen

Zu den häufigen Erkrankungen des Mittelohrs gehört der **Tubenkatarrh**, bei dem sich die Ohrtrompete z. B. als Folge einer Erkältung verschließt. Das Mittelohr kann nicht mehr belüftet werden, das Trommelfell nicht mehr frei schwingen, wodurch das Hören erschwert wird. Bei fortgeschrittener Erkrankung kann sich ein Sekret in der Paukenhöhle bilden (**Paukenerguss**), das zähflüssig wird, was dazu führen kann, dass die Gehörknöchelchen versteifen. Bei einer **Ohrenspiegelung** kann der Arzt mithilfe des Ohrenspiegels feststellen, ob das Trommelfell gesund aussieht oder gerötet ist und ob es noch frei schwingen kann. Ist Letzteres nicht der Fall, kann dies ein Indiz für einen Tubenkatarrh bzw. einen Paukenerguss sein. Befindet sich Flüssigkeit in der Paukenhöhle, muss der Arzt das Trommelfell öffnen, damit die Flüssigkeit ablaufen kann. Die Öffnung schließt sich dann von selbst.

Eine **akute Mittelohrentzündung** wird oft durch Krankheitserreger hervorgerufen, die über die Ohrtrompete ins Mittelohr gelangen. Es bildet sich ein eitriges Sekret, das auf das Trommelfell drückt, was heftige Schmerzen verursacht. Oft reißt das Trommelfell nach einiger Zeit ein, der Eiter fließt ab, die Schmerzen lassen nach. Behandelt wird die Krankheit mit Antibiotika und abschwellenden Nasentropfen. In manchen Fällen muss der Arzt das Trommelfell öffnen.

▸ 1 Aufbau des Ohrs

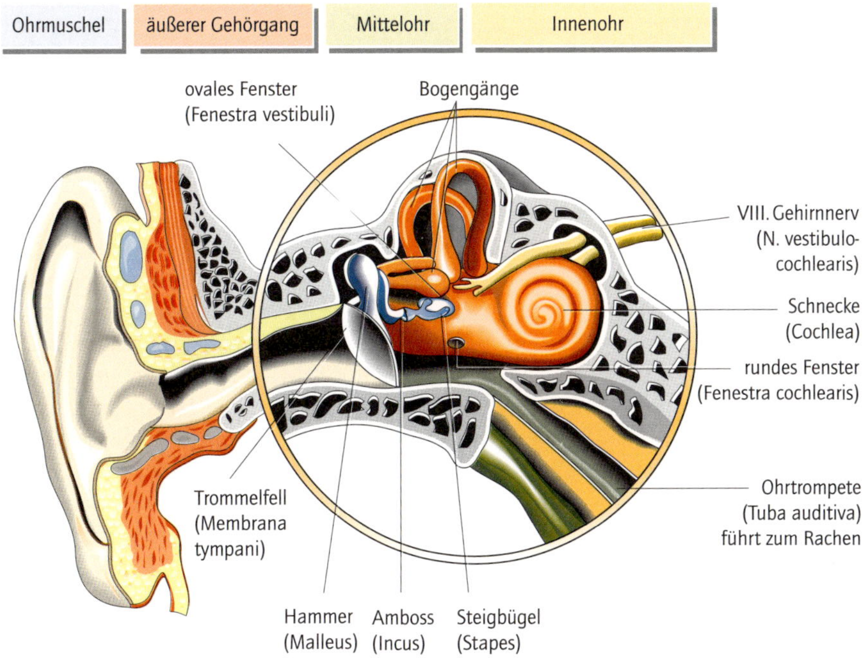

▸ 2 Mittelohr

- Das Mittelohr befindet sich im Felsenbein des Schädels und besteht hauptsächlich aus einem mit Luft gefüllten Raum (Paukenhöhle), in dem Hammer, Amboss und Steigbügel liegen. Diese bilden eine Kette, die sich vom Trommelfell bis zur Grenze zum Innenohr zieht. Der Steigbügel sitzt einer mit einer Membran überzogenen Öffnung (ovales Fenster genannt) auf.

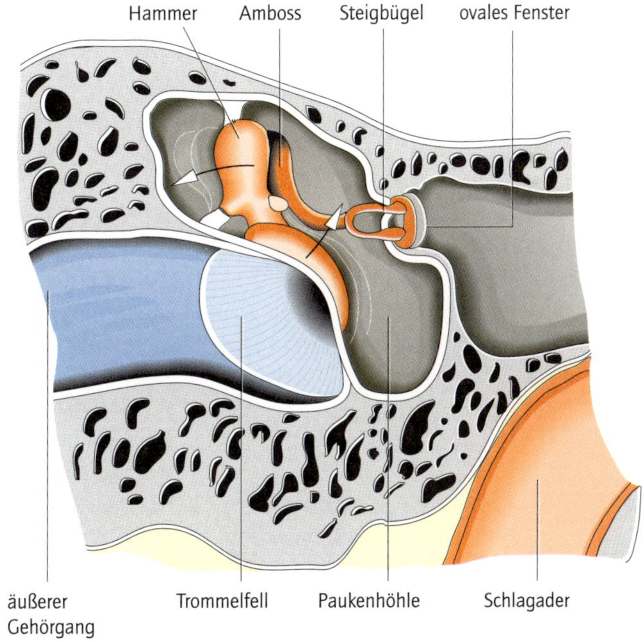

Ohr: Innenohr und Hörvorgang

An das Mittelohr grenzt das mit Flüssigkeit (Lymphe) gefüllte Innenohr an, welches das eigentliche Hörorgan enthält.

Innenohr

Das Innenohr liegt im Felsenbein. Es besteht aus der **Schnecke** (Cochlea), die das Hörorgan, das **Corti-Organ** mit den Sinnesrezeptoren, beherbergt, sowie aus den **Bogengängen** und dem **Vorhof**, in denen die Sinneszellen für den Gleichgewichtssinn liegen (Abb. 1). Von der Schnecke führt der Anteil des VIII. Hirnnervs weg, der für die Weiterleitung der Hörimpulse zuständig ist. Mit dem Mittelohr ist das Innenohr über zwei mit Membranen überzogene Öffnungen, das ovale und das **runde Fenster**, verbunden. Das runde Fenster sorgt für den Druckausgleich, wenn die Schwingungen des Steigbügels auf die Flüssigkeit im Innenohr übertragen werden.

Die Schnecke, die einem Schneckenhaus mit zweieinhalb Windungen ähnelt, besteht aus einem knöchernen und einem häutigen Teil (Abb. 2). Der knöcherne Teil ist mit **Perilymphe** gefüllt, die hinsichtlich ihrer Zusammensetzung der Hirn- und Rückenmarksflüssigkeit ähnelt. Er bildet den Schneckengang, der in zwei Etagen, die **Vorhoftreppe** (Scala vestibuli = obere Etage) und die **Paukentreppe** (Scala tympani = untere Etage), aufgeteilt ist. Zwischen diesen beiden Etagen befindet sich die häutige Schnecke, ein Hohlraum, der durch zwei Membranen (nach oben durch die **Reissner-Membran**, nach unten durch die **Basilarmembran**) abgetrennt und mit **Endolymphe**, die der Intrazellularflüssigkeit ähnelt, gefüllt ist. Die Basilarmembran trägt das Corti-Organ. Dieses besteht aus bis zu 25 000 **Haarzellen**, den Sinneszellen des Hörorgans, die kleine Härchen tragen. Diese Härchen ragen wiederum in eine weitere Membran (**Deckmembran** oder Membrana tectoria) hinein. Nach unten hin sind die Haarzellen mit dem VIII. Hirnnerv verbunden.

Schallwellen und Hörvorgang

Um den Hörvorgang zu verstehen, ist es wichtig zu wissen, dass es sich beim Schall um die Ausbreitung mechanischer Schwingungen sowohl in der Luft als auch in Flüssigkeiten handelt. Die Luft oder die Flüssigkeit wird durch Geräusche in Schwingungen versetzt, die sich wellenförmig ausbreiten und schließlich auslaufen (Schallwellen). Die Tonhöhe ist dabei abhängig von der Häufigkeit der Schwingungen pro Sekunde (**Frequenz**) – je geringer die Frequenz, desto tiefer ist der Ton. Die Frequenz wird in Hertz gemessen; eine Schwingung pro Sekunde entspricht einem **Hertz** (Hz). Die Lautstärke wird in **Dezibel** (dB) angegeben (▸ S. 252).

Gelangen nun Schallwellen in den äußeren Gehörgang, werden sie ans Trommelfell geleitet, das in Schwingungen versetzt wird (Luftleitung). Das Trommelfell überträgt die Schwingungen auf die Gehörknöchelchen, die sie wiederum über das ovale Fenster ans Innenohr weitergeben. Da das Trommelfell wesentlich größer ist als der dem ovalen Fenster aufsitzende Fuß des Steigbügels, üben die Schallwellen auf das ovale Fenster einen größeren Druck aus – die Schallwellen werden auf diese Weise verstärkt, denn die Flüssigkeit im Innenohr leitet die Schwingungen nicht so gut wie Luft. Wird nun die Flüssigkeit in der Schnecke in Bewegung versetzt, entstehen fortlaufende Wellen (**Wanderwellen**, Abb. 3). Diese laufen durch die obere Etage der Schnecke bis zur Schneckenspitze (**Helicotrema**), und dann in der unteren Etage am runden Fenster aus. Die häutige Schnecke wird ebenfalls in Schwingungen versetzt. Wenn die Deckmembran, in der sich die Härchen der Haarzellen befinden, in Schwingungen gerät, werden gleichermaßen die Härchen und die äußeren Haarzellen bewegt. Durch eigene Aktivität verstärken diese die Schwingung der Deckmembran.

Überschreitet die Stimulation der Härchen eine bestimmte Stärke, entstehen in den Haarzellen Generatorpotenziale (▸ S. 208), welche in den Nervenfasern des VIII. Hirnnervs, mit dem die Haarzellen verbunden sind, Aktionspotenziale auslösen. Diese werden daraufhin an das Hörzentrum im Großhirn weitergeleitet, das die Nervenimpulse in Geräusche, Töne und Klänge „zurückübersetzt".

Dass wir verschiedene **Tonhöhen** wahrnehmen können, verdanken wir der Form der Basilarmembran. Sie läuft zu Beginn der Schnecke am ovalen Fenster spitz zu und verbreitert sich zum Ende der Schnecke immer mehr. Auf diese Weise können sich nur Schallwellen tiefer Töne bis zum Ende der Schnecke ausbreiten. Hohe Töne werden nämlich rascher gedämpft als tiefe (u. a. auch durch die Endolymphe, die in der häutigen Schnecke zu finden ist). Es gibt daher für jede Frequenz des Schalls eine Stelle auf der Basilarmembran, auf der die Schwingung das Maximum erreicht. Für hohe Frequenzen befindet sie sich am Anfang der Schnecke, für tiefe an deren Ende.

▸1 Bogengänge

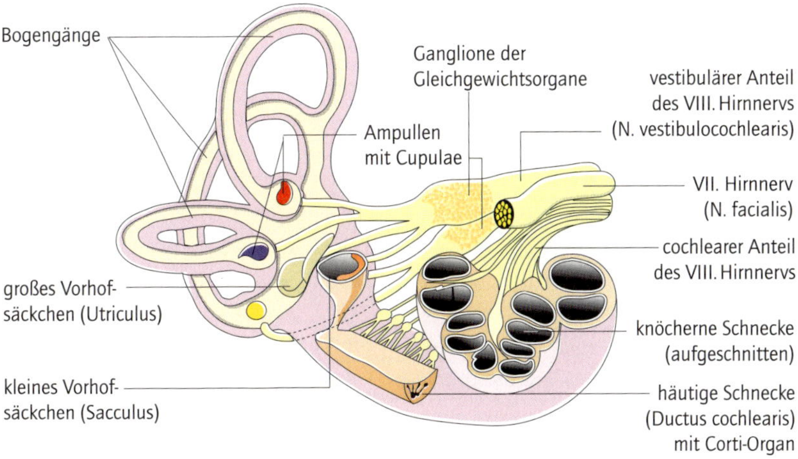

▸2 Schnitt durch die Schnecke

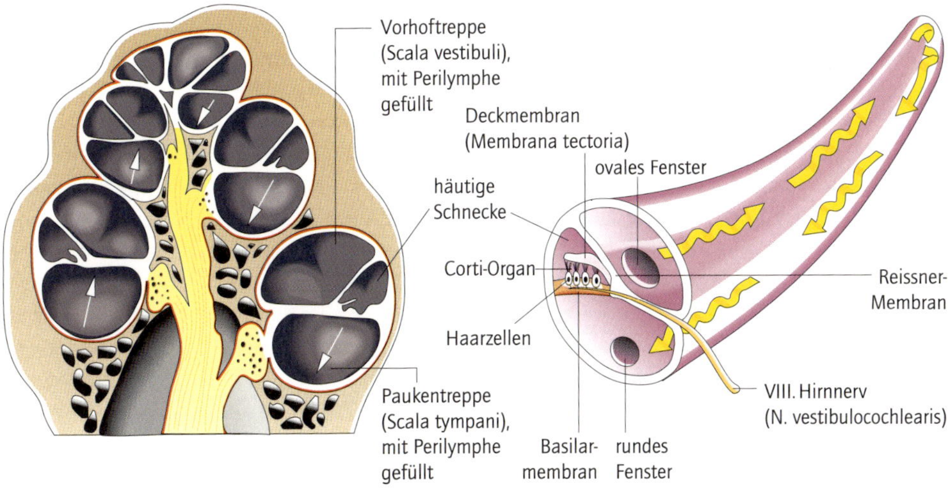

▸3 Signalverarbeitung

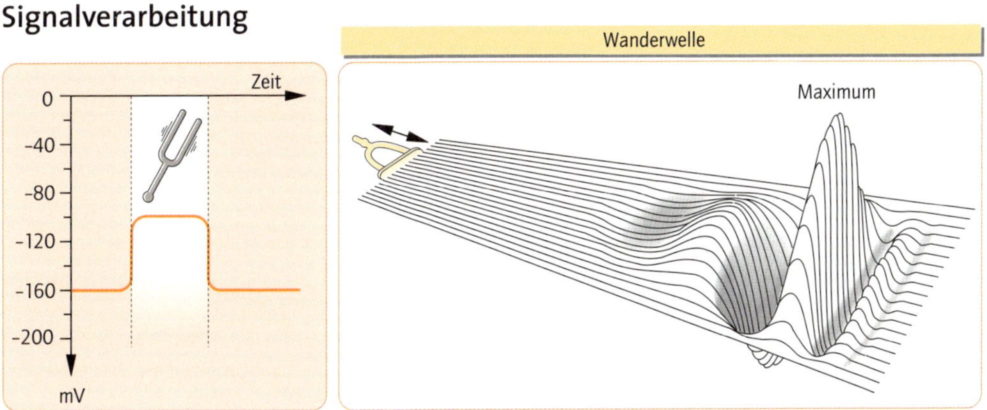

Ohr: Funktionsstörungen

Das gesunde Gehör erkennt Schallfrequenzen von 16 bis 20 000 Hz; mit zunehmendem Alter nimmt die Fähigkeit, hohe Frequenzen zu hören, langsam ab.

Lautstärke

Die Lautstärke wird in **Dezibel** (dB) oder **Phon** angegeben (beide entsprechen sich in etwa), wobei Flüstern einer Lautstärke zwischen 15 und 40 dB, die Lautstärke eines entfernten Presslufthammers ca. 80 dB entspricht. Ab 130 dB schmerzen die Ohren (Abb. 1). Sehr tiefe und hohe Töne werden schlechter gehört (Abb. 2).

Prüfung der Hörfunktion

Die Hörfunktion wird u. a. mithilfe der so genannten **Audiometrie** überprüft. Bei der **Tonaudiometrie** werden dem Patienten über einen Kopfhörer Töne in verschiedenen Tonhöhen vorgespielt – der Patient muss angeben, wann die Töne für ihn hörbar werden. Dann wird die Knochenleitung geprüft, indem ein Instrument, das Töne aussendet, hinter das Ohr gesetzt wird. Auch hier muss der Patient angeben, wann er die Töne erstmals hört. Die Werte werden in ein Diagramm eingetragen und ausgewertet. Bei der **Sprachaudiometrie** werden dem Patienten Zahlwörter und einsilbige Wörter in einer einheitlichen Lautstärke vorgespielt, die er wiederholen muss – die Lautstärke wird nach und nach erhöht. Auf diese Weise kann festgestellt werden, wie groß der Hörverlust für Sprache ist. Das Gehör von kleinen Kindern wird mittels der **elektrischen Reaktions-Audiometrie** getestet. Bestimmte akustische Reize rufen ganz spezielle Hirnströme hervor, die ähnlich wie bei einem Elektroenzephalogramm (EEG) aufgezeichnet werden können. Ob eine Minderung der Hörfunktion vorliegt, kann dadurch erkannt werden, ab welcher Lautstärke sich Hirnströme messen lassen.

Formen der Schwerhörigkeit

Es gibt zwei Formen der Schwerhörigkeit: die **Schallleitungsschwerhörigkeit**, bei der die Übertragung der Schallschwingungen an die Haarzellen gestört ist, und die **Schallempfindungsschwerhörigkeit**, bei der Haarzellen oder Hörnerv geschädigt sind.

Zu den Ursachen für die Schallleitungsschwerhörigkeit gehört z. B. ein **Ohrschmalzpfropf**, der den äußeren Gehörgang blockiert. Wird der Pfropf entfernt, ist das Hörvermögen meist wiederhergestellt. Auch die **Otosklerose**, eine Erkrankung, bei der die Knochenzellen des knöchernen Labyrinths unkontrolliert wuchern, kann diese Form der Schwerhörigkeit auslösen. Bei der Otosklerose kommt es zunächst zu Knochenveränderungen um das ovale Fenster. Der Fuß des Steigbügels wird eingemauert, sodass er den Schall nicht mehr ans Innenohr weiterleiten kann. Die Ursachen für die Otosklerose sind ungeklärt, vermutet wird eine erbliche Veranlagung. Die Behandlung besteht in einer Operation, bei der ein Großteil des Steigbügels entfernt und eine Prothese mit dem Amboss verbunden wird.

Bei der Schallempfindungsschwerhörigkeit liegt die Störung im Bereich des Innenohrs, des Hörnervs oder des Gehirns. Bei der Lärm- wie bei der **Altersschwerhörigkeit** sind die Haarzellen im Innenohr geschädigt; unter Umständen sterben einige auch ab. Im ersteren Fall ist häufiger starker Lärm die Ursache für die Schädigung der Haarzellen, im letzteren Fall kommen vermutlich mehrere Faktoren zusammen: u. a. der normale Alterungsprozess, Lärm sowie Alkohol und Nikotin. Hilfe bieten Hörgeräte, die entweder hinter dem Ohr oder im Ohr getragen werden.

Auch ein **akustisches Trauma**, bei dem kurze, sehr laute Geräusche in unmittelbarer Nähe auf das Ohr einwirken, kann zur – glücklicherweise meist vorübergehenden – Schwerhörigkeit führen.

Bei einem **Hörsturz** kommt es plötzlich zu Schwerhörigkeit, manchmal sogar zur Ertaubung meist eines Ohrs. Die Ursachen für einen Hörsturz sind noch nicht völlig geklärt, vermutet wird, dass Durchblutungsstörungen des Innenohrs und Stress eine Rolle spielen. Bei einem Hörsturz muss rasch der Arzt aufgesucht werden, der z. B. Infusionen gegen Durchblutungsstörungen verordnet. Manchmal erholt sich das Ohr von selbst.

Unter der Bezeichnung **Tinnitus** versteht man **Ohrgeräusche**, die nur der Betroffene hören kann. Beim ersten Auftreten sollte der Arzt konsultiert werden, denn z. B. mit Infusionen, die die Durchblutung des Innenohrs verbessern, kann oft gegen Ohrgeräusche vorgegangen werden. Nach drei bis sechs Monaten geht der Tinnitus in seine chronische Form über. Dann kann z. B. ein Tinnitus-Masker verordnet werden, ein Gerät, das durch angenehmere Töne die Ohrgeräusche überdeckt.

Bei einer an **Taubheit** grenzenden Schwerhörigkeit kann unter Umständen ein **Innenohr-Implantat** (Cochlear Implant) einen Teil der Hörfähigkeit wiederherstellen, vorausgesetzt, die Taubheit tritt infolge einer Schädigung der Haarzellen auf und der Hörnerv ist intakt.

▸1 Lautstärke

▸ Die Lautstärke wird in Dezibel oder Phon gemessen. Auf dieser Skala liegt z. B. das Gehen auf weichem Teppich zwischen 5 und 20 Dezibel, der Hauptsprachbereich oder Radioklänge in Zimmerlautstärke liegen zwischen 40 und 60 Dezibel, die Schmerzgrenze wird bei 130 Dezibel überschritten. Ab 180 Dezibel kann der Schalldruck tödlich sein.

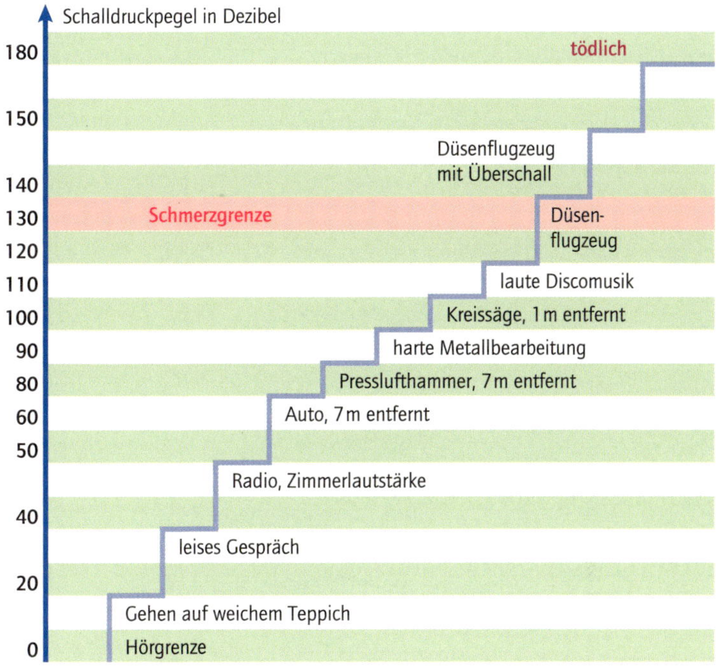

▸2 Hörbereiche

▸ Ein Mensch mit gesundem Gehör kann Schallfrequenzen zwischen 16 und 20 000 Hz wahrnehmen – dazwischen liegen die unterschiedlichen Hörbereiche, die von der Schallintensität abhängig sind. Die Hörschwelle zeigt an, ab wieviel dB Schall wahrgenommen werden kann und ab welcher Intensität er für die Ohren schädlich ist.

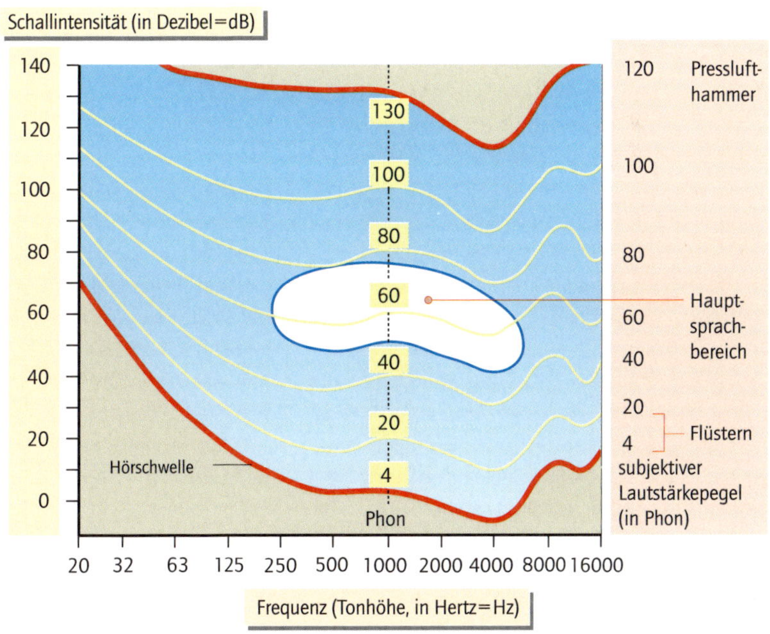

Ohr: Gleichgewichtsorgan

Das Ohr ist nicht nur für das Hören zuständig – es ist zugleich das Organ für den Gleichgewichtssinn, der dafür sorgt, dass wir unseren Kopf und unseren Körper aufrecht halten und unsere Körperhaltung an Lageveränderungen anpassen können.

Aufbau

Das Gleichgewichtsorgan (**Vestibularapparat**) besteht aus dem **Vorhof** mit dem **großen Vorhofsäckchen** (Utriculus) und dem **kleinen Vorhofsäckchen** (Sacculus) sowie den drei **Bogengängen** (Abb. 1). Es ist Teil des Innenohrs und liegt im knöchernen Labyrinth. An den Vorhof schließt sich auch die Schnecke des Hörorgans an. Der knöcherne Abschnitt des Gleichgewichtsorgans ist wie bei der Schnecke mit Perilymphe, die häutigen Abschnitte sind mit Endolymphe (▸ S. 250) gefüllt.

Utriculus und Sacculus, zwei von Membranen umgebene Säckchen, sind dafür zuständig, das Gleichgewicht bei geradliniger Bewegung (Treppensteigen) zu halten; außerdem stellen sie fest, in welcher Lage der Kopf sich zur Schwerkraft der Erde befindet – ob er aufrecht gehalten wird oder vielleicht nach unten hängt.

In der Wand von Utriculus und Sacculus ist jeweils ein Sinnesfeld, die **Makula** (Abb. 2), zu finden. Diese besteht aus einer gallertartigen Schicht, in deren Oberfläche kleine Kalksteinchen, die **Statolithen**, eingelagert sind. Daher wird sie auch als **Statolithenmembran** bezeichnet. Die Statolithen beschweren die Membran und sorgen somit dafür, dass bei jeder Kopfbewegung die Schwerkraft auf die Schicht einwirken kann, sodass sie sich bewegt. Von unten ragen kleine Härchen in die gallertige Membran hinein. Diese sitzen auf den Sinneszellen, die deshalb auch als Haarzellen bezeichnet werden. Die Härchen schwingen bei jeder Bewegung der Gallertmembran (also bei jeder Kopfbewegung) mit. Dabei regen sie die Haarzellen an, in denen daraufhin Generatorpotenziale entstehen. Die Haarzellen wiederum sind nach unten mit den Nervenfasern des VIII. Hirnnervs verbunden. Ein Generatorpotenzial in den Haarzellen bewirkt in den Nervenfasern die Entstehung eines Aktionspotenzials, sodass Informationen über Kopfbewegungen zum zentralen Nervensystem geleitet werden und dieses dann über Reflexe die Kopf- und Körperhaltung gegebenenfalls verändern kann.

Die Bogengänge des Ohrs sorgen dafür, dass das Gleichgewicht auch bei Drehbewegungen des Kopfs gehalten werden kann. Sie sind so angeordnet, dass jeder in eine andere Ebene des Raums – in die Höhe, die Breite und die Tiefe – ragt. Jeder Bogengang ist für eine andere Drehbewegung des Kopfs zuständig.

Die häutigen Bogengänge innerhalb der knöchernen Bogengänge sind mit Endolymphe gefüllt. Am Ende jedes Bogenganges befindet sich die Ampulle, die die Sinneszellen der Bogengänge beherbergt. Auch bei ihnen handelt es sich um Haarzellen, die an der Spitze kleine Härchen tragen. Diese Härchen ragen ebenfalls in eine gallertartige Masse, Cupula genannt (Abb. 3). Wird der Kopf gedreht, bewegt sich die Endolymphe in den Bogengängen. Dadurch wird die Cupula angestoßen, die Härchen der Haarzellen werden angeregt und leiten die Informationen über die Bewegung des Kopfs an die Haarzellen, in denen ein Generatorpotenzial entsteht. Dadurch entsteht in den mit den Haarzellen verbundenen Fasern des VIII. Hirnnervs wiederum ein Aktionspotenzial, das zum zentralen Nervensystem weitergeleitet wird. Dies schickt Signale an die Muskeln, dass sie die Körperhaltung verändern, wenn das Gleichgewicht bedroht ist. Diese Steuerung ist nicht dem Willen unterworfen, sondern geschieht reflektorisch.

Funktionsstörungen

Zur **Reisekrankheit**, die sich hauptsächlich durch Übelkeit, Erbrechen und Schwindelgefühl äußert, kann es durch heftige Bewegungen (z. B. das Schlingern eines Schiffs) kommen. Das Gleichgewichtsorgan im Ohr ist mit dem vegetativen Nervensystem verbunden, das bei starken Bewegungsreizen mit den oben genannten Symptomen reagieren kann. Meist hilft es bereits, wenn sich der Betroffene hinlegt. Spätestens wenn die starken Reize, die auf das Gleichgewichtsorgan einwirken, abklingen, legt sich auch die Reisekrankheit wieder.

Auch bei der **Menière-Krankheit** kommt es zur Beeinträchtigung des Gleichgewichtsorgans und damit zu starken Schwindelgefühlen. Der Grund: Bei dieser Krankheit kommt es aus bislang ungeklärten Ursachen zu einem Missverhältnis zwischen den beiden Flüssigkeiten im Ohr, der Perilymphe und der Endolymphe. Das führt dazu, dass die häutigen Anteile des Gleichgewichtsorgans einreißen können und sich die Flüssigkeiten vermischen. Infolge dessen kommt es zur Schädigung der Haarzellen im Gleichgewichtsorgan und zu starken Schwindelgefühlen. Bei einem akuten Menière-Anfall sollte sich der Betroffene hinlegen und Mittel gegen Übelkeit einnehmen.

▸ 1 Gleichgewichtsorgan

▸ Das Gleichgewichtsorgan ist dem Innenohr zugehörig. Es enthält u. a. das große und das kleine Vorhofsäckchen, die für die Haltung des Gleichgewichts bei geradlinigen Bewegungen und die Kontrolle der Kopfhaltung zuständig sind.

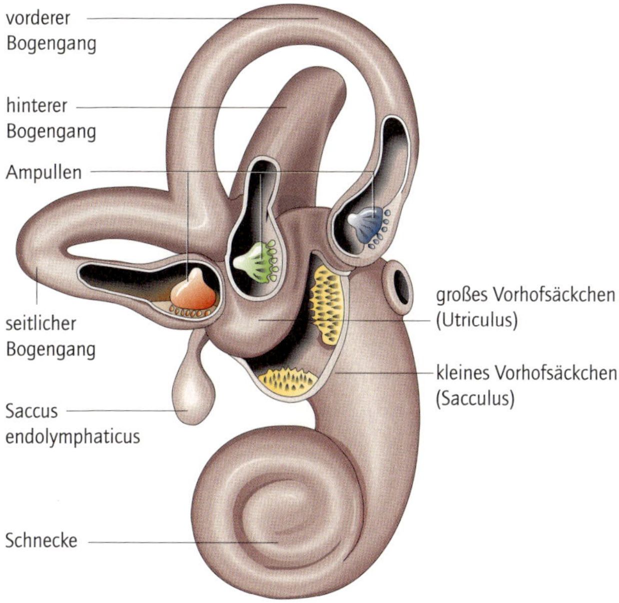

▸ 2 Aufbau der Makula

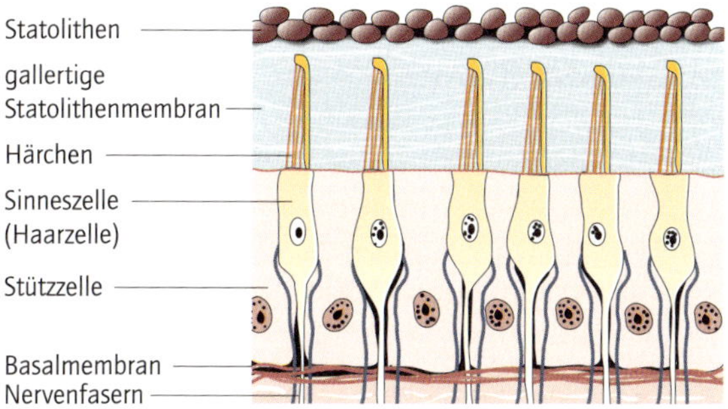

▸ 3 Ablenkung der Cupula bei Drehbewegung

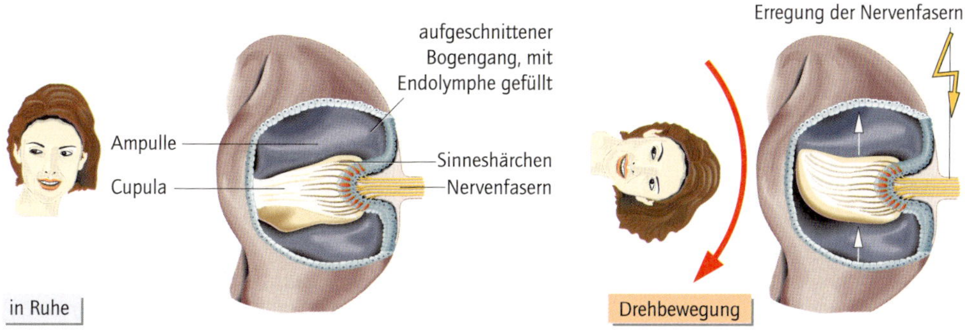

Geschmacks- und Geruchssinn

Der Geschmacks- und der Geruchssinn sind eng miteinander verknüpft. Das ist daran festzustellen, dass man fast gar nichts mehr schmeckt, wenn man bei einer Erkältung eine zugeschwollene Nase hat.

Außerdem arbeiten beide Sinne auf eine ähnliche Weise: Für die Aufnahme eines Geruchs bzw. Geschmacks sind Chemorezeptoren zuständig. Stoffe, die gerochen oder geschmeckt werden sollen, müssen direkt mit den Sinneszellen in Berührung kommen. Beide Sinne schützen den Körper bis zu einem gewissen Maß vor der Aufnahme verdorbener Speisen – wenn etwas schlecht schmeckt oder riecht, löst es Übelkeit aus.

Geschmackssinn

Auf der Zunge befinden sich die **Geschmacksknospen** (Abb. 1), die für die Registrierung des Geschmacks zuständig sind. Sie liegen hauptsächlich im Epithel der Wall- und Blattpapillen der Zunge, aber auch in der Mundschleimhaut, im Bereich des Rachens und des Kehldeckels sind noch welche zu finden. In ihnen liegen die Chemorezeptoren, die den Geschmack gelöster Stoffe aufnehmen. Die Geschmacksknospen bestehen aus **Geschmackszellen**, die von **Stützzellen** umgeben sind. Die **Geschmacksstiftchen** oder **Mikrovilli**, die aus der Öffnung der Geschmacksknospe **(Geschmacksporus)** herausragen, nehmen die Geschmacksreize auf und leiten sie weiter.

Wenn wir Speisen in den Mund nehmen und zerkauen, gelangen die darin enthaltenen Geschmacksstoffe in den Speichel, über den sie zu den Öffnungen der Geschmacksknospen transportiert werden. Sie werden dann von den Rezeptoren aufgenommen. Dadurch entsteht eine Erregung in den Sinneszellen, deren Nervenfasern gemeinsam mit dem VII. Hirnnerv **(Nervus facialis)** und dem IX. Hirnnerv **(Nervus glossopharyngeus)** zum **Geschmackskern** im verlängerten Mark ziehen. Die Nervensignale werden vom Geschmackskern an das Großhirn weitergeleitet.

Unterschiedliche Bereiche der Zunge sind für die verschiedenartigen Geschmacksempfindungen – süß, salzig, sauer und bitter – zuständig (Abb. 2). Wahrscheinlich enthalten die Geschmacksknospen der einzelnen Zungenbereiche unterschiedliche Rezeptoren, die jeweils auf eine bestimmte Geschmacksrichtung spezialisiert sind.

Geruchssinn

Unser Geruchssinn ist wesentlich empfindlicher als unser Geschmackssinn – etwa 4000 Gerüche kann ein Mensch voneinander unterscheiden. Gerüche, die mit der Luft zu den Sinneszellen für das Riechen gelangen, können z. B. vor Gefahren warnen (Feuer, Gas, verdorbene Nahrungsmittel), aber auch an der Entstehung von Emotionen beteiligt sein: So lösen Wohlgerüche oft angenehme Empfindungen aus, üble Gerüche dagegen Abneigung. Ebenso tragen Gerüche dazu bei, den Appetit anzuregen – der Geruch leckerer Speisen lässt das Wasser (Speichel) im Mund zusammenlaufen. Eine gewisse Rolle spielen Gerüche auch im sexuellen Bereich: Oft unbemerkt fühlt man sich auch vom Geruch eines potenziellen Sexualpartners angezogen. In früheren Zeiten hatten Sexuallockstoffe, die u. a. im Schweiß enthalten sind, jedoch eine viel größere Bedeutung als heute – schließlich sind wir in der Lage, unseren Eigengeruch mit Parfums, Deodorants usw. zu überdecken.

Wahrgenommen werden die Gerüche von den Sinneszellen der **Riechschleimhaut** (auch Riechepithel oder Riechfelder genannt), die unterhalb der Siebbeinplatte in beiden Nasenhöhlen liegt (Abb. 3). Die Riechschleimhaut besteht u. a. aus Stützzellen, Spüldrüsen und **Riechzellen.** Diese laufen zur einen Seite hin in **Riechhärchen** aus, die die Rezeptoren für Gerüche tragen. Zur anderen Seite bilden sie Nervenfasern des I. Hirnnervs **(Nervus olfactorius)**, die die Siebbeinplatte durchbrechen und sich zum Riechkolben hinziehen.

Fangen die Rezeptoren der Riechzellen gasförmige, riechende Stoffe auf, die mit der Atemluft in die Nase gelangt sind, lösen sie in der Nervenzelle eine Erregung aus, die über die Nervenfasern weiter in den Riechkolben geleitet wird. Dort werden die Nervensignale auf weitere Nervenzellen übertragen, die ins **Riechhirn** ziehen, das sich im **limbischen System** des Gehirns befindet. Dieses verarbeitet die ankommenden Signale und vermittelt rasch den Geruch.

Die Spüldrüsen in der Riechschleimhaut entfernen die Geruchsstoffe aus den Rezeptoren der Riechzellen, wenn der Geruch nicht mehr eingeatmet wird, das heißt, wenn er sich aus der Atemluft verflüchtigt hat.

An manche Gerüche gewöhnt man sich so, dass man sie mit der Zeit kaum noch wahrnimmt. So wird etwa ein Parfum, das man über längere Zeit benutzt, nicht mehr richtig gerochen. Auch die Gerüche, die in der eigenen Wohnung herrschen, werden nur dann wahrgenommen, wenn man heimkehrt.

▸1 Geschmacksknospen

▸ Die Geschmacksknospen auf der Zunge bestehen aus Geschmackszellen, die von Stützzellen umgeben sind. Aus den Geschmacksknospen ragen die Geschmacksstiftchen heraus, die die Geschmacksreize aufnehmen und weiterleiten.

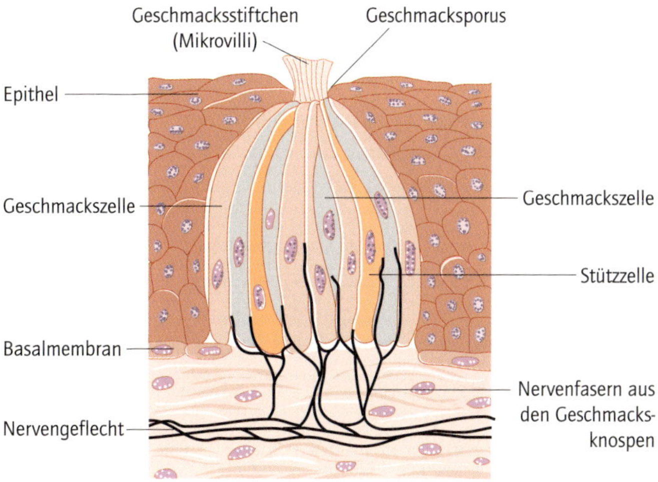

▸2 Rezeptoren der Zunge

▸ In den hellen Flächen befinden sich die Rezeptoren für die jeweilige Geschmacksqualität.

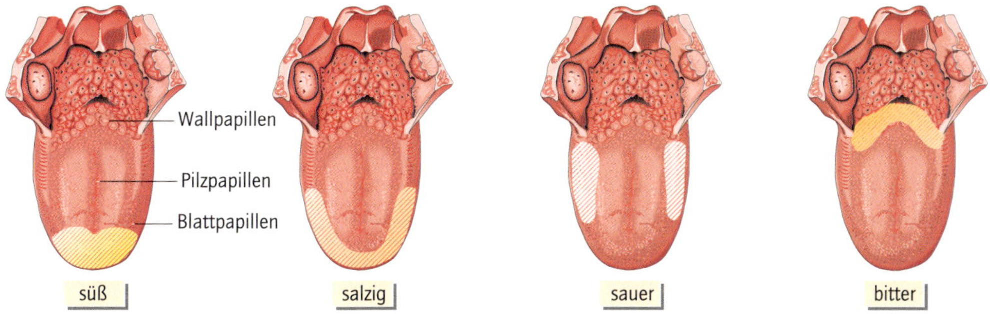

▸3 Riechschleimhaut

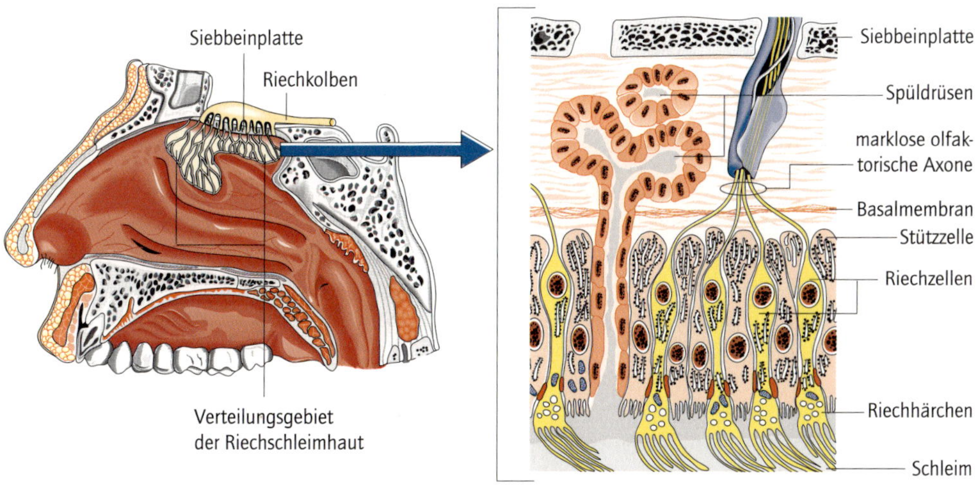

Sinnesrezeptoren in Haut, Muskeln und Gelenken

Das größte unserer Sinnesorgane ist die Haut. In ihr befinden sich verschiedene Rezeptoren, die unterschiedliche Empfindungen wahrnehmen.

Dies sind Rezeptoren, die auf Berührungen reagieren und diese Signale weiterleiten **(Mechanorezeptoren)**, **Thermorezeptoren**, die Temperaturen an der Körperoberfläche wahrnehmen, und **Schmerzrezeptoren**, die Schmerzempfindungen ans zentrale Nervensystem leiten. Auch im Körperinneren liegen Rezeptoren, die Empfindungen aufnehmen und weitergeben.

Berührungs- und Temperaturempfinden

Die Rezeptoren oder „Sinnesempfänger" in der **Haut** befinden sich an den Dendriten von Nervenzellen, die Sinnesempfindungen aufnehmen und an die zuständigen Zentren im Großhirn weiterleiten. Zuvor durchlaufen die Nervenreize jedoch den Thalamus, der wichtige von unwichtigen Informationen trennt und nur die momentan relevanten Signale ans Großhirn weitergibt.

Zu den Mechanorezeptoren in der Haut gehören die **Tastscheiben** (Merkel-Scheiben, Abb. 1), die Dendriten aufsitzen. Sie werden angeregt, wenn sich die Haut verformt (z. B. bei Berührungen); auch die **Tastkörperchen** (Meissner-Körperchen, Abb. 2) an den Dendriten sprechen darauf an. Andere Tastkörperchen, die **Vater-Pacini-Lamellenkörperchen** (Abb. 3), bestehen aus Bindegewebe, in dem Dendriten enden. Sie sind in den unteren Hautschichten und in Muskeln zu finden und nehmen vor allem Vibrationen und Druck auf. Zudem gibt es **freie Nervenenden** (Dendriten) die ohne schützende Bindegewebshülle in der Haut enden. Sie gehören nicht nur zu den Mechano-, sondern auch zu den Thermo- und Schmerzrezeptoren. All die genannten Rezeptoren liegen auf der haarlosen Haut. Die behaarte Haut hat Dendritengeflechte als Mechanorezeptoren. Sowohl auf der Haut als auch im Körper gibt es Thermorezeptoren, die in Warm- und Kaltrezeptoren eingeteilt werden. Bei Temperaturen über 45 °C und unter –10 °C werden Schmerzrezeptoren aktiviert.

Schmerzempfindung

Schmerzen werden unserem Gehirn immer dann vermittelt, wenn der Körper bei Verletzungen, Entzündungen usw. bestimmte Stoffe (z. B. Histamin) ausschüttet. Die Schmerzrezeptoren werden durch diese Substanzen angeregt und die Schmerzinformationen über Nervenfasern zum Rückenmark geleitet. Die Nervenzellen des Rückenmarks, die dem Thalamus die Schmerzinformation übermitteln, setzen Botenstoffe (Neuropeptide) frei. In Situationen, in denen Schmerz unterdrückt werden muss, damit Handlungen wie Flucht oder Angriff möglich sind, werden von Nervenzellen des zentralen Nervensystems Botenstoffe wie Serotonin oder Endorphine freigesetzt, die die Schmerzreaktion kurzzeitig unterbinden, indem sie die Weiterleitung der Schmerzsignale hemmen (Abb. 4). Diesen Mechanismus macht sich vermutlich die **Akupunktur** (Abb. 5) bei der Schmerzbehandlung zunutze.

Es gibt verschiedene Schmerzformen: Zunächst gibt es den **akuten Schmerz**, der nur eine gewisse Zeit vorhanden ist, im Unterschied zum **chronischen Schmerz**, der anhält oder immer wieder kommt. Zudem gibt es verschiedene **Schmerzqualitäten** – stechend, drückend oder dumpf. Dies ist abhängig vom Entstehungsort des Schmerzes. Der so genannte **somatische Schmerz** entsteht bei Verletzungen von Haut, Muskulatur, Sehnen, Knochen oder Gelenken. Bei Schmerz im Bereich der Eingeweide spricht man vom **viszeralen Schmerz** (Eingeweideschmerz). Kommt es zu einer Verletzung von peripheren Nerven oder zentralen Nervenbahnen, entsteht der **neurogene Schmerz** (Nervenschmerz). Schmerzen können auch durch psychische Einflüsse entstehen **(psychogener Schmerz)**; in diesem Fall kann keine körperliche Ursache gefunden werden, der Leidensdruck des Patienten ist jedoch nicht zu vernachlässigen.

Tiefensensibilität

Mechanorezeptoren sorgen dafür, dass ständig Empfindungen der Muskeln und Gelenke wahrgenommen werden. Sie sind damit für die Tiefensensibilität verantwortlich und übermitteln dem zentralen Nervensystem u. a. Informationen darüber, welche Bewegungen wie ablaufen. Zu diesen Rezeptoren gehören die **Muskelspindeln**, in einer kleinen Kapsel befindliche Skelettmuskelfasern. Diese sind über den gesamten Muskel verteilt, reagieren auf die Dehnung des Muskels und leiten die Empfindungen an Rückenmark und Gehirn weiter.

Zwischen Muskeln und Sehnen liegen weitere Dehnungsrezeptoren **(Golgi-Sehnenapparate)**. Rezeptoren in Gelenken sind die Vater-Pacini-Lamellenkörperchen, die auf Druck ansprechen und dem zentralen Nervensystem Gelenkbewegungen mitteilen.

▸1 Merkel-Scheibe

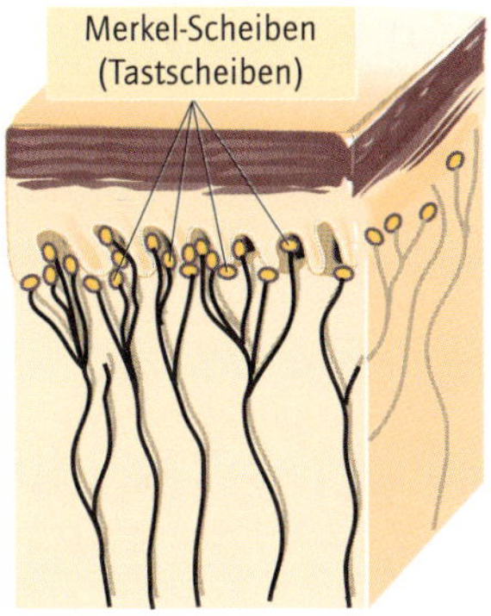

▸2 Meissner-Körperchen

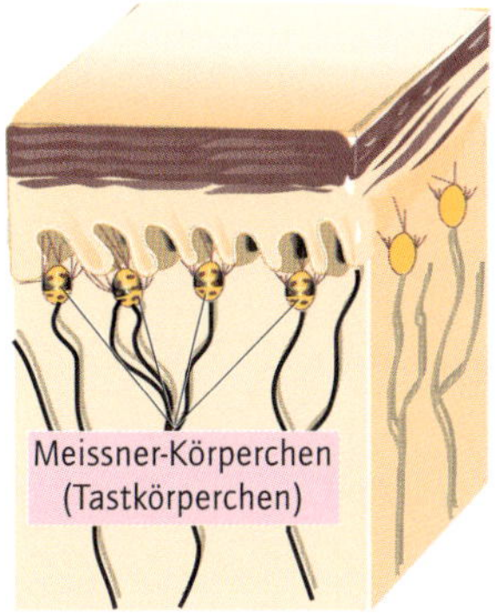

▸3 Vater-Pacini-Lamellenkörperchen

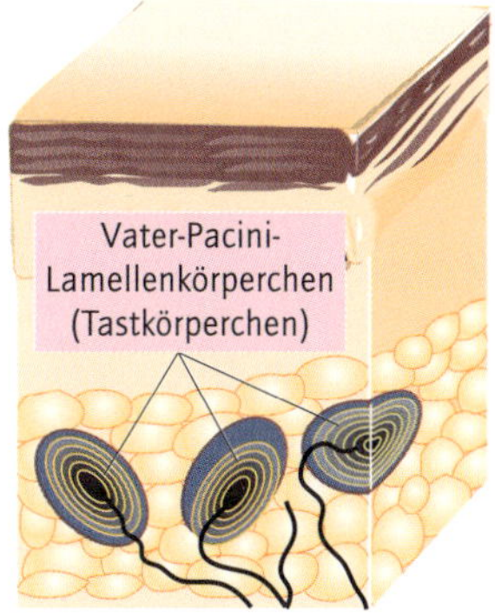

▸4 Schmerzreiz

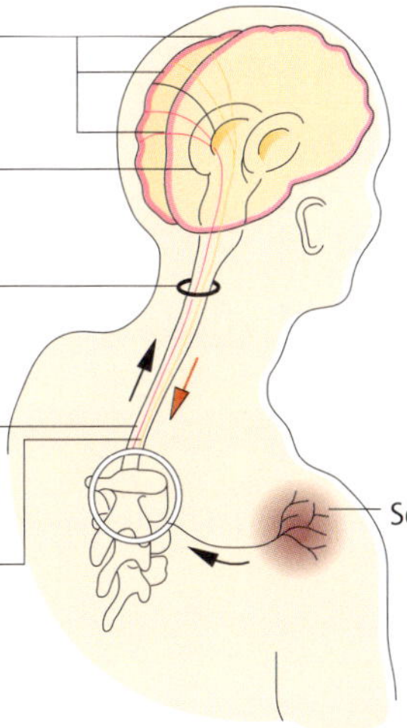

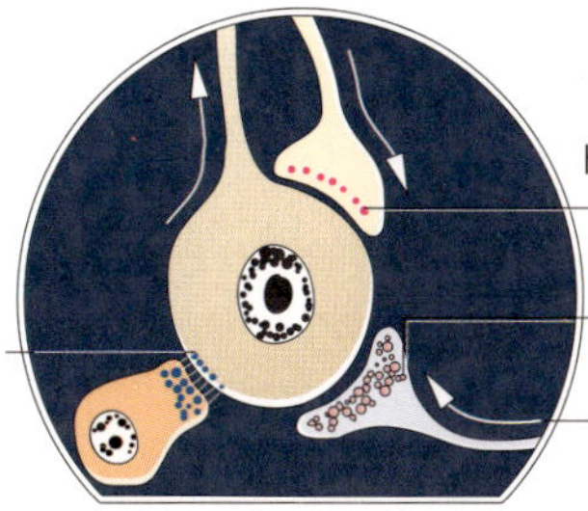

▸5 Akupunktur

- Die Wirkungsweise der Akupunktur besteht darin, durch Nadeleinstiche nervale Rezeptoren zu reizen, deren Impulse die Fortleitung von anderen Nervenimpulsen beeinflussen oder die Freisetzung bestimmter Neurotransmitter im Gehirn anregen, mit entsprechender Wirkung auf die Organe.

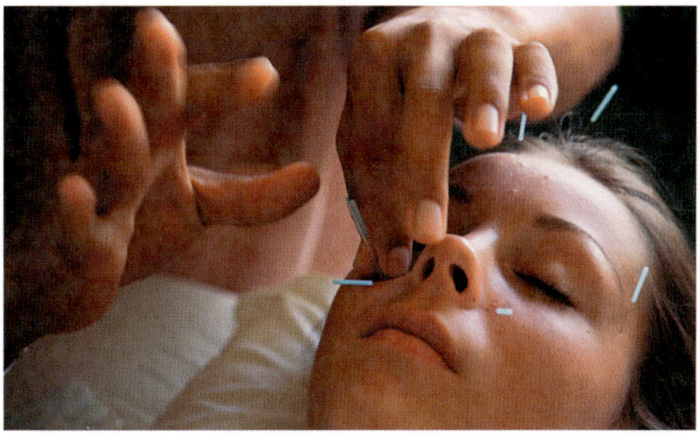

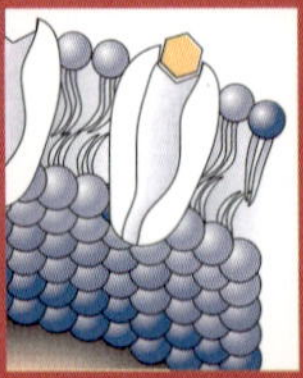 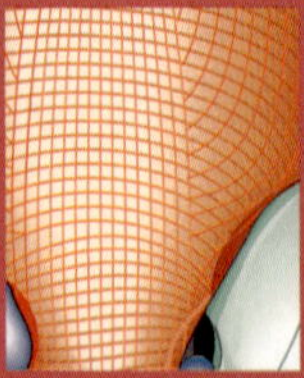 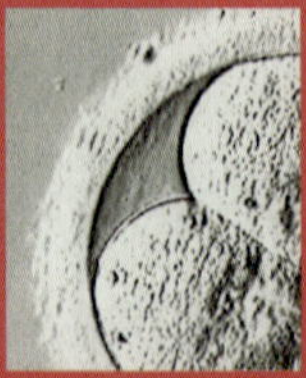 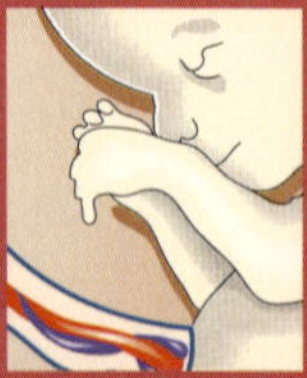

Fortpflanzung, Schwangerschaft, Altern

Die Entstehung eines neuen Lebens ist ein hochkomplexer Prozess, in den unterschiedliche Organe, Körpersysteme und -zyklen eingebunden sind. Wenn das Zusammenspiel aller beteiligten Funktionen von der Zeugung über die verschiedenen Stadien der Schwangerschaft bis hin zur Geburt einwandfrei funktioniert, ist das eine wesentliche Voraussetzung für die Entwicklung und das Heranwachsen eines gesunden Kindes.

Inhalt

Funktion und Arbeitsweise der Hormone

Hormone sind Botenstoffe. Sie dienen, genau wie Neurotransmitter, die Nervenimpulse an Gewebe mit Rezeptoren weiterleiten, der Informationsübermittlung im Organismus.

Hormone sorgen dafür, dass sich der Organismus an Belastungen anpassen kann, sie haben Steuerungsfunktionen im Stoffwechsel (Auf- und Abbau von Stoffen), sie sorgen dafür, dass das Gleichgewicht des inneren Milieus erhalten bleibt, sie steuern das Wachstum und die Entwicklung, sie fördern und hemmen die Zellaktivität und spielen eine wichtige Rolle bei der Entwicklung von Eizellen und Spermien sowie bei der Befruchtung, der Entwicklung des ungeborenen Kindes, der Geburt und der Regulierung der Muttermilchproduktion.

Aufbau des Hormonsystems

Hormone werden vor allem von den **endokrinen Drüsen** produziert, die die Hormone ins Interstitium abgeben. Dazu zählen u. a. die **Schilddrüse** und die **Eierstöcke** bzw. die **Hoden** (Abb. 1). Aus dem Interstitium wandern die meisten Hormone über die Kapillaren ins Blut und gelangen so zu den Zellen, die sie beeinflussen **(Zielzellen)**. Damit sie im Blut zirkulieren können, müssen die Hormone an **Transportproteine** gebunden werden. Die Zielzellen haben auf ihrer Oberfläche oder in ihrem Inneren Andockstellen **(Rezeptoren)** für Hormone, jedoch nur für solche, die eine gewünschte Reaktion auslösen. Besetzt das jeweilige Hormon Rezeptoren der Zielzelle, kommt es teilweise erst nach einiger Zeit zur gewünschten, erkennbaren Wirkung. Ein und dasselbe Hormon kann auf unterschiedliche Zellen wirken und sogar in verschiedenen Geweben unterschiedliche Reaktionen auslösen. Zudem können Zellen auch Rezeptoren für verschiedene Hormone haben.

Neben den Hormonen, die sich über das Blut im Körper ausbreiten, gibt es noch **Gewebshormone**, die von einer Hormon produzierenden Zelle (nicht von einer endokrinen Drüse) hergestellt werden und sich über den Vorgang der Diffusion (‣ S. 22) im Gewebe verteilen. Zu diesen Hormonen zählt das vom Nierengewebe hergestellte **Erythropoetin**. Da manche Hormone gleichzeitig als Neurotransmitter (z. B. **Noradrenalin**) oder als Neuropeptide (‣ S. 212) wirken, ist eine genaue Abgrenzung zu diesen anderen Botenstoffen schwierig.

Man unterteilt die Hormone auch nach ihrer chemischen Zusammensetzung. Die **Aminosäureabkömmlinge** entstehen aus einer Aminosäure, die **Peptidhormone** bestehen vor allem aus Aminosäureketten. All diese Hormone sind wasserlöslich. Die **Steroidhormone** entstehen aus Cholesterin und sind fettlöslich.

Im Vergleich zum Nervensystem, das ebenfalls der Informationsweitergabe dient, arbeitet das Hormonsystem langsam – Nervenimpulse erreichen ihre Zielzellen in Sekundenbruchteilen, manche Hormone zeigen dagegen erst nach Stunden oder Monaten eine Wirkung.

Regelkreise

Damit weder zu viele noch zu wenige Hormone ausgeschüttet werden, ist ihre Produktion und Freisetzung an komplexe Regelkreise gebunden. Die Ausschüttung vieler Hormone wird durch einen Zwischenhirnteil, den **Hypothalamus**, gesteuert. Dieser wirkt über Hormone (**Releasinghormone** fördern und **Inhibitinghormone** hemmen die Hormonausschüttung) auf den **Hypophysenvorderlappen** ein, der **glandotrope Hormone** ausschüttet. Diese Hormone veranlassen die endokrinen Drüsen zur Hormonproduktion oder zur Beendigung der Herstellung. Die von den endokrinen Drüsen freigesetzten Hormone, die die Zielzellen erreichen, heißen **periphere Hormone** (Abb. 2). Es gibt jedoch auch endokrine Drüsen, die nicht durch Hypothalamus und Hypophysenvorderlappen gesteuert werden.

Entfaltung der Hormonwirkung

Viele Hormone können die Zellmembran nicht passieren – sie verbinden sich mit dem Oberflächenrezeptor der Zielzellen, der ihre Nachricht an die Zelle weitergibt. Daher werden diese Hormone auch **first messenger** (erster Botschafter) genannt (Abb. 3). Die Rezeptoren aktivieren daraufhin das Enzym **Adenylatzyklase**, das dazu beiträgt, den Energieträger der Zelle, das ATP, in **cAMP** (zyklisches Adenosinmonophosphat) umzuwandeln, welches als **second messenger** (zweiter Botschafter) fungiert, indem es weitere Enzyme **(Proteinkinasen)** aktiviert. Diese regen die Bildung von Enzymen an, die die vom Hormon beabsichtigte Reaktion hervorrufen. Neben cAMP gibt es noch weitere second messenger. Steroid- und Schilddrüsenhormone dagegen können die Zellmembran passieren und docken an den Rezeptoren im Zellinneren an. Dadurch werden über Transkription und Translation (‣ S. 24) Eiweiße hergestellt, die die Hormonwirkung hervorrufen.

‣1 Hormondrüsen des Menschen

- Zirbeldrüse: Bildung von Melatonin
- Hypophysenvorderlappen (HVL): FSH (follikelstimulierendes Hormon), LH (luteinisierendes Hormon), TSH (thyreotropes Hormon), ACTH (adrenocorticotropes Hormon), STH (Wachstumshomon), Prolaktin
- Hypophysenhinterlappen (HHL): Speicherung und Abgabe von Oxytocin und Vasopressin (ADH)
- Hypothalamus: Bildung von Oxytrocin und ADH und Releasinghormonen
- Nebenschilddrüse: Parathormon
- Schilddrüse: T_3 (Trijodthyronin), T_4 (Thyroxin)
- Thymus: Bildung von Thymosin und Thymopoetin zur Reifung der Immunzellen in den Lymphknoten
- Nebenniere: Aldosteron, Cortison, Androgene, Katecholamine (Adrenalin, Noradrenalin, Dopamin)
- Langerhans-Inseln (Pankreas): Hormonbildung:
  A-Zellen: Glucagon
  B-Zellen: Insulin
  C-Zellen: Somatostatin
  PP-Zellen: pankreatisches Polypeptid
- Eierstöcke: Bildung von Östrogen und Gestagen (Progesteron)
- Hoden: Bildung von Androgenen, insbesondere Testosteron

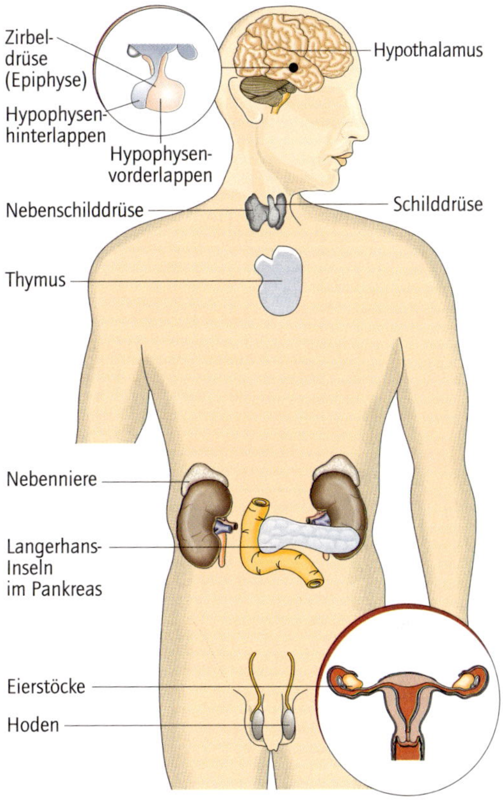

‣2 Hormonregulation

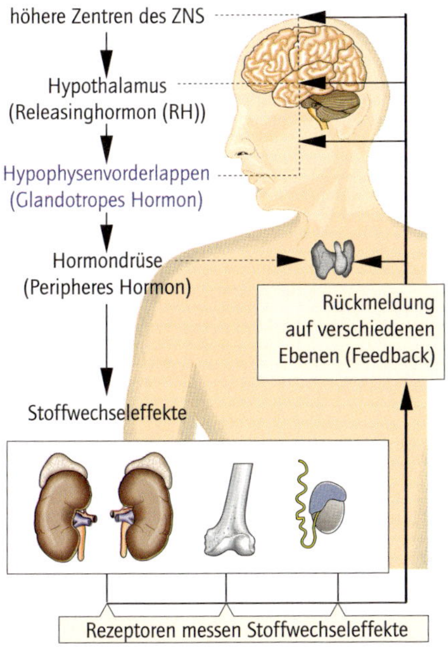

‣3 First-messenger-Strategie

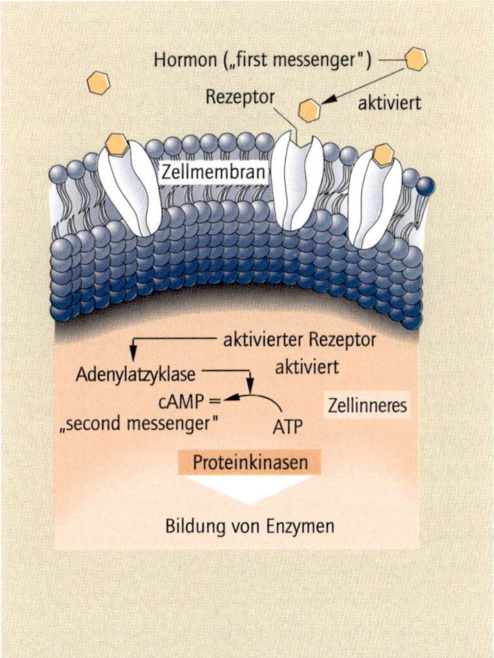

Hormone des Hypothalamus, der Hirnanhangs- und der Zirbeldrüse

Das oberste Regelzentrum für die Hormonproduktion ist der Hypothalamus, ein Teil des Zwischenhirns. Er wirkt vor allem auf die Hirnanhangsdrüse (Hypophyse) ein, die über Hormone eine Vielzahl endokriner Drüsen beeinflusst, sodass diese ihre Hormone freisetzen.

Lage von Hypothalamus und Hypophyse

Der Hypothalamus ist ein recht kleiner Bereich des Zwischenhirns. Er liegt etwa in der Mitte der Hirnbasis. Die vom Hypothalamus ausgeschütteten Hormone, die die unterhalb von ihm befindliche Hypophyse zur Hormonfreisetzung anregen, gelangen über Kapillargefäße im Hypophysenstiel zur Hirnanhangsdrüse (Abb. 1). Die Hypophyse besteht aus Hypophysenvorderlappen **(HVL)** und Hypophysenhinterlappen **(HHL)**. Während sich im HVL zahlreiche hormonproduzierende Zellen befinden, liegen im HHL die Axone (Fortsätze) von Nervenzellen, die sich im Hypothalamus befinden. Da es diese Nervenzellen sind, die Hormone herstellen, ist der HHL als Bestandteil des Hypothalamus zu sehen.

Hormone von Hypothalamus und Hypophyse

Der Hypothalamus steuert über so genannte Releasinghormone **(RH)** die Hormonausschüttung der Hirnanhangsdrüse. Gibt er Inhibitinghormone **(IH)** ab, wird die Hormonfreisetzung der Hypophyse gehemmt. Es gibt viele verschiedene Releasing- und Inhibitinghormone (Abb. 2): **TRH** (Thyreotropin-Releasinghormon) sorgt dafür, dass die Hypophyse **TSH** (thyreoideastimulierendes Hormon) ausschüttet, das die Schilddrüse zur Freisetzung ihrer Hormone veranlasst.

CRH (Corticotropin-Releasinghormon) bewegt die Hypophyse zur Ausschüttung von **ACTH** (adrenocorticotropes Hormon). Dieses wiederum bewirkt die Produktion von **Cortisol** in der Nebennierenrinde.

Gn-RH (Gonadotropin-Releasinghormon) oder Gonadoliberin sorgt dafür, dass die Hypophyse **FSH** (follikelstimulierendes Hormon) bzw. **LH** (luteinisierendes Hormon) produziert. FSH und LH wirken auf die Eierstöcke der Frau bzw. die Hoden des Mannes ein. FSH bewirkt bei der Frau die Herstellung von Östrogen und die Teilung von Eizellen. LH sorgt bei der Frau dafür, dass die Eizellen heranreifen, und fördert die Ausschüttung des Hormons **Progesteron**. Beim Mann bewirkt es die Bildung des Sexualhormons **Testosteron**.

GH-RH (Growthhormon-Releasinghormon) sorgt dafür, dass die Hypophyse das **Wachstumshormon** ausschüttet, das direkt über eine endokrine Drüse auf die Zellen wirkt. Dagegen bewirkt **GH-IH** (Growthhormon-Inhibitinghormon; auch Somatostatin), dass die Hypophyse die Wachstumshormonausschüttung einschränkt.

PRL-RH (Prolaktin-Releasinghormon) fördert die Ausschüttung von Prolaktin durch die Hypophyse. **Prolaktin** sorgt u. a. dafür, dass die weibliche Brust nach der Geburt eines Kindes Milch produziert. **PRL-IH** (Prolaktin-Inhibitinghormon) hemmt die Prolaktinherstellung der Hypophyse. **MSH** (melanozytenstimulierendes Hormon) wird direkt von der Hypophyse ausgeschüttet und wirkt auf die Zellen, die die Hautfarbe bestimmen.

Der HHL gibt zwei weitere Hormone ans Blut ab, die aber im Hypothalamus gebildet werden: **Vasopressin** (auch Adiuretin, **ADH**) und **Oxytocin**. ADH dient dazu, die ausgeschiedene Urinmenge zu verringern (z. B. bei zu geringem Blutvolumen). Oxytocin löst Wehen und den Milcheinschuss nach der Geburt aus.

Wachstumshormon

Das Wachstumshormon wird vor allem während der Kindheit und Jugend freigesetzt und beschleunigt Zellteilung und -wachstum – ebenso erhöht es den Blutzuckerspiegel. Wird in der Kindheit nicht genügend Wachstumshormon ausgeschüttet, wächst die betroffene Person nicht ausreichend (**Minderwuchs**), wird zu viel freigesetzt, kommt es zum **Gigantismus**, zu übermäßigem Wachstum. Wird nach Beendigung des Längenwachstums übermäßig viel Wachstumshormon produziert, löst dies die so genannte **Akromegalie** aus. Dabei wachsen die Knochen von Füßen, Händen und Gesicht, aber auch die inneren Organe werden größer. Ursache ist meistens eine gutartige Geschwulst der Hirnanhangsdrüse.

Hormonproduktion der Zirbeldrüse

Die Zirbeldrüse oder **Epiphyse**, die ebenfalls an der Hirnbasis liegt, stellt das Hormon **Melatonin** her. Dieses Hormon wird vermehrt ausgeschüttet, wenn es dunkel wird. Vermutlich steuert es den Schlaf-wach-Rhythmus des menschlichen Organismus, denn es vermindert die Aufnahmebereitschaft und hat eine schlaffördernde Wirkung. Möglicherweise hat Melatonin zudem Einfluss auf die geschlechtliche Entwicklung und das Sexualleben, denn es wirkt auf die Ausschüttung der Hormone FSH und LH ein.

▸ 1 Lage des Hypothalamus und der Hirnanhangsdrüse

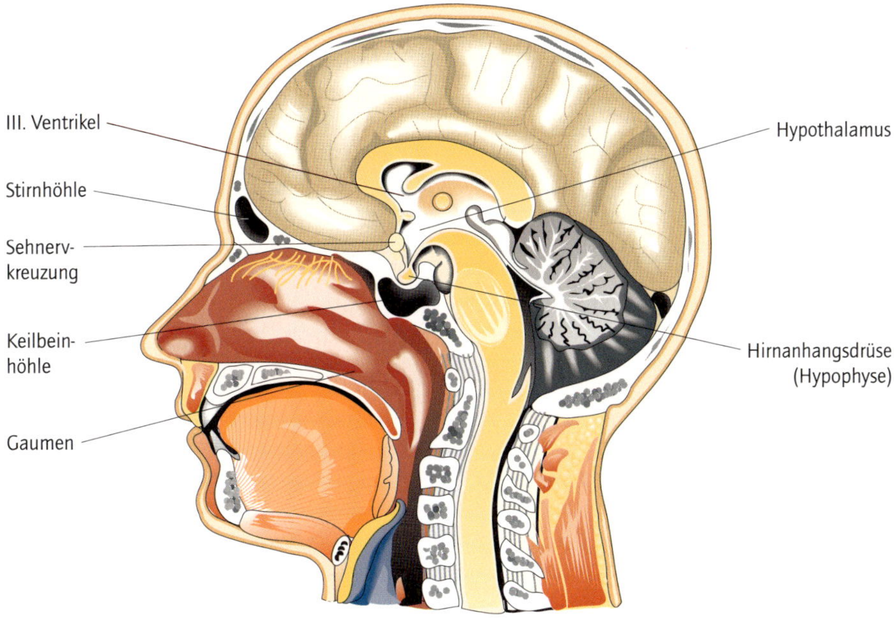

▸ 2 Regulationsachse der Hormone

- Über Releasinghormone bewirkt der Hypothalamus, dass die Hypophyse bestimmte Hormone freisetzt; gibt er Inhibitinghormone wird die Hormonausschüttung der Hypophyse gehemmt. Die Hypophyse wiederum gibt Hormone ab, die auf die Hormonproduktion der Hormondrüsen einwirken.

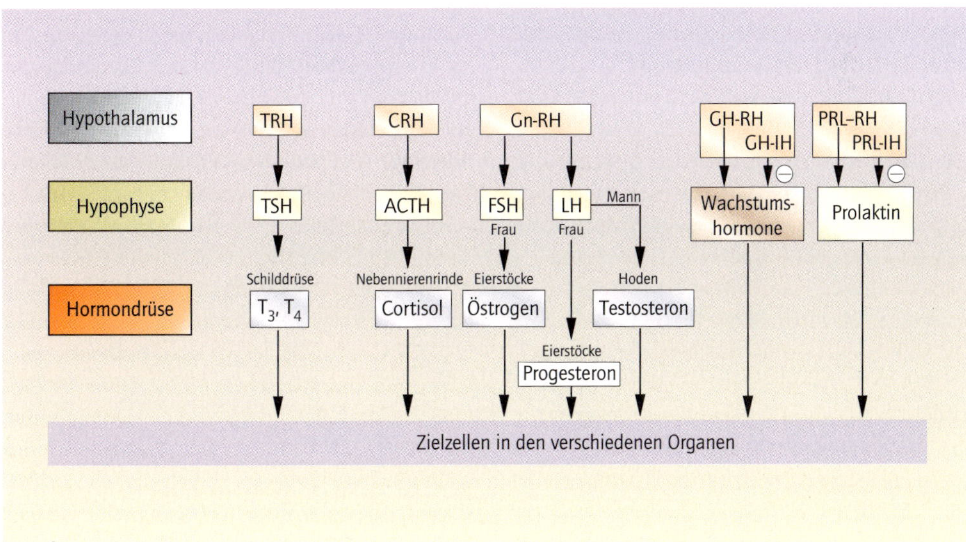

Hormone der Nebenniere

Die zwei Nebennieren sind kleine Organe mit einem Gewicht zwischen 5 und 15 g. Das Aussehen der Organe, die den oberen Nierenpolen aufgelagert sind, erinnert an das einer Zipfelmütze.

Die Nebennierenrinde und ihre Hormone

Die Nebennieren bestehen aus einer Bindegewebskapsel, die die Organe umschließt, aus der Nebennierenrinde und dem Nebennierenmark (Abb. 1). Sowohl Rinde als auch Mark produzieren Hormone.

Die Nebennierenrinde teilt sich in drei Schichten: Die äußere Schicht nennt sich **Zona glomerulosa** und stellt Hormone **(Mineralcorticoide)** her, von denen vor allem das **Aldosteron** bedeutend ist. Die mittlere Schicht wird **Zona fasciculata** genannt und produziert die **Glucocorticoide Cortisol, Cortikosteron** und **Cortison**. Die innere Schicht heißt **Zona reticularis**. Sie produziert bei Mann und Frau gleichermaßen eine geringe Menge an Hormonen **(DHEA, Androstendion)**, die als Vorstufe vor allem für männliche Sexualhormone **(Androgene)** dienen. Der Großteil der Androgene wird beim Mann jedoch von den Hoden produziert.

Die Glucocorticoide gehören zu den **Steroidhormonen** – damit ist ihr Grundstoff **Cholesterin**. Stimuliert wird die Ausschüttung der Glucocorticoide durch das Hypophysenhormon **ACTH**, dessen Freisetzung durch das Hypothalamushormon **CRH** gesteuert wird. Sind genügend Glucocorticoide im Blut enthalten, wird die Produktion von ACTH und CRH eingeschränkt.

Die Glucocorticoide sorgen dafür, dass dem Körper ausreichend Energie zur Verfügung steht, indem sie den Blutzuckerspiegel erhöhen. In Stresssituationen werden sie vermehrt ausgeschüttet, denn sie tragen dazu bei, mit Belastungen fertig zu werden. Das geschieht, indem sie körpereigenes Eiweiß (vor allem aus den Muskeln) abbauen und in Glukose umwandeln. Zugleich bauen sie Fett ab und hemmen entzündliche Prozesse. Besonders wichtig ist zudem, dass sie die Tätigkeit des Immunsystems einschränken. Vor allem letztere Wirkung macht sich die Medizin zunutze: Glucocorticoide werden u. a. eingesetzt, um Autoimmunerkrankungen und Allergien zu behandeln. Eine längere hoch dosierte Gabe bzw. eine übermäßige Produktion von Glucocorticoiden durch die Nebennierenrinde hat jedoch zur Folge, dass sich das so genannte **Cushing-Syndrom** entwickelt (Abb. 2). Charakteristisch für dieses Krankheitsbild ist das Vollmondgesicht. Hinzu kommen u. a. größere Anfälligkeit für Infektionen, Muskelabbau, Osteoporose, Müdigkeit und Einschränkung der eigenen Glucocorticoidproduktion, weshalb glucocorticoidhaltige Medikamente nur allmählich abgesetzt werden dürfen, damit sich die Nebenniere daran gewöhnen kann, diese Hormone wieder zu produzieren.

Das von der Nebennierenrinde hergestellte Mineralcorticoid Aldosteron sorgt dafür, dass Salz (Natrium) und Wasser von den Nieren verstärkt an das Blut zurückgeleitet und weniger Urin ausgeschieden wird. So erhöht sich das Blutvolumen und damit der Blutdruck. Gesteuert wird die Aldosteronproduktion über die Nieren, die das Hormon **Renin** ausschütten, das die Nebennieren zur Freisetzung von Aldosteron stimuliert.

Zwei seltene Krankheiten können bei Erkrankungen der Nebennierenrinde auftreten: **Morbus Addison** und das **Conn-Syndrom**. Während es beim Morbus Addison zum Mangel an Glucocorticoiden oder Mineralcorticoiden kommt (Symptome: Müdigkeit, niedriger Blutdruck, Magen-Darm-Probleme, Herzrhythmusstörungen), wird beim Conn-Syndrom zu viel Aldosteron hergestellt (Symptome: Bluthochdruck, Verstopfung, Muskelschmerzen). Während Morbus Addison durch die Zufuhr von Hormonen behandelt wird, wird das Conn-Syndrom durch Entfernung der Nebenniere oder die Gabe von Gegenspielern des Aldosterons therapiert.

Das Nebennierenmark und seine Hormone

Das Nebennierenmark gehört genau genommen zum vegetativen Nervensystem – die Impulse zur Hormonproduktion erhält es durch Ausläufer von Nervenzellen. Die vom Nebennierenmark hergestellten Hormone sind **Adrenalin** und **Noradrenalin**, auch **Katecholamine** genannt. Beide dienen in erster Linie der Stressbewältigung, da nach ihrer Ausschüttung schnell Energie bereitgestellt wird. Alle Stress auslösenden Ereignisse lösen die Freisetzung der Katecholamine wie auch die der Glucocorticoide aus. Für die ersten Reaktionen des Körpers in der Stresssituation sorgen die Katecholamine – sie erhöhen u. a. den Herzschlag und steigern die Durchblutung der Muskeln und damit die Reaktionsbereitschaft des Körpers (Abb. 3). Die Glucocorticoide dominieren jedoch bei anhaltendem, negativem Dauerstress **(Dysstress)**, der nicht durch Bewegung oder Entspannung abgebaut wird – es kommt zu ungewünschten Effekten wie Konzentrationsschwäche und Schwächung des Abwehrsystems.

▸1 Anatomie der Nebenniere

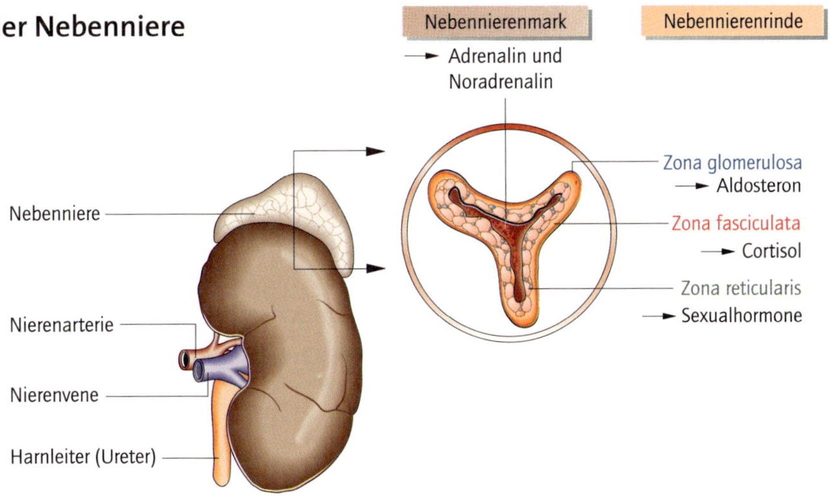

▸2 Cushing-Syndrom

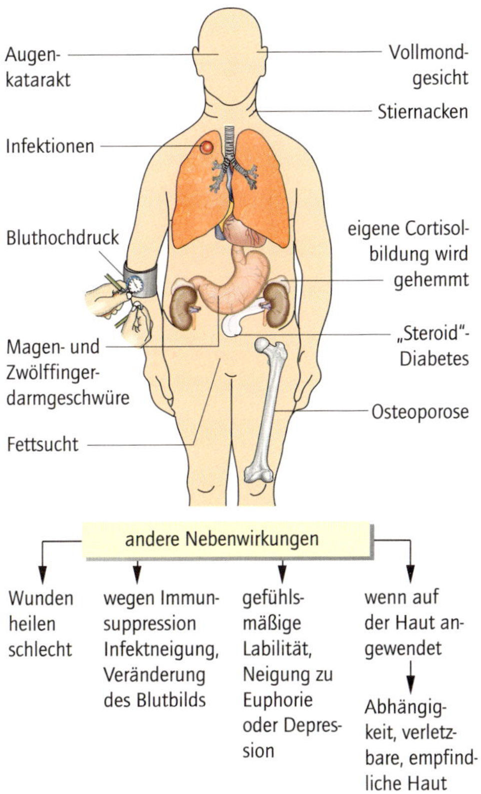

▸3 Reaktionskette Stress

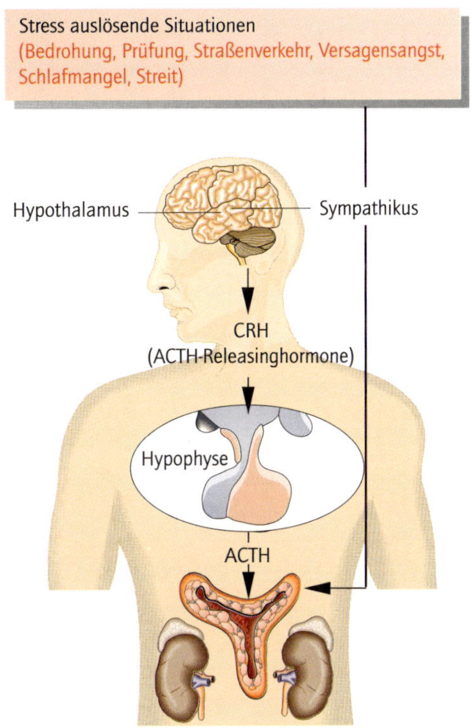

Nebennierenrinde schüttet Glucocorticoide aus

langfristige Wirkungen:
- Infektionsanfälligkeit
- Schlafstörungen
- Konzentrationsstörungen
- Lernprobleme
- Spannungskopfschmerz

Nebennierenmark schüttet Adrenalin und Noradrenalin aus

kurzfristige Wirkungen:
- Herzfrequenz und -schlagkraft steigen
- Muskeldurchblutung steigt
- Bronchialerweiterung
- Glukosefreisetzung

Hormone der Schilddrüse

Die Schilddrüse (Glandula thyroidea) stellt Hormone her, die zur Funktion aller Körperzellen benötigt werden, da sie den Stoffwechsel steuern.

Schilddrüsenhormone

Die Schilddrüse liegt als schmetterlingsähnliches Organ im vorderen Halsbereich unterhalb des Kehlkopfs (Abb. 1). Ihre Zellen stellen aus dem mit der Nahrung zugeführten Jod die beiden Hormone Trijodthyronin **(T_3)** und Tetrajodthyronin **(T_4)** her. Die Hormone werden von der Schilddrüse freigesetzt, wenn zu geringe Mengen im Blut vorhanden sind, um alle Zellen zu versorgen. Den Befehl, Hormone auszuschütten, bekommt die Schilddrüse bei einem zu geringen Hormongehalt des Bluts vom Zwischenhirn und der **Hirnanhangsdrüse** (Hypophyse). Die Hypophyse schüttet ein Hormon namens Thyreotropin **(TSH)** aus, das die Schilddrüse stimuliert, größere Mengen von T3 und T4 zu produzieren und ans Blut abzugeben. Die Ausschüttung von TSH wiederum wird durch ein weiteres Hormon, das Thyreotropin-Releasinghormon **(TRH)**, gesteuert, das vom Zwischenhirn freigesetzt wird.

Ist genug von den Hormonen T_3 und T_4 im Blut vorhanden, erhalten Zwischenhirn und Hypophyse über Botenstoffe die Nachricht, dass sie die Produktion von TRH und TSH reduzieren können. So wird die Produktion und Freisetzung von T_3 und T_4 gehemmt (Abb. 2).

Mithilfe der Bestimmung des TSH-Blutspiegels kann festgestellt werden, ob die Schilddrüse richtig funktioniert: Wenn beispielsweise die Schilddrüsenzellen geschädigt sind und zu wenig T_3 und T_4 produzieren, ist der TSH-Spiegel erhöht, um die Herstellung der Schilddrüsenhormone anzuregen – der Stoffwechsel läuft verlangsamt ab (▸ S. 208).

Ist der Blutspiegel dagegen zu niedrig, deutet dies auf eine Schilddrüsenüberfunktion hin. Das heißt, dass die Schilddrüse zu große Mengen ihrer Hormone herstellt und der Stoffwechsel übermäßig angeregt wird (Abb. 3).

Kropf

Die häufigste Form der Schilddrüsenerkrankung, die nicht zwangsläufig Folgen nach sich zieht, ist der Kropf, die Vergrößerung der Drüse. Ein Kropf entsteht immer dann, wenn zu wenig Jod mit der Nahrung aufgenommen wird. Fehlt dieser Grundstoff für die Schilddrüsenhormone, versucht die Drüse dies auszugleichen, indem sich ihre Zellen vermehren (Hyperplasie) und vergrößern (Hypertrophie). Nach einiger Zeit sind manche Zellen so überlastet, dass sie ihre Funktion nicht mehr erfüllen. Andere Zellen (autonome Zellen) hingegen produzieren immer größere Mengen von Hormonen, ohne von der Hypophyse dazu durch das Hormon TSH „aufgefordert" worden zu sein. Nach einiger Zeit kommt es zur Knotenbildung: Funktionsunfähige Gewebsgebiete werden als **kalte Knoten**, übermäßig Hormone produzierende Zellgebiete als **heiße Knoten** bezeichnet.

Bei einem Übermaß an heißen Knoten (autonome Adenome) ist die Folge eine Schilddrüsenüberfunktion. Der Kropf fühlt sich an wie ein dauerhafter Kloß im Hals. In vielen Fällen wird er durch eine Tastuntersuchung entdeckt.

Über- oder Unterfunktion der Schilddrüse

Eine **Schilddrüsenüberfunktion** (Hyperthyreose) wird durch die Vermehrung von autonomen Schilddrüsenzellen ausgelöst. Zu den Ursachen gehört der Kropf, aber auch die Autoimmunerkrankung Morbus Basedow, bei der Schilddrüsenzellen durch körpereigene Antikörper zur Überproduktion von Hormonen angeregt werden. Behandelt werden kann sie durch Thyreostatika, Medikamente, die die Herstellung der Schilddrüsenhormone hemmen, durch die Radiojodtherapie, bei der die Schilddrüse radioaktives Jod aufnimmt, wodurch autonome Zellen abgetötet werden, oder durch chirurgische Teilentfernung der Schilddrüse.

Eine **Schilddrüsenunterfunktion** (Hypothyreose) wird meist entweder durch eine Schilddrüsenentzündung, bei der Zellen absterben, oder durch eine Schilddrüsenoperation ausgelöst. Zudem kann sie angeboren sein oder der Fehler liegt bei der Hirnanhangsdrüse.

Schilddrüsenkrebs

Bei Schilddrüsenkarzinomen handelt es sich um bösartige Tumoren der Schilddrüse, die sich anhand des zugrundeliegenden Zelltyps voneinander unterscheiden. Die vorkommenden Tumoren – hier wird unterschieden zwischen differenzierten, undifferenzierten und medullären Schilddrüsenkarzinomen – gehören zu den eher seltenen Krebserkrankungen. Zu den bisher bekannten Ursachen zählen Jodmangel, ionisierende Strahlen sowie genetische Faktoren. Beschwerden treten im Allgemeinen erst mit zunehmender Krankheitsdauer auf. Die Behandlung erfolgt vorwiegend kombiniert mit Operation, Bestrahlung und Hormontherapie.

▸1 Lage der Schilddrüse

- Die Schilddrüse besteht aus zwei Lappen, die durch einen weiteren Gewebslappen miteinander verbunden sind. Sie liegt im vorderen Halsbereich unterhalb des Kehlkopfs.

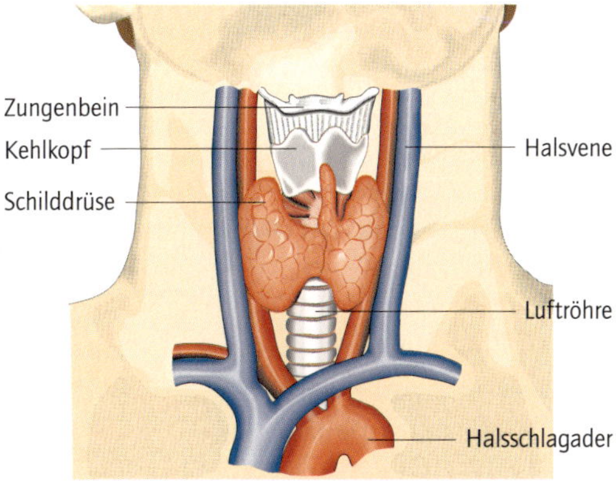

▸2 Produktion der Schilddrüsenhormone

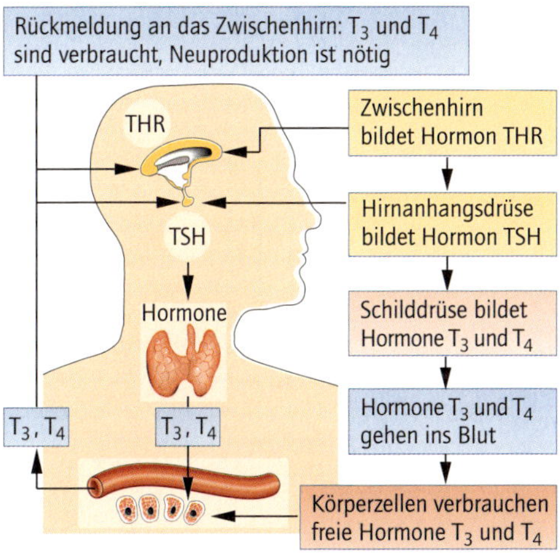

▸3 Gestörte Hormonproduktion

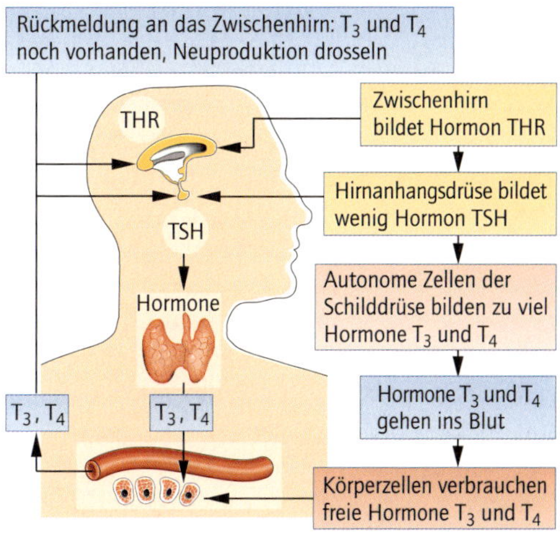

Ursachen und Beseitigung des Jodmangels

Deutschland – West wie Ost, Nord wie Süd – ist ein Jodmangelgebiet. Grund dafür sind die geologischen Vorgänge in der letzten Eiszeit, durch die das Jod weitgehend aus den Böden ausgeschwemmt wurde. Seitdem fehlt Jod in der tierischen und menschlichen Nahrung. Große Teile der Bevölkerung leiden deshalb unter den Folgen des Jodmangels. Hinzu kommt bei der Mehrheit der Verbraucher ein zu gringer Verzehr von jodhaltigen Seefischen und Meerestieren. Ein lang anhaltender Jodmangel führt zur eingeschränkten Bildung von Schilddrüsenhormonen und damit zur Schilddrüsenunterfunktion (Hypothyreose).

Ein Jodmangel ist einfach zu beheben. Der effizienteste Weg ist die konsequente Verwendung von Jodsalz. Durch Jodsalz und Lebensmittel mit Jodsalz wird Jod in physiologischen, d. h. stoffwechselrelevanten Mengen zugeführt. Durch Zusalzen mit Jodsalz und den gleichzeitigen Verzehr von Lebensmitteln, denen Jodsalz zugefügt ist, besteht kein Risiko der Überdosierung. Selbst wenn die gesamte Salzaufnahme von 8–10 g/Tag durch Jodsalz erfolgen würde, resultiert daraus eine Jodaufnahme von lediglich 160–200 µg. Diese Menge entspricht gerade dem Jodbedarf eines Erwachsenen.

Hormone der Nebenschilddrüse und weiterer Organe

Auch die Nebenschilddrüsen, vier winzige Organe, die Magen- und die Dünndarmschleimhaut und die Langerhans-Inseln in der Bauchspeicheldrüse bilden für den Organismus wichtige Hormone.

Nebenschilddrüsen und ihre Aufgaben

An den vier Polen der beiden Schilddrüsenlappen liegen die Nebenschilddrüsen **(Epithelkörperchen)** – Organe von der Größe eines Pfefferkorns (Abb. 1). Zusammen mit den C-Zellen im Schilddrüsengewebe regulieren sie den Kalzium- und Phosphathaushalt des Organismus. Kalzium ist ein sehr wichtiger Mineralstoff – es ist z. B. einer der Hauptbestandteile der Knochen und wird auch für das Funktionieren der Muskel- und Nervenzellen gebraucht. Außerdem ist Kalzium an der Blutgerinnung beteiligt. Wird nicht genug Kalzium mit der Nahrung aufgenommen, bzw. sinkt die Kalziumkonzentration im Blutserum unter einen bestimmten Wert, werden die Nebenschilddrüsen aktiv. Sie schütten das **Parathormon** aus, das die Knochen zur Freisetzung von Kalzium und von Phosphat bewegt. Unter der Wirkung von Parathormon wird zudem weniger Kalzium mit dem Urin ausgeschieden und es sorgt dafür, dass im Darm genug Vitamin D (auch **Vitamin-D-Hormon** genannt) aus der Vorstufe dieses Vitamins gebildet wird, sodass Kalzium aus der Nahrung besser verwertet werden kann. Denn um Kalzium aus der Nahrung aufzunehmen, benötigt der Körper zusätzlich Vitamin D, das der Organismus vor allem unter Einwirkung des Sonnenlichts produziert, aber auch zum Teil aus der Nahrung zieht.

Ist nicht genug Vitamin D vorhanden, um dem Körper ausreichende Mengen Kalzium aus der Nahrung zuzuführen, entzieht das Parathormon den Knochen Kalzium. Es kommt zur **Rachitis** (Knochenerweichung). Säuglinge erhalten deshalb bei uns, wo die Sonne nicht kontinuierlich scheint, Vitamin D in Tablettenform, um Rachitis vorzubeugen.

In manchen Fällen produzieren die Nebenschilddrüsen zu viel Parathormon (Hyperparathyreoidismus). Ursache ist meist eine gutartige Geschwulst (Nebenschilddrüsenadenom). Dadurch wird den Knochen vermehrt Kalzium und Phosphat entzogen. Während das Phosphat größtenteils über die Nieren ausgeschieden wird, sammelt sich das überschüssige Kalzium vor allem in Haut und Nieren an. Oft bilden sich Nierensteine und die Knochen schmerzen. Falls ein Adenom die Ursache ist, muss es operativ entfernt werden. Kommt eine Operation nicht infrage, muss sich der Patient u. a. kalziumarm ernähren.

Eine Unterfunktion der Nebenschilddrüsen und damit eine zu geringe Parathormonausschüttung **(Hypoparathyreoidismus)** tritt oft nach einer Schilddrüsenentfernung auf, bei der zu viel Nebenschilddrüsengewebe mitentfernt wurde. Zu den Folgen gehören anfallartige Muskelkrämpfe **(Tetanie)**. Die Behandlung besteht in der Gabe von Kalziumpräparaten und Vitamin D.

Der Gegenspieler des Parathormons ist das **Kalzitonin**, das von den **C-Zellen** der Schilddrüse freigesetzt wird, wenn sich im Blut zu viel Kalzium befindet. Es sorgt dafür, dass Kalzium und Phosphat aus dem Blut in die Knochen eingebaut werden, und steigert die Kalziumausscheidung mit dem Urin.

Niere

Die Niere ist zwar keine reine Hormondrüse, doch bildet sie ebenfalls zwei Hormone: das **Renin** und das **Erythropoetin**. Renin wird vermehrt bei einem Natrium- und Blutvolumenmangel ausgeschüttet – Ursache dafür ist eine zu geringe Nierendurchblutung. Renin wandelt einen von der Leber gebildeten Stoff in das Hormon **Angiotensin II** um, das die Kapillaren verengt, was wiederum den Blutdruck steigen lässt. Zugleich sorgt Renin dafür, dass die Nebennieren das Hormon **Aldosteron** freisetzen – dies steigert die Rückgabe von Natrium und Wasser über die Nieren an das Blut. Das Blutvolumen steigt und damit auch der Blutdruck, sodass die Nieren besser durchblutet werden **(Renin-Angiotensin-Aldosteron-Mechanismus)**. Das Hormon Erythropoetin, das die Bildung der roten Blutkörperchen anregt, wird bei niedrigem Sauerstoffgehalt des Bluts produziert.

Verdauungstrakt und Bauchspeicheldrüse

Auch die Verdauungsorgane produzieren Hormone (Abb. 2). Sie sorgen vor allem dafür, dass Substanzen hergestellt oder ausgeschüttet werden, die an der Verdauung beteiligt sind (▸ S. 172). Die **Langerhans-Inseln** der **Bauchspeicheldrüse** produzieren vor allem die Hormone **Glucagon**, das den Blutzuckerspiegel erhöht, und **Insulin**, das ihn senkt. Problematisch ist, dass außer Insulin kein weiterer Stoff vom Körper hergestellt wird, der den Blutzuckerspiegel reduziert. Kann die Bauchspeicheldrüse nicht genug Insulin herstellen oder ist die Insulinausschüttung auf andere Weise beeinflusst, kommt es zur Zuckerkrankheit (Diabetes mellitus).

▸ 1 Nebenschilddrüse

- Die vier linsengroßen Nebenschilddrüsen (Epithelkörperchen), den oberen und unteren Polen der beiden Schilddrüsenklappen von hinten anliegend, sind lebenswichtige Drüsen, die maßgeblich an der Regulation des Kalzium- und Phosphathaushalts beteiligt sind.

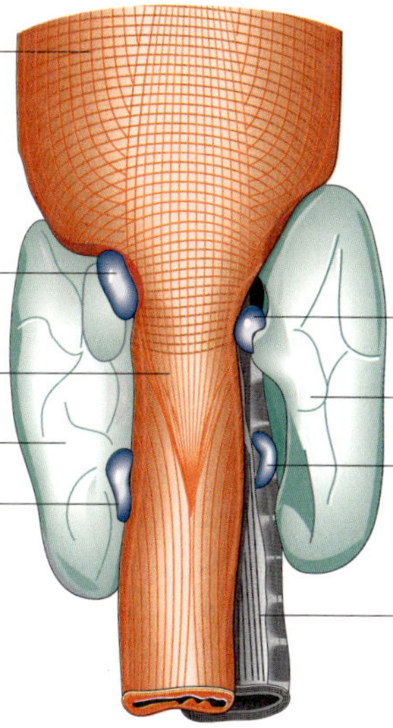

▸ 2 Hormone des Verdauungstrakts

Hormon	Bildungsort	Wirkung
Gastrin	G-Zellen der Magenschleimhaut	- steigert Salzsäurebildung im Magen - steigert Magenperistaltik - steigert Gallen- und Bauchspeicheldrüsensekretion
Cholezystokinin-Pankreozymin (CCK)	Dünndarmschleimhaut	- steigert Bauchspeicheldrüsensekretion - bewirkt Gallenblasenkontraktion - fördert Darm- und hemmt Magenperistaltik
Sekretin	Dünndarmschleimhaut	- fördert Bikarbonatbildung in der Bauchspeicheldrüse - steigert Gallenbildung - hemmt Magenperistaltik
VIP (vasoaktives intestinales Peptid)	Neurone in der Darmwand	- erhöht Tonus in der glatten Muskulatur - fördert Durchblutung
Somatostatin	G-Zellen im gesamten Verdauungstrakt	- hemmt Magensaftsekretion - hemmt Bauchspeicheldrüsensekretion - hemmt Magen- und Darmperistaltik

Männliche Geschlechtsorgane

Zu den äußeren Geschlechtsorganen des Mannes gehören der Penis und der Hodensack, der die Hoden enthält. Die Hoden, die Nebenhoden, Samenleiter und -strang sowie die Prostata, die Samenbläschen und die Cowper-Drüsen zählen zu den inneren Geschlechtsorganen (Abb. 1), da sie innerhalb des Körpers liegen.

Feinbau der Hoden und Spermienreifung

Ein Hoden ist in bis zu 300 kleine Läppchen unterteilt, in denen sich aufgewickelte **Hodenkanälchen** befinden, die in zu den Nebenhoden führenden Gängen **(Hodennetz)** münden (Abb. 2). Der Basalmembran der Hodenkanälchen sitzen Keimzellen **(Spermatogonien)** auf, die sich täglich vielfach durch Mitose (▸ S. 26) zu **Spermatozyten I. Ordnung** mit 46 Chromosomen teilen. Dazwischen liegen die **Sertoli-Stützzellen**, die die Keimzellen ernähren (Abb. 3). Zwischen den Hodenkanälchen befinden sich die **Leydig-Zwischenzellen**, die das männliche Sexualhormon **Testosteron** herstellen. Testosteron sorgt für das Wachstum von Hoden und Penis, ist dafür zuständig, dass die Stimme des Jugendlichen tiefer wird **(Stimmbruch)**, und es regt den Bartwuchs sowie den Geschlechtstrieb an.

Bei der weiteren Spermienreifung **(Spermatogenese)** entwickeln sich aus den Spermatozyten I. Ordnung durch zwei meiotische Reifeteilungen (▸ S. 28) zunächst jeweils zwei **Spermatozyten II. Ordnung** und anschließend vier Spermatiden mit je 23 Chromosomen (halber Chromosomensatz), die dann noch bis zu 90 Tage zu Spermien heranreifen. Ein Spermium (Abb. 4) besteht aus dem den Chromosomensatz beinhaltenden Kopf, einem Hals, einem Mittelstück mit Mitochondrien, den Kraftwerken der Zelle, die die Energie für die Bewegung liefern, und dem Schwanz.

Beim Samenerguss **(Ejakulation)** wird die Samenflüssigkeit **(Sperma)** aus der Harnsamenröhrenöffnung ausgestoßen. Sperma enthält neben den Spermien Flüssigkeiten aus den Geschlechtsdrüsen (Samenbläschen, Prostata und Cowper-Drüsen). Diese Sekrete tragen dazu bei, das saure Milieu in der weiblichen Vagina zu neutralisieren, damit die Spermien nicht abgetötet werden.

Samenwege

Zu den Samenwegen gehören die den Hoden aufsitzenden Nebenhoden sowie die Samenleiter, die als **Spritzkanal** durch die Prostata verlaufen, und schließlich in der Harnröhre (auch **Harnsamenröhre** genannt) münden. Damit die Samenleiter den Samen durch die Harnröhre nach außen schleudern können, besitzen sie eine stark ausgeprägte Muskulatur. Die Nebenhoden dienen der Speicherung der Keimzellen, sorgen aber auch dafür, dass diese befruchtungsfähig werden. Sie nehmen über kleine Gänge die Spermien des Hodens auf und leiten sie in den 5 m langen, stark aufgewickelten **Nebenhodengang**. Hier verbleiben sie eine Zeit lang in einem von den Nebenhoden produzierten Sekret, das die Beweglichkeit der Spermien einschränkt und damit ihren Energiebedarf senkt.

Prostata

Die Prostata **(Vorsteherdrüse)** schließt sich direkt an den Harnblasenausgang an. Diese etwa kastaniengroße Drüse umschließt die Harnsamenröhre, die in diesem Abschnitt **prostatische Harnröhre** genannt wird, und liegt dem Beckenboden auf. Sie besteht aus bis zu 80 Drüsengruppen sowie Muskulatur und Bindegewebe. In die Harnsamenröhre münden die Drüsengänge der Prostata; das von ihr hergestellte Sekret mischt sich mit den Spermien und der Flüssigkeit aus den Samenbläschen. Während der Ejakulation kontrahiert sich die Prostatamuskulatur, sodass ihr Sekret in die Harnsamenröhre gepresst wird. Das Sekret der Cowper-Drüsen wird unter der Prostata in die Harnsamenröhre geleitet (Abb. 1). Das von der Prostata gebildete Sekret stellt ca. 30 % des Spermas. Es versorgt die Spermien u. a. mit Nährstoffen. Die Prostata hat darüber hinaus die Aufgabe, die Samenleiter während der Entleerung der Harnblase zu verschließen.

Penis

Der Penis ist in **Schaft** und **Eichel** unterteilt und von einer verschiebbaren Haut umhüllt, die an der Eichel eine doppelte Falte **(Vorhaut)** bildet. Auf der Unterseite des Penis verläuft der **Harnröhrenschwellkörper** (Corpus spongiosum), der auch die Eichel bildet. Durch ihn verläuft die Harnsamenröhre. Auf der Oberseite verlaufen die zwei **Penisschwellkörper** (Corpus cavernosum), die wie ein Schwamm aufgebaut sind und aus Hohlräumen und glatten Muskelzellen bestehen. Bei Erregung entspannen sich Letztere, die Hohlräume weiten sich, Blut strömt ein und es kommt zur **Erektion**. Umgeben sind die Schwellkörper von einer Bindegewebshülle (Tunica albuginea), die dazu beiträgt, dass das Blut bei der Erektion nicht in die Venen abfließt.

▸1 Geschlechtsorgane des Mannes

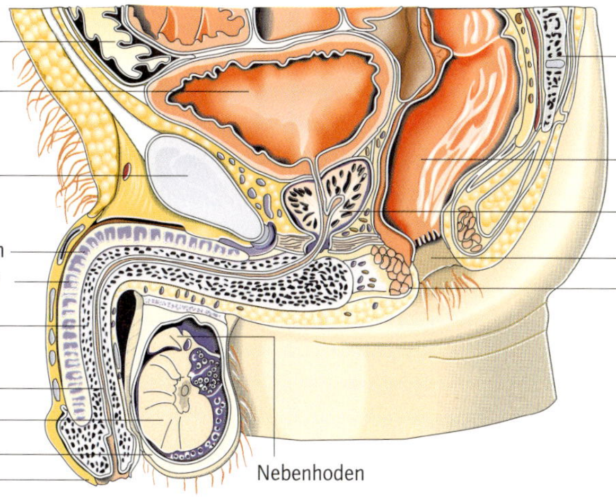

▸2 Hoden und Nebenhoden

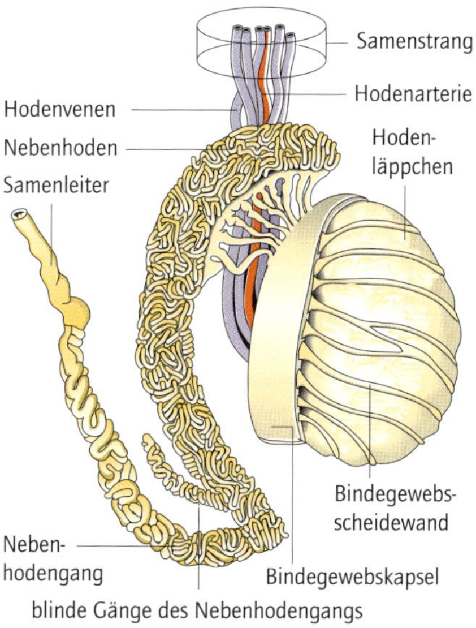

▸3 Lage der Prostata

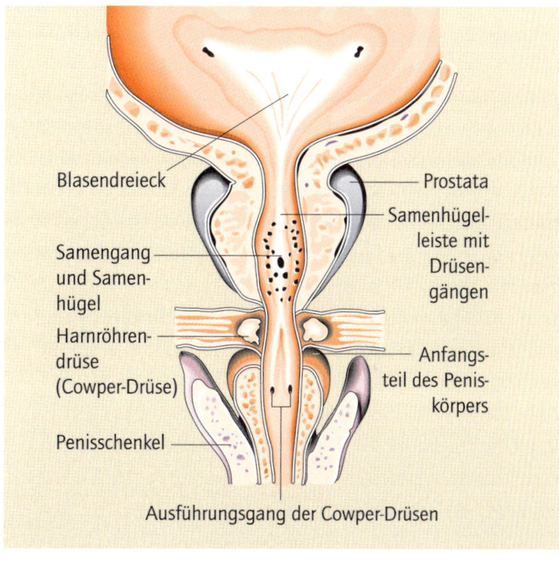

▸4 Spermium

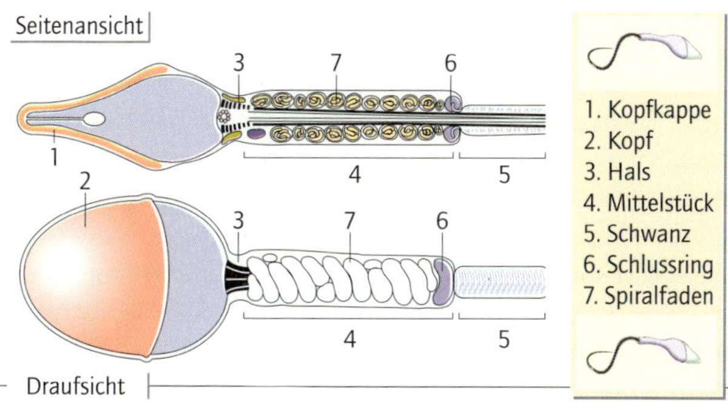

Weibliche Geschlechtsorgane

Die Geschlechtsorgane der Frau lassen sich in die inneren und die äußeren Geschlechtsorgane unterteilen.

Als **innere Geschlechtsorgane** werden die **Eierstöcke**, die **Eileiter** (zusammen mit den Eierstöcken als **Adnexe** bezeichnet), die **Gebärmutter** (Uterus) und die **Scheide** (Vagina) zusammengefasst (Abb. 1, 2). Zu den **äußeren Geschlechtsorganen** (Vulva) gehören **Venushügel**, **Klitoris**, **Schamlippen** und die **Scheidenöffnung** (Abb. 3).

Eierstöcke und Eileiter

In den beiden Eierstöcken der Frau, die jeweils seitlich der Gebärmutter in einer Bauchfellfalte (breites Mutterband) liegen, reifen die weiblichen Keimzellen, die **Eizellen**, heran. Schon bei der Geburt sind alle Eizellen der Frau angelegt. Vor der Geburt haben die Urkeimzellen **(Oogonien)** bereits mit der ersten Reifeteilung (Meiose) (▸ S. 26) begonnen, vollziehen sie aber nicht völlig. Diese Eizellen werden als **primäre Oozyten** (Oozyten I. Ordnung) bezeichnet. Sie besitzen eine Hülle aus Follikelepithelzellen und werden daher **Primärfollikel** (Eibläschen) genannt. In diesem Stadium verharren die Eizellen bis zur Pubertät; allerdings stirbt eine große Zahl ab, sodass bei Eintritt der Geschlechtsreife ca. 400 000 Primärfollikel in den Eierstöcken zu finden sind. In der Pubertät schüttet die Hypophyse das follikelstimulierende Hormon (**FSH**) aus, das während jedes monatlichen Zyklus das Wachstum einiger Follikel und Eizellen auslöst. Die vergrößerten, veränderten Primärfollikel heißen **Sekundär-**, bei einem Durchmesser von ca. 1 cm **Tertiärfollikel**. Strukturen in den Tertiärfollikeln stellen weibliche Geschlechtshormone **(Östrogene)** her, die zum Wachstum der Gebärmutterschleimhaut führen. Nur einer der Tertiärfollikel reift zum **Graaf-Follikel** heran, die Hauptaufgabe der anderen ist es, Östrogene zu bilden.

Im Graaf-Follikel vollendet die Eizelle die Meiose, die nicht benötigte Hälfte des Chromosomensatzes wandert in ein Polkörperchen am Rand der Eizelle, die sich so in eine **sekundäre Oozyte** (Oozyte II. Ordnung) umgewandelt hat. Diese beginnt nun mit der zweiten Reifeteilung, der Mitose (▸ S. 28), die allerdings auch unterbrochen wird. Es kommt unter Einfluss des von der Hypophyse ausgeschütteten **luteinisierenden Hormons** (LH) zum **Eisprung** (Ovulation). Die Eizelle wird aus dem Follikel in den Eileiter geschleudert, der sich in Richtung Eierstock bewegt und die Eizelle auffängt. Im Eileiter wird die zweite Reifeteilung erst nach einer Befruchtung durch ein Spermium abgeschlossen. Das überschüssige Erbgut wird in einem Polkörperchen abgespalten, das zugrunde geht. Der Graaf-Follikel bleibt im Eierstock zurück und wird zum **Gelbkörper**, der das Hormon **Progesteron** herstellt. Dieses Hormon ist daran beteiligt, die Gebärmutterschleimhaut auf die Einnistung einer befruchteten Eizelle vorzubereiten. Kommt es nicht zur Befruchtung, stirbt der Gelbkörper nach einigen Tagen ab und es kommt zur Menstruation. Wurde die Eizelle befruchtet, stellt der Gelbkörper in den ersten zwölf Wochen der Schwangerschaft Progesteron her. Etwa um das 48.–52. Lebensjahr beginnen die **Wechseljahre**, in denen die Eierstöcke allmählich ihre Tätigkeit einstellen.

Die beiden Eileiter nehmen die Eizelle nach dem Eisprung auf – dafür besitzen sie an ihrem den Eierstöcken zugewandten Ende den **Eileitertrichter**. Durch Muskelkontraktionen transportieren sie die Eizelle, die auch im Eileiter befruchtet wird, zur Gebärmutter.

Gebärmutter und Scheide

Die Gebärmutter ist der Ort, in der die befruchtete Eizelle zum geburtsreifen Kind heranreift; außerdem ist sie an der Heranreifung des **Mutterkuchens** (Plazenta) beteiligt, des Organs, das das ungeborene Kind versorgt. Sie ist ein birnenförmiges Organ, das außen von Bauchfell, innen von **Gebärmutterschleimhaut** (Endometrium) bedeckt ist. Zwischen diesen Schichten liegt eine dicke, glatte Muskelschicht (Myometrium), die sehr dehnbar ist. An den oberen Abschnitt der Gebärmutter **(Gebärmutterkörper)** schließt sich unten der **Gebärmutterhals** (Cervix), der sich in die Scheide stülpt und von unten als **Muttermund** (Portio) zu erkennen ist. Dessen Schleimhaut produziert ein schleimiges Sekret, das die Gebärmutter zur Scheide hin verschließt.

Die Scheide ist ein elastischer Muskelschlauch, in den das Drüsensekret des Gebärmutterhalses geleitet wird. In der Scheide siedelnde Milchsäurebakterien sorgen dafür, dass das Sekret einen sauren pH-Wert erhält, der Krankheitserreger abtötet. Die Scheidenöffnung ist Teil des äußeren Genitales. Sie, die Harnröhrenmündung und die Klitoris werden von den unbehaarten kleinen Schamlippen eingerahmt. Diese sind von den großen Schamlippen umgeben, die vorn den Venushügel bilden und von Haaren bedeckt sind. Die Klitoris ist ein Schwellkörper, der sich wie der Penis bei sexueller Erregung aufrichtet.

▸ 1 Weibliche Geschlechtsorgane (von der Seite)

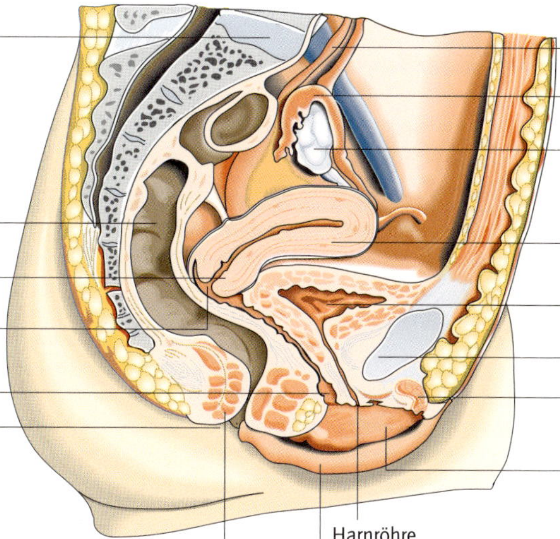

▸ 2 Innere weibliche Geschlechtsorgane (von vorn)

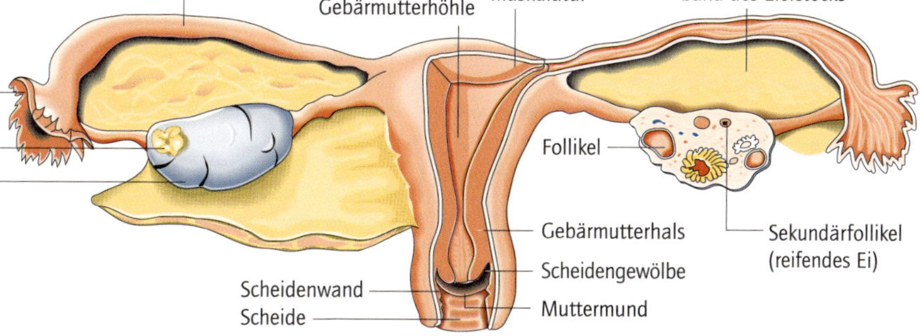

▸ 3 Äußere weibliche Geschlechtsorgane

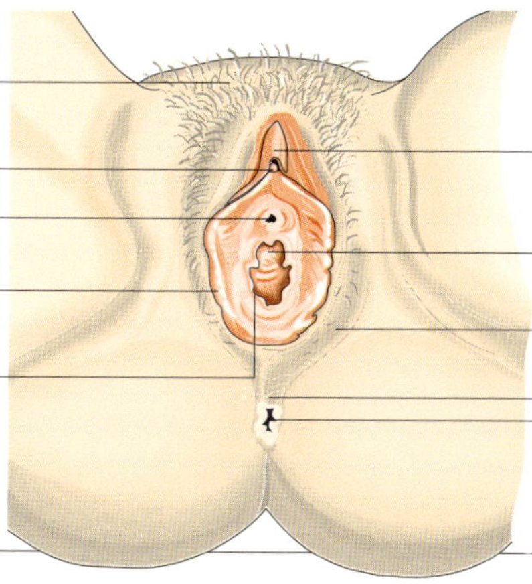

Gynäkologische Untersuchungen

Die meisten Erkrankungen der weiblichen Geschlechtsorgane können bei der frauenärztlichen (gynäkologischen) Untersuchung festgestellt werden.

Bei der Inspektion der äußeren Geschlechtsorgane achtet der Arzt vor allem auf sichtbare Veränderungen wie Entzündungen oder Geschwüre. Die inneren Geschlechtsorgane werden mit den Händen abgetastet **(bimanuelle Palpation)**. Ein bis zwei Finger werden in die Scheide bis zur Gebärmutter vorgeschoben, die dann nach oben gedrückt wird, sodass Veränderungen von außen zu ertasten sind. Auch Eierstöcke und Eileiter lassen sich so untersuchen. Scheide und Muttermund können mithilfe des Spekulums, eines Instruments, das in die Scheide eingeführt wird, inspiziert werden. Ein Entenschnabelspekulum (Abb. 1) z. B. wird in der Scheide entfaltet. Mit einem Spekulum werden Scheidenwände und Muttermund auf Veränderungen untersucht. Die inneren Geschlechtsorgane können bei einer Ultraschalluntersuchung dargestellt werden.

Eierstöcke und Eileiter

Die häufigste Erkrankung von Eierstöcken und Eileitern ist die **Adnexitis**, eine Entzündung, die in den meisten Fällen durch Bakterien oder **Chlamydien** hervorgerufen wird, die durch die Scheide zu den Adnexen hochgestiegen sind. Diese Krankheit äußert sich in Unterleibsschmerzen, Fieber und verändertem Ausfluss **(Fluor)** aus der Scheide. Die Behandlung, die meist in der Gabe von Antibiotika besteht, sollte rasch erfolgen, da unter Umständen die Eileiter infolge der entzündlichen Prozesse verkleben können und es zu Unfruchtbarkeit kommen kann.

Einer **Ovarialzyste** ist eine mit Sekreten gefüllte, durch eine Kapsel begrenzte Geschwulst, die sich z. B. aus einem Graaf-Follikel entwickeln kann, wenn es wegen eines Hormondefizits nicht zum Eisprung kommt. In vielen Fällen bilden sich die Zysten von selbst zurück. Ist dies nicht der Fall, besteht die Behandlung in der Gabe von Hormonen. Treten Beschwerden auf, muss die Zyste durch einen endoskopischen Eingriff, bei dem ein kleines Instrument durch eine Öffnung in der Bauchdecke eingeführt wird (Laparoskopie), entfernt werden.

Krebs der Eierstöcke **(Ovarialkarzinom)** ruft oft erst im fortgeschrittenen Stadium Beschwerden (u. a. Unterleibsschmerzen) hervor. Bei einem Ovarialkarzinom müssen operativ meist nicht nur die Eierstöcke, sondern auch Eileiter, Gebärmutter, eventuell auch Teile weiterer Organe wie der Harnblase entfernt werden.

Eine **Sterilisation** erfolgt bei der Frau meist unter Vollnarkose durch eine Laparoskopie. Dabei werden die Eileiter entweder durch leichte Stromstöße verklebt oder es werden Klammern um die Eileiter gelegt, sodass die Eizellen nicht durch den Eileiter wandern und befruchtet werden können.

Gebärmutter

Bei einer Schwäche der Beckenbodenmuskulatur kommt es vor allem in fortgeschrittenem Alter zum Tiefertreten der Gebärmutter. Im Normalfall liegt die Gebärmutter oberhalb der Scheide (Abb. 2a), bei einem Abstieg der Gebärmutter (Abb. 2b) rutscht sie in die Scheide hinein und zieht dabei in den meisten Fällen auch die Wand der Scheide mit. Dieser **Descensus uteri** geht oft mit einer Senkung der Harnblase und des Mastdarms einher. Im schlimmsten Fall ist die Gebärmutter so tief getreten, dass sich ein Teil von ihr, manchmal sogar die vollständige Gebärmutter, sowie ein Teil der Scheide nach außen vorstülpen (Uterusprolaps; Abb. 2c). Die Behandlung besteht bei einem leichten Descensus uteri in der Stärkung des Beckenbodens durch Gymnastik; im fortgeschrittenen Stadium müssen die Gebärmutter entfernt (Hysterektomie) und der Beckenboden durch eine Operation gestärkt werden.

Myome sind gutartige Geschwülste der Gebärmutter, die von der Muskulatur der Gebärmutter ausgehen und in der Gebärmutterwand **(intramurales Myom)**, in die Gebärmutterhöhle **(submuköses Myom)** oder in die Bauchhöhle hinein (**subseröses Myom**; Abb. 3) wachsen. Die Behandlung besteht in der Gabe von Hormonen bzw. in der Ausschälung der Myome durch Laparoskopie, eventuell in der Entfernung der Gebärmutter.

Zu den Uteruskarzinomen zählen das **Zervix-** und das von der Gebärmutterschleimhaut ausgehende **Endometriumkarzinom**. Die Behandlung besteht in der Regel in der Entfernung der Gebärmutter, eventuell weiterer umgebender Organe und Lymphknoten sowie oft einer zusätzlichen Strahlentherapie.

Wenn sich Zellen der Gebärmutterschleimhaut außerhalb der Gebärmutter absetzen **(Endometriose)**, kann dies zu Regelbeschwerden oder zu Unterleibsschmerzen führen. Damit die Gebärmutterschleimhaut abgestoßen wird, verordnet man in leichten Fällen eine Antibabypille mit hohem Gestagenanteil.

▸ 1 Gynäkologische Untersuchung

▸ Regelmäßige gynäkologische Untersuchungen helfen, Erkrankungen an den weiblichen Geschlechtsorganen frühzeitig zu erkennen. Mithilfe eines so genannten Entenschnabelspekulums können Scheidenwände und Muttermund auf Veränderungen hin untersucht werden.

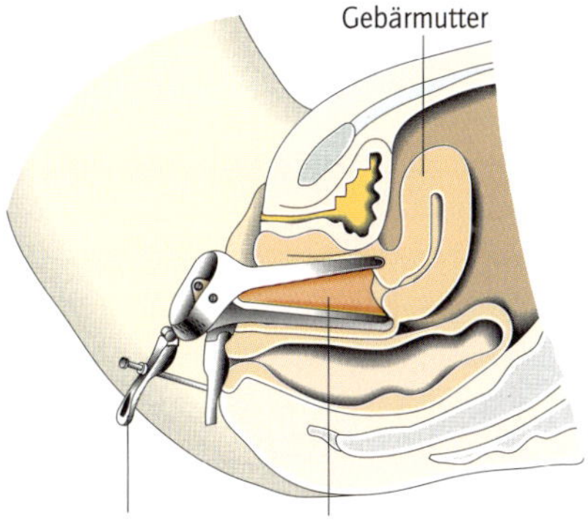

▸ 2 Gebärmuttervorfall

▸ a) Normalzustand ▸ b) beginnender Vorfall ▸ c) totaler Vorfall

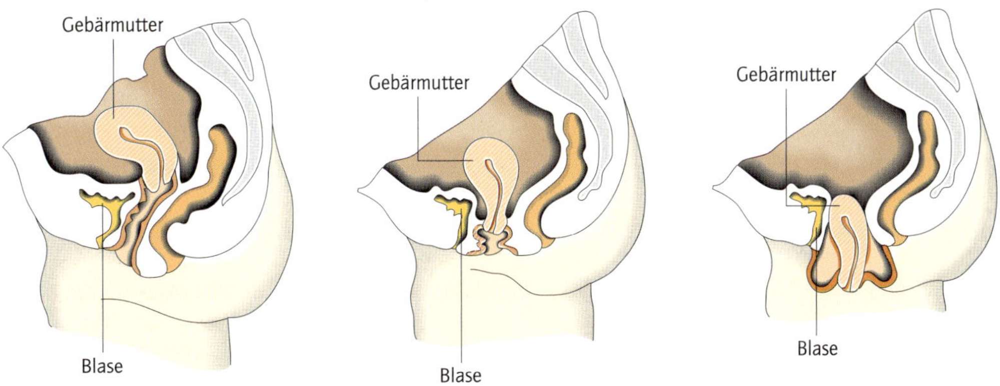

▸ 3 Gebärmuttermyom

▸ Intramurale Myome bilden sich in der Gebärmutterwand, submuköse Myome wachsen in die Gebärmutterhöhle hinein, subseröse Myome wiederum bilden sich außen an der Gebärmutter und wachsen in die Bauchhöhle hinein. Gemeinsam ist allen Myomen, dass sie gutartig sind, man sollte sie jedoch in regelmäßigen Abständen untersuchen lassen.

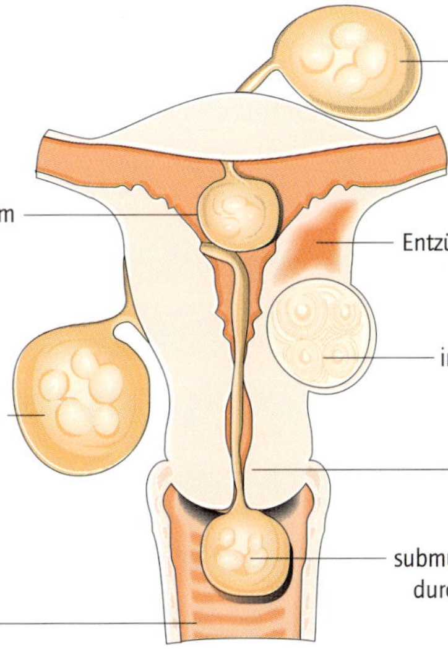

Menstruationszyklus

Der Menstruationszyklus, die Vorbereitung der Gebärmutter auf eine mögliche Schwangerschaft, bzw. Abbau und Abstoßung der Gebärmutterschleimhaut bei nicht erfolgter Schwangerschaft und Entwicklung einer befruchtungsfähigen Eizelle, wird vor allem durch zwei der weiblichen Sexualhormone gesteuert: durch Östrogen und Progesteron.

Weibliche Sexualhormone

In Gang gesetzt wird der weibliche Zyklus in der Pubertät durch die Ausschüttung eines Hormons des Hypothalamus – **Gn-RH** oder **Gonadoliberin** (‣ S. 264). Dieses regt die Hirnanhangsdrüse (Hypophyse) zur Ausschüttung der Hormone **FSH** und **LH** (‣ S. 264) an, die eine direkte Wirkung auf die **Eierstöcke** haben: FSH sorgt in der ersten Hälfte des Menstruationszyklus dafür, dass sich eine Eizelle auf den **Eisprung** vorbereitet, während es die im Eierstock herangereiften Tertiärfollikel zur Östrogenproduktion anregt und zusammen mit LH den Eisprung auslöst. Die Wirkung des LH setzt vor allem in der zweiten Zyklushälfte ein, wenn es die Bildung des Gelbkörpers anregt, der mit der Produktion von Progesteron beginnt. Die **Östrogene** sorgen für den erneuten Aufbau der Gebärmutterschleimhaut **(Endometrium)**, nachdem sie bei der Regelblutung abgestoßen wurde. Unter Einfluss der Östrogene werden die Eileiter beweglicher, damit sie die Eizelle beim Eisprung auffangen können. Zudem sorgen Östrogene für die Entwicklung der weiblichen Brust und fördern den Knochenaufbau (Abb. 1). **Progesteron** bewirkt, dass Drüsen in die Gebärmutterschleimhaut einsprießen, und bereitet so die Gebärmutter auf die Einnistung einer befruchteten Eizelle vor. Auch nach Einnistung der Eizelle ist Progesteron aktiv – es trägt in den ersten Wochen dazu bei, die Schwangerschaft aufrechtzuerhalten und es fördert die Entwicklung der Milchdrüsen.

Die zwei weiblichen Sexualhormone **Prolaktin** und **Oxytocin** haben mit dem Menstruationszyklus nichts zu tun. Prolaktin ist vor allem für die Milchdrüsenbildung und den Milcheinschuss nach der Geburt eines Kindes zuständig. Oxytocin löst Geburtswehen aus und bewirkt, dass die Milch aus den Milchgängen ausgestoßen wird.

Der weibliche Zyklus

Der Menstruationszyklus (Abb. 2), der von einer **Regelblutung** zur nächsten zwischen 24 und 35 Tage dauern kann, unterteilt sich in drei Phasen: Der Zyklus beginnt mit der **Menstruation**, bei der die oberste Schicht der Gebärmutterschleimhaut abgestoßen wird, wenn sich keine Eizelle in der Gebärmutter eingenistet hat. Auslöser für die Menstruation ist das Absinken des Progesteronspiegels, da der Progesteron produzierende Gelbkörper abstirbt, wenn keine Befruchtung stattgefunden hat.

An die Menstruation schließt sich die **Proliferationsphase** an, die etwa bis zum 14. Tag des Zyklus dauert. Ausgelöst wird sie durch eine erhöhte FSH-Konzentration, in deren Folge Eizellen heranreifen und Östrogene herstellen. Diese bewirken den Aufbau der Gebärmutterschleimhaut. Durch einen Anstieg des Hormons LH wird der Eisprung ausgelöst.

Während der **Sekretionsphase**, die etwa vom 15. Tag des Zyklus bis zur folgenden Regelblutung dauert, wird vom Gelbkörper Progesteron ausgeschüttet, das dafür sorgt, dass Drüsen in die Gebärmutterschleimhaut einsprießen, damit diese mit Nährstoffen versorgt und gut durchblutet wird. An die Sekretionsphase schließt sich bei nicht erfolgter Befruchtung die Menstruation an. Bei einer Befruchtung jedoch wächst der Gelbkörper und schüttet zumindest in den ersten Schwangerschaftswochen immer mehr Progesteron aus.

Wechseljahre und Zyklusstörungen

Zwischen dem 48. und dem 52. Lebensjahr stellen die Eierstöcke allmählich ihre Funktion ein; Eisprünge werden immer seltener, die Östrogenproduktion geht zurück, die Progesteronherstellung wird allmählich völlig gestoppt und die Regelblutung wird unregelmäßig. Aufgrund der Hormonumstellung in dieser als Wechseljahre bezeichneten Periode können u. a. Hitzewallungen, Scheidentrockenheit und Stimmungsschwankungen auftreten. Das Risiko für Herz-Kreislauf-Erkrankungen steigt. Eine Behandlung von Wechseljahresbeschwerden kann z. B. durch die Gabe von Hormonen erfolgen.

Zu den Zyklusstörungen zählen das Ausbleiben der Regelblutung **(Amenorrhö)** und starke Schmerzen vor und während der Menstruation **(Dysmenorrhö)**. Wenn die Regelblutung bis zum 18. Lebensjahr völlig ausbleibt, kann dies an einem gestörten Hormonhaushalt liegen, möglicherweise sind auch die Eierstöcke nicht intakt. Ursache für eine Amenorrhö, nachdem bereits Regelblutungen stattgefunden haben, können seelische Belastungen oder Magersucht, aber auch Eierstocktumoren sein. Die Dysmenorrhö kann durch seelische Probleme ausgelöst werden, es können aber auch körperliche Ursachen (z. B. eine Endometriose) vorliegen.

▸1 Die Wirkung weiblicher Sexualhormone

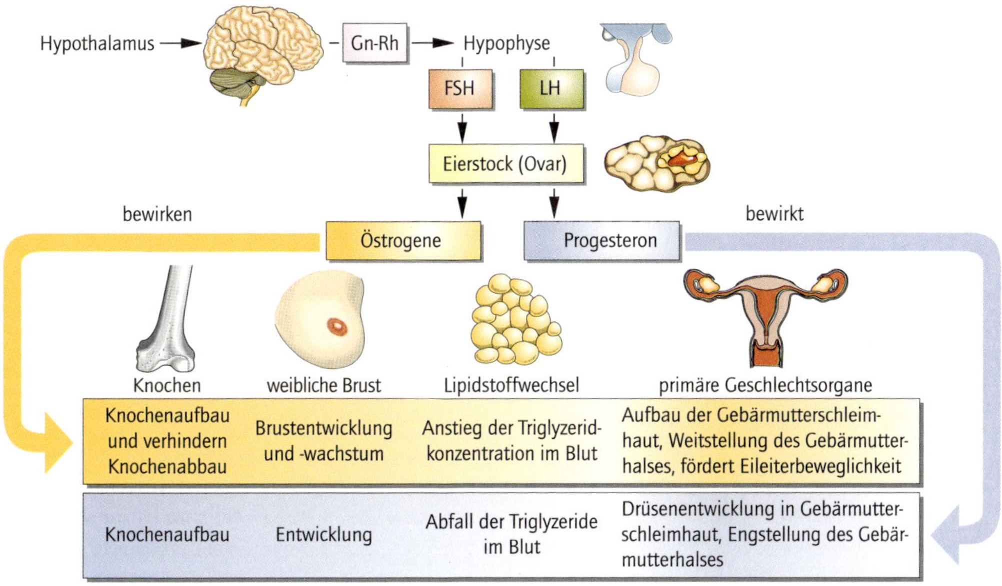

▸2 Menstruationszyklus

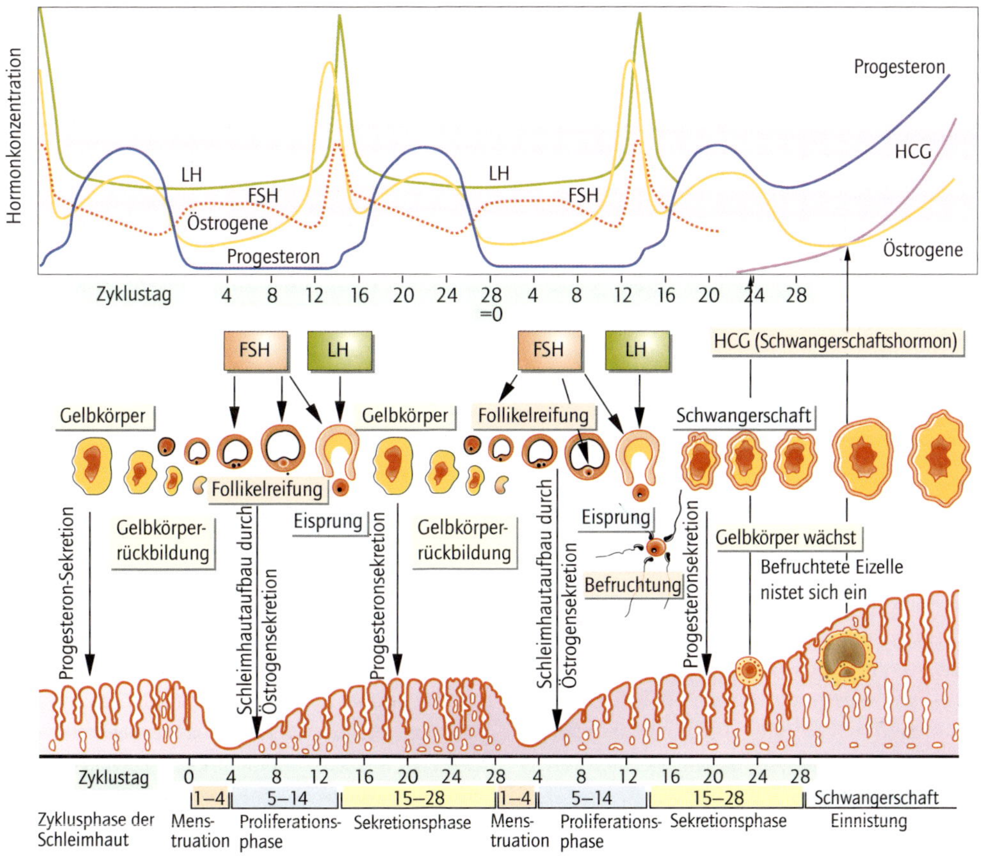

Die weibliche Brust

Zu den sekundären Geschlechtsmerkmalen zählen die weiblichen Brüste (Mammae). Die Vertiefung zwischen ihnen wird als Busen bezeichnet.

Aufbau

Die weibliche Brust gehört zu den Hautdrüsen. Sie besteht in erster Linie aus Fettgewebe, das ihr auch ihre Form verleiht, und aus Drüsengewebe. Befestigt ist das Brustgewebe durch Bänder an der Hülle (Faszie) des Musculus pectoralis major. Erst in der Pubertät unter Einfluss der weiblichen Geschlechtshormone **Östrogen** und **Progesteron** (▸ S. 278) beginnt die Brust (sowohl Drüsen- als auch Fettgewebe) zu wachsen. Die weibliche Brust besteht aus 15–20 Drüsenlappen, die sich in kleinere Drüsenläppchen verzweigen. An Letzteren befinden sich **Milchbläschen**, die während der Schwangerschaft ihre volle Größe entwickeln und nach der Geburt eines Kindes unter hormoneller Einwirkung mit der Milchproduktion beginnen. Die Ausführungsgänge der Drüsenlappen münden in die Brustwarze; nach dem Milcheinschuss bilden sich kurz vor der Brustwarze in den Gängen **Milchseen** (Abb. 1).

Männer haben genau wie Frauen Brustdrüsen. Allerdings besitzt das männliche Sexualhormon Testosteron nicht die gleiche Wirkung wie die weiblichen Sexualhormone, sodass es nicht zum Wachstum der Brustdrüsen kommt.

Veränderungen an der Brust

Jede Veränderung der Brust, vor allem neu gebildete Knoten, sollte möglichst bald durch den Arzt untersucht werden, denn insbesondere Knoten sind krebsverdächtig. Schließlich ist Brustkrebs (**Mammakarzinom**) die häufigste Krebserkrankung bei Frauen. Brustkrebs kann sich durch folgende Symptome bemerkbar machen: durch Bildung von Knoten in Brust und Achselhöhle, die zumindest zu Beginn der Krankheit bei Druck nicht schmerzen, durch Veränderungen der Haut der Brust (z. B. bei Bildung von grobporiger Orangenhaut oder plötzlicher Einziehung der Haut), durch starke, entzündlich wirkende Rötung der Brust, auch kann manchmal die Brustdrüse über der Brustmuskulatur nicht mehr problemlos verschoben werden. Jede Absonderung aus den Brustwarzen (außer Muttermilch) kann auch auf ein Mammakarzinom hindeuten, genau wie neu auftretende Asymmetrien der Brüste. Jede Frau sollte auf diese Symptome hin einmal monatlich ihre Brüste selbst vor dem Spiegel untersuchen und abtasten – denn je früher ein Karzinom entdeckt wird, umso besser sind die Heilungschancen. Die Ursachen für die Entstehung von Brustkrebs sind noch nicht genau bekannt, allerdings deutet alles darauf hin, dass es eine erbliche Veranlagung dafür gibt und dass Kinderlosigkeit die Entstehung eines Mammakarzinoms begünstigen kann. Auch Frauen, die schon früh (vor dem zwölften Lebensjahr) ihre erste Regelblutung hatten bzw. deren letzte Regelblutung erst nach dem 50. Lebensjahr auftrat, unterliegen einem höheren Brustkrebsrisiko.

Bei Verdacht auf Brustkrebs führt der Arzt in der Regel eine **Mammographie** durch, dabei handelt es sich um eine Röntgenaufnahme der Brust. Häufig sind Mammakarzinome auf dem Röntgenbild gut zu erkennen. Zudem wird meist eine Ultraschalluntersuchung der Brust durchgeführt, mit der man echte Tumoren von harmlosen Zysten unterscheiden kann. Allgemein gilt, dass jeder verdächtige Knoten entfernt und sein Gewebe untersucht werden muss. Wird Krebs diagnostiziert, hängt es von Größe und Lage des Tumors ab, ob eine brusterhaltende Operation durchgeführt werden kann. Entweder wird nur ein Teil der Brustdrüse oder aber die ganze Drüse entfernt, wobei Haut und Brustwarze erhalten bleiben. Immer werden auch die Lymphknoten in der Achsel der gleichen Körperseite mit entfernt, um mögliche Metastasen auszuräumen. Die gesamte Drüse, die Brustwarze, die Haut und manchmal auch der Brustmuskel müssen z. B. dann entfernt werden, wenn der Tumor zu groß ist. Manchmal kann man auch den Tumor durch eine Chemotherapie vor der Operation so verkleinern, dass eine brusterhaltende Operation möglich wird. Da viele Mammakarzinome unter dem Einfluss von Sexualhormonen wachsen, besteht die weitere Behandlung oft in der Gabe von Medikamenten, die die Hormonwirkung oder -ausschüttung hemmen. Nach der brusterhaltenden Operation wird eine Strahlentherapie durchgeführt.

Neben dem bösartigen Mammakarzinom gibt es gutartige Brusttumoren wie die **Fibroadenome**. Das sind Geschwülste aus Drüsen- und Bindegewebe. Bei der **fibrös-zystischen Mastopathie**, die durch Hormone ausgelöst wird, bilden sich einerseits Zysten (mit Flüssigkeit gefüllte und mit Epithelgewebe umgebene Hohlräume), andererseits kommt es zu Bindegewebswachstum und weiteren Veränderungen. Behandelt wird die gutartige Erkrankung mit hormonhaltigen Medikamenten.

▸ 1 Weibliche Brust

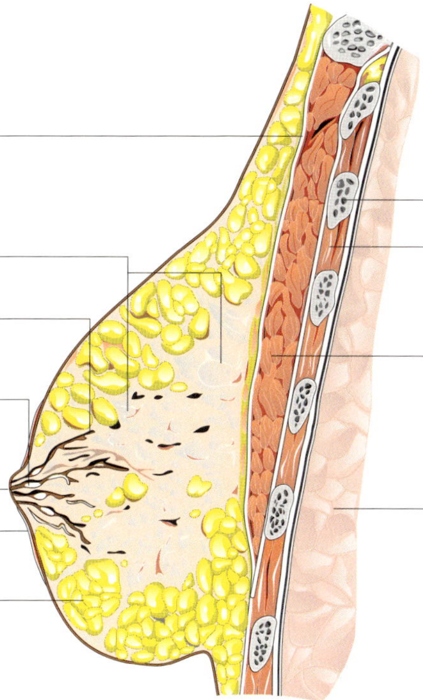

Mammographie

Wenn auch wegen Zweifeln an ihrer Zuverlässigkeit immer wieder umstritten, gilt die Mammographie bisher dennoch als die sicherste Früherkennungsmethode für Brustkrebs. Sie ist vor allem Frauen ab 50 zu empfehlen, sollte jedoch wegen der hohen Strahlenbelastung nur alle zwei Jahre durchgeführt werden. Seit dem 1. Januar 2003 haben sich die Kassenärztliche Vereinigung und die Spitzenverbände der gesetzlichen Krankenkassen darauf geeinigt, das Mammographie-Screening bundesweit einzuführen und bis zum Jahr 2005 flächendeckend umzusetzen. Nach diesem Konzept soll jede Frau zwischen 50 und 69 Jahren alle zwei Jahre von ihrer Krankenkasse schriftlich zur Mammographie-Untersuchung eingeladen werden – vorausgesetzt, sie ist Mitglied einer gesetzlichen Krankenkasse. Die Untersuchungen sollen auf dem neuesten Stand der Technik in speziellen Mammographie-Zentren durchgeführt werden; bis 2005 sollen deutschlandweit 80 Zentren entstehen.

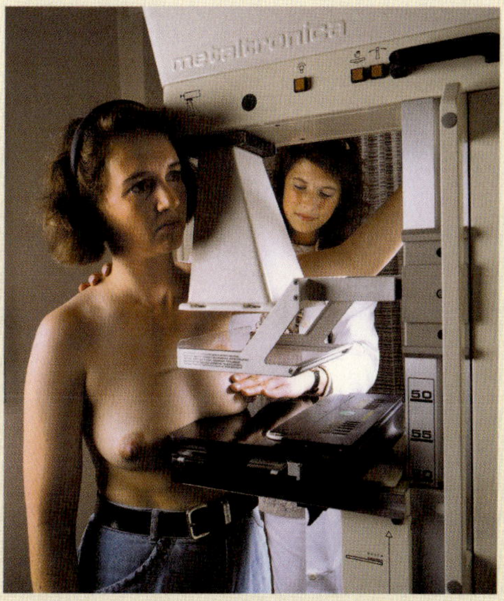

Sexualität

Sexuelle Erregung kann u. a. durch Berührung der äußeren Geschlechtsorgane, beim Mann insbesondere durch Berührung der Eichel, bei der Frau durch Stimulierung der Klitoris ausgelöst werden.

Aber auch andere Bereiche des Körpers, die ebenfalls zu den erogenen Zonen gehören, sind sehr berührungsempfindlich, z. B. die Haut am Hals und an den Innenseiten der Oberschenkel, bei der Frau vor allem auch die Brüste. Neben Berührungen können visuelle Reize oder Gerüche und vieles andere mehr sexuelle Erregung auslösen.

Sexuelle Reaktion bei Frau und Mann

Die sexuelle Erregung, die durch das vegetative Nervensystem gesteuert wird, verläuft bei Mann und Frau ähnlich – sie lässt sich in vier Phasen unterteilen. In der **Erregungsphase** kommt es beim Mann durch Berührungen oder andere Reize zur **Erektion** des Penis – die Schwellkörper füllen sich mit Blut und der Penis richtet sich auf. Bei der Frau schwillt die Klitoris durch vermehrten Blutzufluss an und die Wand der Scheide sondert ein Sekret ab, das die Scheide befeuchtet und damit ein Hineingleiten des Penis erleichtert.

Während der **Plateauphase** bleibt bei Mann und Frau die sexuelle Erregung auf hohem Niveau. Bei der Frau kommt es spätestens jetzt zum Aufrichten der Brustwarzen, außerdem sondern die Gebärmutterhalsdrüsen und die Bartholin-Drüsen Sekrete ab, die die Scheide schlüpfrig machen und im Bereich des Gebärmutterhalses als Nährboden für die Spermien dienen. Beim Mann kontrahieren u. a. die Muskeln des Hodensacks.

Nach einiger Zeit kommt es dann zum Höhepunkt **(Orgasmus)** der im Gegensatz zu den anderen Phasen, die längere Zeit dauern können, nach wenigen Sekunden wieder vorbei ist. Beim Orgasmus zieht sich beim Mann die Muskulatur der Samenleiter sowie der Samenbläschen, der Prostata und der Harnsamenröhre zusammen, sodass die Spermien zusammen mit den Sekreten der Geschlechtsdrüsen beim **Samenerguss** (Ejakulation) aus der Harnsamenröhre herausgeschleudert werden. Bei der Frau zieht sich die Muskulatur des Beckenbodens, der Gebärmutter und der Scheide zusammen. Während ein Mann in der Regel nur einen Orgasmus erlebt (Abb. 1), haben manche Frauen mehrere Orgasmen nacheinander (Abb. 2). Zur Befruchtung der Eizelle ist der weibliche Orgasmus nicht unbedingt notwendig.

Nach dem Orgasmus kommt es zur **Refraktärphase** (Rückbildungsphase). Während dieses Zeitabschnitts geht die Erregung zurück und die Geschlechtsorgane sind für eine gewisse Zeit, die unterschiedlich lange dauern kann, nicht mehr erregbar.

Sexualität und Störungen

Die häufigste Form der sexuellen Praktik ist der Geschlechtsverkehr, bei der der Mann seinen Penis in die Scheide der Frau einführt (Koitus). Die Stimulation der Geschlechtsorgane mit dem Mund (Oralverkehr) oder das Eindringen des Penis in den Darmausgang (Analverkehr) sind weitere sexuelle Praktiken.

Zu den häufigsten sexuellen Störungen des Mannes gehören **Erektionsstörungen**, die auch unter der Bezeichnung **Impotenz** zusammengefasst werden. Zu den Ursachen für Potenzprobleme gehören z. B. Arteriosklerose und Diabetes mellitus; genau wie die Schädigung der Penisschwellkörper sowie psychische Probleme. Behoben werden können mittlerweile viele Erektionsstörungen mithilfe des Präparats Viagra®, das dafür sorgt, dass sich der Penis mit Blut füllt. Erektionsstörungen können zudem mit mechanischen Erektionshilfen oder Medikamenten, die in den Penis injiziert werden, behandelt werden. Bei Frauen kommt es häufiger zur **Anorgasmie**, der Unfähigkeit, zum Orgasmus zu kommen. Vielfach ist die Ursache psychischer Natur.

Sexuell übertragbare Krankheiten

Manche Krankheiten werden vor allem oder ausschließlich über den Geschlechtsverkehr übertragen (Abb. 3), denn dabei ist der Körperkontakt so intensiv, dass es Krankheitserregern leicht fällt, die natürlichen Barrieren des Körpers zu überwinden. Zu den häufigsten Erkrankungen bei Frauen zählt neben Pilzinfektionen die **Chlamydieninfektion**, die oft keine Beschwerden bereitet, im schlimmsten Fall aber zu Unfruchtbarkeit führen kann. Auch die **Gonorrhö** kann bei der Frau zunächst symptomlos bleiben, obwohl sie längerfristig zu Unfruchtbarkeit führen kann, beim Mann kommt es meist zu starken Schmerzen beim Urinieren. Bei der seltenen **Syphilis** kommt es zur Bildung harter, schmerzfreier Geschwüre an den Genitalien. Die Erreger können sich später aufs zentrale Nervensystem ausbreiten und zu Hirnschäden führen. Bei Geschlechtskrankheiten muss der Partner mitbehandelt werden, um eine Wiederansteckung auszuschließen. Schutz vor Ansteckung bieten weitgehend Kondome.

▸1 Orgasmus des Mannes

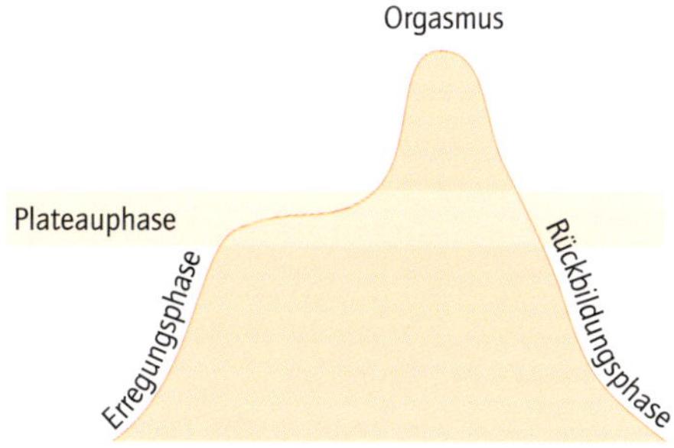

▸2 Orgasmus der Frau

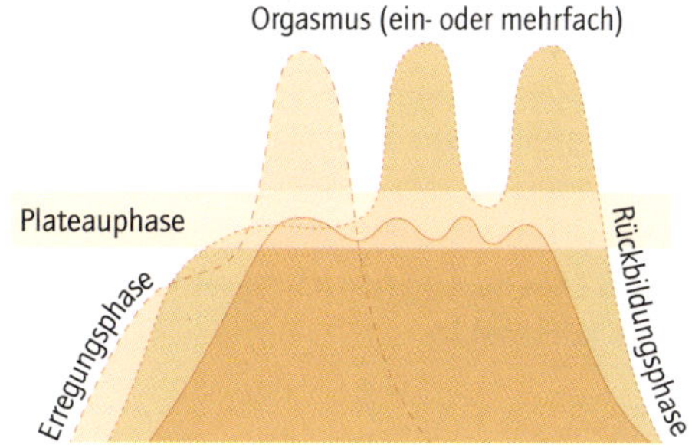

▸3 Sexuell übertragbare Erkrankungen

Krankheiten	Symptome	Ursachen	Behandlung
bakterielle Vaginitis	oft symptomfrei; Ausfluss, leichte Schmerzen beim Wasserlassen	Geschlechtsverkehr; zu starkes Bakterienwachstum in der Scheide; allergische Reaktionen	Antibiotika
Chlamydia	oft symptomfrei; Ausfluss, häufiges schmerzhaftes Urinieren, Bauchschmerzen	Geschlechtsverkehr	Antibiotika, Mitbehandlung des Partners
genitaler Herpes	schmerzhafte rötliche Beulen oder Bläschen an Genitalien, in der Scheide, an den Oberschenkeln und am Gesäß; Ausfluss, Brennen beim Wasserlassen, Fieber, geschwollene Lymphdrüsen	Geschlechtsverkehr; infizierte Handtücher, Toilettenbrillen	Symptomlinderung durch antivirale Medikamente
Genitalwarzen	nicht schmerzende Warzen an den äußeren Genitalien und in der Scheide	Geschlechtsverkehr; infizierte Handtücher, Kleidung	Entfernung durch Laserbehandlung, Operation, Medikamente; Mitbehandlung des Partners
Gonorrhö	oft symptomfrei; Ausfluss, Brennen beim Wasserlassen, unregelmäßige Monatsblutungen	Geschlechtsverkehr	Antibiotika
Hefepilzinfektionen (Soor)	Jucken, weißer, flockiger Ausfluss, Schmerzen	Pilze in der Scheide, oft durch Geschlechtskontakt angeregt, auch bei nicht sexuell aktiven Frauen; Schwangerschaft, Stillen; möglicherweise Zusammenhang mit Ernährung, Stress, Medikamenten	Zäpfchen, Cremes oder Tabletten; Mitbehandlung des Partners
HIV (Aids)	leichte Grippe, Neigung zu Infektionen (Soor, Gürtelrose, Herpes)	Geschlechtsverkehr, auch durch oralen Sex; Kontakt mit verunreinigtem Blut; Verwendung von Injektionsnadeln eines Infizierten	bislang keine Heilungsmöglichkeit; Behandlung der Infektionen
Pedikulose (Filzläuse), Krätze	starker Juckreiz	Geschlechtsverkehr; Kontakt mit infizierten Handtüchern, Bettwäsche, Toilettenbrillen	äußerlich wirksame Medikamente
Syphilis	hartes, rundes, nicht schmerzendes Geschwür, führt bei Nichtbehandlung zu rotem Ausschlag, Fieber, Appetitverlust, Müdigkeit	Geschlechtsverkehr	Antibiotika; Mitbehandlung des Partners
Trichomoniasis	oft symptomfrei; Jucken oder Brennen der Vulva; schäumender, gelber, übel riechender Ausfluss	Geschlechtskontakt; Reinigen der Genitalien vom After zur Scheide, infizierte Waschlappen/Handtücher	Antibiotika; Mitbehandlung des Partners

Unfruchtbarkeit

Ungewollte Kinderlosigkeit kann viele Ursachen haben. Die Ursache für die Zeugungsunfähigkeit (Unfruchtbarkeit oder Sterilität) kann beim Mann oder bei der Frau liegen. In manchen Fällen wird die Ursache nie gefunden. Einige Frauen können auch keine Schwangerschaft bis zum Ende austragen – häufig kommt es zu Fehlgeburten (Infertilität).

Sterilität der Frau

Die Ursache für die Unfruchtbarkeit der Frau kann in Funktionsstörungen der Eierstöcke, der Eileiter, der Gebärmutter, des Gebärmutterhalses, der Scheide oder in anderen Krankheiten (z. B. Schilddrüsenerkrankungen) oder aber psychisch bedingt sein (Abb. 1). Bei Funktionsstörungen der Eierstöcke bleiben die Menstruationszyklen ohne Eisprung oder der Gelbkörper ist nicht vollständig ausgeprägt bzw. kann seinen Aufgaben nicht nachkommen. Oft ist auch ein Verschluss der Eileiter bzw. eine Störung der Eileiterbewegung oder Gebärmutterschleimhaut, die in die Eileiter gelangt ist **(Endometriose)** die Ursache für die Unfruchtbarkeit. Bei der Gebärmutter sind es z. B. Myome oder Vernarbungen, die eine Schwangerschaft unmöglich machen können. Auch Fehlbildungen des Uterus (Abb. 2) führen zu **Sterilität**, da sie das Einnisten einer befruchteten Eizelle unmöglich machen; so gehört es z. B. zu den angeborenen Fehlbildungen, dass eine Scheidewand in der Gebärmutter liegt und diese in zwei Hälften teilt **(Uterus septus; Uterus subseptus)**. Beim **Uterus bicornis** besitzt die Gebärmutter zwei Ausstülpungen, die wie Hörner aussehen. Auch Entzündungen des Gebärmutterhalses oder eine Vernarbung bzw. eine chronische Entzündung der Scheide **(Kolpitis)** gehören zu den Ursachen der Unfruchtbarkeit. In manchen Fällen kann die Ursache der Sterilität behoben werden: Ist z. B. der Gelbkörper aufgrund äußerer Einflüsse wie Stress funktionsunfähig, kann man versuchen, ihn mit Hormonen zu beeinflussen. Bei verklebten Eileitern kann man die Durchgängigkeit oftmals operativ wieder herstellen. Auch Myome können unter Umständen entfernt werden.

Sterilität des Mannes

Eine geringe Zahl normal beweglicher Spermien in der Samenflüssigkeit ist meist der Grund für die Zeugungsunfähigkeit des Mannes. Ursachen gibt es viele: So können z. B. ein nicht erfolgreich behandelter Hodenhochstand, eine Hodenentzündung, krampfaderähnliche Erweiterungen der Hodenvene **(Varikozele)**, hormonelle Störungen (selten), äußere Einflüsse (wie Rauchen, Alkohol), andere Erkrankungen (z. B. Diabetes mellitus) oder psychische Probleme zur Sterilität führen. Behoben werden kann z. B. die Varikozele (durch Verödung); die Folgen einer Hodenentzündung sind meist nicht rückgängig zu machen.

Diagnostik und Behandlung

Um die Ursache für die Sterilität eines Paares herauszufinden, wird zunächst die Frau gynäkologisch untersucht und eine Ultraschalluntersuchung durchgeführt, durch die u. a. Fehlbildungen der Gebärmutter festgestellt werden können. Mithilfe der täglichen Messung der Körpertemperatur nach dem Aufstehen **(Basaltemperatur)** und durch Ultraschalluntersuchung kann festgestellt werden, ob ein Eisprung stattfindet. Anschließend kommen Hormonuntersuchungen infrage. Bevor mithilfe von (kleineren) chirurgischen Eingriffen nach weiteren Ursachen gefahndet wird, sollte das Sperma des Mannes untersucht werden.

Manchmal lässt sich die Sterilität durch **künstliche Befruchtung** beheben. Sind die Spermien des Mannes z. B. zu unbeweglich, können die durch Selbstbefriedigung gewonnenen und im Labor aufbereiteten Spermien mit einem Katheter in die Gebärmutterhöhle eingebracht werden. Bei einem Verschluss der Eileiter und bei verringerter Spermienzahl bzw. bei eingeschränkter Spermienbeweglichkeit kommt eventuell die In-vitro-Fertilisation **(IVF)** infrage. Dazu wird bei der Frau hormonell eine **Superovulation** ausgelöst, bei der ca. 8–10 Follikel zum Eisprung gebracht werden. Diese werden durch eine Punktionsnadel über die Scheide oder die Bauchdecke entnommen (Abb. 3). Im Anschluss werden die Eizellen mit den Spermien des Mannes in einer Kultur zusammengebracht. Ist die Qualität des Spermas sehr schlecht, können die das Erbgut enthaltenden Kopfteile der Spermien unter dem Mikroskop auch in die Eizelle eingebracht werden (intrazelluläre Spermieninjektion, **ICSI**). Nach der Befruchtung teilt sich die Eizelle in der Kultur. Nach einigen Teilungen (nach ca. zwei Tagen) werden drei Embryonen (befruchtete und geteilte Eizellen) über einen Katheter in die Gebärmutter gebracht **(Embryotransfer)**. Nun müssen sich der Embryo bzw. die Embryonen in der Gebärmutter einnisten. Die Frau erhält zur Unterstützung der Einnistung Hormone. Dennoch gelingt eine IVF nur in ca. 20 % der Fälle.

▸1 Ursachen für die Unfruchtbarkeit der Frau

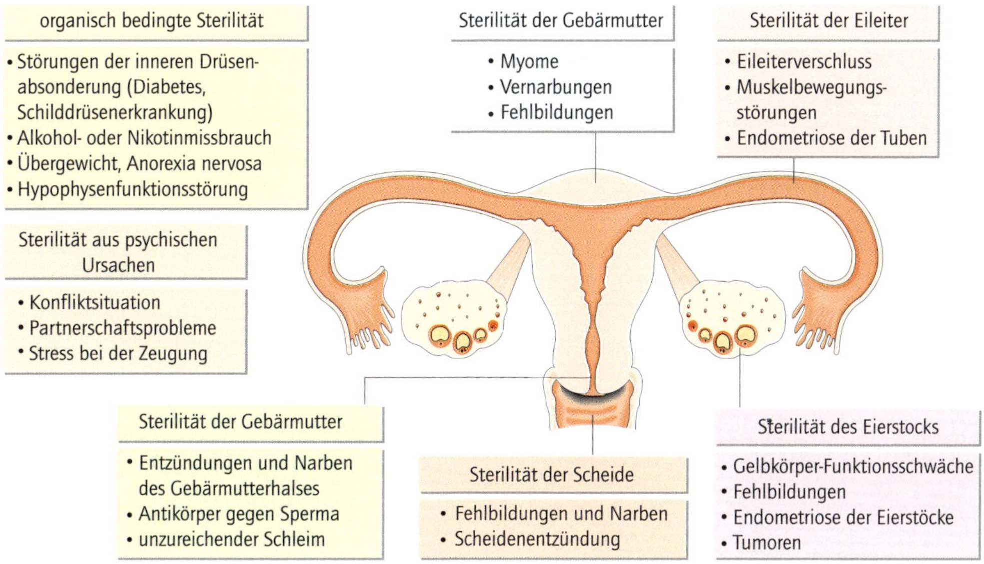

▸2 Fehlbildungen der Gebärmutter

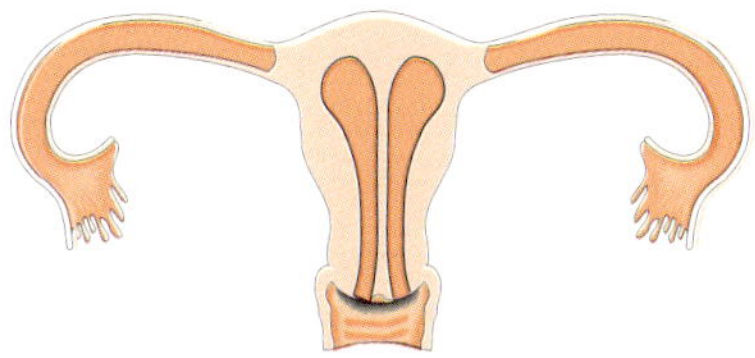

Uterus septus

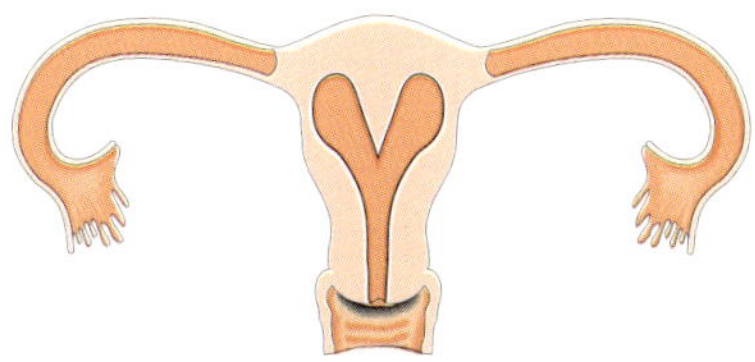

Uterus subseptus

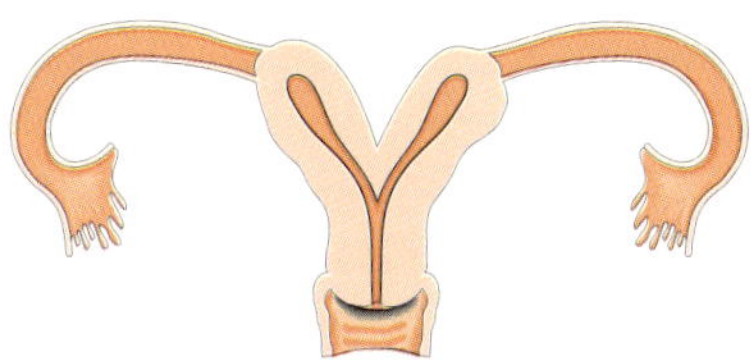

Uterus bicornis

▸3 Künstliche Befruchtung

▸ a)

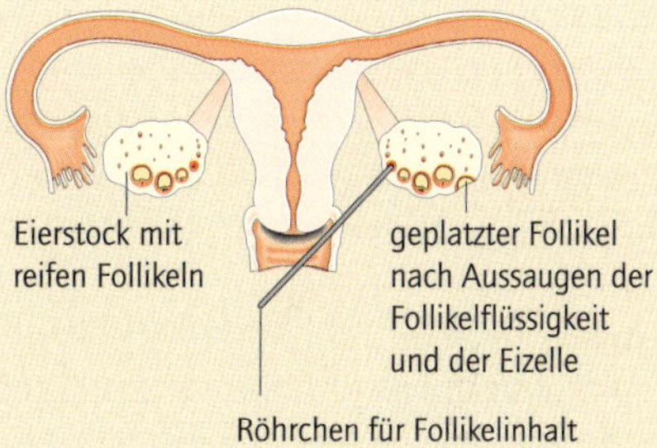

▸ **b) Kultur mit einem Ei und bis zu 200 000 Samenzellen. Hier findet die Befruchtung statt.**

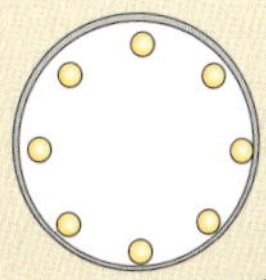

▸ **c) Die befruchtete Eizelle beginnt sich zu entwickeln.**

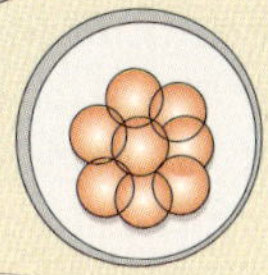

▸ d)

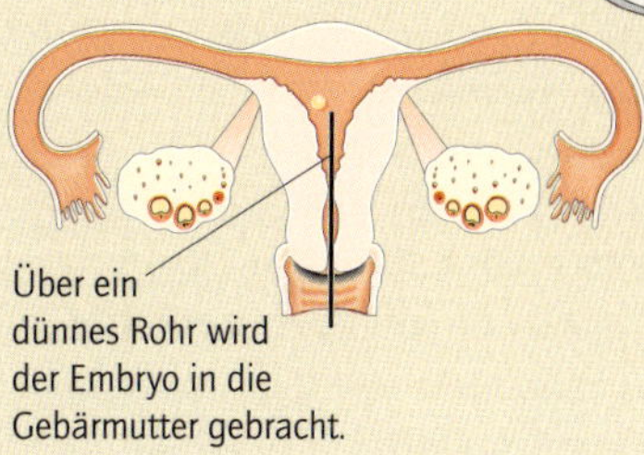

Befruchtung und Einnistung der Eizelle

Damit es zu einer Schwangerschaft kommt, müssen einige Voraussetzungen erfüllt sein: Vor, während oder kurz nach dem Eisprung muss es zum Geschlechtsverkehr gekommen sein, damit die in den Eileiter gewanderte Eizelle befruchtet werden kann.

Nach der Befruchtung muss die Eizelle durch den Eileiter in die Gebärmutter wandern, sich auf diesem Weg mehrmals teilen und dann in der Gebärmutter einnisten. Die Entwicklung der Eizelle zum geburtsreifen Kind **(pränatale Entwicklung)** lässt sich in drei Abschnitte unterteilen: 1. in die Befruchtung der Eizelle bis hin zu ihrer Einnistung in der Gebärmutter, 2. in das **Embryonalstadium**, das von der Einnistung der Eizelle bis zur 10. Woche nach der Befruchtung dauert. Bei Abschluss des Embryonalstadiums ist jedoch schon die 12. Schwangerschaftswoche **(SSW)** vergangen, denn Frauenärzte berechnen die Schwangerschaftsdauer ab dem ersten Tag der letzten Menstruation und nicht ab dem Zeitpunkt der Befruchtung. Der 3. Abschnitt beginnt mit der 13. SSW und endet mit der Geburt des Kindes. Dies ist das so genannte Fetalstadium, in dem der Embryo als **Fetus** bezeichnet wird – alle Organe wurden bereits im Embryonalstadium angelegt. Eine Schwangerschaft dauert ca. 280 Tage (40 Wochen).

Befruchtung

Damit es zur Befruchtung kommt, muss entweder bis zu fünf Tage vor oder maximal 24 Stunden nach dem Eisprung Geschlechtsverkehr stattgefunden haben, bei dem Spermien in die Scheide gelangt sind. Spermien bleiben in der Scheide nämlich maximal fünf Tage befruchtungsfähig, vorausgesetzt dass ausreichend Vaginalschleim vorhanden ist, eine Eizelle ist nach dem Eisprung maximal 24 Stunden befruchtungsfähig. Eine weitere Voraussetzung für die Befruchtung ist, dass sowohl die Ei- als auch die Samenzelle einen halbierten (haploiden) Chromosomensatz besitzen (▸ S. 272 und S. 274). Enthält entweder die Ei- oder die Samenzelle aufgrund von Fehlern bei der Zellteilung mehr als 23 Chromosomen, kann es zwar zur Befruchtung kommen, die weitere Entwicklung der befruchteten Eizelle ist jedoch häufig gestört, sodass sie sich nicht in der Gebärmutter einnisten kann bzw. nicht mehr entwickelt und/oder schließlich abgestoßen wird.

Sind beim Geschlechtsverkehr befruchtungsfähige Spermien in die Scheide gelangt, wandern diese in Richtung Muttermund, anschließend durchqueren sie den Gebärmutterhals und gelangen durch die Gebärmutterhöhle in die Eileiter. Die Wanderung bis in den Eileiter, wo sie auf eine befruchtungsfähige Eizelle treffen, gelingt jedoch nur einigen Hundert der bis zu 250 Millionen Spermien. Und nur eines dieser Spermien kann die Eizelle befruchten – es durchdringt die Hülle der Eizelle, die daraufhin Stoffe produziert, die weitere Spermien am Eindringen hindern. In der Eizelle schließlich stößt das Spermium seinen Schwanz ab, der Kopf mit dem Erbgut vereinigt sich mit dem Kern der Eizelle. So entsteht eine Zelle **(Zygote)** mit normalem Chromosomensatz (Abb. 1).

Die Zelle wandert nun weiter durch den Eileiter Richtung Gebärmutter. Dabei kommt es nun zu den ersten Zellteilungen. Erst teilt sich die Zelle in zwei Hälften (Abb. 2a), diese zwei Zellen teilen sich wiederum in vier Zellen (Abb. 2b), diese in acht Zellen usw. (Abb. 2c). Am Ende des Weges durch den Eileiter sieht der geteilte Keim aus wie eine Beere und wird deshalb **Morula** (Maulbeere) genannt. Wenn der Keim die Gebärmutter erreicht hat (fünf bis sieben Tage nach der Befruchtung), hat er sich in eine hohle Zellkugel, die **Blastozyste**, verwandelt, der sich an die Gebärmutterschleimhaut (Endometrium) heftet. Diese Blastozyste besteht einerseits aus der Embryonalanlage **(Embryoblast)**, andererseits aus einer den Embryoblast umgebenden Hülle **(Trophoblast)**, die in der ersten Zeit für die Ernährung des Embryos mit zuständig ist. Die Blastozyste beinhaltet zudem eine Blastozystenhöhle, die sich später zum Dottersack umwandelt.

Einnistung und Nachweis der Schwangerschaft

Ist die Blastozyste in die Gebärmutterhöhle gelangt, stellt der Trophoblast Stoffe her, die es dem Keim ermöglichen, ins Endometrium einzudringen und sich anzulagern (so genannte Einnistung oder **Nidation**). Außerdem produziert er das Hormon Choriongonadotropin **(HCG)**, das dafür sorgt, dass der Gelbkörper erhalten bleibt, damit die oberste Schicht des Endometriums nicht abgestoßen wird. In diese Schicht dringt der Keim noch weiter ein, bis er sich am 13. Tag nach der Befruchtung vollständig im Endometrium befindet. Das so genannte Schwangerschaftshormon HCG kann mit einem Schwangerschaftstest bei Ausbleiben der Regelblutung im Urin nachgewiesen werden.

▸ 1 Keimentwicklung von der Zelle bis zur Blastozyste

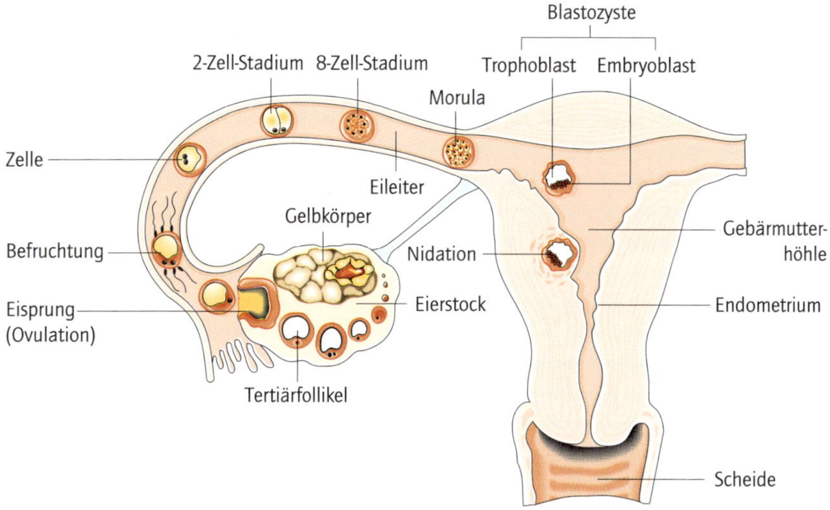

▸ 2 Befruchtete Eizelle

▸ a) Eizelle wenige Stunden nach der Befruchtung.

▸ b) 40 Stunden nach der Befruchtung haben sich vier Zellen gebildet.

▸ c) Nach einigen weiteren Stunden existieren doppelt so viele Zellen.

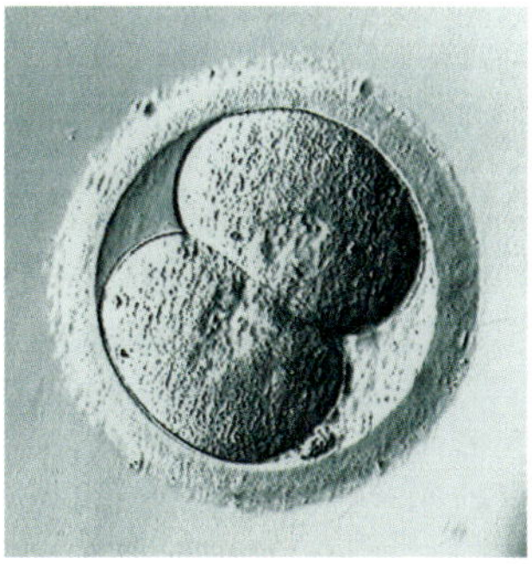

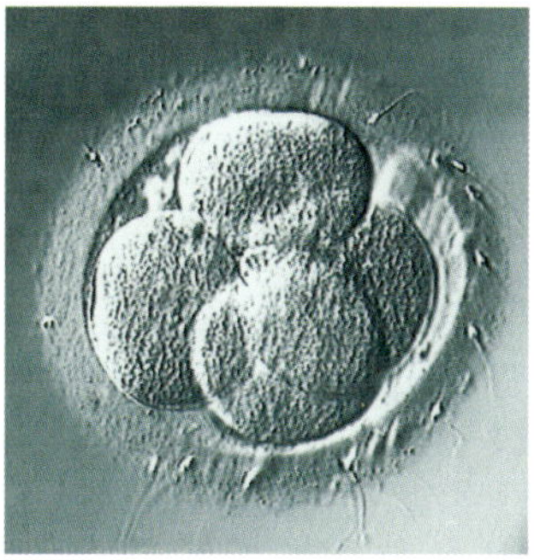

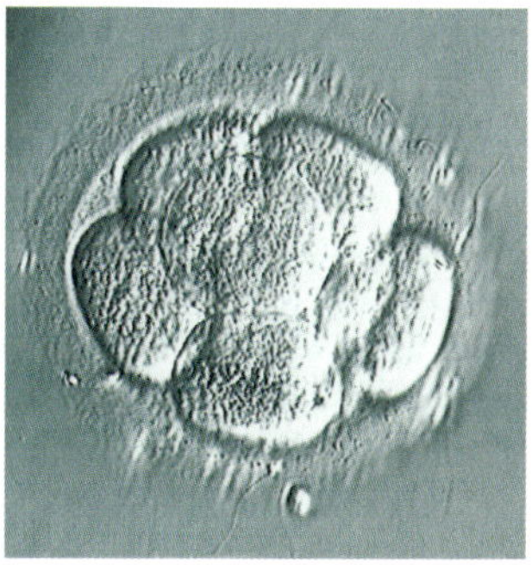

Eileiterschwangerschaft

Nistet sich die befruchtete Eizelle nicht in der Gebärmutter, sondern im Eileiter ein, liegt eine Eileiterschwangerschaft vor. Das Wachstum des Keims kann nach ca. vier Wochen zum Platzen des Eileiters (Tubenruptur) führen, was sich durch starke Bauchschmerzen äußert und für die Frau lebensgefährlich ist. Der Eileiter muss entfernt werden. Selbst wenn es nicht zur Tubenruptur kommt, stirbt der Keim ab und muss entfernt werden.

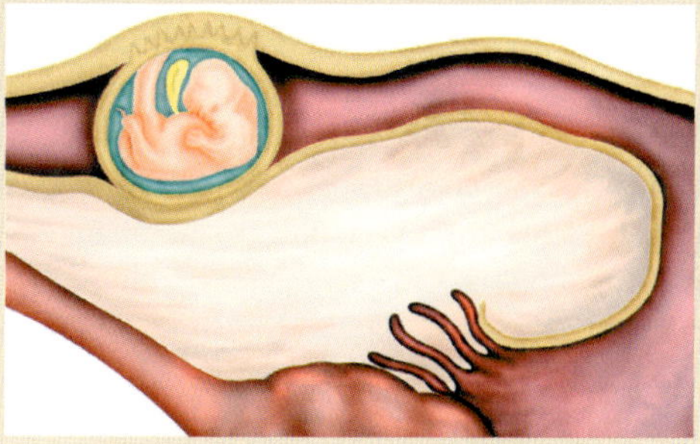

Entwicklung des Embryos bzw. Fetus

Nachdem sich die Blastozyste in der Gebärmutter eingenistet hat, schreitet die Entwicklung des Embryoblasten rasch voran. Etwa in der 4. Schwangerschaftswoche (SSW) kommt es zur Anordnung der Zellen in zwei einschichtige Zelllagen.

Aus der äußeren, der Gebärmutterwand zugewandten Zelllage – dem **äußeren Keimblatt** (Ektoderm) – entwickeln sich u. a. das Nervensystem und die Haut. Aus der inneren, der Gebärmutterhöhle zugewandten Zelllage – dem **inneren Keimblatt** (Entoderm) – entstehen u. a. das Atmungs- und das Verdauungssystem. Zwischen dem Ektoderm und dem Trophoblasten entsteht ein neuer Hohlraum, die so genannte **Amnionhöhle**, die sich zur **Fruchtblase** umwandeln und den Embryo aufnehmen wird. Zwischen Entoderm und Trophoblast entsteht der Dottersack, der sich allerdings in der 11. SSW zurückbildet. Zwischen dem Ektoderm und dem Entoderm bildet sich ein weiteres Keimblatt – das **mittlere Keimblatt** (Mesoderm) –, das der Vorläufer für Knochen, Muskeln, Knorpel- und Bindegewebe ist.

Entwicklung des Embryos

Ernährt wird der Keim zunächst vom Trophoblasten, der sich in zwei Schichten teilt. Aus der einen Schicht entsteht durch Zellteilungen die Zottenhaut **(Chorion)**, die sich um den ganzen Keim herumzieht und die **Chorionhöhle** bildet (Abb. 1a). Nur ein kleiner Bezirk, der **Haftstiel**, der zum Embryoblasten führt, ist nicht von der Chorionhöhle umgeben. Die Ausstülpungen des Chorions (Chorionzotten) wachsen in das Endometrium ein und bilden die **Chorionplatte** (Abb. 1b), die Teil des **Mutterkuchens** (Plazenta) wird.

Über den Mutterkuchen wird der Embryo (ab der 13. SSW Fetus genannt) bis zum Ende der Schwangerschaft mit Nährstoffen versorgt. Neben der Chorionplatte, die von kindlichen Zellen gebildet wird und sich in Zottenbäumchen verzweigt, besteht die Plazenta außerdem aus Zellen der Gebärmutterschleimhaut. In die zwischen den Zottenbäumchen liegenden Zwischenzottenräume fließt mütterliches Blut aus den Spiralarterien der Gebärmutter. Die Kapillaren der Zottenbäumchen nehmen hier Sauerstoff und Nährstoffe aus dem mütterlichen Blut auf und leiten sie über die **Nabelschnurvene** an den Kreislauf des Kindes weiter. Über die **Nabelschnurarterien** wird das sauerstoffarme Blut zu den Zottenbäumchen geleitet, wo es wieder mit Sauerstoff und Nährstoffen beladen wird (Abb. 2). Die **Nabelschnur** hat sich aus Blutgefäßen gebildet, die durch den Haftstiel von der Chorionplatte zum Embryo ziehen. Umgeben ist die Nabelschnur von Amnionhaut. Damit sich mütterliches und kindliches Blut nicht vermischen, gibt es zwischen den Zottenbäumchen und den Zwischenzottenräumen eine Gewebsschicht, die nur bestimmte Stoffe (z. B. Sauerstoff) durchlässt. Diese **Plazentaschranke** verhindert jedoch häufig nicht den Durchtritt von Krankheitserregern oder medikamentösen Wirkstoffen. Bei der Geburt wiegt die Plazenta etwa 500 g.

Die Amnionhaut, die die Amnionhöhle umgibt, sondert bereits kurz nach der Einnistung der Blastozyste Flüssigkeit ab. Die Amnionhöhle weitet sich deshalb, nimmt als Fruchtblase den Embryo vollständig auf und gewährt ihm u. a. Schutz vor Stößen. Zunächst wird die Amnionhöhle von der Chorionhöhle umgeben, doch dann wächst sie so stark, dass die Chorionhöhle keinen Platz mehr findet. Die Amnionhaut verschmilzt mit der Chorionhaut. Das Fruchtwasser in der Fruchtblase erneuert sich ständig und wird von der Plazenta mit Nährstoffen angereichert. Der Fetus trinkt davon und sondert Urin ins Fruchtwasser ab.

Entwicklung des Fetus

Nach Abschluss des Embryonalstadiums, das heißt, nach der 12. SSW (ab der 13. SSW wird vom **Fetalstadium** gesprochen), sind alle Organe angelegt – allerdings müssen sie noch wachsen und ausreifen. Der Fetus wird über die Plazenta mit Sauerstoff versorgt, da die Lunge noch nicht arbeitet. Die Plazenta übernimmt zudem die Funktion der Leber. Der Blutkreislauf des Fetus weist daher ein paar Besonderheiten auf: So fließt das mit Nährstoffen und Sauerstoff angereicherte Blut aus der Nabelschnurvene nicht über die Leber zum Herzen, sondern wird gleich in die untere Hohlvene, die zum Herzen führt, geleitet (Abb. 3). Dort gelangt es in den rechten Herzvorhof, der eine ovale Öffnung **(Foramen ovale)** zum linken Herzvorhof besitzt, sodass das Blut nicht über die Lunge geleitet wird, sondern nach Übertritt in die linke Herzkammer gleich in den Körperblutkreislauf strömt. Etwas Blut aus dem rechten Herzen gelangt stets in den Stamm der beiden Lungenarterien **(Truncus pulmonalis)**. Daher gibt es hier eine Verbindung zwischen Truncus pulmonalis und Aorta, den **Ductus arteriosus Botalli**, sodass das Blut wieder in den Körperkreislauf strömt. Nach der Geburt verschließen sich die Öffnungen.

▸ 1 Entwicklung des Embryos

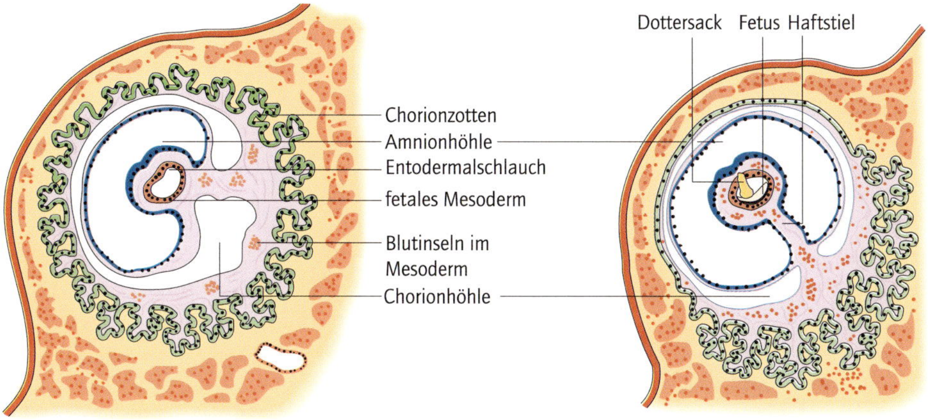

▸ 2 Aufbau der Plazenta

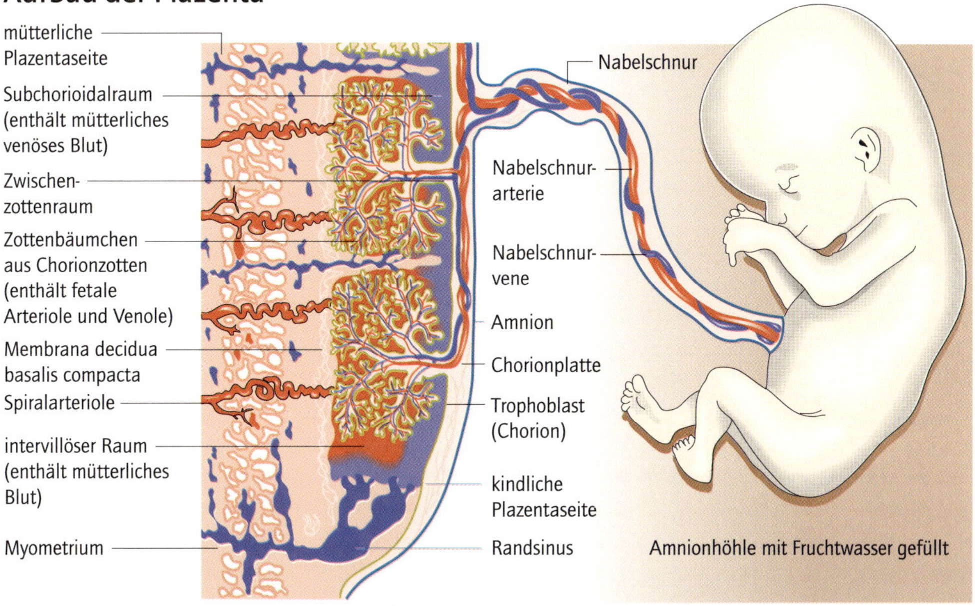

▸ 3 Fetaler Blutkreislauf

- Der Fetus wird über die Nabelschnurvene mit Nährstoffen und Sauerstoff versorgt. Das Blut, das diese lebenswichtigen Stoffe transportiert, wird über die untere Hohlvene direkt zum Herzen geleitet. Es fließt nicht über die Lunge, sondern strömt vom Herzen direkt in den Körperblutkreislauf.

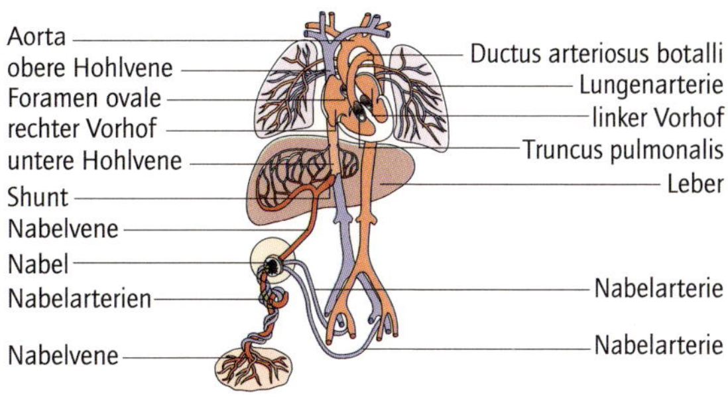

Schwangerschaftsphasen

Die durchschnittlich 40 Wochen dauernde Schwangerschaft ist in drei Phasen aufgeteilt, die als Trimenon bezeichnet werden.

Erstes Schwangerschaftsdrittel

Das erste Schwangerschaftsdrittel (für das ungeborene Kind das **Embryonalstadium**), das von der 1. bis zur 12. Schwangerschaftswoche (SSW) dauert, ist für manche Frauen wegen der körperlichen Veränderungen recht unangenehm.

Es kommt zur Freisetzung größerer Hormonmengen, durch die z. B. Übelkeit und Erbrechen ausgelöst werden können. Auch Stimmungsschwankungen sind häufig. Da auch die Spannung der glatten Muskulatur herabgesetzt ist, damit es nicht zu Kontraktionen der Gebärmutter und so zur Abstoßung des Keims kommt, kann Verstopfung auftreten. Ein häufigerer Harndrang ist im ersten **Trimenon** ebenfalls normal. Es kommt zudem zur Vergrößerung des Blutvolumens und leichten Einlagerungen von Wasser in der Haut. Die Brüste werden voller und spannen möglicherweise. Der Bauch vergrößert sich noch nicht gravierend.

Beim Embryo entwickeln sich in dieser Phase das zentrale Nervensystem und das Verdauungssystem (5. SSW), das Herz beginnt etwa in der 7. SSW zu schlagen und die Extremitäten wachsen. In der 10. SSW sind Hoden bzw. Eierstöcke entwickelt. Die Größe des Embryos beträgt am Ende des ersten Trimenons ca. 7 cm. Da der Embryo vor allem in diesem Schwangerschaftsdrittel durch äußere Einflüsse geschädigt werden kann, sollte eine Schwangere von nun an (sobald sie von ihrer Schwangerschaft weiß) auf Zigaretten und Alkohol verzichten und jede Medikamenteneinnahme mit dem Arzt absprechen.

Eine Schwangere erfährt nun in der Regel auch, wenn sie Mehrlinge erwarten sollte. Zu einer Zwillingsschwangerschaft kann es kommen, wenn zufällig zwei Eier zum Eisprung heranreifen und befruchtet werden **(zweieiige Zwillinge)**. Bei **eineiigen Zwillingen**, die sich meist sehr ähneln, kommt es nach der ersten Zellteilung der Zygote zu einer Trennung der beiden Tochterzellen voneinander.

Schwangerschaftsabbruch

Ein Schwangerschaftsabbruch wird meist zwischen der 7. und der 11. SSW durchgeführt. Vor der 12. SSW wird der Embryo in der Regel mit einem Saugkatheter abgesaugt **(Absaugmethode)**. Der Gebärmutterhals muss dafür unter Narkose aufgedehnt werden, um den Saugkatheter einzuführen. Bei einem Abbruch nach der 12. SSW erhält die Schwangere meist Medikamente (z. B. Prostaglandinzäpfchen, die vor den Muttermund gelegt werden), durch die die Abstoßung des Fetus herbeigeführt wird. Die Frau muss den (in der Regel abgestorbenen) Fetus dann auf normalem Weg gebären. Bis zur 7. SSW kann auch durch eine Antihormontablette eine Fehlgeburt herbeigeführt werden **(Abtreibungspille)**.

In Deutschland ist der Schwangerschaftsabbruch bei der **psychosozialen Indikation** ohne rechtliche Folgen für die Mutter bis zur 12. SSW nach der Empfängnis erlaubt, wenn die Schwangere wenigstens drei Tage vor dem Abbruch in einer dafür zugelassenen Institution über andere Möglichkeiten als den Abbruch beraten wurde.

Ab der 12. SSW kommt ein Abbruch aus **medizinischer Indikation** infrage, wenn die Schwangerschaft für die Mutter aus lebensbedrohlichen psychischen oder körperlichen Gründen nicht möglich ist.

Zweites und drittes Schwangerschaftsdrittel

Das zweite Trimenon dauert von der 13. bis zur 26. SSW. Während dieser Zeit fühlen sich die meisten Schwangeren recht wohl, denn der Körper hat sich in der Regel an die veränderten Umstände angepasst. Zudem ist der Bauch noch nicht so groß, dass er behindernd ist. Allerdings können in diesem Stadium z. B. Krampfadern, Hämorrhoiden oder Sodbrennen auftreten.

Zwischen der 16. und der 22. SSW spüren die meisten Frauen erstmals Kindsbewegungen. Beim Fetus beginnt die Entwicklung der Sinne (Geschmacks-, Tastsinn, Gehör, Augen). Das Geschlecht lässt sich ab der 25. SSW relativ sicher feststellen.

Im dritten Schwangerschaftsdrittel (27. SSW bis zur Geburt) wird das Kind so schwer, dass sein Gewicht eine Belastung für die Wirbelsäule der Mutter darstellen kann. Auch drückt es auf die Blase, sodass es zu häufigem Harndrang kommt. In Rückenlage drückt das Kind oft auf die untere Hohlvene, sodass das Blut schlechter zum Herzen fließen kann. Es kommt u. a. zu Schwindel. Eine Lageänderung bringt Abhilfe.

Im achten Monat drehen sich die meisten Kinder mit dem Kopf nach unten und bringen sich damit in Geburtsstellung. Die Gebärmutter wird langsam eng, sodass starke Bewegungen nicht mehr möglich sind.

Gegen Ende der Schwangerschaft wiegen die meisten Kinder zwischen 2500 und 4500 g und haben eine Größe von 48 bis 54 cm.

▸ 1 Entwicklung des ungeborenen Kindes

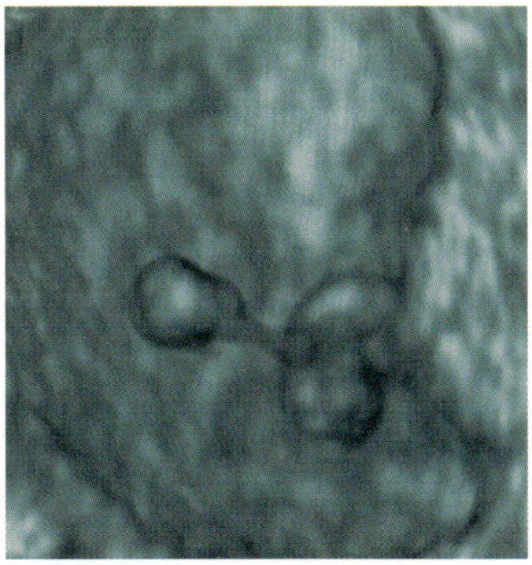

▸ a) 7 Wochen alter Embryo

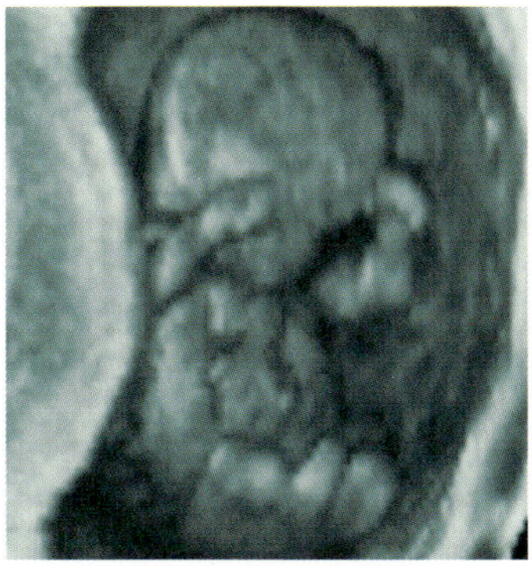

▸ b) Ende 12. SSW

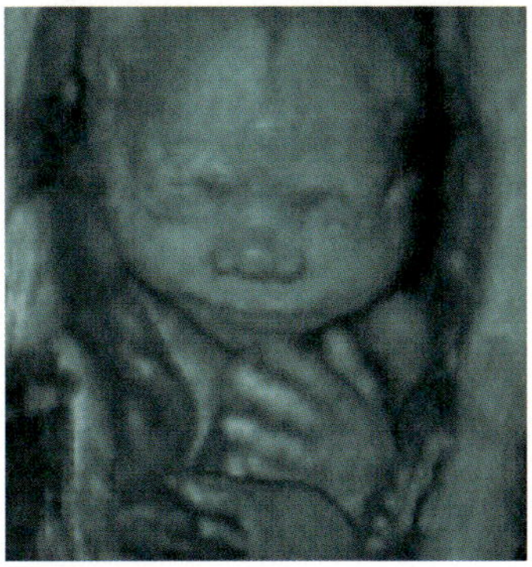

▸ c) Fetus Ende 16. SSW

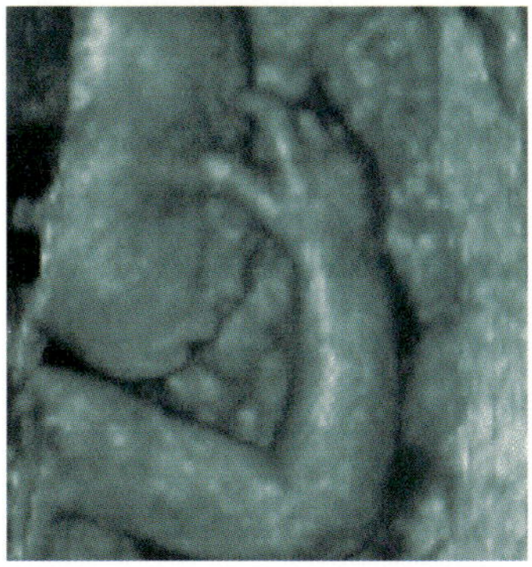

▸ d) Fetus Ende 24. SSW

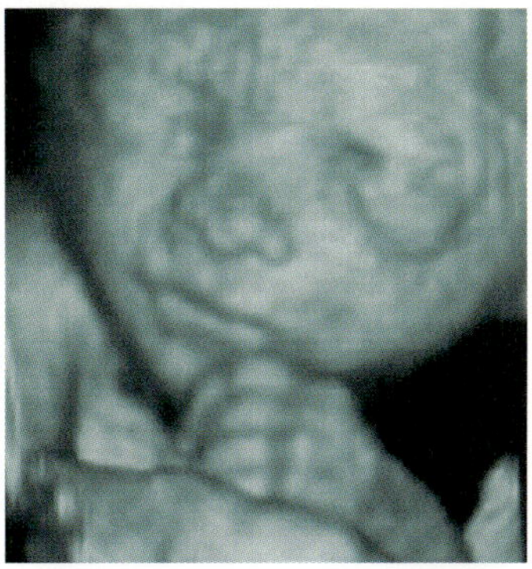

▸ e) Fetus Ende 28. SSW

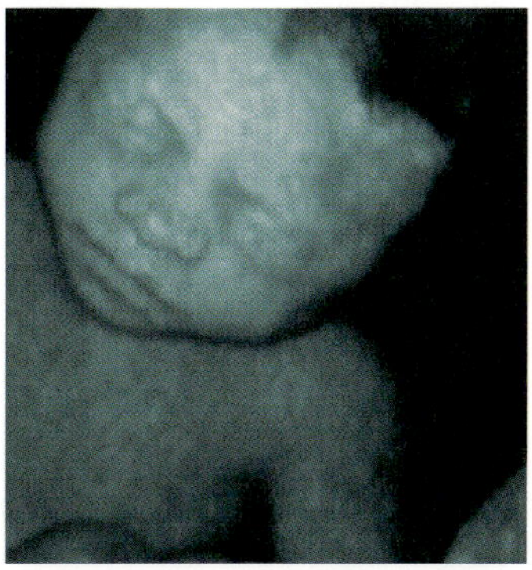

▸ f) Fetus Ende 32. SSW

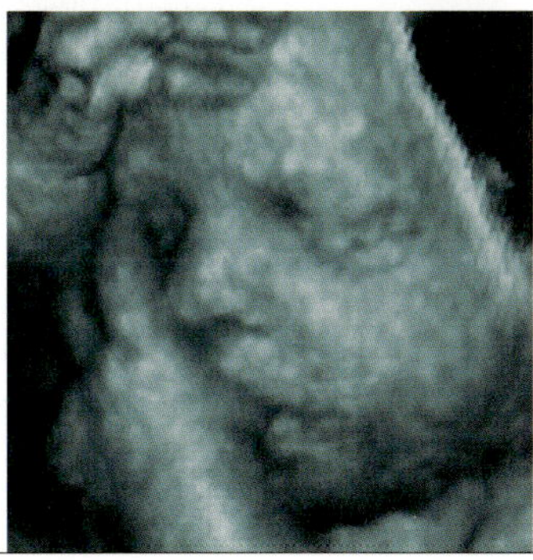

▸ g) Fetus Ende 32. SSW

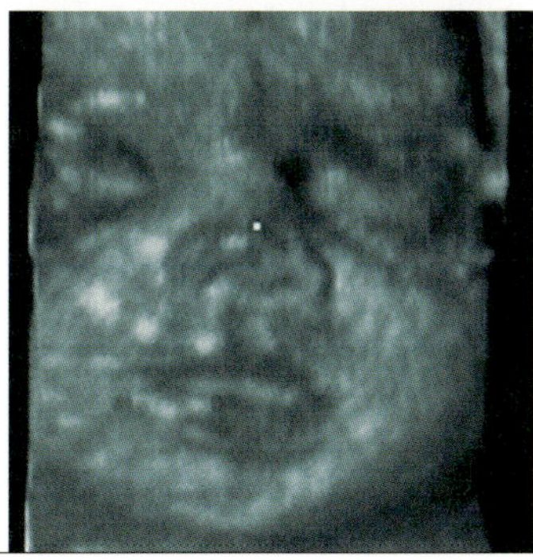

▸ h) Wenige Tage vor der Geburt

Geburt

Bei den Untersuchungen kurz vor der Geburt überprüft der Frauenarzt u. a. die Entwicklung, die Herztöne und die Lage des Kindes.

Lage des Kindes

Die meisten Kinder (96 %) drehen sich etwa im 8. Schwangerschaftsmonat von selbst in die **Hinterhauptslage**, sodass sie mit dem Kopf nach unten (Abb. 1) liegen. Bleibt ein Kind bis zur 36. Schwangerschaftswoche (SSW) in einer anderen Lage, z. B. mit dem Kopf nach oben **(Beckenendlage)** oder waagrecht in der Gebärmutter (**Quer-** oder **Schräglage**), kann ein Ärzteteam im Krankenhaus versuchen, das Kind von außen zu wenden, um es in die richtige Geburtsposition mit dem Kopf nach unten zu bringen. Da diese äußere Wendung Komplikationen mit sich bringen kann, bereiten die Ärzte einen möglichen **Kaiserschnitt** vor. Manche Ärzte vereinbaren bei Fehllage des Kindes mit der Schwangeren von vornherein einen Termin für eine Kaiserschnittgeburt. Bei Mehrgebärenden, deren Kind in Beckenendlage liegt, kommt unter Umständen eine normale Geburt infrage – das Gesäß des Kindes wird zuerst geboren.

Geburtsbeginn

Bei normalem Schwangerschaftsverlauf beginnt die Geburt meist zwischen der 38. und der 42. SSW. In den letzten vier Wochen vor der Geburt verspüren die meisten Frauen unregelmäßige Wehen **(Senkwehen)**, Kontraktionen der Gebärmuttermuskulatur, durch die das Kind weiter in den Beckeneingang gedrückt wird. Zudem können einige Tage vor der Geburt **Vorwehen** auftreten, die unter Umständen schmerzhaft sind, jedoch immer noch in unregelmäßigen Abständen auftreten. **Geburtswehen** werden durch die Ausschüttung des Hormons **Oxytocin** ausgelöst. Der Muttermund und der Gebärmutterhals sind vor allem im letzten Trimenon unter dem Einfluss von Gewebshormonen **(Prostaglandinen)** weicher geworden und damit nun geburtsbereit.

Die Geburt beginnt mit der ca. vier bis zwölf Stunden dauernden **Eröffnungsphase**, bei der es zu regelmäßigen **Eröffnungswehen** kommt. Zuerst dauern die Abstände zwischen den Wehen **(Wehenpausen)** fünf bis zehn Minuten und werden dann immer kürzer. Während dieser Geburtsphase öffnet sich der Muttermund und der untere Teil der Gebärmutter wird gedehnt. Meist öffnet sich jetzt auch die Fruchtblase **(Blasensprung)**.

Austreibungsphase

An die Eröffnungsphase schließt sich die **Austreibungsphase** an. Vor der ersten Wehe ist die Gebärmuttermuskulatur noch entspannt (Abb. 2a). Dann beginnen die Wehen, die stärker und schmerzhafter als in der Eröffnungsphase sind und auch häufiger aufeinander folgen. Diese Wehen drücken das Kind nach unten (Abb. 2b), die Gebärende verspürt nun meist auch einen starken Drang zu pressen **(Presswehen)**. Bei jeder Wehe wird das Kind tiefer gepresst, bis endlich der Kopf durch die Scheidenöffnung drückt (Abb. 2c). Die Hebamme versucht nun mit den Händen, das Gewebe zwischen Scheide und After vor einem Einriss zu schützen **(Dammschutz)**. Dann tritt der Kopf schließlich ganz hervor (Abb. 2d, e) und im Anschluss dreht sich das Kind ein wenig, damit seine Schultern und dann der gesamte Körper geboren werden können (Abb. 2f). Die Austreibungsphase, die für die meisten Frauen sehr anstrengend ist, kann zwischen 30 Minuten und drei Stunden dauern. Die Pressphase dauert in der Regel 30 Minuten.

Nachgeburtsphase

Nach der Geburt wird das Kind meistens nach wenigen Minuten abgenabelt, dann setzen in der Regel die **Nachwehen** ein, durch die die **Plazenta** mit den **Eihäuten** ausgestoßen wird. Die Hebamme unterstützt die Abstoßung der Plazenta häufig mit einem leichten Zug an der Nabelschnur. Ist die Plazenta geboren, wird sie auf Vollständigkeit geprüft, denn eine nicht vollständig ausgestoßene Plazenta kann u. a. zu starken Blutungen führen. Weitere Kontraktionen der Gebärmutter tragen nun dazu bei, dass sich die Blutgefäße an der Ablösungsstelle der Plazenta schließen.

Schmerzlinderung

Im Geburtsvorbereitungskurs erfahren Schwangere, wie sie besser mit den starken Wehenschmerzen umgehen können (z. B. durch Atemtechniken). Eine weitere Möglichkeit zur Schmerzlinderung, die keinen Einfluss auf das Kind hat, ist die Akupunktur, die von manchen Krankenhäusern angeboten wird. Außerdem kann der Gebärenden ein krampflösendes Mittel injiziert werden. In der Eröffnungsphase ist auch eine Periduralanästhesie (**PDA**; ▸ S. 214) möglich, durch die die Schmerzen weitgehend gelindert werden. Allerdings kann die PDA in der Austreibungsphase den Pressdrang hemmen, sodass die Geburt nicht vorankommt. Auf das Kind hat die PDA keinen Einfluss.

▸ 1 Lage des Kindes

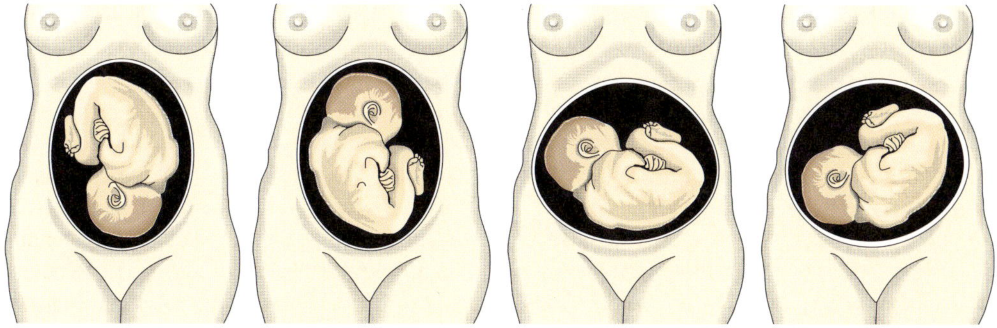

Hinterhauptslage | Beckenendlage | Querlage | Schräglage

▸ 2 Die Phasen der Geburt

▸ a)

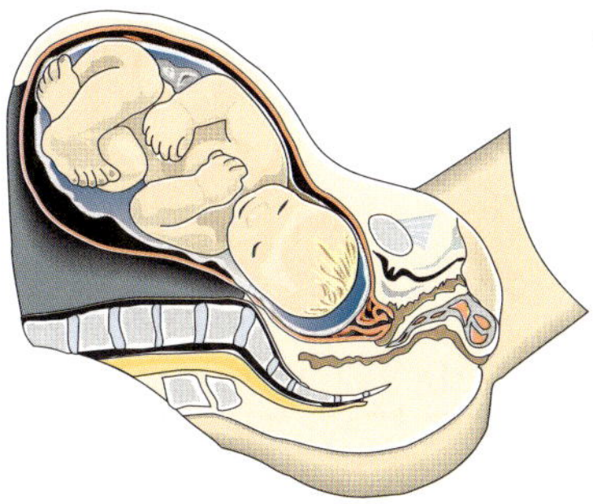

▸ b)

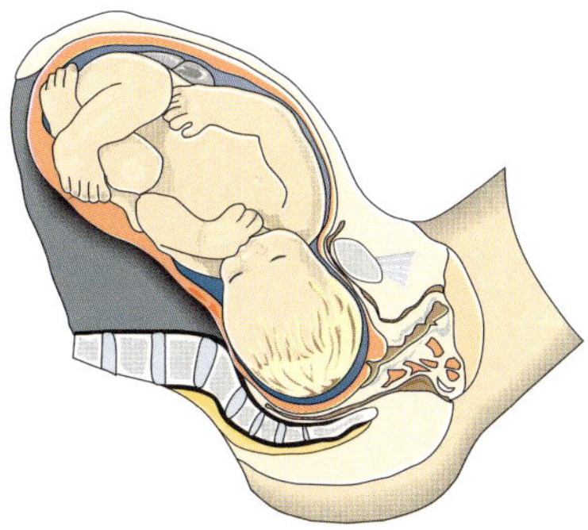

▸ c)

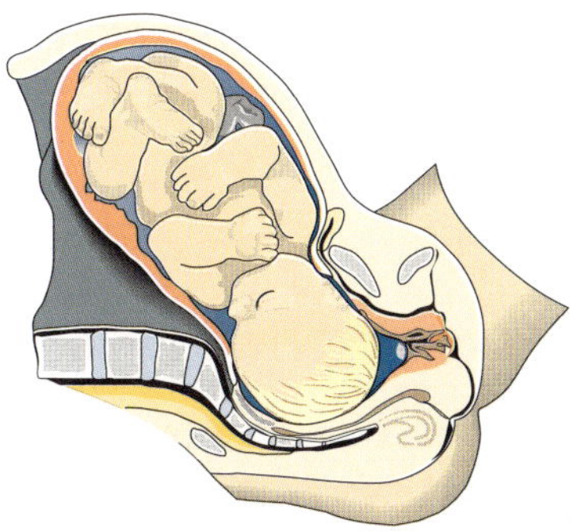

▸ d)

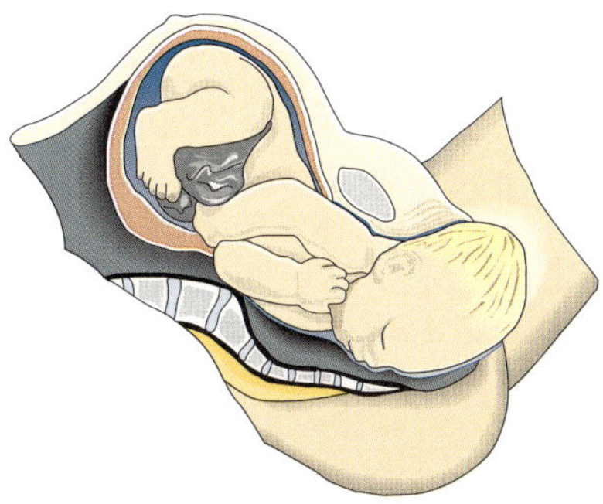

▸ e)

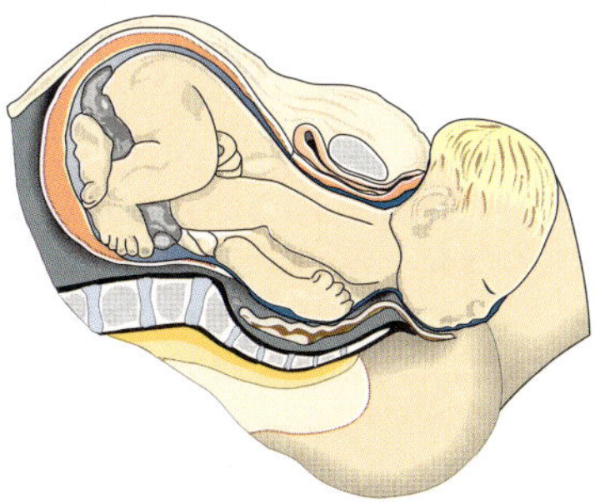

▸ f)

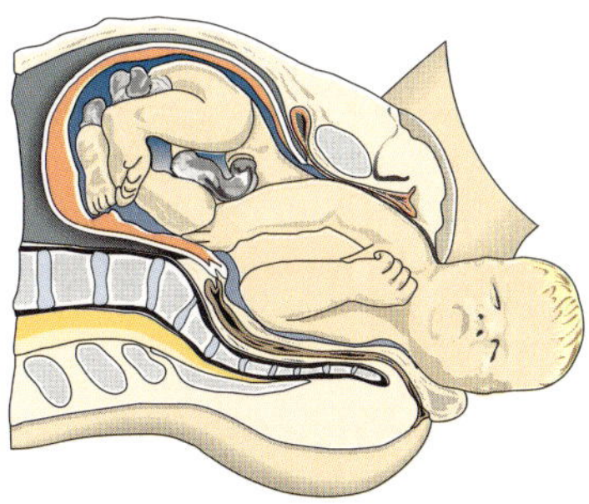

Wochenbett

Nach der Geburt bildet sich die Gebärmutter zurück, sodass sie in einigen Tagen bzw. Wochen wieder ihre normale Größe erreicht. Die Rückbildung wird durch die Nachwehen und das Stillen des Kindes gefördert, denn dabei kommt es ebenfalls zu Kontraktionen der Gebärmutter. Unter Umständen muss sie medikamentös unterstützt werden.

Der **Wochenfluss** (Lochien) wird dadurch ausgelöst, dass die abgelöste Plazenta in der Gebärmutterwand eine große Wunde hinterlassen hat, die allmählich abheilt. Es kommt zur Absonderung von Blut und Wundsekret. Vor allem in den ersten Tagen nach der Geburt wird eine große Menge Wochenfluss abgesondert, dieser versiegt jedoch nach und nach und hört nach spätestens sechs Wochen ganz auf.

Stillen

Nach der Geburt beginnt der mütterliche Körper mit der **Milchbildung**. Zuständig für die Milchproduktion der weiblichen Brust ist das Hypophysenhormon **Prolaktin**. Dieses Hormon schüttet der Hypophysenvorderlappen zwar bereits während der Schwangerschaft aus, allerdings wird es durch den hohen Östrogenspiegel, der u. a. durch die Hormon produzierende Plazenta aufrechterhalten wird, gehemmt. Nach der Ablösung der Plazenta sinkt der Östrogenspiegel rasch, das Prolaktin kann seine Wirkung nun voll entfalten. Stimuliert wird der **Milcheinschuss** in die Brüste, der nach ca. zwei bis vier Tagen nach der Geburt eintritt, durch das Saugen des Kindes an Brustwarze und Warzenhof. Außerdem regt das Saugen des Kindes die Prolaktinproduktion zusätzlich an, sodass bei häufigem Anlegen des Kindes die Milchproduktion gesteigert wird. Wird das Kind weniger oft angelegt (z. B. beim Abstillen), geht auch die Prolaktin- und damit die Milchproduktion zurück. Das Hypophysenhormon **Oxytocin** sorgt dafür, dass die Milch aus den Brustdrüsen entleert werden kann (**Milchejektion**; Abb. 1). Das Hormon bedingt, dass sich die Ausführungsgänge der Brustdrüse zusammenziehen. Die Oxytocinausschüttung wird auch durch das Saugen an der Brustwarze angeregt. Gestillt werden sollte ein Kind nach Bedarf und nicht nach einem starren Rhythmus. So kann die Mutter sicher sein, dass das Kind genug Milch bekommt.

Beim Stillen sollte die Mutter dafür sorgen, dass das Kind nicht nur an der Brustwarzenspitze saugt, die sonst rasch wund wird, sondern neben der Spitze einen Teil des Warzenhofs mit dem Mund umfasst. Es kann sinnvoll sein, verschiedene Stillpositionen (Abb. 2) auszuprobieren, um die für Mutter und Kind bequemste zu finden. Nachts bietet sich z. B. das Stillen in der Seitenlage an, damit die Mutter nicht aufstehen muss. Zum Schutz der Brustwarzen (vor allem bei wunden Brustwarzen) können Stillhütchen auf die Brustwarzen aufgesetzt werden. Stillende Mütter können mithilfe einer Milchpumpe Milch aus den Brüsten abpumpen. Auf diese Weise können bei Abwesenheit der Mutter andere Personen das Kind füttern und es muss nicht abgestillt werden. Die Vorteile des Stillens liegen für das Kind darin, dass es mit der Muttermilch Antikörper gegen Krankheiten aufnimmt und weniger anfällig für Infektionen ist. Zudem ist die Muttermilch die physiologisch beste Nahrung für Säuglinge.

Die meisten Frauen können stillen, wenn sie möchten. Nur bei ca. 1 % der Mütter liegen absolute Stillhindernisse vor. Dazu gehören schwere Infektionskrankheiten wie Tuberkulose oder Aids, Allgemeinerkrankungen (z. B. Nierenschäden) der Mutter und die Einnahme von Medikamenten, die dem Kind schaden könnten. Auch wenn das Kind unter einer Eiweißunverträglichkeit leidet, sollte nicht gestillt werden.

Wochenbett- und Rückbildungsgymnastik

Die Wochenbett- und Rückbildungsgymnastik dient in erster Linie dazu, den Körper nach der Schwangerschaft bei seinen „normalisierenden“ Vorgängen, wie die Rückbildung der Gebärmutter und die Verkürzung erschlaffender Bänder und Muskeln zu unterstützen. Dadurch soll sowohl die sexuelle als auch die allgemeine Gesundheit erhalten bzw. gefördert werden. Auf das seelische Gleichgewicht kann die Rückbildungsgymnastik ebenfalls positiv wirken.

In den ersten Wochenbetttagen können erste einfache Übungen (Wochenbettgymnastik) durchgeführt werden. Krankengymnastinnen zeigen den Wöchnerinnen u. a. die rückbildungsfördernde Bauchlage, Atmungs- und Bewegungsübungen sowie entspannende Übungen für Schultern, Nacken und Beckenboden.

Etwa acht bis zehn Wochen nach der Geburt kann mit der Rückbildungsgymnastik begonnen werden – dies geschieht meist in Gruppen. In verschiedenen Übungen werden Rückenmuskulatur, Schultern, Nacken und Beine gekräftigt. Auch für Bauchmuskulatur und Beckenboden gibt es stärkende Gymnastikübungen.

▸ 1 Milchbildung bei einer Schwangeren

▸ Das Hormon Prolaktin, das in der vorderen Hypophyse gebildet wird, regt nach der Geburt die Milchproduktion der weiblichen Brust an.
Die hintere Hypophyse schüttet dagegen das Hormon Oxytocin aus, das dafür sorgt, dass die Milch aus den Brustdrüsen entleert werden kann.
Sowohl die Prolaktin- als auch die Oxytocinproduktion wird durch das Saugen des Kindes zusätzlich stimuliert.

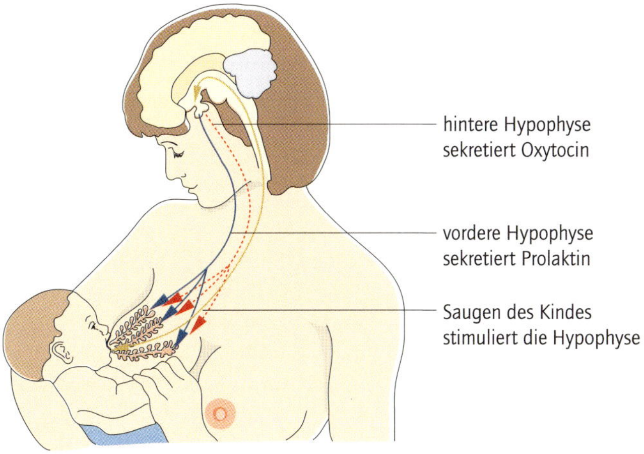

▸ 2 Stillhaltungen

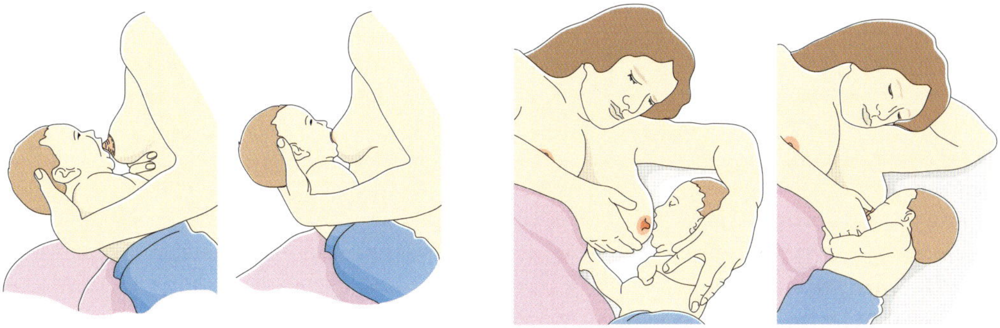

Ziele der Wochenbett- und Rückbildungsgymnastik

Bei der Wochenbettgymnastik geht es vor allem darum, das Wohlbefinden der Wöchnerin zu unterstützen und mögliche Nachwirkungen der Geburt zu lindern. Kurzfristig dient diese Gymnastik dazu, die Umstellung des Herz-Kreislauf- Systems vom Schwangersein zum Nichtschwangersein zu erleichtern, Venenproblemen, die sich durch die Erweiterung der Gefäße und den dadurch bedingten Rückfluss ergeben, vorzubeugen, den Wochenfluss (das Ausscheiden von Blut, Wundsekret und Gewebeteilchen) zu fördern, Darmprobleme (z. B. Verstopfung), die häufig nach der Schwangerschaft eintreten, zu vermeiden und den Körper von Giftstoffen und Gewebsflüssigkeit zu entschlacken (verbunden mit ausgewogener Ernährung).

Die Rückbildungsgymnastik ist längerfristig angesetzt – hier geht es darum, einen Gebärmuttervorfall und Eingeweidesenkung zu vermeiden, eine Harninkontinenz zu verhindern bzw. zu beheben, Rückenproblemen vorzubeugen und das ursprüngliche Gewicht wiederzuerlangen.

Das Neugeborene

Bei Neugeborenen müssen kurz nach der Geburt sowie in den folgenden ersten 28 Lebenstagen einige wichtige Untersuchungen vorgenommen werden, um festzustellen, ob das Kind auch völlig gesund ist.

Untersuchung des Neugeborenen

Unmittelbar nach der Geburt findet die erste Untersuchung des Neugeborenen statt: der **Apgar-Test**, der Aufschluss über die Vitalität des Säuglings gibt (Abb. 1). Dieser Test wird zweimal in Abständen von jeweils fünf Minuten wiederholt; die letzte Untersuchung findet zehn Minuten nach der Geburt statt. Geprüft wird, ob das Baby regelmäßig atmet, sein Puls wird gemessen bzw. seine Nabelschnur beurteilt, seine Muskelspannung und Reflexe werden untersucht (Abb. 2). Nach diesen Kriterien werden Punkte verteilt; das Neugeborene kann in fünf Kategorien insgesamt zehn Punkte erreichen. Liegt die Punktzahl beim Apgar-Test unter vier Punkten, geht es dem Baby schlecht und es müssen medizinische Maßnahmen eingeleitet werden. In der Regel hat sich aber nach fünf bis zehn Minuten nach der Geburt der Zustand der meisten Babys so weit normalisiert, dass sie die vollen zehn Punkte erreichen. Zusätzlich zum Apgar-Test wird aus der Nabelschnurarterie Blut entnommen, um anhand des pH-Werts festzustellen, ob das Neugeborene während der letzten Minuten der Geburt mit ausreichend Sauerstoff versorgt wurde.

Außerdem wird die Reife des Babys anhand der Tragzeit, des Gewichts und anderer Merkmale bestimmt. Die meisten Babys, die zwischen der 37. und der 41. Schwangerschaftswoche (SSW) zur Welt kommen, haben keine Probleme mit dem Start ins Leben. Für Babys, die vor der 37. SSW bzw. nach Abschluss der 41. SSW geboren werden, ist das Risiko, dass es zu Komplikationen kommt, größer. Das Gewicht der Neugeborenen liegt in der Regel zwischen 2500 und 4200 g; liegt es darunter oder darüber, kann unter Umständen eine besondere medizinische Pflege notwendig sein. Manche Neugeborene gelten als **Risikokinder** und werden intensiv beobachtet, u. a. Mehrlinge und Babys, bei deren Geburt Komplikationen auftraten. Zu den Reifezeichen eines Neugeborenen gehören u. a., dass die Hoden sich im Hodensack befinden bzw. die äußeren Schamlippen die inneren bedecken und dass es nur noch Reste der Flaumbehaarung, die während des Fetalstadiums den gesamten Körper bedeckt, aufweist.

Die Ärzte untersuchen das Kind auch auf **Geburtsverletzungen**, z. B. die **Geburtsgeschwulst**, eine Schwellung am Kopf, die durch die Geburt bedingt ist und nach einigen Tagen von selbst abklingt. Zu den schwerwiegenderen Verletzungen gehören Nervenschädigungen.

Die meisten Untersuchungen finden, falls medizinisch nichts dagegen spricht, erst nach dem ersten Kontakt zwischen Mutter und Kind statt (Abb. 3). Das Neugeborene wird der Mutter in der Regel unmittelbar nach der Geburt auf den Bauch gelegt und gegebenenfalls zum ersten Mal an der Brust angelegt.

Anpassung an das Leben

Mit der Geburt kommt es zu vielen Umstellungen im Körper des Neugeborenen. So muss das Baby zum ersten Mal selbstständig atmen. Ausgelöst wird der erste Atemzug durch äußere Reize wie die Temperaturumstellung vom warmen Mutterleib auf die vergleichsweise kühle Luft des Kreißsaals. Die Luft dringt in die Lunge ein und die Lungenbläschen entfalten sich. Frühgeborenen, denen ein Stoff (**Surfactant**, ▸ S. 138) fehlt, der die Lungenbläschen am Zusammenfallen hindert, kann dieser durch künstliche Beatmung zugeführt werden. Die Öffnung in der Herzscheidewand und die Öffnung zwischen dem Stamm der Lungenarterien und der Aorta (Foramen ovale und Ductus arteriosus Botalli, ▸ S. 288) schließen sich, ebenso die Nabelschnurgefäße, sodass die Nabelschnur durchtrennt werden kann. Damit wird das Neugeborene auch von seiner bisherigen Nahrungsquelle, dem mütterlichen Kreislauf, abgetrennt. Der Organismus muss nun auf seine in Form von Glykogen und Fett gespeicherten Energiereserven zurückgreifen, bis ihm ausreichend Nahrung zugeführt wird (die Muttermilch reicht in den ersten Tagen meist nicht aus, sodass das Baby zunächst an Gewicht verliert). Bald nach der Geburt kommt es zum ersten Stuhlgang – das Kind scheidet einen zähen, schwarz-grünlichen Stuhl aus, der als Kindspech oder **Mekonium** bezeichnet wird und u. a. aus Härchen besteht, die das Baby mit dem Fruchtwasser verschluckt hat.

Häufig ist in den ersten Lebenstagen eine Neugeborenengelbsucht, denn die Leber ist noch nicht ganz ausgereift und kann das beim Zerfall von roten Blutkörperchen entstehende Bilirubin nicht vollständig abbauen. Behandelt wird diese meist ungefährliche Gelbsucht durch Zufuhr von Milch und falls nötig durch UV-Licht (Phototherapie), wodurch das Bilirubin mit dem Stuhlgang ausgeschieden werden kann.

▸ 1 Vorsorgeuntersuchungen U1 – U10

Untersuchung	Zeitraum	Besondere Schwerpunkte	Medizinische Vorsorgemaßnahmen
U1	spätestens 4 Stunden nach der Geburt	Geburtsverlauf, Reifebeurteilung, Primitivreflexe, Kreislauf und Atmung, Feststellung von Geburtsverletzungen und Fehlbildungen	Vitamin K
U2	3.-10. Tag	Neugeborenen-Basisuntersuchung: Trink- und Schluckstörungen, Anpassungsstörungen (z. B. Neugeborenengelbsucht), Fehlbildungen, Guthrie-Test, TSH-Test, Atmung, Geburtsverletzungen, akustische Erkrankungen; neurologische Untersuchung: Muskeltonus, Primitivreflexe und Lagereaktionen, Pupillenreaktion	evtl. Behandlung von Fehlstellungen der Füße und Hüften
U3	4.-6. Woche	Ernährungsprobleme, Schreiverhalten, Stuhlgang, Ultraschalluntersuchung der Hüfte, Entwicklung (kurzzeitige Kopfkontrolle, Fixieren und Folgen bewegter Objekte durch entsprechende Blickbewegungen, Reaktion auf laute Geräusche, Strampelbewegungen)	Rachitis- und Kariesprophylaxe
U4	3.-5. Monat	Fehlhaltungen, Wasserbruch, Hodenhochstand, Ernährungsstörungen, Hautveränderungen, Muskeltonus, Reflexe, Entwicklung (sichere Kopfkontrolle, Unterarmstütz, Zum-Mund-Führen von Gegenständen, Antwortlächeln, Kopfbewegungen zu einer Schallquelle hin)	Beginn der Routineimpfungen
U5	6.-7. Monat	Augenfehlstellungen, Hautveränderungen, Entwicklung (Verschwinden der meisten Primitivreflexe und Lagereaktionen, Hand-Fuß-Koordination, Sich-drehen von der Bauch- in die Rückenlage, Interesse an der Umgebung, sofortige Hinwendung zu unbekannten Geräuschen), Ultraschalluntersuchung des Bauchraums (zum Feststellen z. B. von Nierenfehlbildungen)	bei Entwicklungsauffälligkeiten krankengymnastische Behandlung (z. B. nach Bobath oder Vojta)
U6	10.-12. Monat	Zahnentwicklung, Verdauung, Primitivreflexe (sollten nicht mehr auslösbar sein); motorische Entwicklung (Krabbeln, freies Sitzen, Laufen an einer Hand, Greifen mit Daumen und Zeigefinger); Sprachentwicklung (Silbenketten, erste Zwei- bis Mehrwortsätze)	Vervollständigung der Impfungen
U7	21.-24. Monat	Hörprüfung und Augenuntersuchung, Gangbild, Deformitäten von Füßen, Beinen oder Wirbelsäule, Sauberkeitsentwicklung, Schlafverhalten, motorische Entwicklung (freie Schritte), Sprach- und Sozialentwicklung (Zweiwortsätze, Ausführen von leichten Aufträgen, selbstständiges Beschäftigen)	Abschluss der Routineimpfungen, Fluoridprophylaxe
U8	43.-48. Monat	ausführliche Hörprüfung und Augenuntersuchung, Urinuntersuchung, Gangbild, Reflexe, Muskeltonus, Tuberkulinprobe, Sprach- und Sozialentwicklung, motorische Entwicklung (Stehen auf einem Bein, Dreiradfahren, Händewaschen), Zahnentwicklung	
U9	60.-64. Monat	Sprachentwicklungstest, Hör- und Sehtest; Sozial-Verhalten (zur Feststellung von Verhaltensauffälligkeiten), chronische Erkrankungen, Infektionen, Zahnstatus, motorische Entwicklung (Hüpfen auf einem Bein, An- und Ausziehen)	Überprüfen des Impfstatus, evtl. Nachholen versäumter Impfungen
U10	13. Lebensjahr	Pubertätsentwicklung; Haut (Akne), Zähne, Skelettsystem, Motorik, Blutdruck, Cholesterinwerte, Urinuntersuchung, Sinnesogane, Gesundheits- und Suchtaufklärung, Ernährung	Überprüfen des Impfstatus, evtl. Nachholen oder Auffrischen von Impfungen; Kropfprophylaxe

Körperliche Entwicklung

Man unterscheidet verschiedene Entwicklungsphasen beim Kind: Als Neugeborene werden Babys vom Tag ihrer Geburt bis zum 28. Lebenstag bezeichnet, im ersten Lebensjahr ist ein Kind ein Säugling.

Ab dem zweiten Lebensjahr beginnt das Kleinkindalter, das mit dem Schulanfang beendet ist. Vom Beginn der Schulzeit bis zu Beginn der Pubertät wird ein Kind als Schulkind bezeichnet. Daran schließen sich die Pubertät und das Heranreifen, die Adoleszenz, an.

Wachstum

Die meisten **Säuglinge** sind bei der Geburt zwischen 48 und 54 cm groß und wiegen 2500–4200 g. Der Kopfumfang variiert etwa zwischen 32 und 38 cm. Im ersten Lebenshalbjahr verdoppelt sich das Geburtsgewicht annähernd und auch das Längenwachstum schreitet rasch voran – mit sechs bis sieben Monaten sind die meisten Kinder etwa 15 cm größer als bei der Geburt. Dann verlangsamt sich sowohl die Gewichtszunahme als auch das Körperwachstum. Im vierten Lebensjahr sind die meisten Kinder doppelt so groß wie bei der Geburt und wiegen zwischen 14 und 18 kg. Das Körperwachstum und die Gewichtszunahme schreiten dann gleichmäßig voran, bis es in der Pubertät zum erneuten Wachstumsschub kommt. Ausgewachsen sind Mädchen mit 16, 17 Jahren, Jungen mit 18, 19 Jahren.

Entwicklung der Organsysteme

Bei der Geburt sind noch nicht alle Organsysteme voll ausgereift; bei manchen Organsystemen (z. B. Nervensystem) zieht sich die Entwicklung über viele Jahre hin, während andere Organe schon früher ihre Reife erlangen (z. B. Nieren). Zwischen den Nervenfasern im Gehirn bestehen bei der Geburt nur wenige Verknüpfungen; erst durch beständiges Lernen bilden sie sich weiter aus. Mit zunehmender Verknüpfung erlangt das Kind weitere geistige und körperliche Fähigkeiten. Die Strukturen im zentralen Nervensystem, die u. a. für die Steuerung der Atmung und der Körpertemperatur sowie für bestimmte Reflexe (Schutz-, Saug- und Schluckreflexe) zuständig sind, sind jedoch bereits funktionsfähig.

Kurz nach der Geburt liegt die normale Herzfrequenz des Neugeborenen bei über 100 Herzschlägen pro Minute. Im Verlauf des ersten Lebensjahrs verringert sich die Herzfrequenz dann etwas (ca. 100 Schläge pro Minute), doch erst nach der Pubertät verringert sie sich so weit, dass sie der eines Erwachsenen entspricht. Auch die Atemfrequenz ist in den ersten Lebensjahren höher als im Schulalter und beim Erwachsenen. Die Nieren eines Säuglings arbeiten noch nicht so wie die eines älteren Kindes – u. a. deshalb kommt es bei starken Flüssigkeitsverlusten (z. B. bei Erbrechen und Durchfall) rasch zur lebensgefährlichen Austrocknung.

Die Zähne brechen etwa ab dem sechsten Lebensmonat durch, viele Säuglinge haben dann aber auch schon die ersten Zähnchen, bei manchen kann es jedoch auch bis zum zwölften Monat dauern, bis der erste **Milchzahn** durchbricht. Zuerst brechen meist die unteren mittleren Schneidezähne durch (Abb. 1). Das Milchgebiss mit seinen 20 Zähnen ist in der Regel spätestens mit Vollendung des zweiten Lebensjahrs vollständig. Damit der Zahnschmelz hart wird und keine Kariesbildung auftritt, empfehlen Ärzte, dem Säugling bereits ab dem Zeitpunkt kurz nach der Geburt fluoridhaltige Tabletten (meist in Kombination mit Vitamin D zur Rachitisprophylaxe) zu geben. Die ersten Milchzähne sollten schon regelmäßig (mit einem Wattestäbchen oder einer weichen Kinderzahnbürste, jedoch ohne Zahnpasta) geputzt werden.

Auch das Immunsystem ist im Kindesalter noch nicht ausgereift. Erst durch den Kontakt mit Krankheitserregern beginnt es sich zu entwickeln. In den ersten drei bis sechs Lebensmonaten sind Säuglinge durch mütterliche Antikörper jedoch weitgehend gegen Infektionen geschützt (Nestschutz). Auch Muttermilch beinhaltet Antikörper.

Säuglingsernährung

Die Säuglingsernährung lässt sich in drei Phasen von je vier bis sechs Monaten einteilen. Die erste Phase ist die **Still-** und **Trinkphase**. In dieser Zeit ist die Muttermilch oder ein Muttermilchersatz die einzige Nahrung. Darauf folgt die **Übergangs-** oder **Abstillphase**. In dieser Zeit werden der Brust- oder Flaschennahrung speziell zubereitete Breimahlzeiten zugesetzt. Die dritte Phase ist die mit **modifizierter Erwachsenenkost**. Hier wird ein immer größer werdender Teil der Nahrung vom Tisch der Erwachsenen hinzukommen.

Diese Phasen ergeben sich aus den altersabhängigen Verdauungsmöglichkeiten des Säuglings und durch die neutromotorische Entwicklung und Funktionskapazität der Nieren. Erst ab dem 4. Lebensmonat kann der Säugling einen Löffel erkennen und beginnen zu kauen.

▸1 Entwicklung der Zähne

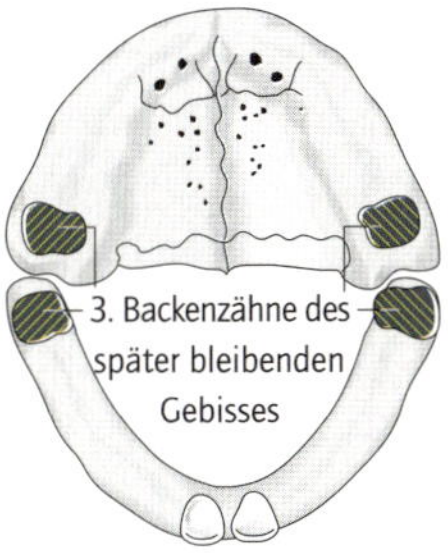

Die mittleren unteren Schneidezähne brechen beim Baby immer als erste durch.

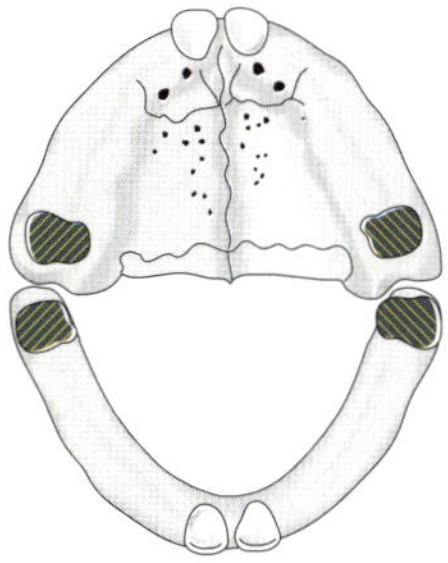

In der Regel folgen dann die mittleren oberen Schneidezähne.

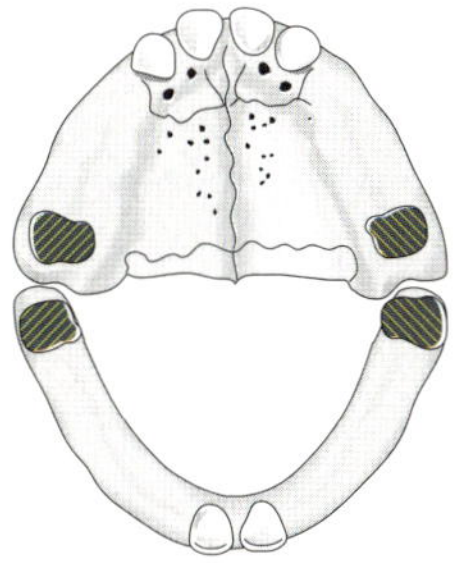

Diesen schließen sich die äußeren oberen Schneidezähne an.

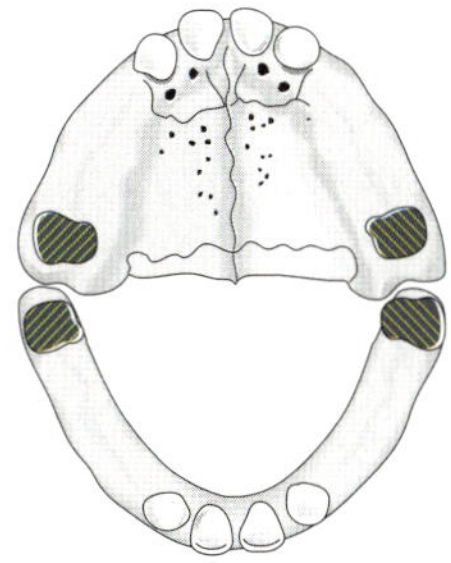

Dann brechen die äußeren unteren Schneidezähne durch.

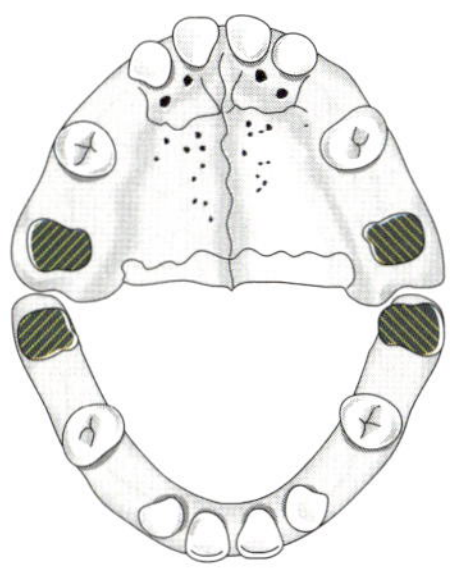

Als Nächstes werden die 1. oberen und dann die 1. unteren Backenzähne sichtbar.

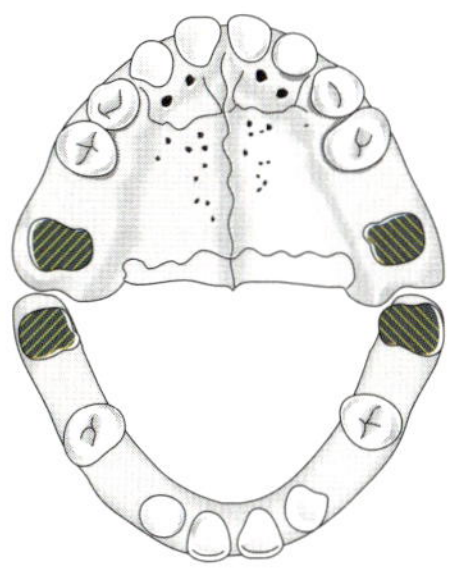

Ihnen folgen oben die Eckzähne, und zwar auf jeder Seite.

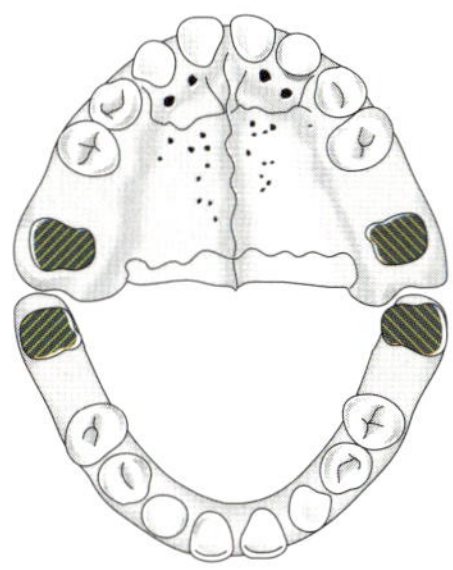

Danach sind die unteren Eckzähne an der Reihe.

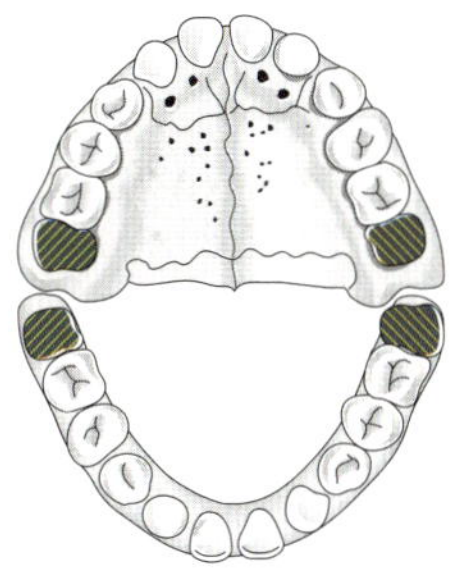

Zuletzt kommen die 2. unteren und die 2. oberen Backenzähne durch.

Phasen der Säuglingsernährung

Phase 1:
Im 1. bis 3. Lebensmonat werden in der Regel fünf bis sechs Mahlzeiten Muttermilch täglich gegeben. Die Trinkmenge wird in den ersten Tagen nach und nach bis auf ca. 1/6 des Körpergewichts gesteigert. Als Muttermilchersatz oder Zufütterung sollte bei Allergiebelastung hypoallergene Flaschennahrung (HA-gekennzeichnet) verabreicht werden. Der Säugling sollte 150–200 g/Woche an Gewicht zunehmen. Zum Ende des 3. Lebensmonats können die Mahlzeiten auf 4/Tag reduziert werden.
Phase 2:
Im 4. bis 6. Lebensmonat werden die Milchmahlzeiten allmählich durch Tellermahlzeiten ersetzt. Als Beikost kann schrittweise Breinahrung zugegeben werden (z. B. Gemüse- oder Früchtebrei). Es empfiehlt sich, anfangs die Mittagsmahlzeit und bei guter Verträglichkeit dann die Abendmahlzeit zu ersetzen. Das Kind hat dadurch ein größeres Sättigungsgefühl und schläft in der Nacht länger durch. Im 6. Lebensmonat kann ein- bis zweimal pro Woche der Breimahlzeit Fleisch zugesetzt werden.
Phase 3:
Ab dem 7. Lebesmonat kann – wenn verträglich – einmal täglich Joghurt zugegeben werden, außerdem mittags eine Gemüsemahlzeit, ein- bis zweimal wöchentlich mit Fleisch. Nachmittags empfiehlt sich ein Früchtejoghurt oder -müsli, abends ein Getreidebrei. Am Morgen kann eine Fertigmilch oder Muttermilch gegeben werden. Die Milchmenge sollte bis zum Ende des 1. Lebensjahres etwa 500 ml/Tag betragen. Ab dem 10. Lebensmonat kann je nach Zahnaufbau langsam auf eine leichte, wenig gesalzene Kost vom Tisch der Erwachsenen übergegangen werden.

Motorische und psychosoziale Entwicklung

Vor allem im ersten Lebensjahr macht ein Kind große Entwicklungsschritte, doch auch in den darauf folgenden Jahren schreiten motorische und psychosoziale Entwicklung eines Kindes rasch voran.

Das erste Lebensjahr

Schon **Neugeborene** sind nicht völlig hilflos – sie können ihren Eltern vor allem durch Weinen deutlich machen, dass ihnen etwas missfällt bzw. dass sie etwas wollen. Neugeborene nehmen eine typische Haltung ein: Arme und Beine sind gebeugt, die Hände sind oft zur Faust geballt, der Kopf kann bereits zur Seite gedreht werden (Abb. 1a). Auch können Neugeborene bereits greifen (z. B. nach einem Finger) und Dinge, die sich in einem Abstand von 20 bis 40 cm vor ihrem Gesicht befinden (z. B. Gesichter), gut erkennen. Bestimmte Reflexe, z. B. der **Moro-Reflex**, bei dem das Kind in Schrecksituationen den Mund öffnet und die Arme zur Seite bewegt, um sie anschließend vor dem Bauch zusammenzuführen, sind bereits ausgebildet.

Nach einem Monat kann das **Baby** den Kopf meist schon etwas heben, allerdings nur für kurze Zeit. Auch interessiert es sich zunehmend für seine Umwelt, wenn es wach ist. Nach etwa sechs Wochen lächeln die meisten Babys zum ersten Mal. Mit ca. zwei Monaten kann das Kind seinen Kopf schon ein wenig länger heben und seinen Körper strecken (Abb. 1b). Im dritten Lebensmonat hebt das Baby seinen Kopf schon längere Zeit in der Bauchlage in die Höhe; auch wenn sie gehalten werden, haben viele Babys schon eine bessere Kopfkontrolle. Nach Abschluss des vierten Lebensmonats sollten Babys ihren Kopf im Sitzen schon eine Minute lang halten können. Die meisten stützen sich nun in der Bauchlage auf den Unterarmen ab, viele rollen sich zur Seite (Abb. 1c) und schauen nun zur Seite, wenn interessante Dinge in ihrer Umgebung vorgehen. Im fünften Lebensmonat können manche Babys sich vom Rücken auf die Seite drehen und den Oberkörper mit den Händen abstützen. Viele Babys schaukeln auf dem Bauch liegend vor sich hin. Im sechsten Monat können manche Babys schon wenige Sekunden frei sitzen (Abb. 1d), die meisten greifen nun auch nach interessanten Gegenständen.

Im siebten Lebensmonat fangen die meisten Babys an, sich vom Rücken auf den Bauch zu drehen, auch das Sitzen gelingt immer besser. Außerdem beginnen einige Babys nun, sich vor Fremden zu fürchten. Bis zum Ende des achten Lebensmonats fangen viele Babys an zu robben und drehen sich von der Rücken- in die Bauchlage. Manche Kinder setzen sich schon von selbst hin (Abb. 1e). Im neunten Monat krabbeln die meisten Babys (Abb. 1f) – sie können nun ohne Hilfestellung sitzen und sich aus dem Sitzen in die Bauchlage abrollen. Viele Kinder stehen nun auch mithilfe der Eltern. Im zehnten Monat können sich die meisten Kinder ohne Hilfe aus der Bauchlage hinsetzen, viele beginnen nun, sich an Gegenständen in den Stand hochzuziehen (Abb. 1g). Im elften bzw. zwölften Lebensmonat machen viele Kinder die ersten Schritte an den Händen der Eltern (Abb. 1h).

Vom Kleinkindalter bis zur Pubertät

Mit etwa 18 Monaten können die meisten Kinder allein laufen; viele sind bereits in der Lage, mit dem Löffel zu essen. Mit zwei Jahren beginnen Kinder zu rennen, zu hüpfen und steigen Treppen. Zwischen zwei und drei Jahren lernen Kinder oft, ihren Darm und ihre Blase zu kontrollieren. Das Kind entwickelt ein **Ich-Bewusstsein** und fängt an, mit anderen Kindern zu spielen.

Mit drei Jahren können sich viele Kinder Kleidungsstücke ohne Knöpfe und Reißverschlüsse ausziehen und einfache Figuren zeichnen. Im Alter von vier Jahren gehen Kinder allein auf die Toilette. Mit fünf Jahren können sich Kinder in der Regel selbst ausziehen und spielen gern Rollenspiele. Im Alter von sechs Jahren können die meisten allein kurze Wege zurücklegen, Fahrrad fahren und mit Messer und Gabel essen. Während es **Kleinkindern** noch egal ist, ob sie mit Mädchen oder Jungen spielen, entwickelt sich bis zum zehnten Lebensjahr eine Vorliebe für das Spiel mit Geschlechtsgenossen.

In der **Pubertät** beginnt sich der Jugendliche von den Eltern abzugrenzen und zeigt vermehrt Interesse am anderen Geschlecht.

Sprachentwicklung

Um den dritten Lebensmonat herum gibt das Kind die ersten Lall-Laute von sich. Ab dem Alter von sechs Monaten gibt das Baby Laute wie „da" von sich und imitiert Geräusche. Außerdem „antwortet" es, wenn die Eltern mit ihm reden. Mit zwölf Monaten können die meisten Kinder zwei Wörter sprechen, aber mehr verstehen. Mit zwei Jahren können sie einfache Sätze bilden, reden dabei allerdings meist in der dritten Person von sich. Mit drei Jahren verfügen viele über einen größeren Wortschatz und können vollständige Sätze bilden.

▸ 1 Die Entwicklung des Kindes im ersten Lebensjahr

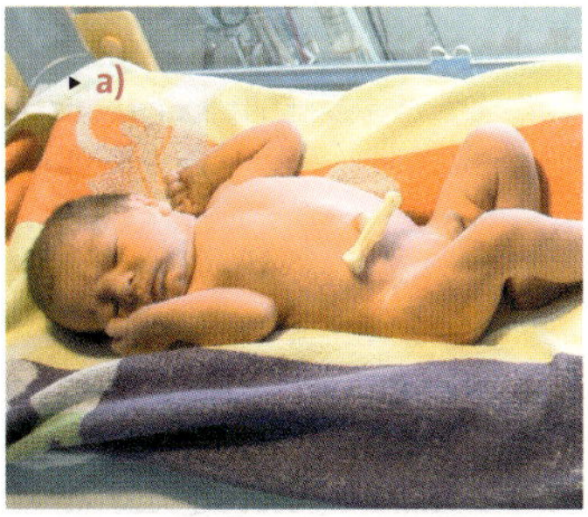

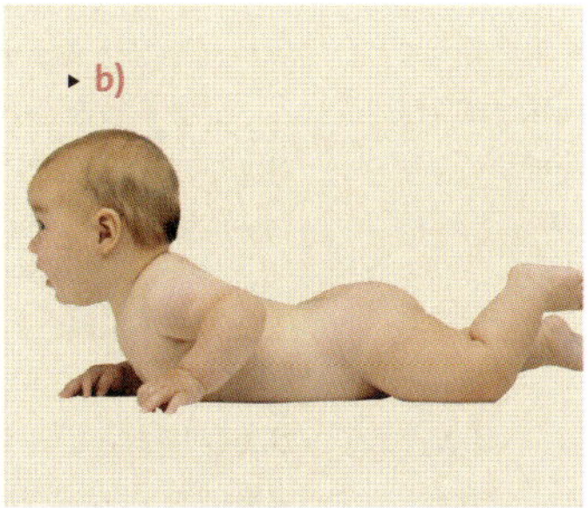

▸ a) Neugeborenes: Das Baby beugt die Beine und kann bereits den Kopf zur Seite drehen.

▸ b) Zweiter Monat: Das Baby kann den Kopf länger hochhalten und streckt den gesamten Körper.

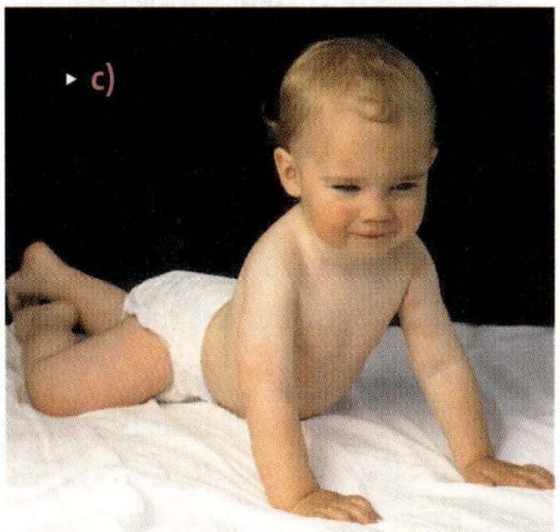

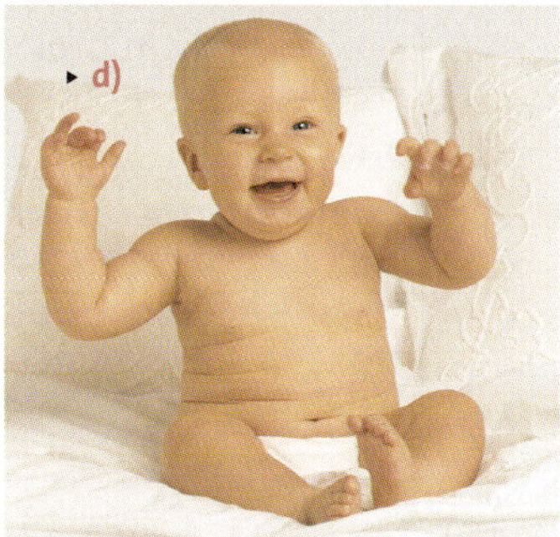

▸ c) Vierter Monat: Das Baby kann sich auf den Unterarmen abstützen und zur Seite rollen.

▸ d) Sechster Monat: Viele Babys können jetzt einige Sekunden ohne Stütze sitzen.

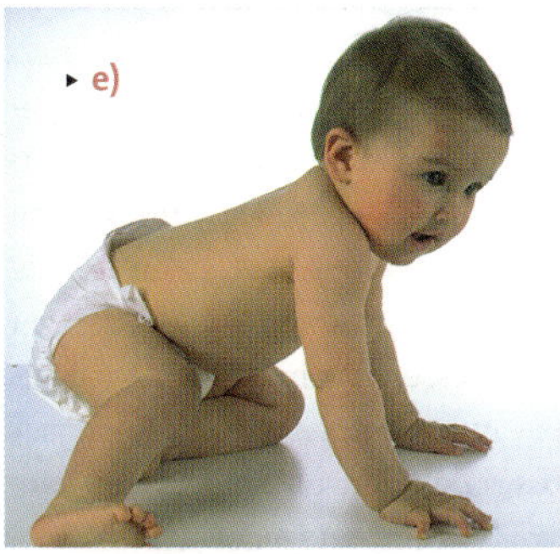

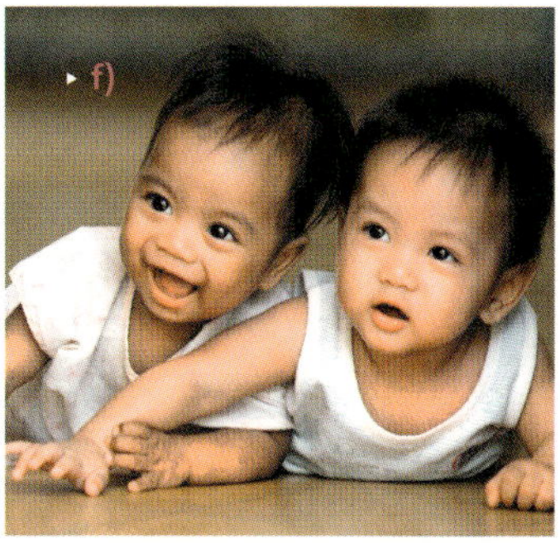

▸ e) Achter Monat: Das Kind kann sich von selbst aufrecht hinsetzen und sich umdrehen.

▸ f) Neunter Monat: Die meisten Kinder unternehmen die ersten Krabbelversuche.

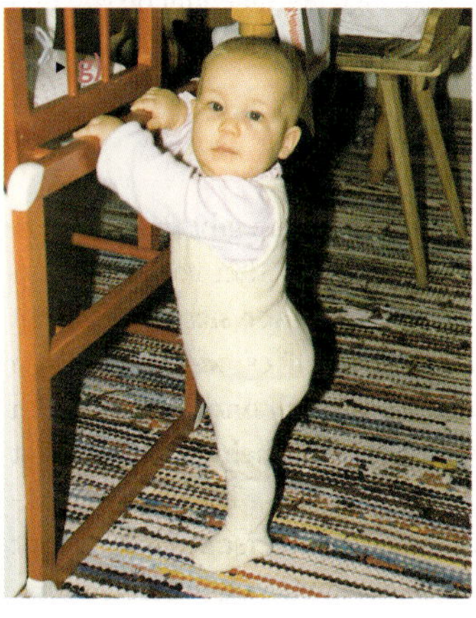

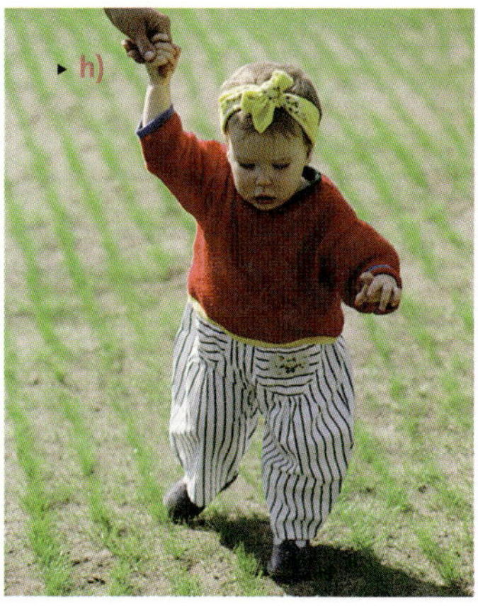

▸ g) Zehnter Monat: Das Kind kann sich bereits selbst hochziehen zum Stehen.

▸ h) Elfter und zwölfter Monat: Die meisten Kinder machen die ersten Schritte.

Alterungsprozess

Der Alterungsprozess des menschlichen Organismus beginnt mit der Geburt und setzt sich unaufhörlich fort – er bringt sowohl zahlreiche körperliche als auch psychische Veränderungen mit sich. Das soziale Leben verändert sich im Alter meist ebenfalls.

Alterungstheorien

Es ist noch nicht vollständig geklärt, warum ein Organismus altert. Man geht jedoch davon aus, dass bereits im Erbgut festgelegt ist, wie hoch die **Lebenserwartung** des Einzelnen maximal ist. Danach gibt es bestimmte Gene **(Gerontogene)**, die den Alterungsprozess steuern. Wann genau diese Gene aktiviert werden bzw. ob der Alterungsprozess in Gang gesetzt wird, weil die Gene durch innere und äußere Einflüsse Schaden genommen haben, ist noch ungeklärt. Klar ist, dass sich Zellen nicht unbegrenzt teilen können – nach einer bestimmten Anzahl von Teilungen sind sie „erschöpft". Die Zahl der Teilungen ist vermutlich genetisch bestimmt.

Eine ergänzende Theorie besagt, dass die Zellen zudem einerseits durch Stoffwechselprodukte (z. B. durch **freie Radikale** = aggressive Formen des Sauerstoffs, wie sie im Körper bei der Atmung entstehen) geschädigt werden, andererseits nach einiger Zeit „Verschleißerscheinungen" zeigen, sodass sie ihre Funktionen nicht mehr voll erfüllen können – sie altern. Die freien Radikale können zwar durch bestimmte Stoffe (u. a. körpereigene Enzyme wie **Superoxid-Dismutase, Glutathion-Peroxidase** und **Katalase**) unschädlich gemacht werden, aber diese Stoffe sind nicht in unbegrenzter Menge im Körper vorhanden, sodass der Alterungsprozess unausweichlich ist. Zudem können nicht alle schädlichen Substanzen unschädlich gemacht werden. Hinzu kommt, dass durch weitere Faktoren wie Sonneneinstrahlung oder Rauchen große Mengen der freien Radikale im Körper entstehen.

Lebenserwartung

Wie alt ein Mensch wird, hängt zwar u. a. von seinem Lebensstil ab, aber höher als 115 Jahre liegt die **maximale Lebenserwartung**, soweit bekannt, nur im Ausnahmefall. Wegen der guten hygienischen Verhältnisse, der medizinischen Versorgung und der ausreichenden Ernährung werden die Menschen in Westeuropa allerdings immer älter (Abb. 1). So liegt die durchschnittliche Lebenserwartung Ende des 20. Jahrhunderts bei ca. 75 Jahren, während sie noch im 19. Jahrhundert weniger als 30 Jahre betrug. Als Folge der gestiegenen Lebenserwartung sind zunehmend Menschen auf Pflege angewiesen.

Unterschieden wird zwischen dem **biografischen** und dem **biologischen Alter**. Das biografische Alter gibt das Alter eines Menschen in Zahlen an, das biologische Alter bezeichnet die körperliche Verfassung – es kann über oder unter dem biografischen Alter liegen.

Körperliche Veränderungen im Alter

Mit zunehmendem Alter stellen sich körperliche Veränderungen ein – die Organe funktionieren nicht mehr so gut wie in jungen Jahren (Abb. 2). So kommt es im Zuge des normalen Alterungsprozesses in der Regel zur langsam fortschreitenden Verengung und Verkalkung der Arterien (**Arteriosklerose**; ▸ S. 120), auch die Gelenke verschleißen, die Knochen- und die Muskelmasse nehmen ab, wodurch es unter Umständen zu Bewegungseinschränkungen kommen kann. Die Nierenfunktion ist ebenfalls eingeschränkt, sodass z. B. bestimmte Medikamente nicht mehr in dem Maße ausgeschieden werden wie bei jungen Menschen. Dies muss bei der Festlegung einer Medikamentendosis beachtet werden, damit es nicht zu Vergiftungserscheinungen kommt.

Weiterhin kommt es – zumindest bei der Frau – zu gravierenden Einschnitten im Hormonhaushalt. Während der Wechseljahre stellen die Eierstöcke langsam die Produktion des Sexualhormons Östrogen ein. Dadurch wird u. a. die Vaginalschleimhaut trockener und dünner, und auch im Harntrakt kommt es zu Veränderungen, was unter Umständen zur Blaseninkontinenz führen kann. Die Fortpflanzungsorgane des Mannes hingegen produzieren weiterhin Testosteron. Nicht nur die hormonellen Veränderungen können nun Einfluss auf die Sexualität haben, ganz allgemein lässt die Erregungsfähigkeit der Geschlechtsorgane im Alter nach, was jedoch nicht heißt, dass eine befriedigende Sexualität nicht auch bis ins hohe Alter möglich wäre.

Weitere Veränderungen, die mit dem Altersprozess einhergehen, betreffen das Immunsystem und die Sinnesorgane. Es werden nicht mehr so viele Immunzellen gebildet, sodass die Infektionsanfälligkeit steigt. Das Gehör lässt im Alter nach, da fürs Hören zuständige Sinneszellen absterben. Es kommt bei den meisten Menschen zu **Altersweitsichtigkeit**, da sich die Linsen der Augen verändern, und auch der Geschmacks- und der Geruchssinn sind im Alter nicht mehr so ausgeprägt. Zudem verringert sich das Schmerzempfinden.

▸ 1 Lebenserwartung (Deutschland)

▸ Wie dieses Schaubild zeigt, ist mit dem zunehmenden Fortschritt im Bereich der Medizin und der verbesserten Lebensqualität (gute hygienische Verhältnisse und ausreichende Ernährung) die Lebenserwartung in Deutschland in den letzten Jahrhunderten deutlich gestiegen.
Während die durchschnittliche Lebenserwartung im 19. Jahrhundert noch bei weniger als 30 Jahren lag, war sie gegen Ende des 20. Jahrhunderts schon auf ca. 75 Jahre gestiegen.

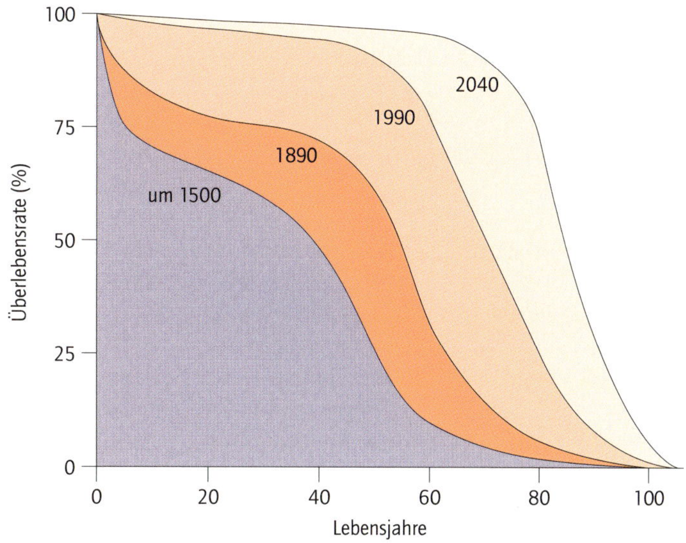

▸ 2 Körperliche und geistige Veränderungen im Alter

Parameter	sinkt um	mögliche Folgen
Gehirngewicht	44 %	nachlassende Gedächtnisleistung
Gehirndurchblutung	20 %	geringere Reserve bei Krankheit
Nervenleitungsgeschwindigkeit	10 %	Verminderung der Reaktionsgeschwindigkeit
Anzahl der Geschmacksknospen	65 %	keine Freude am Essen
Pulsschlag (maximal)	25 %	verminderte körperliche Leistung
Herzschlagvolumen (in Ruhe)	30 %	verminderte körperliche Leistung
Nierendurchblutung	50 %	langsamere Ausscheidung von Medikamenten
maximale Sauerstoffaufnahme des Bluts	60 %	schwindende Leistungsreserven (z. B. beim Wandern im Gebirge)
Vitalkapaziät	44 %	Einschränkung z. B. der OP-Fähigkeit
Mineralgehalt der Knochen bei Frauen bei Männern	30 % 15 %	Osteoporose (Gefahr eines Bruchs)
Muskelmasse maximale körperliche Dauerleistung	30 % 30 %	geringere körperliche Leistungskraft (verminderte Handmuskelkraft, höhere Verletzungsanfälligkeit der Muskulatur)
Grundstoffwechsel	16 %	Übergewicht bei falscher Ernährung
Gesamtkörperwasser	18 %	Probleme im Wasserhaushalt

Geistige und psychische Veränderungen

Auch das Gehirn bleibt vom Alterungsprozess nicht verschont – im Lauf des Lebens gehen zahlreiche Nervenzellen verloren, die nicht ersetzt werden, weil Nervenzellen sich nicht teilen können.

Einschränkung der Gehirnleistung

Neben der Abnahme der Nervenzellen im Gehirn sind noch weitere Prozesse (Abb. 1) dafür zuständig, dass es zu einer Verringerung der Gehirnleistung kommt. Gedächtnisleistungen können allerdings bis ins hohe Alter trainiert werden – so können schon einfache Übungen (z. B. Kreuzworträtsel) dafür sorgen, dass es nicht zu einem übermäßigen Schwund des Gedächtnisses kommt. Völlig aufzuhalten ist der Prozess jedoch nicht.

Ferner kommt es mit zunehmendem Alter u. a. zur Abnahme der Reaktionsfähigkeit und der Informationsverarbeitung: Es können z. B. Entscheidungen nicht mehr so rasch getroffen werden, auch neue Informationen können nicht mehr so schnell verarbeitet werden und es wird zudem schwieriger, Neues für längere Zeit im Gedächtnis zu behalten.

Persönlichkeit und Schlafverhalten

Während sich die Aufnahmefähigkeit des Gehirns mit zunehmendem Alter meist verringert, verändert sich die Persönlichkeit (Charaktereigenschaften eines Menschen) nur geringfügig. Bestimmte Charakterzüge treten vielleicht stärker hervor, eine gravierende Veränderung ist jedoch nur bei Verwirrtheit zu beobachten.

Der **Schlaf im Alter** unterscheidet sich dagegen meist stark vom Schlaf in jüngeren Jahren: So werden die Tiefschlafphasen kürzer, auch die Traumphasen (REM-Phasen) verringern sich und oft kommt es zu nächtlichem kurzem Aufwachen. Aus diesen Gründen wird der Schlaf oft nicht mehr als so erholsam empfunden und viele ältere Menschen nicken tagsüber mehrfach ein. Auch brauchen die meisten älteren Menschen weniger Schlaf als junge (durchschnittlich sechs bis sieben Stunden).

Verwirrtheit

Der Verlust geistiger Fähigkeiten, der mit Orientierungslosigkeit, Gedächtnis- und Denkstörungen einhergeht, wird als Verwirrtheit bezeichnet. Vor allem im Alter kommt es oft zu geistiger Verwirrtheit. Unterschieden wird zwischen **akuter** und **chronischer Verwirrtheit**.

Bei der akuten Verwirrtheit zeigen sich bei den Betroffenen die Symptome der Verwirrtheit fast von einem auf den anderen Moment. Wird die Ursache für diese Bewusstseinsstörung erkannt und wird sie rasch behandelt, bildet sie sich jedoch oft zurück. Zu den Ursachen können z. B. Vergiftungen durch Medikamente oder andere Stoffe wie Alkohol gehören, genauso Stoffwechselprobleme, ein gestörter Elektrolythaushalt oder Lebenskrisen wie der Tod des Partners. Betroffene müssen so rasch wie möglich ins Krankenhaus gebracht werden, um die Ursache für die Störung herauszufinden und eine adäquate Behandlung einzuleiten.

Die chronische Verwirrtheit, bei der es sich in aller Regel um eine **Demenz** handelt, entwickelt sich hingegen ganz allmählich. Sie beginnt oft nahezu unmerklich mit Gedächtnisstörungen und Zerstreutheit, nach und nach kommen jedoch weitere Symptome wie der allmähliche Verlust der Merkfähigkeit und Orientierungslosigkeit (Abb. 2) hinzu. Auch die Stimmung und das Verhalten ändern sich – so können Menschen, die bisher friedlich waren, unter Umständen zeitweise aggressiv sein. Nächtliche Unruhe gehört ebenfalls zu den Demenzsymptomen. Bei fortgeschrittener Krankheit kommt es zum fast völligen Gedächtnisausfall – manchmal verstehen die Betroffenen nicht mehr, was zu ihnen gesagt wird; selbst Verwandte erkennen sie oft nicht. Auch Blase und Darm können nicht mehr willentlich kontrolliert werden – die Folge ist Inkontinenz.

Unterschieden werden die **Alzheimer-Demenz** und die **Multiinfarkt-Demenz** sowie eine Kombination von beiden. Was die Alzheimer-Demenz auslöst, ist bislang noch nicht völlig geklärt. Möglicherweise rufen Ablagerungen bestimmter Eiweißstoffe **(Amyloide)** im Gehirn die Krankheit hervor. Die Multiinfarkt-Demenz wird durch arteriosklerotische Veränderungen des Gehirns ausgelöst, die eine Unterversorgung vieler kleiner Hirnbereiche mit Blut nach sich ziehen.

Eine Heilung ist bei beiden Formen der Demenz nicht möglich. Mithilfe von Medikamenten, die z. B. Bluthochdruck senken, kann bei der Multiinfarkt-Demenz jedoch die Gefahr für das Absterben weiterer Hirnbereiche verringert werden. In manchen Fällen können Medikamente hilfreich sein, die die Gehirnleistung steigern **(Nootropika)**. Ansonsten sollte die Behandlung vor allem in einer intensiven Betreuung bestehen, bei der u. a. verschiedene Fähigkeiten trainiert werden (z. B. Sprechen, Gehen), die den Patienten zumindest ein gewisses Maß an Selbstständigkeit erhalten.

▸1 Veränderungen des Gehirns im Alter

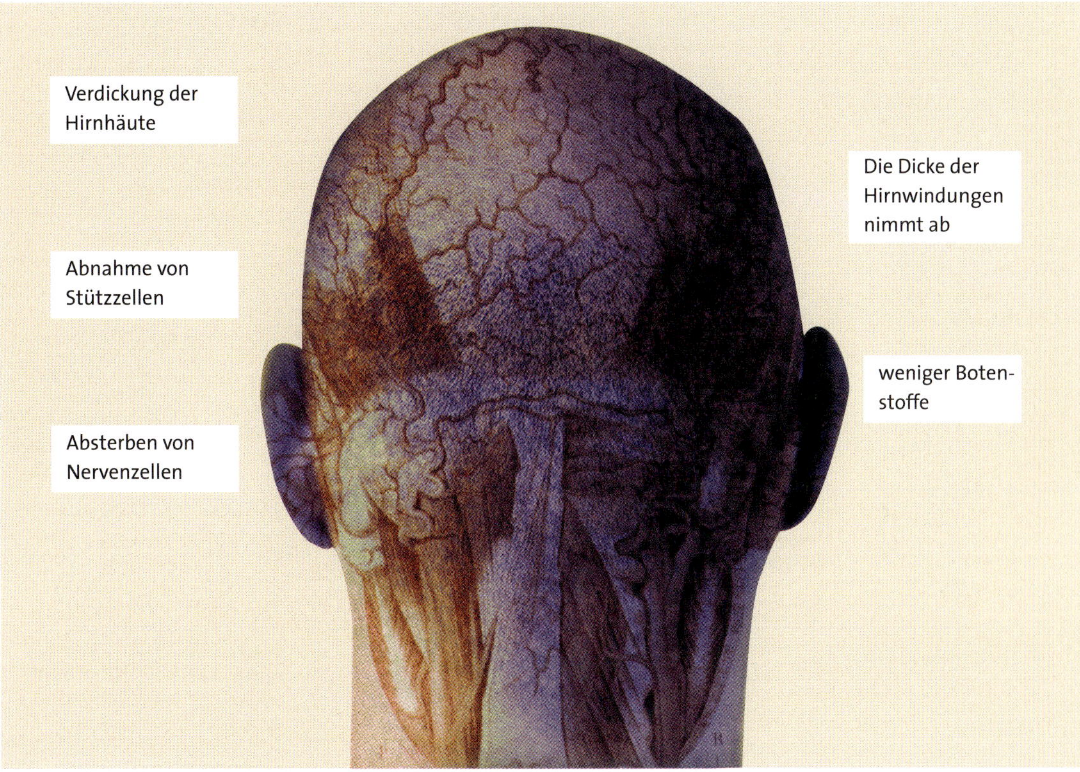

▸2 Symptome von Demenz

Wahrnehmung	• Zerstreutheit • auffälliges Schwinden der Merkfähigkeit • Orientierungsstörungen (räumlich und zeitlich) • Probleme im sprachlichen Ausdruck
Empfindung	• Ängstlichkeit • Interesselosigkeit • Gefühlsregungen fehlen • Stimmungsschwankungen, Neigung zu rascher Verstimmung
Verhaltensauffälligkeiten	• Apathie • Reizbarkeit • Aggressivität
körperliche Funktionen	• Störungen des Gehens • Harn- und Stuhlinkontinenz

A

H

L

Q

R

S

Dr. M. Antonić **55**
Bibliographisches Institut & F. A. Brockhaus, Mannheim **10, 13, 15, 17, 19, 21, 23, 25, 27, 29, 31, 33, 35, 37, 39, 41, 43, 45, 47, 49, 52, 53, 55, 57, 59, 61, 63, 65, 67, 69, 71, 73, 75, 77, 79, 81, 83, 85, 87, 89, 91, 93, 95, 97, 98, 101, 103, 105, 107, 109, 111, 113, 115, 117, 119, 121, 123, 125, 127, 129, 131, 133, 135, 137, 139, 141, 143, 144, 147, 149, 151, 153, 155, 157, 159, 161, 163, 165, 167, 169, 171, 173, 175, 177, 179, 181, 183, 185, 187, 189, 191, 193, 195, 197, 199, 201, 202, 205, 207, 209, 211, 213, 215, 217, 219, 221, 223, 225, 227, 229, 231, 233, 235, 237, 239, 241, 243, 245, 247, 249, 251, 253, 255, 257, 259, 260, 263, 265, 267, 269, 271, 273, 275, 277, 279, 281, 283, 285, 287, 289, 293, 295, 297, 299, 303, 305**
Prof. Dr. C. Brucker/Dr. B. Rosenbusch **260, 287**
R. Dach/Kretz Technik **291**
E.-C. Hahnewinkel **52, 55**
U. Illig, Stockdorf **301**
Photo Alto **301**
Photodisc, Hamburg **301, 305**
picture-alliance/dpa, Frankfurt am Main **287, 301**
picture-alliance/OKAPIA, Frankfurt am Main **41, 98, 121, 202, 211, 281**
picture-alliance/Picture Press, Frankfurt am Main **131**
Picture Press/Corbis/Bettman, Hamburg **202, 259**
plus neunundvierzig photo/Visum/R. Nobel, Hamburg **223**
Stockbyte **301**